R. Schweitzer

Infektionskrankheiten

Die Heilpraktiker-Akademie Band 12

Rudolf Schweitzer

Infektionskrankheiten

mit Infektionsschutzgesetz (IfSG)

Die Heilpraktiker-Akademie Band 12

3. Auflage

ELSEVIER

ELSEVIER
Hackerbrücke 6, 80335 München, Deutschland
Wir freuen uns über Ihr Feedback und Ihre Anregungen an books.cs.muc@elsevier.com

ISBN 978-3-437-58122-9
eISBN 978-3-437-18227-3

3. Auflage 2018

Wichtiger Hinweis für den Benutzer
Ärzte/Praktiker und Forscher müssen sich bei der Bewertung und Anwendung aller hier beschriebenen Informationen, Methoden, Wirkstoffe oder Experimente stets auf ihre eigenen Erfahrungen und Kenntnisse verlassen. Bedingt durch den schnellen Wissenszuwachs insbesondere in den medizinischen Wissenschaften sollte eine unabhängige Überprüfung von Diagnosen und Arzneimitteldosierungen erfolgen. Im größtmöglichen Umfang des Gesetzes wird von Elsevier, den Autoren, Redakteuren oder Beitragenden keinerlei Haftung in Bezug auf die Übersetzung oder für jegliche Verletzung und/oder Schäden an Personen oder Eigentum, im Rahmen von Produkthaftung, Fahrlässigkeit oder anderweitig, übernommen. Dies gilt gleichermaßen für jegliche Anwendung oder Bedienung der in diesem Werk aufgeführten Methoden, Produkte, Anweisungen oder Konzepte. Obwohl alle Werbemittel mit ethischen (medizinischen) Standards übereinstimmen, stellt die Erwähnung in dieser Publikation keine Garantie oder Anerkennung der Qualität oder des Wertes dieses Produkts oder der Aussagen der Herstellerfirmen dar.

Für die Vollständigkeit und Auswahl der aufgeführten Medikamente übernimmt der Verlag keine Gewähr.
Geschützte Warennamen (Warenzeichen) werden in der Regel besonders kenntlich gemacht (®). Aus dem Fehlen eines solchen Hinweises kann jedoch nicht automatisch geschlossen werden, dass es sich um einen freien Warennamen handelt.

Bibliografische Information der Deutschen Nationalbibliothek
Die Deutsche Nationalbibliothek verzeichnet diese Publikation in der Deutschen Nationalbibliografie; detaillierte bibliografische Daten sind im Internet über http://www.d-nb.de/ abrufbar.

25 26 27 28 5 4 3 2

Um den Textfluss nicht zu stören, wurde bei Patienten und Berufsbezeichnungen die grammatikalisch maskuline Form gewählt. Selbstverständlich sind in diesen Fällen immer Frauen und Männer gemeint.

Planung: Ingrid Puchner, München
Projektmanagement: Ulrike Kriegel, Dagmar Wiederhold, München
Redaktion: Dr. Nikola Schmidt, Berlin
Bildredaktion: Adriane Andreas, München
Herstellung: Ute Landwehr-Heldt, Bremen
Satz: abavo GmbH, Buchloe
Druck und Bindung: Rodona Industria Gráfica, S.L., Pamplona/Spanien
Umschlaggestaltung: SpieszDesign, Neu-Ulm
Titelfotografie: © fotolia

Aktuelle Informationen finden Sie im Internet unter **www.elsevier.de**

Vorwort zur 1. Auflage

Das wichtigste Ziel der vorliegenden Lehrbuchreihe besteht darin, den Heilpraktiker-Studenten auf eine Weise zur Prüfung zu begleiten, dass der Weg dorthin trotz aller Anstrengungen Spaß macht. Die Heilpraktikerprüfung hat sich in den zurückliegenden Jahren verändert. Sie wurde um zahlreiche Krankheitsbilder erweitert und hinsichtlich abgefragten Detailwissens erheblich erschwert. Während zuvor vergleichsweise einfache medizinische Grundkenntnisse zum Bestehen der Prüfung ausreichten, geht es nun darum, Erkrankungen unterschiedlichster Fachbereiche nicht nur hinsichtlich ihrer Symptome zu kennen, sondern sie tatsächlich auch in all ihren Aspekten verstanden zu haben. Überprüft wird zunehmend medizinisches Verständnis. Dies muss man nicht bedauern. Der berufliche Alltag des Heilpraktikers kann nur gewinnen, wenn eher vage medizinische Vorstellungen durch Sachverstand ersetzt werden.

Die Heilpraktikerprüfung setzt sich aus einem schriftlichen und einem mündlichen Teil zusammen, wobei in beiden Teilen nahezu ausschließlich schulmedizinische Inhalte abgefragt werden. Es kann demzufolge in der üblichen zwei- bis dreijährigen Ausbildung nicht darum gehen, Teilbereiche der komplementären oder Ganzheitsmedizin zu erlernen. Vielmehr reicht diese Zeitspanne gerade dazu aus, sich die Prüfungsinhalte anzueignen – als Fundament für angestrebte Spezialisierungen im Anschluss an die Prüfung.

Die Lehrbuchreihe ist aus Skripten hervorgegangen, die unterrichtsbegleitend beständig und über viele Jahre an die sich verändernde Prüfungssituation und damit an die jeweils neu zu optimierende Ausbildung angepasst worden sind. Ihr Zweck besteht darin, dem angehenden Heilpraktiker medizinische Lehrbücher an die Hand zu geben, die es ihm ermöglichen, sich den vollständigen Prüfungsstoff aus einem einzigen Werk zu erarbeiten. Die Lehrbuchreihe erhebt den Anspruch, auf jede Frage, die jemals in den Prüfungen gestellt worden ist, eine vollkommen ausreichende Antwort zur Verfügung zu stellen. Sie geht zusätzlich immer dann über dieses Ziel hinaus, wenn ein vollständiges Verständnis medizinischer Inhalte andernfalls nicht hätte erreicht werden können. Von daher werden Sachverhalte so manches Mal eingehender als unbedingt notwendig erörtert, denn Medizin wird genau dann interessant bzw. geradezu spannend, wenn man die Zusammenhänge ganz versteht. Und sie wird mühsam und unbefriedigend, wenn verlangt wird, endlose Auflistungen von Fakten auswendig zu lernen – ganz abgesehen davon, dass auswendig Gelerntes, Unverstandenes sehr schnell in Vergessenheit gerät. Zusätzlich soll das angestrebte Verständnis Reserven für die Heilpraktikerprüfung wie für den nachfolgenden medizinischen Alltag schaffen.

Die Vollständigkeit der Lerninhalte ermöglicht es dem ausgebildeten Therapeuten gleichzeitig, das Lehrbuch in den Folgejahren zum schnellen Nachschlagen zu benutzen, um verloren gegangenes Wissen wieder aufzufrischen. Diesem Ziel dienen zusätzlich einzelne Kapitel, die sich mit wichtigen medizinischen Themen befassen, die (noch) nicht prüfungsrelevant, jedoch auf besondere Weise praxisorientiert sind. Um den Lernenden im Hinblick auf die Prüfung nicht zu überfordern, sind solche Themenbereiche gesondert gekennzeichnet.

Einzelne medizinische Fächer kann man als Puzzlesteinchen betrachten. Sie müssen, um ein Bild zu ergeben, zusammengesetzt werden. Dies beinhaltet auch, dass die Einzelteile zunächst noch kein vollständiges Verständnis erzeugen können, weil dieses Verständnis im Ganzen liegt und nicht in seinen Teilen. Fächer wie Herz/Kreislauf, Atmung, Endokrinologie oder Hämatologie müssen getrennt voneinander erarbeitet werden, doch greifen sie ineinander, sind abhängig voneinander, können im wachsenden Verständnis nicht isoliert bleiben. Von daher benötigt der Studierende zunächst nicht nur Fleiß, sondern auch sehr viel Geduld. Nicht alles wird auf Anhieb verstanden werden. Erst wenn das Bild beginnt, Gestalt anzunehmen, wenn in nachfolgenden Fächern bereits gelernte Inhalte aus neuer Perspektive betrachtet werden, beginnt der eigentliche medizinische Denk- und Lernprozess. Und so besteht ein weiteres Ziel dieser Lehrbuchreihe darin, den Lernenden bis zum Ende seiner Ausbildung dorthin zu führen, wo er begreift, dass Medizin nicht nur spannend ist, sondern letztendlich auch äußerst logisch und in weiten Teilen fast naiv in dem Sinne, dass alles aufeinander aufbaut, das eine aus dem anderen folgt und der Studierende die Symptome einer Krankheit selbst formulieren kann, sobald er ihr Wesen ganz verstanden hat.

Aus dem Erreichen dieses Ziels resultiert gleichzeitig die Befähigung zu medizinisch verantwortlichem Handeln. Ich wünsche den Studenten auf dem Weg dorthin Fleiß und Ausdauer, aber auch sehr viel Freude beim Betrachten des entstehenden Bildes.

Es ist mir ein Bedürfnis, an dieser Stelle denjenigen Dank zu sagen, die auf besondere Weise zum Gelingen der Lehrbuchreihe beigetragen haben. Treffender formuliert wäre sie ohne die Mitwirkung dieser Personen nicht zustande gekommen. Auf Seiten des Verlags ist dies Frau Ingrid Puchner, die das anspruchsvolle Werk von Anfang an in verantwortlicher Position begleitet und mit großem Sachverstand und menschlicher Kompetenz an allen Hindernissen vorbei zum Ziel geführt hat. In besonderer Dankbarkeit blicke ich auch auf die Redaktionsarbeit, für die in Gestalt der geschätzten Kollegin Dr. Gräfin v. Pfeil eine dem Anspruch der Reihe höchst angemessene, ungewöhnlich kompetente Redakteurin gefunden wurde. Die menschliche und fachliche Kompetenz beider Persönlichkeiten finden sich schließlich auch in meiner geliebten Frau Florentine wieder. Sie hat dieses Werk viele Jahre lang mitgetragen, fachliche und sprachliche Unsauberkeiten aufgedeckt, Unverständliches angeprangert und nicht zuletzt klaglos auf zahllose Stunden gemeinsamer Zeit verzichtet.

Bad Wurzach, im Oktober 2011
Rudolf Schweitzer

Vorwort zur 2. Auflage

Die Heilpraktiker-Akademie hat sich in erstaunlich kurzer Zeit zu einem neuen Standard in der Heilpraktiker-Ausbildung entwickelt. Das neuartige Konzept mit der Aufteilung in handliche Einheiten, den zahlreichen Info-Kästen und Zusammenfassungen wurde neben der hochwertigen Ausstattung besonders lobend herausgestellt. Eine geradezu begeisterte Resonanz erfuhr die Tatsache, dass neben der Vollständigkeit der Lerninhalte nun erstmals ein Lehrwerk zur Verfügung steht, welches das Verständnis der Medizin in den Vordergrund rückt, als Alternative zum eher mühsamen Auswendiglernen.

Der Erfolg der Lehrbuchreihe führte dazu, dass früher als geplant eine Neuauflage notwendig wurde. Diese Gelegenheit wurde dazu genutzt, weitere Verbesserungen vorzunehmen, ohne das Konzept des Werkes zu verändern. Besonderes Augenmerk wurde darauf gelegt, die Verständlichkeit der Erklärungsmodelle und medizinischen Zusammenhänge nochmals besser herauszuarbeiten. Die Berücksichtigung der neu hinzugekommenen Prüfungsfragen machte einzelne zusätzlich eingefügte Kapitel und Themenbereiche notwendig. Daneben wurden kleinere Fehler, die scheinbar unumgänglich zu einer 1. Auflage gehören, berichtigt. Zusätzliche Abbildungen dienen dem Verständnis, einzelne fehlerhafte bzw. schwer durchschaubare Abbildungen wurden ausgetauscht. Ergänzt wird die Lehrbuchreihe nun durch einen Gesamtindex, sodass sich die Themen schneller auffinden lassen.

Mein besonderer Dank gilt auf Seiten des Verlags Frau Ingrid Puchner, die auch die 2. Auflage begleitet hat und für die unverändert vertrauensvolle und fruchtbare Zusammenarbeit zwischen Verlag und Autor verantwortlich zeichnet. Für die redaktionelle Bearbeitung der 2. Auflage konnte Frau Dr. Nikola Schmidt gewonnen werden. Ihre fachliche Kompetenz und menschlich angenehme Art erwiesen sich als Bereicherung und Garant harmonischer Zusammenarbeit.

Bad Wurzach, im Mai 2014
Rudolf Schweitzer

Vorwort zur 3. Auflage

Auch für die dritte Auflage wurde die Heilpraktiker-Akademie umfassend überarbeitet und ergänzt, um den aktuellen und zu erwartenden Veränderungen der Heilpraktiker-Prüfung Rechnung zu tragen. Außerdem galt es, die sich in rasantem Tempo entwickelnde Medizin mit ihren faszinierenden Möglichkeiten abzubilden – mit einem Schwerpunkt auf Themen, die für den angehenden Heilpraktiker von Bedeutung sind oder werden könnten.

Das bewährte Konzept der Lehrbuchreihe blieb unangetastet. Ganz im Vordergrund stand deshalb wiederum die ausführliche Darstellung der medizinischen Zusammenhänge, damit dieselben in all ihren Aspekten verstanden werden können. Das dient bekanntermaßen der Freude am Lernen und schafft gleichzeitig Reserven im Hinblick auf kommende Heilpraktiker-Prüfungen.

Zur großen Freude des Autors blieb das bisherige Team beieinander. Mein besonderer Dank gilt deshalb Frau Ingrid Puchner auf Seiten des Verlags und Frau Dr. Nikola Schmidt, die für die redaktionelle Arbeit verantwortlich war. Abgerundet wurde die wiederum ungewöhnlich harmonische und kompetente Zusammenarbeit durch Frau Adriane Andreas, die der umfangreichen Bebilderung des Werks einen bewundernswerten Feinschliff verpasste.

Bad Wurzach, im April 2018
Rudolf Schweitzer

Optimale Nutzung des Buches

Fachbegriffe

Der Einstieg in die medizinische Terminologie ist für den Anfänger schwierig. Dennoch wird von ihm erwartet, dass er sich die Begriffe aneignet. In diesem Buch werden die fachspezifischen Begriffe erklärt und sowohl die deutsche als auch fremdsprachige Bezeichnung angegeben. Im Text wird dann zwischen den Begriffen gewechselt, wenn beide gebräuchlich sind.

Aus didaktischen Gründen werden in diesem Buch außerdem unterschiedliche Schreibweisen bzw. Abkürzungen verwendet (z.B. „s" oder „Sek." oder „Sekunden").

Im Unterkapitel Terminologie des ➤ Bandes Basiswissen sind die wichtigsten Bezeichnungen mit Erklärungen erläutert. In diesem Band finden sich:

- auf der Innenseite des Rückumschlags: Lagebezeichnungen und Bakterienformen
- auf S. X: alle wichtigen Bezeichnungen für die Infektionskrankheiten

Abbildungen und Tabellen

Die Abbildungen und Tabellen sind getrennt voneinander innerhalb jedes Kapitels fortlaufend nummeriert.

Die große Menge an Abbildungen zeichnet dieses Buch aus. Nutzen Sie diese zusätzlichen Informationsquellen – ein Bild sagt häufig mehr als viele Worte, ist einprägsam und macht schwierige Zusammenhänge anschaulicher.

Bei den Abbildungen zusätzlich enthaltene Informationen oder auch Diskrepanzen, die im seltenen Einzelfall gegenüber dem Text entstehen, sollten nicht beachtet werden. Von Bedeutung im Hinblick auf die Heilpraktiker-Prüfung wie auch im Sinn des angestrebten Verständnisses sind allein die Ausführungen des Textes.

Querverweise

Der menschliche Körper ist ein überaus fein abgestimmter Organismus, bei dem unzählige Rädchen ineinander greifen, damit er funktioniert. Verweise finden sich daher auch auf andere Bände dieser Reihe und sind z.B. mit ➤ Fach Dermatologie gekennzeichnet.

Abkürzungen

Die verwendeten Abkürzungen finden sich auf S. VIII.

Kurzlehrbuch

Das Studium der Kästen „Merke" und „Zusammenfassung" ermöglicht stichpunktartig ein rasches Wiederholen des Stoffes kurz vor der Prüfung. Damit können Sie überprüfen, ob Sie die wichtigsten Fakten parat haben.

Kästen

Ein System aus farbigen Kästen erleichtert das Lernen.

Einführung

Hinführung zum Thema

ACHTUNG

Hinweise auf unverzichtbare Notfall- oder Vorsichtsmaßnahmen

PATHOLOGIE

direkter Bezug zu Krankheitsbildern

HINWEIS PRÜFUNG

wichtige Anmerkungen zur Prüfung

MERKE

Informationen zum Einprägen, hilfreiche, interessante Tipps, Hinweise oder Merksätze

Zusammenfassung

fasst die einzelnen Abschnitte kurz zusammen und bildet mit den Merke-Kästen ein optimales stichpunktartiges „Kurzlehrbuch" zur schnellen Wiederholung aller wichtigen Fakten

EXKURS

interessante Informationen, die über das Thema hinausgehen, um Zusammenhänge aufzuzeigen oder herzustellen

HINWEIS DES AUTORS

Erfahrungen des Autors, die über das allgemeine schulmedizinische und prüfungsrelevante Wissen hinausgehen

Abkürzungsverzeichnis

A. (Aa.)	Arteria (Arteriae)
ASL	Antistreptolysin-Titer
ATP	Adenosintriphosphat
BSE	bovine spongiforme Enzephalopathie (Rinderwahnsinn)
CT	Computertomographie/Computertomogramm (geschichtete Röntgenaufnahmen werden im Computer zu einem Bild hoher Auflösung zusammengesetzt)
CCT	kraniale Computertomographie (Computertomographie des Schädels)
CJK	Creutzfeldt-Jakob-Krankheit
EEG	Elektroenzephalogramm (Aufzeichnung der Hirnströme)
HUS	hämolytisch urämisches Syndrom
IfSG	Infektionsschutzgesetz
KHK	koronare Herzkrankheit
M. (Mm.)	Musculus (Musculi)
min	Minute(n)
N. (Nn.)	Nervus (Nervi)
PCR	polymerase chain reaction = Polymerase-Kettenreaktion (Labormethode, mit der eine geringe Menge an Nukleinsäure aus Bakterien oder Viren so weit vermehrt wird, dass sie nachgewiesen und dem Erreger zugeordnet werden kann)
R.	Ramus (Ast, Zweig, z.B. Gefäßast einer Arterie)
RKI	Robert Koch-Institut
s	Sekunden
SSPE	subakute sklerosierende Panenzephalitis
STD	sexually transmitted diseases (sexuell übertragbare Krankheiten)
STIKO	Ständige Impfkommission am Robert-Koch-Institut in Berlin
Tbc	Tuberkulose
V. (Vv.)	Vena (Venae)
vCJK	Variante der Creutzfeldt-Jakob-Krankheit
ZNS	Zentralnervensystem

Abbildungsverzeichnis

Der Verweis auf die jeweilige Abbildungsquelle befindet sich bei allen Abbildungen im Werk am Ende des Legendentextes in eckigen Klammern.

[E273] Mir A. M.: Atlas of Clinical Diagnosis. Elsevier/Saunders, 2. Aufl. 2003

[E288] Forbes C., Jackson W.: Color Atlas and Text of Clinical Medicine. Elsevier/Mosby, 3. Aufl. 2002

[E315] Murray P. et al.: Medical Microbiology. Elsevier/Mosby, 5. Aufl. 2005

[E394] Yanoff M., Duker J. F.: Ophthalmology. Elsevier/Mosby, 3. Aufl. 2008

[E421] Ibsen O. A. C., Phelan J. A.: Oral Pathology for the Dental Hygienist. Elsevier/Saunders, 5. Aufl. 2008

[E457] Herring J. A.: Tachdjian's Pediatric Orthopaedics. Elsevier/Saunders, 4. Aufl. 2007

[E475] Baren J. M et al.: Pediatric Emergency Medicine. Elsevier/Saunders 2007

[E487] Forbes B. A. et al.: Bailey and Scott's Diagnostic Microbiology. Elsevier/Mosby, 12. Aufl. 2007

[E497] Mahon C. R. et al.: Textbook of Diagnostic Microbiology. Elsevier/Saunders, 3. Aufl. 2006

[E503] Kliegman R. M. et al.: Nelson Textbook of Pediatrics. Elsevier/Saunders, 18. Aufl. 2007

[E508] Swartz M. H.: Textbook of Physical Diagnosis: History and Examination. Elsevier/Saunders, 5. Aufl. 2005

[E511] Wein A. J. et al.: Campbell – Walsh Urology. Elsevier/Saunders, 9. Aufl. 2006

[E570] Colledge N. R. et al.: Davidson's Principles and Practice of Medicine. Elsevier/Chiurchill Livingstone, 21. Aufl. 2010

[E650] Cohen, B. A.: Pediatric Dermatology. Elsevier/Mosby, 3. Aufl. 2005

[E656] Kumar V. et al.: Robbins and Cotran's Pathologic Basis of Disease. Elsevier/Saunders, 7. Aufl. 2004

[E664] Fitzpatrick J., Morelli J.: Dermatology Secrets in Color. Elsevier/Mosby, 3. Aufl. 2007

[E667] Kradin R. L.: Diagnostic Pathology of Infectious Disease. Elsevier/Saunders 2010

[E703] Zaoutis L. B., Chiang V. W.: Comprehensive Pediatric Hospital Medicine. Elsevier/Mosby 2007

[E718] Lauritsen Christensen B., Oden Kockrow E.: Foundations and Adult Health Nursing. Elsevier/Mosby, 5. Aufl. 2005

[E721] Frazier M., Drzymkowski J.: Essentials of Human Diseases and Conditions. Elsevier/Saunders, 3. Aufl. 2004

[E749] Boon N. A. et al.: Davidson's Principles & Practice of Medicine. Elsevier/Churchill Livingstone, 20. Aufl. 2006

[E795] Rigel D. et al.: Cancer of the Skin. Elsevier/Saunders 2004

[F452-2] Lang F.: Arten der Infektionen, Kompendium Wunde und Wundbehandlung. PAUL HARTMANN AG, Heidenheim, 1. Aufl. S. 52, 1998

[F590] Biel S. S., Gelderblom H. R.: Diagnostic electron microscopy is still a timely and rewarding method. Journal of Clinical Virology. Volume 13, Issue 1–2, Pages 105–119. Elsevier 1999

[G086] Ward K. N. et al.: Notes on Medical Microbiology: Including Virology, Mycology and Parasitology. Elsevier/Churchill Livingstone, 2. Aufl. 2008

[G155] Babbush C. A. et al.: Mosby's Dental Dictionary. Elsevier/Mosby, 2. Aufl. 2007

[G157] Goering R. et al.: Mims' Medical Microbiology. Elsevier/Mosby, 4. Aufl. 2007

[G159] Forbes A. et al.: Atlas of Clinical Gastroenterology. Elsevier/Mosby, 3. Aufl. 2005

[G160] Ferri F. F.: Ferri's Clinical Advisor 2009. Elsevier/Mosby 2008

[G161] Wilson J.: Infection Control in Clinical Practice. Elsevier/Bailliere Tindall, 3. Aufl. 2006

[G162] Copstead L.-E., Banasik J.: Pathophysiology. Elsevier/Saunders, 3. Aufl. 2005

[G163] Kumar P., Clark M. L.: Clinical Medicine. Elsevier/Saunders, 6. Aufl. 2005

[G164] Turgeon M. L.: Linne & Ringsgrud's Clinical Laboratory Science: The Basics and Routine Techniques. Elsevier/Mosby, 5. Aufl. 2006

[G165] Auerbach P. S.: Wilderness Medicine. Elsevier/Mosby, 5. Aufl. 2007

[G166] Goljan E. F.: Rapid Review Pathology. Elsevier/Mosby, 3. Aufl. 2009

[G167] Ignatavicius D. D., Workman M. L.: Medical-Surgical Nursing: Critical Thinking for Collaborative Care. Elsevier/Saunders, 5. Aufl. 2005

[G171] Eldridge B.F., Gathany J.: Mosquitoes. In: Resh V.H., Cardé R.T.: Encyclopedia of Insects. Elsevier/Academic Press, 2. Aufl. 2009

[J787-002] Colourbox/Panu Ruangjan

[L106] Henriette Rintelen, Velbert

[L112] Mary-Anna Barrat-Dimes

[L157] Susanne Adler, Lübeck

[L190] Gerda Raichle, Ulm

[L231] Stefan Dangl, München

[M135] Dr. med. Herbert Renz-Polster, Vogt

[M451] Prof. Dr. med. Ania Muntau, München

[M552] Prof. Dr. med. Ertan Mayatepek, Düsseldorf

[O562] Dr. Andreas Dubitzky, Hebertshausen

[R194] Kiechle M.: Gynäkologie und Geburtshilfe. Elsevier/Urban & Fischer 2007

[R132] Classen M., Diehl V., Kochsiek K.: Innere Medizin. Elsevier/Urban & Fischer, 5. Aufl. 2003

[R233] Marre R. et al.: Klinische Infektiologie. Elsevier/Urban & Fischer, 2. Aufl. 2008

[R246] Gruber G., Hansch A.: Kompaktatlas Blickdiagnosen in der Inneren Medizin. Elsevier/Urban & Fischer, 2. Aufl. 2009

Glossar zu den Infektionskrankheiten

Abdomen Bauch (abdominelle Schmerzen = Bauchschmerzen)
Adipositas Fettleibigkeit
Adnexe dem Uterus anhängend (Eileiter und Ovar)
Aer Luft (aerobe Bakterien vermehren sich ausschließlich bei Anwesenheit von Luft bzw. Sauerstoff)
akut plötzlich einsetzend, kurz dauernd (Gegenteil: chronisch)
Anamnese Krankengeschichte (eigentlich Erinnerung)
Angina Enge (Angina pectoris = Engegefühl in der Brust; Angina tonsillaris = Enge durch entzündlich angeschwollene Mandeln)
anti gegen, entgegen (Antihypertonika = Medikamente gegen hohen Blutdruck)
Axilla Achselhöhle (Axillarlinie = senkrechte Linie seitlich am Thorax; axilläre Lymphknoten)
bradys langsam (Bradykardie = langsamer Herzschlag)
durus hart (Ulcus durus = hartes Geschwür)
dys- das Fehlerhafte, Missempfundene (Dyspnoe = erschwerte Atmung; Dysphagie = Missempfindung beim Schlucken)
Embryo ungeborenes Kind vor der 13. Schwangerschaftswoche SSW (ab der 13. SSW = Fetus)
Febris Fieber (≥ 38 °C) (subfebril = Temperaturerhöhung ≤ 38 °C)
Fet, Fetus ungeborenes Kind nach der 12. Schwangerschaftswoche
Fluor Ausfluss (Fluor vaginalis = Ausfluss aus der Vagina)
Hepar Leber (Hepatitis = Entzündung der Leber)
hyper darüber (hinaus) (Hyperthyreose = Überfunktion der Schilddrüse)
hypo (sub) unterhalb (Hypothyreose = Unterfunktion der Schilddrüse)
Ikterus Gelbsucht (Gelbfärbung der Haut)
Ileus Darmverschluss
inapparent unbemerkt, symptomlos
Inappetenz Appetitlosigkeit (= Anorexia)
inguinal in der Leistengegend gelegen (inguinale Lymphknoten)
Insuffizienz unzureichende Funktion (Herzinsuffizienz = Herzschwäche)
Inzidenz Zahl der Neuerkrankungen an einer bestimmten Erkrankung pro Jahr
-itis Wortendung, die eine Entzündung des Wortteiles anzeigt, der davor steht (Arthritis = Gelenkentzündung, Kolitis = Darmentzündung, Hepatitis = Leberentzündung)
Larynx Kehlkopf (Laryngitis = Kehlkopfentzündung)
Letalität Anteil (in Prozent der Erkrankten) der an einer bestimmten Krankheit Verstorbenen
leukos weiß (Leukozyten = weiße Blutzellen)
Lupus Wolf; steht für entstellende Hauterscheinungen (Lupus vulgaris = Hauttuberkulose des Gesichts)
mollis, molle weich (Pulsus mollis = weicher, gut unterdrückbarer Puls; Ulcus molle = weiches Geschwür)
Morbus Krankheit, Erkrankung (Morbus Bechterew = Bechterew-Krankheit)
Morbidität Zahl der von einer bestimmten Krankheit Betroffenen, in Relation zur Gesamtbevölkerung
Mortalität Sterbefälle (allgemein) in einem bestimmten Zeitraum, in Relation zur Gesamtbevölkerung
Mykose Pilzinfektion (Antimykotika = Medikamente gegen Pilzinfektionen)
Myo- Muskel (Myokard = Herzmuskel)
nuchal der Bereich des Nackens (nuchale Lymphknoten)
obligat immer, unbedingt, in jedem Fall
Ödem Schwellung, Flüssigkeitsansammlung
Palpation Untersuchung durch Betasten mit den Händen
Paralyse vollständige Lähmung (= Plegie)
Parästhesie Missempfindung, Sensibilitätsstörung
Parasympathikus Teil des vegetativen Nervensystems, Gegenspieler des Sympathikus
Parese unvollständige Lähmung (Hemiparese = Halbseitenlähmung)
-pathie von Pathos = Krankheit abgeleitet (Kardiomyopathie = Erkrankung des Herzmuskels; Enzephalopathie = nicht näher definierte Erkrankung des Gehirns)
Pharynx Rachen (Epipharynx = oberer Anteil des Rachens; Pharyngitis = Rachenentzündung)
Plegie vollständige Lähmung (Paraplegie = Lähmung beider Beine)
recurrere zurücklaufen (N. laryngeus recurrens = aus dem Mediastinum zum Kehlkopf zurücklaufender Nerv; Borrelia recurrentis = Erreger des Rückfallfiebers)
Rezidiv Rückfall, Wiederkehr einer Krankheit
Salpinx (Tube) Eileiter (Salpingitis = Eileiterentzündung)
simplex einfach, „simpel" (Herpes simplex)
Splen (Lien) Milz
subfebril Temperaturerhöhung ≤ 38°C (Febris = Fieber)
Sympathikus Teil des vegetativen Nervensystems
Tonsilla Mandel (Tonsilla palatina = Gaumenmandel; Angina tonsillaris)
ubiquitär entspricht in etwa „generalisiert": überall, allgegenwärtig
Ulcus, Ulkus Geschwür (Ulcus cruris = Unterschenkelgeschwür)
Zoonose Erkrankung, die bei Wirbeltieren vorkommt und auf den Menschen übertragen werden kann

Inhaltsverzeichnis

KAPITEL

1 Bakterielle Infektionen

Einführung

2001 wurden mehrere Gesetze durch das **Seuchenrechtsneuordnungsgesetz** abgelöst. Der v.a. für Ärzte und Heilpraktiker wesentliche **Artikel 1** dieses Gesetzes trägt den Namen **Infektionsschutzgesetz (IfSG)**. Inzwischen wurden bereits mehrfach kleinere Ergänzungen vorgenommen, 2013 sogar gleich mehrere mit erheblichen Auswirkungen.

Das IfSG (➤ Kap. 5) listet detailliert nicht nur die diversen Meldepflichten, sondern auch die davon betroffenen Personen und Institutionen auf, beschäftigt sich daneben aber auch mit der Verhütung (Impfungen) und der Bekämpfung übertragbarer Erkrankungen sowie (wie allgemein üblich) mit den Straf- und Bußgeldvorschriften. Nach wie vor gilt, dass eine gute Kenntnis der diversen Gesetze, besonders auch des IfSG, im Hinblick auf die Heilpraktikerprüfung unabdingbar ist.

Hinsichtlich der Meldepflichten ist zu beachten, dass **„Meldepflicht nach § 6"** bedeutet, dass die betreffende Erkrankung bereits bei **Verdacht**, daneben auch bei **Erkrankung** und **Tod** des Patienten ans Gesundheitsamt zu melden ist, und dass diese Pflicht uneingeschränkt auch für den **Heilpraktiker** gilt. Dagegen bedeutet **„Meldepflicht nach § 7"**, dass die Erkrankung nur bei erbrachtem **Nachweis** des Erregers oder seiner Antikörper und bei **Tod** des Patienten zu melden ist. In diesen Fällen betrifft die Meldepflicht allerdings nicht den Arzt oder Heilpraktiker, sondern den **Laborarzt** oder **Pathologen**, der den Nachweis erbracht hat. Der § 7 hat also für den Heilpraktiker lediglich insofern eine Bedeutung, als die darin aufgelisteten Erkrankungen als prinzipiell prüfungsrelevant zu gelten haben und gleichzeitig unter das **Behandlungsverbot** fallen.

Hinsichtlich der **Therapie von Infektionskrankheiten** kann man ganz pauschal formulieren, dass nahezu jede Erkrankung durch den Heilpraktiker behandelt werden darf, die **nicht** nach den **§§ 6 und 7 meldepflichtig** ist, die **nicht im § 34 erwähnt** wird und die schließlich **nicht zu den sexuell übertragbaren Erkrankungen** gehört. Formuliert wird dies im **§ 24.** Zusätzlich wird der Heilpraktiker in geringerem Umfang durch weitere Gesetze eingeschränkt, z.B. hinsichtlich oraler, die Mundhöhle betreffenden Infektionen oder bei Infektionen im Wochenbett.

Der bei den einzelnen Erkrankungen angegebene **Kontagionsindex** benennt die Wahrscheinlichkeit einer Erregerübertragung beim Kontakt zu einem Infizierten. Dabei steht 1,0 für eine Übertragungswahrscheinlichkeit von 100 %; bei einem Kontagionsindex von 0,25 kommt es nur bei jedem 4. Kontakt zur Infektion. Dagegen bezeichnet der **Manifestationsindex** den relativen Anteil derjenigen, die im Rahmen einer eingetretenen Infektion dann auch tatsächlich **sichtbar (apparent)** erkranken. Werden diese Werte im Folgenden nicht angegeben, sind sie nicht bekannt oder können nicht genau definiert werden.

Die Besprechung der Erkrankungen durch Pilze, Würmer und Parasiten erfolgt (abgesehen von der Malaria) im ➤ Fach Mikrobiologie.

In ➤ Tab. 1.1 sind die bakteriellen Infektionen nach Prüfungs- und Praxisrelevanz eingestuft.

1.1 Staphylokokken

Der einzige für den Menschen pathogene Vertreter, gleichzeitig auch ein Keim eminenter Bedeutung im medizinischen Alltag, ist **Staphylococcus aureus (S. aureus)**. Wegen seiner Unempfindlichkeit gegenüber Trockenheit und der dadurch bedingten weiten Verbreitung auch im Erdreich und Staub wurde er früher als sog. **Trocken- und Luftkeim** bezeichnet. S. aureus übersteht Temperaturen **bis 60 °C** und sogar die **Salzsäure** des Magens. Auch im **Tierreich** ist der Keim weit verbreitet, sodass man sich direkt oder indirekt (Nahrungsmittel, Ausscheidungen) **am Tier infizieren** kann, doch stellt der **infizierte Mensch** die **wichtigste Ansteckungsquelle** dar.

MERKE

Die Infektion erfolgt zumeist an **gesunden Keimträgern** durch **Tröpfchen- oder Schmierinfektion (z.B. Handtücher):** Mindestens jeder 4. Erwachsene beherbergt den Keim im Nasen-Rachen-Raum – mit Schwerpunkt im **Vestibulum nasi**.

Erwähnt sei zusätzlich, als Vertreter der **physiologischen Flora** der Oberhaut, **Staphylococcus epidermidis**. Die Keime sind im Mikroskop von den pathogenen Staphylokokken **nicht zu unterscheiden**.

1.1.1 Erkrankungen

Die von diesem Keim hervorgerufenen Erkrankungen sind weit überwiegend auf sein **invasives Wachstum**, teilweise aber auch auf seine **Toxine** zurückzuführen. Unter anderem können folgende Krankheitsbilder von **S. aureus** verursacht werden:

- Abszess, Furunkel und Karbunkel (➤ Fach Dermatologie)
- Impetigo contagiosa (➤ Fach Dermatologie)
- Mastitis puerperalis (➤ Fach Gynäkologie)
- Osteomyelitis (➤ Fach Bewegungsapparat)
- Sinusitis und Otitis media (➤ Fach Atmung)
- Endokarditis (➤ Fach Herz-Kreislauf-System)
- Pneumonie, Meningitis oder Enzephalitis v.a. bei Säuglingen
- Lyell-Syndrom bzw. **SSSS** (**s**taphylococcal **s**calded **s**kin **s**yndrome, Syndrom der verbrühten Haut) bei **Säuglingen** durch Staphylococcus-aureus-**Toxine** (➤ Fach Dermatologie)

Ganz allgemein kann S. aureus zu **eitrigen Infektionen** an **jedem Organ** des Körpers führen. Diese Eiterungen zeichnen sich dadurch aus, dass sie in der Regel **umschrieben** bleiben und unter **Einschmelzung** des jeweiligen Gewebes zu **Abszessen** führen. Daraus lässt sich im Umkehrschluss ableiten, dass die **Abszesse** eines Patienten an Haut oder inneren Organen (Leber, Niere, Lunge, Gehirn usw.) **zumeist durch Staphylokokken** verursacht werden – teilweise als Mischinfektion mit weiteren Bakterien. Zusätzlich ist der Keim auch noch besonders häufig an einer **Sepsis** beteiligt (⅓ aller Fälle).

Tab. 1.1 Bedeutung der bakteriellen Infektionen für Prüfung und Praxis

Bakterienart	Besonders prüfungsrelevant	Prüfungsrelevant	Praxisrelevant
Staphylokokken (➢ Kap. 1.1)	Abszesse, Mischinfektionen, MRSA	Lebensmittelvergiftung	Kolitis
Streptokokken (➢ Kap. 1.2)	• Pneumonie • Scharlach • Erysipel • Impetigo contagiosa	• Meningitis • Angina tonsillaris • Phlegmone	Karditis
Enterokokken (➢ Kap. 1.3)			• Harnwegsinfekt • Endokarditis • Lobärpneumonie
Neisserien (➢ Kap. 1.4)	• Gonorrhö • Meningitis, Sepsis		
Korynebakterien (➢ Kap. 1.5)	Diphtherie		Erythrasma
Enterobakterien (➢ Kap. 1.6)	• EHEC • HUS • Salmonellen-Enteritis	Typhus abdominalis	• Yersinien-Enterokolitis • Pest • Ruhr
Vibrionen (➢ Kap. 1.7)		Cholera	
Campylobacter (➢ Kap. 1.8)			Enterokolitis
Helicobacter (➢ Kap. 1.8)	• Gastritis • Ulcus ventriculi		
Clostridien (➢ Kap. 1.9)	• Tetanus • Botulismus	• Gasbrand • pseudomembranose Kolitis (➢ Kap. 1.1.2)	
Mykobakterien (➢ Kap. 1.10)	Tuberkulose		Lepra
Spirochäten (➢ Kap. 1.11)	• Lyme-Borreliose • Syphilis		• Rückfallfieber • Leptospirose
Chlamydien (➢ Kap. 1.12)	urogenitale Infektionen (einschließlich Adnexitis)	• Ornithose • Konjunktivitis	• Trachom • Lymphogranuloma venereum • atypische (interstitielle) Pneumonie
Rickettsien (➢ Kap. 1.13)			• Q-Fieber • Fleckfieber
Bazillen (➢ Kap. 1.14)		Milzbrand	
Bordetellen (➢ Kap. 1.15)	Keuchhusten		
Legionellen (➢ Kap. 1.16)	Legionärskrankheit	Pontiac-Fieber	
Brucellen (➢ Kap. 1.17)			• Morbus Bang • Maltafieber
Listerien (➢ Kap. 1.18)		Listeriose	
Francisellen (➢ Kap. 1.19)			Tularämie
Pseudomonaden (➢ Kap. 1.20)		nosokomiale Infektionen	Rotz
Haemophilus (➢ Kap. 1.21)	Epiglottitis	Meningitis	Ulcus molle

ACHTUNG

Ein weiteres Problem neben seiner Umweltresistenz und ubiquitären Verbreitung besteht bei S. aureus darin, dass selbst umfangreiche, schwer verlaufende Infektionen **keine Immunität** hinterlassen. Rezidive sind dadurch sozusagen unbeschränkt möglich.

Im Krankenhaus gehört Staphylococcus aureus zu den häufigsten Verursachern schwer beherrschbarer **nosokomialer Infektionen.** Dies gilt besonders für die **MRSA** (**M**ethicillin-**r**esistenter **S**taphylococcus **a**ureus), die nur noch gegenüber wenigen (Reserve-)Antibiotika wie Vancomycin sensibel sind. Seit etlichen Jahren breiten sich allerdings zunehmend Stämme aus, die antibiotisch noch nicht einmal mehr durch Reserve-Antibiotika beherrscht werden können. Die Problematik ist im Lauf der Jahre so weit gediehen, dass 2009 eine **Meldepflicht nach § 7** IfSG für **MRSA** (**nicht** für die **üblichen** S. aureus!) eingeführt wurde, sofern der Keim in **Blut** oder **Liquor** nachgewiesen wird. Dies ist eine von bisher wenigen, eher halbherzigen Maßnahmen, mit denen versucht wird, die zunehmende Verbreitung resistenter Keime v.a. in Krankenhäusern einzudämmen.

HINWEIS DES AUTORS

Im Wesentlichen wird die Hygieneproblematik zwar in deutschen Kliniken, ärztlichen Gremien und dem Bundesgesundheitsministerium breit diskutiert, jedoch ohne dass bisher etwas Entscheidendes passiert wäre. Man

1

könnte das Ergebnis vieler Jahre ausgiebiger Diskussionen vielleicht so zusammenfassen: „Der Berg kreißte und gebar eine Maus." Jedenfalls kann man dem gegenüber, was u.a. in Nachbarländern vorangetrieben und erreicht worden ist, das, was in Deutschland passiert, nur als **peinlich** bezeichnen. Dies wird unten noch näher ausgeführt.

Wesentlich sind im Hinblick auf Prüfung und medizinischen Alltag die weiteren **Eigenschaften von MRSA-Bakterien**. Grundsätzlich gilt, dass sie sich in Bezug auf

- ihre **Resistenz** gegenüber **Desinfektionsmitteln** oder
- die von ihnen verursachten **Krankheitsbilder**

nicht von üblichen S. aureus unterscheiden.
Ihre **prozentuale Häufigkeit** ist zwar

- in **Kliniken** und weiteren Einrichtungen wie z.B. Altersheimen relativ **hoch**, doch sind sie auch in der **üblichen Bevölkerung** zu einem gewissen (geringen) Anteil vertreten.
- Selbst im **Tierreich** sind sie anzutreffen, was angesichts der antibiotischen Behandlungen (s. unten) nicht verwundern kann.

Festzuhalten bleibt, dass in der Mehrzahl der MRSA-Infektionen durchaus noch Antibiotika gefunden werden können, auf die die Bakterien ansprechen. Absolute **Resistenzen** gegenüber **sämtlichen**, in Kliniken eingesetzte Antibiotikaklassen sind demnach aktuell immer noch seltene **Ausnahmen**.

Lebensmittelvergiftung

Rund ⅓ aller Staphylococcus-aureus-Stämme bilden während ihrer Vermehrung in Lebensmitteln (Milch und Milchprodukte, Fleisch, Salate, Obst, Meeresfrüchte) **Enterotoxine**. Die Namensgebung dieser Exotoxine (➤ Fach Mikrobiologie) erfolgt aufgrund ihrer Wirkung auf den **(Dünn-)Darm** (= Enteron). Die **Toxine** (nicht die Bakterien selbst!) werden, obwohl sie aus Eiweiß bestehen, bei der üblichen Zubereitung und Erhitzung der befallenen Speisen **nicht zuverlässig zerstört**, weil sie kurzfristig selbst 100 °C überstehen. Werden solche Lebensmittel gegessen, werden die Enterotoxine in die Darmwand resorbiert und führen innerhalb von **2–6 Stunden** zu **Übelkeit mit Erbrechen, Bauchschmerzen** und **Durchfall**, in der Regel **ohne Fieber**. Die extrem kurze „Inkubationszeit" ist ein wichtiger Hinweis auf die Intoxikation, weil es deutlich länger dauert, bis sich etwa in der Nahrung enthaltene Keime ausreichend vermehrt haben und erste Symptome hervorrufen.

MERKE

Staphylokokken sind neben den Enteritis-Salmonellen die **häufigsten Ursachen** durch bakterielle Toxine ausgelöster **Lebensmittelvergiftungen**. Zu beachten ist, dass es sich besonders bei den Staphylokokken grundsätzlich um Nahrungsmittel-**Intoxikationen** und **nicht** um **Infektionen** handelt, weshalb z.B. **Antibiotika nutzlos** sind.

Enterokolitis

Eine Entzündung von Dünn- und/oder Dickdarm durch Staphylococcus aureus tritt v.a. dann auf, wenn die Darmflora durch **Breitspektrumantibiotika** massiv geschädigt wurde, sodass die Staphylokokken Raum zu ihrer eigenen Vermehrung finden. Meist waren die Staphylokokken in diesen Fällen bereits in geringem Umfang als Bestandteil der Darmflora vorhanden. Die Erkrankung ist nicht allzu häufig und lässt sich gut behandeln. Im Vordergrund stehen **durchfällige Stühle**, meist ohne weitere Symptome.

1.1.2 Differenzialdiagnose

Antibiotikaassoziierte Kolitis durch Clostridium difficile

Gefährlicher und inzwischen auch deutlich **häufiger** als die Staphylokokken-Kolitis ist die **pseudomembranös-nekrotisierende Kolitis (Colitis pseudomembranacea)**, die sich durch das bei einem Teil gesunder Personen im Darm befindliche Bakterium **Clostridium difficile** *im Rahmen einer* Antibiotikatherapie *entwickeln kann. Bei bis* zu 10 % der Bevölkerung lassen sich die Bakterien oder ihre Sporen in geringen Mengen als Teil der Dickdarmflora nachweisen – ganz besonders bei Personen, die sich aktuell oder zurückliegend in stationärer Behandlung befanden. Die **Ansteckung** erfolgt also besonders häufig **nosokomial**, was auf die unzureichende Krankenhaushygiene in Deutschland weist.

Der Keim wird im Anschluss an die Infektion erst pathogen, wenn die physiologische Flora durch längerfristige Anwendung potenter Antibiotika soweit dezimiert wurde, dass die Clostridien den frei gewordenen Platz zu ihrer eigenen Vermehrung nutzen können. Dabei produzieren sie dann verschiedene **Toxine**, die zu einer irreversiblen Schädigung der Dickdarmmukosa führen können. Dies erinnert an die Situation, dass man **Säuglingen** mit ihrer noch unvollständig aufgebauten Darmflora **keinen Honig** geben darf, weil sich darin Sporen von Clostridium botulinum befinden könnten (➤ Kap. 1.9.3).

Die **Toxine von Clostridium difficile** verursachen in milden Fällen **durchfällige Stühle**, in schweren Fällen auch **Dickdarmnekrosen**, daraus hervorgehende **Geschwüre** sowie flächige nekrotische **Auflagerungen (Pseudomembranen)**, mithin neben starken **Wasserverlusten** auch **blutige Durchfälle** (➤ Abb. 1.1). In einem Teil der Fälle kommt es zu **Darmperforationen** oder zu einem **toxischen Megakolon**. Die begleitend zu **Dünndarm**-Infektionen ganz

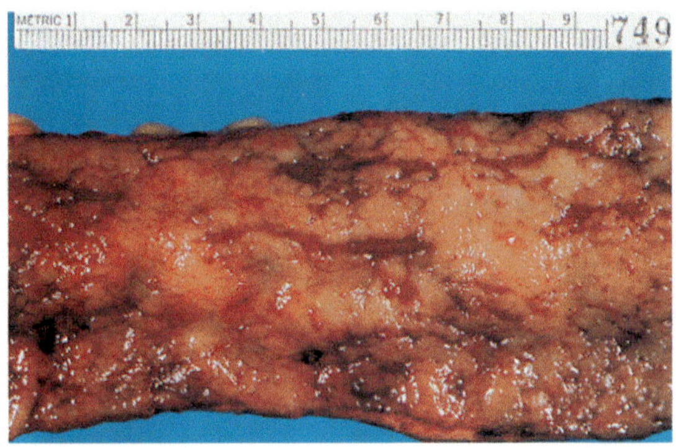

Abb. 1.1 Pseudomembranös-nekrotisierende Kolitis (Colitis pseudomembranacea) durch Clostridium difficile im Rahmen einer Antibiotikatherapie [E721]

allgemein meist vorhandene **Übelkeit** ist bei **reinem Dickdarmbefall** eher **selten**. Dies gilt in diesem Fall auch für das **Fehlen** von Fieber, weil die Clostridien nicht invasiv sind und die Toxine das Immunsystem nicht ausreichend stimulieren. Erst die auf Megakolon bzw. Perforation folgende **Peritonitis** erzeugt **hohes Fieber**.

Die Krankheit muss **umgehend** ärztlich behandelt werden (u.a. mit einem der wenigen Reserveantibiotika wie z.B. Vancomycin oder Metronidazol), üblicherweise notfallmäßig in der **Klinik**. Allerdings entsteht die pseudomembranöse Kolitis besonders häufig gerade in der Klinik unter den dort üblichen breitbandigen antibiotischen Therapien.

Inzwischen gilt diese Form einer Kolitis als **häufigste nosokomiale Diarrhö** und Clostridium difficile gemeinsam mit MRSA als **bedeutsamster nosokomialer Problemkeim**. Ursache ist nicht nur die verbreitet mangelhafte Hygiene, sondern auch die besondere **Resistenz** der **Sporen** von Clostridien, die u.a. 110 °C, die Salzsäure des Magens sowie **alle Desinfektionsmittel** unbeschadet überstehen.

MERKE

Pflegekräfte, die Patienten betreuen, bei denen Clostridien nachgewiesen oder vermutet werden, sind deshalb angehalten, ihre Hände **im Anschluss** an die **obligate Desinfektion** auch noch gründlich zu waschen, weil **Sporen nur mechanisch** von der Haut entfernt werden können.

Gut begründeten Schätzungen der Uniklinik Braunschweig zufolge entstehen in Deutschland pro Jahr rund 100.000 Infektionen. Gemeldet wurden im Jahr **2016** allerdings nur die gut **2.300 schweren Infektionen**. Davon betroffen waren nahezu ausschließlich alte Menschen über 70 Jahre. Die **Letalität** lag ungefähr bei **50%**. Vor allem die große Zahl schwerer, unmittelbar lebensbedrohender Infektionen weist auf die zunehmende Unwirksamkeit bisheriger Reserveantibiotika wie z.B. Vancomycin hin, sodass in etlichen Fällen einer Infektion durch Clostridium difficile (und weiteren multiresistenten Bakterien, s. unten) keine heilende Therapie mehr zur Verfügung steht. Natürlich forscht die Pharmaindustrie längst an neuen Antibiotikaklassen, doch wegen der vergleichsweise geringen Gewinnspanne bei großem Aufwand nicht mit demselben Nachdruck, wie dies z.B. bei den modernen Immunmodulatoren und Antikörpern üblich ist. Zusätzlich kann man getrost davon ausgehen, dass neue Antibiotika ebenso wie alle bisherigen ihre Wirksamkeit wieder verlieren werden, weil das in der Theorie begonnene Umdenken noch nicht bei den praktisch Ausführenden angekommen ist.

Interessant bzw. für den Patienten wohl mit wenig Vorfreude verbunden ist eine **Therapiemethode**, die man als **Stuhltransplantation** (oder Fäkaltherapie) bezeichnet und die inzwischen in klinischen Studien ihre **gute Wirksamkeit** sowohl im Akutfall als auch in der Prophylaxe bei Patienten, die an Rezidiven dieser Clostridien-Kolitis leiden, unter Beweis gestellt hat. Dabei wird Stuhl eines gesunden Spenders, nach Anreicherung mit physiologischer Kochsalzlösung und grober Filterung, entweder retrograd in den Dickdarm oder anterograd über eine Nasensonde in den Dünndarm der Patienten verbracht. Bevorzugt geht der Übertragung sowohl eine Darmreinigung als auch eine mehrtägige Therapie mit Vancomycin voraus.

Man könnte sich natürlich überlegen, ob man nicht ähnlich gute Ergebnisse durch den Aufbau einer physiologischeren Darmflora mittels u.a. Mutaflor®, Nystatin, Lactulose, Milchsäurebakterien und eventuell Enterokokken-Präparate erzielen könnte, doch wäre dies nur über entsprechende Studien herauszufinden. In Zeiten, in denen man die Anwesenheit von Candida albicans im Stuhl als physiologisch erachtet, würde man eine derartige Therapie möglicherweise ohnehin dem Stuhl eines „gesunden Spenders" vorziehen.

Die **Colitis pseudomembranacea** ist **meldepflichtig** nach **§ 7 IfSG**.

EXKURS

Es gibt mehrere Ursachen dafür, warum im Rahmen einer **Antibiotikatherapie** auch jenseits von Staphylokokken und Clostridien **Durchfälle** entstehen können:

- Zum einen besitzen manche Antibiotika **eigene Wirkungen** auf die Darmwand. Zum Beispiel stimuliert Erythromycin die Motilin-Rezeptoren; Amoxicillin beschleunigt die Darmpassage ebenfalls, während Neomycin sogar Entzündungen hervorruft.
- Zum anderen führt die **Verdrängung physiologischer Bakterien** zu einer Überwucherung mit pathogenen Keimen (sog. **Dysbiose**), die nicht nur direkt zu einer **Enteritis** führen können, sondern auch die übliche Verstoffwechselung von Ballaststoffen nur unzureichend durchführen, sodass eine **osmotische Diarrhö** entsteht. Die Dysbiose des Darms lässt sich in aller Regel problemlos therapieren (➤ Fach Verdauungssystem).

1.1.3 Meldepflicht

Staphylokokken sind grundsätzlich **nicht meldepflichtig** und fallen damit auch **nicht** unter das **Behandlungsverbot**. Allerdings gilt nach § 6 IfSG, dass infektiöse oder durch Lebensmittelintoxikationen verursachte Erkrankungen des Magen-Darm-Trakts unter bestimmten Voraussetzungen meldepflichtig werden. Dies würde z.B. für die **pseudomembranöse Kolitis** selbst dann gelten, wenn sie nicht ohnehin inzwischen in den § 7 IfSG aufgenommen worden wäre. Grundsätzlich resultiert aus einer entstehenden Meldepflicht immer auch ein **Behandlungsverbot** für den Heilpraktiker.

Die für **MRSA**-Bakterien (**nur** beim Nachweis aus **Blut** oder **Liquor**!) bestehende **Meldepflicht nach § 7 IfSG** könnte sich theoretisch im Sinne des § 24 IfSG auf sämtliche Staphylokokken-Erkrankungen auswirken, weil diese Keime in sehr geringem Umfang auch ambulant aufgefunden werden. Indem sich die verursachten Infektionen vom Aspekt her **nicht** von üblichen Staphylokokken-Infektionen **unterscheiden**, wäre danach der Heilpraktiker einem Behandlungsverbot unterworfen. Andererseits bezieht sich die vor wenigen Jahren eingeführte Meldepflicht für MRSA sinngemäß eindeutig auf den nosokomialen Bereich. Von daher begründen die Staphylokokken einer eiternden Wunde bzw. einer Paronychie eher kein Behandlungsverbot.

1.1.4 Multiresistente Keime

In den 1990er-Jahren kam es in den westlichen Ländern zu einer zunächst kaum beachteten Multiresistenz humanpathogener Bakterien gegenüber einer Vielzahl üblicher und bis dahin gut wirksa-

1

mer Antibiotika, die anfangs überwiegend **Staphylococcus aureus** betraf. Als Bezeichnung für diese Staphylokokken prägte man (s. oben) den Begriff **M**ethicillin-**r**esistenter **S**taphylococcus **a**ureus **(MRSA)**, weil das Antibiotikum **Methicillin** einen Vertreter der Penicilline mit besonders breitem Wirkspektrum darstellte. Der Name hat sich bis heute erhalten, obwohl Methicillin in der Humanmedizin zugunsten neuerer Entwicklungen schon lange nicht mehr eingesetzt wird. Methicillin symbolisiert also nur noch stellvertretend die gesamte Gruppe breit wirksamer Penicilline nebst der eng verwandten Cephalosporine.

Vor allem im letzten Jahrzehnt entstand eine zunehmend größere Gruppe multiresistenter Keime, unter denen einzelne besonders im Vordergrund stehen. Dies sind neben **MRSA** z.B. **Enterokokken**, **Enterobakterien**, **Clostridium difficile** als Vertreter der Clostridien sowie Acinetobacter. Enterokokken und ein Teil der Enterobakterien stellen physiologische Darmbakterien dar. Eingeschränkt gilt dies auch für Clostridium difficile. Bei **Acinetobacter** handelt es sich um ein gramnegatives Bakterium, das noch bis in die Nullerjahre hinein in der Medizin keinerlei erwähnenswerte Bedeutung besaß und nun zu einem besonders kritischen nosokomialen Keim „aufgestiegen" ist. Er verursacht Pneumonien, Wundinfektionen und sporadisch auch eine Meningitis oder Sepsis. Die Infektionen weisen eine Letalität von bis zu 50 % auf.

Weitere, häufig anzutreffende **nosokomiale Problemkeime** sind **Pseudomonas aeruginosa** und **Salmonellen**, bei denen Fluorchinolone als bisherige Standardmedikation unwirksam geworden sind. Im ambulanten Bereich gibt es ebenfalls zunehmend Bakterien wie z.B. die Neisserien der **Gonorrhö**, die kaum noch therapierbar sind. Einzelne **Pneumokokken** sprechen nicht mehr auf das jahrzehntelang wirksame Penicillin an.

Es gibt einzelne Antibiotika, die nahezu vollständig den Kliniken vorbehalten sind und dort viele Jahre lang als allzeit wirksame Reserveantibiotika zur Verfügung standen, die aber nun zunehmend ihren Status zu verlieren drohen. Aus diesem Grund wurde sogar das aufgrund potenzieller Nebenwirkungen eigentlich längst aussortierte Colistin wieder reaktiviert. Man kann davon ausgehen, dass dies mittelfristig auch auf Chloramphenicol zutreffen dürfte. Die aktuell wichtigsten, **klinischen Reserveantibiotika** sind:

- **Carbapeneme**
- **Vancomycin**
- **Colistin**

MRSA stehen trotz ihres neuerdings leichten Rückgangs zahlenmäßig immer noch **an erster Stelle** multiresistenter Keime.

Weitere Bakterien wie Enterokokken und Enterobakterien, die v.a. **nosokomial** ebenfalls von größter Bedeutung sind und die gemeinsam mit MRSA nach seriösen Schätzungen bis zu **15.000 Todesfälle/Jahr** in deutschen Kliniken verursachen, erhielten in ihrer multiresistenten Form entsprechend den MRSA der Staphylokokken ebenfalls Namenskürzel. Da dieselben überall und ohne weitere Erklärung auftauchen können, sollte man sich darum bemühen, die dahinter stehende Bakterienart zuzuordnen:

- **VRE:** Vancomycin-resistente **Enterokokken**
- **CRE:** Carbapenem-resistente **Enterobakterien**
- **ESBL:** Extended-Spectrum Betalaktamasen-Bildner = **Enterobakterien** (v.a. E. coli und Klebsiella), die gegenüber sämtlichen Penicillinen und Cephalosporinen, also Antibiotika mit einem Betalaktam-Ring, resistent geworden sind

Die wichtigsten nosokomialen (multiresistenten) Problemkeime **ohne gängige Kürzel (!)** sind:

- **Pseudomonas aeruginosa**
- **Clostridium difficile**
- **Acinetobacter**

EXKURS

Die **skandinavischen Länder** sowie die **Niederlande** sind den deutschen Einrichtungen hinsichtlich des Vorkommens multiresistenter Bakterien **weit voraus**, indem sie durch eine sehr konsequente Krankenhaushygiene nicht nur MRSA-Keime auf **minimale Prozentanteile reduzieren** konnten. Zu den effektiven und sehr umfassenden Maßnahmen zählt u.a. die Untersuchung neu in die Klinik aufgenommener Patienten auf MRSA mittels eines **Abstrichs** aus dem **Vestibulum nasi**. Keimträger werden zunächst in abgetrennten Bereichen isoliert und lokal z.B. mit **Turixin® Nasensalbe** behandelt, bevor sie in die allgemeine Krankenhausroutine übernommen werden. Das in Turixin enthaltene Antibiotikum ist bei S. aureus einschließlich MRSA gut wirksam und erzeugt keine zusätzlichen Resistenzen, da es ausschließlich lokal angewendet wird. Entsprechendes gilt für lokale Antiseptika wie z.B. **Octenidin** (Octenisept®), die auf Schleimhäuten oder bei der Wundbehandlung in ihrer Wirksamkeit keinen Unterschied zwischen üblichen S. aureus und MRSA erkennen lassen.

Zusätzlich gibt es in den dortigen Kliniken eigens angestellte **Hygienebeauftragte**, die das Personal schulen und alle Schritte der Hygiene koordinieren und überwachen. Der Aufwand ist vergleichsweise riesig und kostenintensiv, doch im Anschluss an die Anfangsphase sogar mit Einsparungen verbunden, weil zahlreiche Therapien dadurch überflüssig wurden – ganz zu schweigen vom Gewinn hinsichtlich Morbidität und Letalität.

Dieselbe Konsequenz gilt in diesen Ländern auch für den verantwortungsvollen **Umgang mit Antibiotika**, während in Deutschland noch immer nicht bis zu allen niedergelassenen Ärzten durchgedrungen ist, dass die Verordnung von Antibiotika bei viralen Infekten nicht nur sinnfrei ist, sondern dass damit zusätzlich ein **erheblicher Beitrag zur Resistenzentwicklung** bei einer Vielzahl von Keimen geleistet wird. Zusätzlich wird häufig auch in begründeten Fällen nicht gezielt nach Resistenzlage mit einem möglichst schmalbandigen Antibiotikum therapiert, sondern man packt lieber den Hammer aus und behandelt mit Breitbandantibiotika, die dadurch ihre allgemeine Wirksamkeit und Anwendbarkeit zunehmend verlieren.

Sehr schwer zu verstehen ist darüber hinaus die gerade in Deutschland besonders lasche Handhabung der gesetzgebenden Institutionen mit der allgemein bekannten Tatsache, dass selbst die in der Humanmedizin verwendeten Antibiotika wenig oder sogar unverändert und sehr breit **rein prophylaktisch** in der **Massentierhaltung** eingesetzt werden dürfen, wodurch die Problematik weiter potenziert wird. Verschärft wird sie zusätzlich dadurch, dass **Einkauf und Weitergabe** dieser Medikamente in der Hand der **Tierärzte** liegt, sodass auch von daher kein Interesse an einem sparsamen Umgang damit gegeben sein kann, denn es würde deren Einkommen schmälern. Der Einsatz bei Rindern ist noch nicht einmal dokumentationspflichtig und wird selbst offiziell nicht erfasst.

Genau genommen setzt man mit den jährlich annähernd **1.400 Tonnen (!) Antibiotika**, die in Deutschland für die Tiermast verwendet werden, die Gesundheit der Bevölkerung aufs Spiel – treffender: verursacht man Tausende zusätzlicher Sterbefälle –, um ausgerechnet **Großbetrieben**, deren Betreibern Begriffe wie „artgerechte Haltung" oder „Tierwohl" eher fremd sind, die angestrebte **Gewinnmaximierung** zu ermöglichen.

Denn das Zusammenpferchen einer Unmenge von Tieren auf engstem Raum würde ohne prophylaktische Maßnahmen einschließlich der antibiotischen Abdeckung von einem beachtlichen Teil dieser Tiere **nicht überlebt**.

Leider wird auch von Verbraucherseite wenig bis kein Druck ausgeübt, denn in **Umfragen** will der typische Verbraucher mit seinem Herz für Tiere zwar selbstverständlich „artgerecht und biologisch", an der **Theke** jedoch eigentlich nur „billig".

Bakterielle Ursachen der Multiresistenz

Das Auftreten einer sekundären (erworbenen) Antibiotikaresistenz bei beliebigen Bakterien geschieht zunächst in aller Regel **zufällig** aufgrund einzelner **Mutationen**. Davon betroffen sind z.B. Rezeptoren der Zellwand, die infolge einer Mutation das Antibiotikum nicht mehr binden können, sodass es unwirksam wird. Betrifft die Mutation ein Protein des intrazellulären Wirkzentrums, gelangen die Antibiotika zwar noch in die Zelle, doch geht ihre Bindung und damit Hemmung der Bakterienvermehrung ebenfalls verloren. Weitere Mutationen betreffen beispielsweise sog. Reparaturgene, die in pro- und eukaryontischen Zellen die häufig entstehenden Fehler der DNA reparieren. Solche Zellen können im Einzelfall überlebensfähig bleiben, doch kommt es dann oft zu mehreren Abweichungen unterschiedlichster Proteine.

Manche Bakterien produzieren Proteine, die sich an Antibiotika binden und sie dadurch blockieren. Andere Proteine spalten den Laktam-Ring (= Betalaktamasen) und machen dadurch Antibiotika, die diesen Ring enthalten (Penicilline und Cephalosporine) unwirksam. Einzelne Bakterien entwickeln Transportproteine, die das in die Zelle gelangte Antibiotikum wieder hinausbefördern.

Alle diese mutierten Bakterien geben ihre veränderten Eigenschaften an ihre Nachkommen weiter. Doch wäre dies hinsichtlich einer antibiotischen Therapie weitgehend ohne Bedeutung, denn diese Keime sind eingebettet in eine sehr viel größere Zahl unveränderter Bakterien mit normaler Antibiotikasensibilität. Es würde demnach im Therapieverlauf eine vergleichsweise nur geringe Zahl an Bakterien überleben, mit denen gesunde Immunsysteme leichtes Spiel hätten. Das eigentliche Problem der Multiresistenz kommt deswegen auch auf andere Weise zustande:

Der größte Teil der Resistenzgene ist in Plasmiden enthalten (➤ Fach Mikrobiologie). **Plasmide** werden jedoch in großem Umfang zwischen verwandten Bakterienarten **ausgetauscht**, in geringerem Umfang auch zwischen nicht verwandten Arten. „Austausch" bedeutet Weitergabe an Bakterien der Umgebung. Die Plasmide werden dabei zunächst verdoppelt, sodass die enthaltenen Gene im Rahmen dieser Weitergabe nicht verlorengehen. Aus einem Bakterium mit der Resistenz gegenüber einzelnen oder mehreren Antibiotika entstehen auf diese Weise Hunderte oder Tausende „Nachbarn" und mit deren Nachkommen schließlich Billionen und noch weit mehr identische Tochterzellen, alle mit demselben Resistenzmerkmal.

Selbst dies wäre vom menschlichen Wirt, bei dem ein Teil dieser Keime irgendwann eine Infektion erzeugt, noch zu verkraften, doch setzt hier nun die menschgemachte Verstärkung der Problematik ein: Jeder Antibiotika-Einsatz vernichtet die sensiblen Bakterien und verschont die resistenten. Diese nutzen den frei gewordenen Platz und vermehren sich in weit größerem Umfang als dies zuvor möglich gewesen wäre. Jeder neuerliche Antibiotikaeinsatz, ob gerechtfertigt oder sinnlos, vergrößert diesen Pool, bis irgendwann die resistenten Keime anteilsmäßig die Oberhand gewonnen haben.

Die Resistenzentwicklung beginnt während der Tiermast und betrifft selbstverständlich zunächst die „Nutztiere" selbst, begleitend jedoch in großem Umfang auch alle Personen, die Kontakt zu ihnen haben. Resistente Keime werden also über die Tiere und ihre Produkte, aber auch an den beteiligten Personen erworben. Prinzipiell betrifft das Problem bereits den Säugling, denn die Bakterien, welche die Darmflora des neu entstandenen Lebens aufbauen, wurden primär von der Mutter und sekundär von Vater, Oma usw. übertragen und ein mehr oder minder großer Teil davon ist bereits einfach, mehrfach oder multiresistent. In den Folgejahren und -jahrzehnten wächst dieser Teil zumindest dann beständig weiter, wenn die Ernährung dem Üblichen („Normalen") entspricht und die medizinische Versorgung reichlich Antibiotika beinhaltet. Gesellen sich Klinikaufenthalte hinzu, wird die Darmflora schließlich ergänzt durch all die Keime, die dort seit Jahren einen regen Austausch zwischen den Krankenzimmern pflegen und über Antibiotika längst nur noch lachen können, soweit Einzeller dazu in der Lage sind.

MERKE

Multiresistente Bakterien erlangen ihre Eigenschaften zunächst in Tieren und/oder dem Menschen, gelangen jedoch auch in riesigen Mengen an die Umwelt. Dies bedeutet, dass es nicht ausreichend sein kann, einzelne Schwachstellen zu beseitigen. Erst wenn in einer konzertierten und äußerst konsequenten Aktion der Hebel

1. bei der Tierzucht,
2. den ärztlichen Verordnungen und
3. der Hygiene in Klinik, Praxis und sämtlichen Gemeinschaftseinrichtungen angesetzt wird,

ist der Kampf im Verein mit neu entwickelten Antibiotika möglicherweise noch zu gewinnen. Andernfalls werden nach aktuellen Hochrechnungen irgendwann mehr Menschen an Infektionen versterben als an malignen Erkrankungen.

Zusammenfassung

Staphylococcus aureus und Multiresistenz

Übertragungswege

- Tröpfchen- oder Schmierinfektion meist von gesunden Trägern
- direkte oder indirekte Übertragung von Tieren
- ganz allgemein aus der Umwelt

Inkubationszeit

- 2–6 Stunden (Lebensmittelintoxikation) bis maximal 10 Tage (Abszess)

Symptome

- Abszessbildungen in sämtlichen Organen
- akute Endokarditis
- Lebensmittelintoxikation (durch Toxine) mit Übelkeit, Bauchschmerzen und Diarrhö
- bakterielle Enterokolitis (mit Diarrhö) nach Antibiotikatherapie
- nosokomialer Problemkeim (v.a. MRSA)
- einer der Hauptverursacher einer Sepsis

1

Impfung
- keine

Meldepflicht
- nein bei üblichen S. aureus
- nosokomiale MRSA nach § 7 IfSG (nur beim Nachweis aus Blut oder Liquor)

Behandlungsverbot
- „jein" – ja bei MRSA

Multiresistenz
- wichtigste Ursachen
  - sorgloser Umgang mit Antibiotika bei niedergelassenen und Klinik-Ärzten
  - prophylaktische Anwendung in der Tiermast
  - mangelnde Hygiene nosokomial
  - insuffiziente Gesetzgebung
- wichtigste nosokomiale Keime
  - MRSA (S. aureus)
  - VRE (Enterokokken)
  - CRE (Enterobakterien)
  - ESBL (Enterobakterien)
  - Pseudomonas
  - Clostridium difficile
  - Acinetobacter
- Reserveantibiotika
  - Vancomycin
  - Carbapeneme
  - Colistin

1.2 Streptokokken

Einführung

Streptokokken bilden zumindest in der Kultur kürzere oder längere Ketten (Streptos = Kette). Es handelt sich um eine große Anzahl im Labor unterscheidbarer Spezies, die gleichzeitig eine fast unüberschaubare Zahl an Infektionen des Menschen verursachen oder sich zumindest daran beteiligen können. Etwas überspitzt formuliert könnte man bei der Mehrzahl bakterieller Erkrankungen, nach deren Verursachung man gefragt wird, ihren Namen nennen.

Streptokokken wurden nach einzelnen, unterscheidbaren Oberflächenantigenen (sog. **C-Polysaccharide**) ihrer Zellwand von **Lancefield** in die **Gruppen A–Q** eingeteilt. Dies wurde später erweitert, wobei dann aber einzelne Buchstaben wieder verschwanden. Eine andere Einteilung bedient sich des unterschiedlichen **Hämolyseverhaltens** auf der **Blutagarplatte. Beide** Varianten sind **unvollständig**, weil verschiedene Unterarten damit nicht erfasst werden – z.B. weil sie kein C-Polysaccharid in ihrer Zellwand aufweisen. Einige Unterarten wie die **Pneumokokken** (= Streptococcus pneumoniae) tragen beispielsweise kein Gruppenmerkmal nach Lancefield und sind andererseits durch Polysaccharide (z.B. Hyaluronsäure) **bekapselt**, doch gilt dies wiederum nicht für alle Pneumokokken.

Pneumokokken gelten einerseits als **physiologische Opportunisten** (= fakultativ pathogen), weil einzelne ihrer mehr als **80 Unterarten** bei zahlreichen Menschen aus der Mundhöhle isoliert werden können; andererseits stellen genau diese Streptokokken neben den A-Streptokokken (s. unten) die **größte Gruppe** als Erreger zahlreicher lebensbedrohender Erkrankungen des Menschen (u.a. Pneumonie und Meningitis).

Streptococcus (S.) **agalactiae** ist der wichtigste Vertreter der **B-Streptokokken** und im Tierreich weit verbreitet. Beim Menschen wird der Keim sporadisch, nach üblicher Meinung jedoch physiologischerweise im Darm, bei rund 20 % der Frauen auch in der Vagina gefunden, wo er keine weitere Bedeutung hätte, wenn er nicht das Kind in den Geburtswegen infizieren und schwere Krankheitsbilder bis hin zu Meningitis oder sogar Sepsis hervorrufen würde. Nach den Leitlinien soll dieser Keim deswegen vorgeburtlich gesucht und antibiotisch eliminiert werden.

Die **physiologischen Streptokokken der Mundhöhle** verursachen auf der Blutagarplatte eine **α-Hämolyse** und werden deshalb als **vergrünende Streptokokken** bezeichnet (**Streptococcus-viridans-Gruppe**). Sie werden **keiner** Gruppe nach Lancefield zugeordnet. Die **physiologischen Enterokokken** der Dickdarmflora (z.B. Enterococcus faecalis und E. faecium) stellen ebenfalls Streptokokken dar und wurden früher der **Gruppe D** nach Lancefield zugeordnet. Inzwischen heißen diese D-Streptokokken **nur noch Enterokokken**.

Dagegen gehören die ebenfalls (entsprechend den Pneumokokken) mehr als **80 Subtypen**, die eine **β-Hämolyse** auf Blutagar verursachen, zu den **A-Streptokokken**. Dieselben stellen gleichzeitig die **einzigen Streptokokken** dar, die **niemals** als physiologisch gelten, wenn sie irgendwo am oder im Menschen nachgewiesen werden, weshalb man sie als **obligat pathogen** bezeichnet. Und aufgrund des ganzen Einteilungswirrwarrs bzw. der **Unmöglichkeit, irgendeine Art von System in diese Nomenklatur zu bekommen**, entstand bei ungezählten Medizinergenerationen ein gewisser Stolz darauf, wenigstens **einen einzigen Vertreter** der Streptokokken nicht nur **namentlich** benennen, sondern ihn auch noch auf sehr wissenschaftliche Art und Weise **zuordnen** zu können. Dies drückt sich darin aus, dass man die A-Streptokokken nicht nur als A-Streptokokken bezeichnet – zumindest dann nicht, wenn Patienten in Hörweite sind. Sie werden dann vielmehr bevorzugt mit ihrem **vollständigen** Namen angesprochen und heißen demnach **β-hämolysierende, obligat pathogene Streptokokken der Gruppe A.** Therapeuten, die etwas auf sich halten, sollten sich nicht mit weniger zufrieden geben, sondern eher noch eins draufsetzen und die Info weiterreichen, dass es sich bei denselben um die **Strep-**

tococcus-pyogenes-Gruppe (eitererzeugende Streptokokken) handelt!

Und nun wird es etwas übersichtlicher: **Alle anderen** Streptokokken sind **physiologisch** oder fristen zumindest als (fakultativ pathogene) **Opportunisten** ihr Dasein. Sie verursachen entweder eine α-Hämolyse **oder keine Hämolyse** (= γ-Hämolyse!) auf der Blutplatte.

Jenseits irgendeiner Art von sinnvoller Zuordnung besitzen folgende Namen Bedeutung:

- **A-Streptokokken** (obligat pathogen, β-hämolysierend, pyogen = eitererzeugend): Erkrankungen wie Angina tonsillaris, Scharlach, Impetigo contagiosa, Erysipel und Phlegmone, Sinusitis und Otitis, Beteiligung an Eiterungen unterschiedlicher Organe (z.B. akute Endokarditis, Cholezystitis), häufig in Kombination mit S. aureus
- **Streptococcus-viridans-Gruppe** (α-Hämolyse = grüner Hof auf Blutagar): physiologische Bakterien der Mundhöhle, erzeugen außerhalb ihres üblichen Aufenthaltsorts z.B. eine Unterform der Endokarditis (und in der Mundhöhle Karies)
- **Streptococcus pneumoniae** (= **Pneumokokken**): einerseits „halb-physiologische“ **Opportunisten** im Nasen-Rachen-Raum (bei jedem 2. Erwachsenen nachzuweisen), andererseits **Hauptverursacher** der menschlichen **Pneumonie und Meningitis**
- (Enterokokken): eigentlich Gruppe D, dürfen aber inzwischen nicht mehr *Streptokokken* heißen; physiologische Keime der Dickdarmflora, verursachen außerhalb des Darms Erkrankungen wie Endokarditis oder Harnwegsinfekte
- **B-Streptokokken** (Streptococcus agalactiae): (nur) für Gynäkologen von Bedeutung (→ Infektionen des Neugeborenen)

Unter dem Strich verbleiben für Prüfung und medizinischen Alltag:

a) obligat pathogene **A-Streptokokken** (➤ Abb. 1.2)
b) fakultativ pathogene **Pneumokokken**
c) **vergrünende Streptokokken** als physiologische Keime der Mundhöhle

Die Streptokokken unter b) und c) kann man den A-Streptokokken auch pauschal als Non-A-Streptokokken gegenüberstellen.

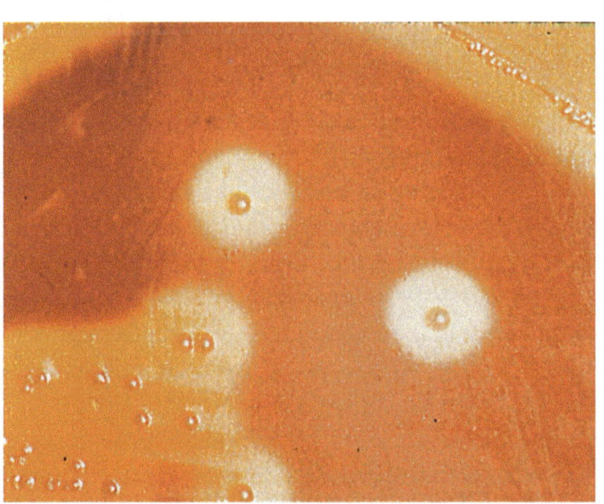

Abb. 1.2 Durch Anzüchten auf bluthaltigen Kulturmedien lässt sich die β-Hämolyse (komplette Hämolyse) obligat pathogener A-Streptokokken nachweisen. [G157]

1.2.1 Erkrankungen durch Non-A-Streptokokken

Karditis

Die Endokarditis (Entzündung der Herzklappen) existiert in mehreren Varianten. Dabei sind für die unspezifische, schleichende **(subakute) Endocarditis lenta** physiologische Keime der Mundhöhle wie **Streptococcus mutans** oder **sanguis (vergrünende Streptokokken** = α-Hämolyse) verantwortlich. Die Keime „bevorzugen“ durch z.B. angeborene Vitien (Herzfehler) oder ein rheumatisches Fieber **vorgeschädigte Herzklappen.** Ins Blut verschleppt werden sie über **Mikrotraumen** der **Mundhöhle** oder nach **Zahnextraktionen.** Es ist daher üblich, Patienten mit vorgeschädigten Herzklappen vor entsprechenden zahnärztlichen Eingriffen **antibiotisch abzudecken.** Der Streptokokken-Nachweis gelingt häufig erst durch wiederholt angelegte Blutkulturen, weil die Bakterien nur sporadisch streuen. Besprochen werden die Karditiden im ➤ Fach Herz-Kreislauf-System.

MERKE

Formen der Streptokokken-Karditis

- rheumatisches Fieber (Autoimmunerkrankung): A-Streptokokken
- hochakute Endokarditis: A-Streptokokken
- Endocarditis lenta: physiologische Streptokokken der Mundhöhle (vergrünende Streptokokken wie Streptococcus mutans oder sanguis)

Pneumonie und Meningitis

Die durch **Streptococcus pneumoniae (Pneumokokken)** und weitere Bakterien hervorgerufene Pneumonie wird als **Lobärpneumonie** oder als **typische Pneumonie** bezeichnet (➤ Fach Atmungssystem) und der atypischen Pneumonie gegenübergestellt, die durch Viren oder durch intrazellulär lebende Bakterien (u.a. Mykoplasmen, Chlamydien, Legionellen und Rickettsien) ausgelöst wird. Weltweit versterben pro Jahr bis zu 1 Million Menschen an einer Pneumokokken-Pneumonie (in Deutschland bis zu 10.000).

Neben einer solchen Lobärpneumonie können Pneumokokken auch eine **eitrige Meningitis** verursachen. Sie sind die **häufigste Ursache** sowohl einer **Lobärpneumonie** als auch der bakteriellen (eitrigen) **Meningitis** beim Erwachsenen (Letalität > 30 %; ➤ Fach Neurologie). Etwa 50 % der Menschen beherbergen einzelne der insgesamt knapp 90 Serotypen physiologischerweise auf den Schleimhäuten des Mundes (s. oben).

Penicillin war über viele Jahrzehnte hinweg gegenüber Pneumokokken hervorragend wirksam und damit das **Antibiotikum der Wahl.** Seit wenigen Jahren gibt es nun einzelne Stämme, bei denen es nicht mehr ausreichend wirksam ist.

1

Impfung

MERKE
Unter allen fakultativ oder obligat pathogenen Streptokokken existiert **ausschließlich** gegen **Streptococcus pneumoniae** eine Impfung.

Nach Empfehlung der STIKO wird die **Pneumokokken-Impfung** im 1. Lebensjahr insgesamt 3-mal verimpft (➤ Kap. 6.1). Zusätzlich wird die Impfung auch den über **60-Jährigen** sowie Menschen mit **Immuninsuffizienz** oder z.B. **kardiopulmonalen Vorerkrankungen** empfohlen.

Während im Säuglingsalter ein **Konjugat**-Impfstoff gegen 10 (Synflorix®) bzw. 13 Serotypen (Prevenar 13®) verwendet wird, soll für die (einmaligen) **Auffrischimpfungen** eine Pneumokokken-Impfung mit dem **23-valenten Polysaccharid**-Impfstoff (PPSV23) benutzt werden. Diese Zweiteilung erfolgt deswegen, weil der Konjugat-Impfstoff der Grundimmunisierung bei **Säuglingen** bessere Ansprechraten erzielt und deshalb einen **zuverlässigeren Schutz** gegenüber den wichtigsten Pneumokokken-Stämmen aufbaut. Dafür schließt die Auffrischimpfung zusätzlich zu den 10 bzw. 13 Serotypen der Grundimmunisierung weitere Stämme mit ein.

Zusammenfassung

Non-A-Streptokokken

Wichtigste Keime
- Streptococcus-viridans-Gruppe der Mundhöhle
- Pneumokokken

Übertragungswege
- Tröpfcheninfektion von gesunden Keimträgern
- Schmierinfektion
- Bakteriämie aus der Mundhöhle (z.B. nach Zahnextraktion)

Inkubationszeit
- wenige Tage

Wichtigste Erkrankungen
- Endocarditis lenta (vergrünende Streptokokken)
- Pneumonie (Pneumokokken)
- Meningitis (Pneumokokken)

Diagnostik
- Sputum
- Röntgen
- Blutkultur
- Lumbalpunktion (Meningitis)

Therapie
- Antibiotika (Penicillin)

Impfung
- nur gegen Pneumokokken möglich; 3-mal im 1. Lebensjahr, Auffrischimpfung nur bei Bedarf und im Alter (STIKO)

Meldepflicht
- nein

Behandlungsverbot
- nein

1.2.2 Erkrankungen durch A-Streptokokken

Der Mensch ist der einzige Wirt der **β-hämolysierenden, obligat pathogenen** Streptokokken der **Gruppe A**. Nach einer Infektion des Nasen-Rachen-Raums, die auch unbemerkt (inapparent) verlaufen kann, überleben A-Streptokokken oft über Monate und können so von scheinbar gesunden Trägern verbreitet werden. Sehr viel häufiger erfolgt allerdings die Übertragung von frisch Erkrankten durch **Tröpfcheninfektion**. Besonders wesentliche Erkrankungen durch A-Streptokokken sind neben **eiternden Prozessen** an Haut, Nasennebenhöhlen und Mittelohr sowie einer akuten, hochfieberhaften **Endokarditis** (➤ Fach Herz-Kreislauf-System) die **Angina tonsillaris** und der **Scharlach**.

Pyodermie

Im Bereich von **Haut** und **Unterhaut** führen die A-Streptokokken zu **eitrigen Entzündungen**. Diese bleiben nicht wie bei den Staphylokokken in der Form von Abszessen lokal begrenzt, sondern breiten sich aufgrund der verschiedenen Ausbreitungsfaktoren, die von diesen Bakterien produziert werden (z. B. Hyaluronidase), im Gewebe aus. Auf diese Weise entstehen großflächige Erkrankungen wie das **Erysipel** oder die **Phlegmone** (➤ Fach Dermatologie). Daneben sind sie häufig, alleine oder gemeinsam mit Staphylococcus aureus, an der **Impetigo contagiosa** der Kinder beteiligt.

Ganz allgemein bezeichnet man **eitrige Prozesse** im Bereich der Haut als **Pyodermien** (Pus = Eiter, Derma = Haut). Häufigste Ursache einer Pyodermie ist der Befall durch Staphylococcus aureus oder durch A-Streptokokken.

EXKURS
Die aus zahlreichen Lagen bestehende, zusätzlich an ihrer Oberfläche verhornende Oberhaut ist für **pathogene Keime grundsätzlich nicht passierbar**, bildet also einen nahezu perfekten Schutz, der von der physiologischen Standortflora und der Säure von Schweiß und Fett der Talgdrüsen (nach bakterieller Zersetzung) weiter verstärkt wird. Eine (mögliche) Ausnahme besteht lediglich für einige wenige Viren wie z.B. **HPV** (Warzen, ➤ Fach Dermatologie).
Pathogene Bakterien wie S. aureus oder A-Streptokokken bedürfen daher **ausnahmslos** einer eventuell sehr kleinen, nicht auf Anhieb sichtbaren **Verletzung** dieser Schicht als Eindringpforte einer entstehenden Pyodermie. Bei der Impetigo contagiosa der Kinder besteht diese „Verletzung" aus einem Stratum corneum, das aufgrund des Fettmangels (an γ-Linolensäure) der ausnahmslos atopischen Kinder sozusagen porös wurde, wodurch sich die A-Streptokokken in dieser Schicht vermehren können. In allen anderen Fällen ist die Verletzung **manifest**.

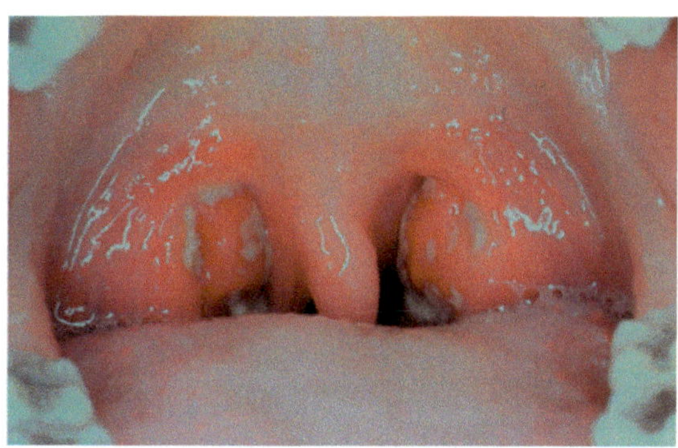

Abb. 1.3 Angina tonsillaris (lacunaris) [G155]

Angina tonsillaris

Symptomatik

Die Inkubationszeit der eitrigen Streptokokken-Tonsillitis liegt bei **2–5 Tagen**. Die Krankheit beginnt mit **Fieber**, **Halsschmerzen** und **Schluckbeschwerden**. Die **Gaumenmandeln** sind geschwollen und zeigen **fleckförmige Eiterherde** (sog. **Eiterstippchen** = „Follikel"), welche die sichtbaren Zeichen für die tief in den Krypten liegenden Eiteransammlungen darstellen (➤ Abb. 1.3). Man nennt diese Form der Tonsillitis deswegen auch **Angina follicularis**. Sofern mehrere dieser umschriebenen Stippchen zu größeren „Eiter-Seen" zusammenfließen, entsteht sprachlich die **Angina lacunaris**.

MERKE

Eitrige Tonsillitis, Angina tonsillaris (ohne weiteren Zusatz), Angina follicularis und Angina lacunaris stehen also **grundsätzlich** für eine **Streptokokken-Angina**, die lediglich je nach Ausprägung einen etwas abweichenden Aspekt erhalten kann. Dies geht leider in Literatur und medizinischem Alltag oft etwas unter, weil sozusagen jeder etwas anderes darunter versteht.

Die Tonsillitis **beginnt** zumeist **einseitig**, greift dann aber (im Gegensatz zur Angina Plaut-Vincenti) auf die andere Seite über. Die **regionären Lymphknoten** an Unterkiefer und Hals sind in der Regel kräftig **geschwollen und schmerzhaft**. Das Fieber kann sehr hoch sein, liegt aber in der Regel eher bei **38–39 °C**. Kopfschmerzen und allgemeines Krankheitsgefühl sind meist vorhanden. Auffallend ist häufig auch ein unangenehmer **Mundgeruch** (Foetor ex ore), wenn auch nicht in dem Umfang, wie er bei der Angina Plaut-Vincenti auftritt.

Bei **tonsillektomierten** Patienten fehlt in aller Regel der Eiter. Eine umschriebene Rötung und Schwellung am Ort der entfernten Tonsillen ist möglich. Komplikationen sind in diesen Fällen deutlich seltener. Manchmal entsteht dabei allerdings eine Tonsillitis der **Zungenmandel** (Tonsilla lingualis) oder eine Rötung und eventuell Eiterbildung im Bereich der **lymphatischen Seitenstränge**.

Komplikationen

Komplikationen sind eine **Sinusitis** oder **Otitis media**, eventuell mit Fortleitung ins Mastoid **(Mastoiditis)**. Gefürchtet ist besonders auch die Entwicklung eines **Peritonsillarabszesses** im weichen paratonsillären Bindegewebe, der das Schlucken weiter erschwert und sich unbehandelt der Schwerkraft nach bis ins obere Mediastinum absenken kann. Er wird vom HNO-Arzt inzidiert.

Die **Folgekrankheiten** der Angina tonsillaris sind die gleichen wie beim **Scharlach** (s. unten).

Therapie

Die Abheilung erfolgt (theoretisch) auch ohne Therapie zumeist innerhalb von 5–10 Tagen. **Standardtherapie**, notwendig v.a. im Hinblick auf die drohenden Folgekrankheiten, ist **Penicillin** über 10 Tage, alternativ auch andere Antibiotika wie Erythromycin.

HINWEIS DES AUTORS

Theoretisch möglich wäre durch den Heilpraktiker, sofern kein Behandlungsverbot nach den §§ 24 und 34 IfSG bestünde, auch eine **homöopathische** Behandlung. Eine antibiotisch therapierte Tonsillitis rezidiviert üblicherweise in unregelmäßigen Abständen. Dagegen vermag eine homöopathisch durchgeführte Therapie die Krankheit zumeist auf Dauer zu heilen. Auffallend im medizinischen Alltag ist, dass es sich bei Kindern oder jungen Erwachsenen, die an rezidivierenden eitrigen Tonsillitiden leiden, fast ausnahmslos um **Atopiker** handelt. Entscheidende Hinweise liefern neben der Familienanamnese die auffallend trockene Haut, der Milchschorf in der Säuglingszeit und der teilweise „lymphatische" Aspekt mit tastbaren Lymphknoten zervikal und/oder submandibulär sowie behinderter Nasenatmung aufgrund einer Polyposis oder chronischen Sinusitis. Es lohnt sich immer, das IgE bestimmen zu lassen, um die Anlage mittels γ-Linolensäure auszuheilen (➤ Fach Immunologie).

Differenzialdiagnosen

Angina Plaut-Vincenti

Die Angina Plaut-Vincenti wird nicht durch Streptokokken, sondern durch **physiologische Mundbakterien** ausgelöst, im Allgemeinen durch einen gemeinsamen Befall von **Treponema (Borrelia) vincentii** und **Fusobakterien**. Das besondere Merkmal dieser Erkrankung ist der einseitige Befall. Es entsteht eine **einseitige**, nekrotisierende und **ulzerierende Tonsillitis** mit **Aphthen** der Mundhöhle, **Mundgeruch** und Schwellung der regionalen Lymphknoten. Die Tonsille ist mit einer **grau-gelben Pseudomembran** belegt (➤ Abb. 1.4). Das Allgemeinbefinden ist zumeist nicht gestört (auch wenig oder gar kein Fieber).

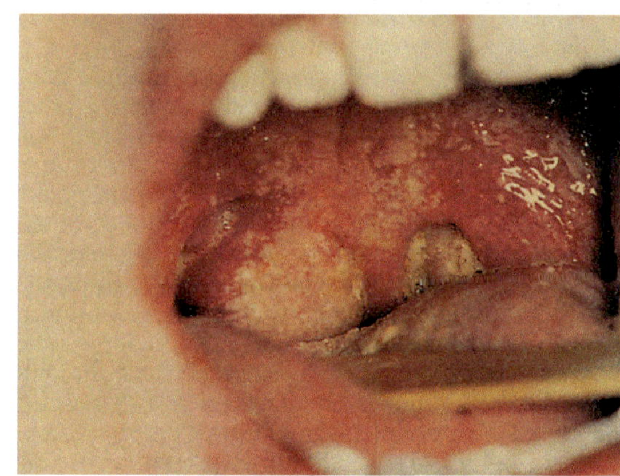

Abb. 1.4 Angina Plaut-Vincenti [R132]

Diese Form einer Tonsillitis ist vergleichsweise selten und fast nur bei **immunsupprimierten Patienten** zu sehen. Therapiert wird mit **Penicillin**.

Angina catarrhalis

Bei der Angina catarrhalis sieht man Rötungen und Schwellungen der Mandeln, eventuell mit Schleimbildungen, aber immer **ohne Eiter** (➤ Abb. 1.5). Auslösende Erreger sind in der Regel **Viren** aus der Gruppe der **Erkältungsviren** (Adenoviren, Parainfluenza-Viren u.a.).

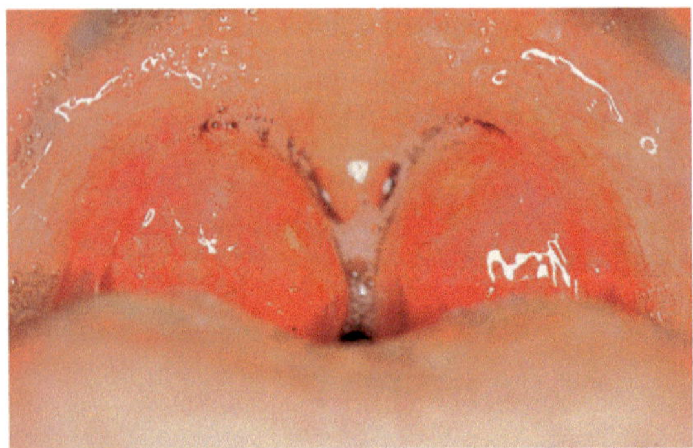

Abb. 1.5 Angina catarrhalis [E721]

Herpangina

Auch die Herpangina wird durch Viren **(Coxsackie-Viren)** verursacht. An **Gaumen** und **Rachen** entstehen **Bläschen** und **Aphthen** (➤ Abb. 1.6), zumeist in Verbindung mit Fieber, Kopfschmerzen und Übelkeit. Betroffen sind in der Regel Kleinkinder.

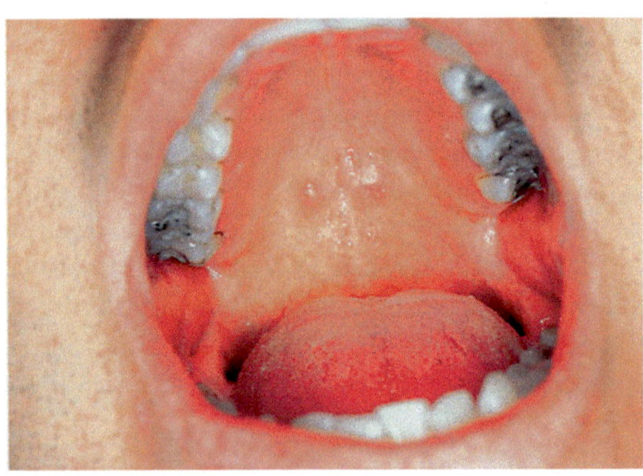

Abb. 1.6 Herpangina [G155]

Hand-Fuß-Mund-Krankheit

Diese seltene Erkrankung wird durch einzelne Subtypen (v.a. A 16) von **Coxsackie-Viren** verursacht. Betroffen sind meist Kinder unter 10 Jahren. Nach einer Inkubationszeit von **4–8 Tagen** entstehen an „Hand, Fuß und Mund" Effloreszenzen: An **Händen und Füßen** sieht man **Bläschen** auf gerötetem Grund, in der **Mundhöhle** ein Enanthem mit **Aphthen** (➤ Abb. 1.7). Teilweise kommt es zu Krankheitsgefühl mit leichtem Fieber.

Die Erkrankung ist selbstlimitierend, eine Therapie weder möglich noch erforderlich.

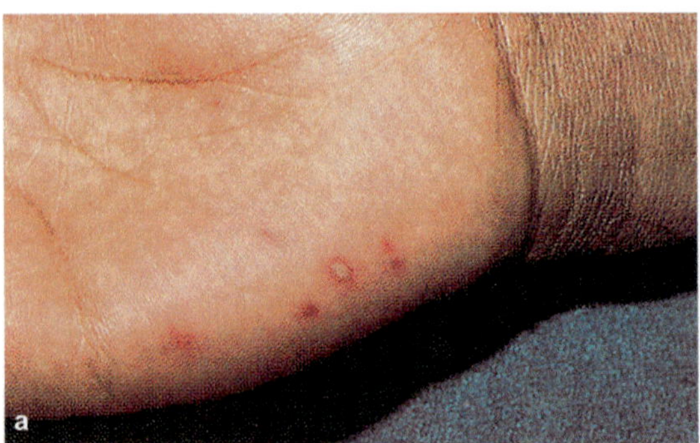

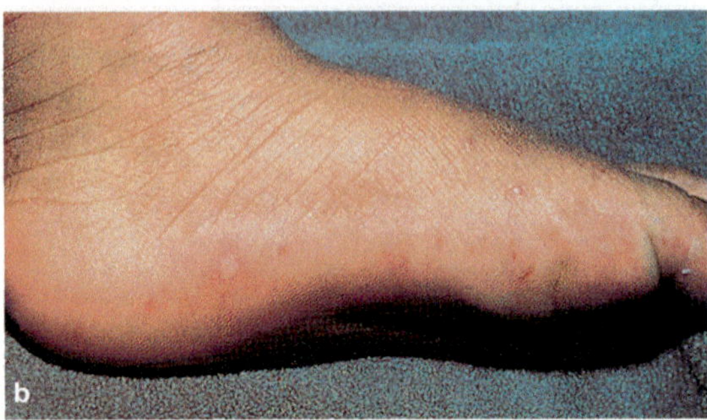

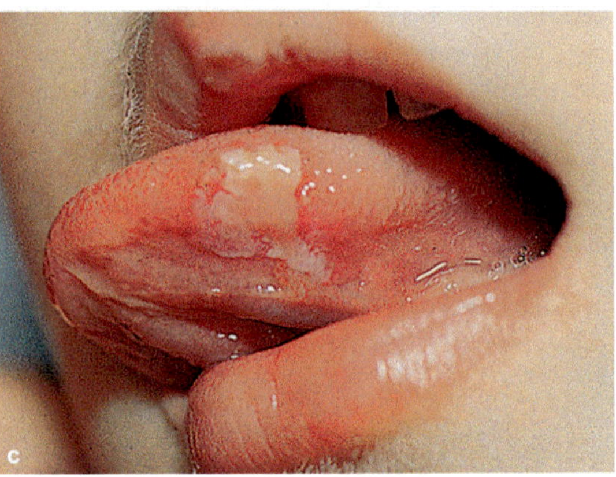

Abb. 1.7 Hand-Fuß-Mund-Krankheit. **a** Bläschen an den Händen. **b** Bläschen an den Füßen. **c** Enanthem mit Aphthen im Rachen. [E503]

Infektiöse Mononukleose

Eine weitere Differenzialdiagnose von Bedeutung stellt mit ihrer **Monozytenangina** die infektiöse Mononukleose (Pfeiffersches Drüsenfieber) dar (➤ Kap. 2.13).

Meldepflicht

Für sämtliche aufgelisteten, differenzialdiagnostisch bedeutsamen Anginen gilt, dass sie weder meldepflichtig sind noch unter das Behandlungsverbot für den Heilpraktiker fallen. Allerdings darf der Heilpraktiker nach dem Zahnheilkundegesetz die **Mundhöhle** selbst, von der Innenseite der Lippen bis zum vorderen Gaumenbogen, **nicht behandeln**. Dies gilt beispielsweise für Aphthen. Tonsillen und Rachen fallen **nicht** mehr unters Behandlungsverbot.

Auch Streptokokken sind grundsätzlich **nicht meldepflichtig**. Allerdings gilt für alle Erkrankungen durch die β-hämolysierenden **Streptokokken der Gruppe A** (Angina und Scharlach, Pyodermien einschließlich Erysipel und Impetigo) nach den §§ 24 und 34 IfSG ein **Behandlungsverbot**.

Scharlach

Der Scharlach (Scarlatina) ist eine typische Kinderkrankheit, kann aber selbstverständlich wie jede „Kinderkrankheit" in jedem Alter vorkommen, sofern der ältere oder alte Mensch in seiner Kindheit keine Gelegenheit hatte, sich an den betreffenden Keimen zu infizieren (mangels Kontakt oder wegen guter Resistenz), oder auch bei nachlassendem Immunsystem trotz stattgehabter Erkrankung.

Ausgelöst wird der Scharlach entsprechend der eitrigen Angina durch **β-hämolysierende Streptokokken der Gruppe A**, wobei aber nur die **4 Serotypen** in Frage kommen, die bestimmte Toxine (sog. erythrogene Toxine) bilden können. Scharlach ist also lediglich eine **besondere Form einer Streptokokken-Angina**.

Die Übertragung erfolgt durch **Tröpfcheninfektion**. Enges Zusammenleben in der Familie, in Schulen und Kindergärten begünstigt die Weitergabe der Infektion, doch beträgt der **Kontagionsindex** lediglich **0,25**, sodass es nur bei jedem 4. Kontakt zur Infektion kommt. Außerordentlich selten tritt Scharlach auch ohne eitrige Angina aufgrund einer Impetigo contagiosa oder einer Wundinfektion durch Scharlach-Streptokokken auf. Die Kontagiosität der Infizierten bleibt bis zum 2. oder 3. Tag einer antibiotischen Therapie bestehen.

Von den Exanthem auslösenden Toxinbildnern gibt es 4 verschiedene Serotypen. Nach der Infektion mit einem dieser Serotypen besteht **gegen diesen Keim Immunität**, d.h., die spezifische Immunabwehr hat einen ausreichenden Schutz aufgebaut, der sich allerdings nicht auf die weiteren Serotypen erstreckt. Es ist deshalb möglich, insgesamt **4-mal** an **Scharlach** zu erkranken. Ähnlich verhält es sich bei der Angina tonsillaris, nur dass es da sogar 80 unterschiedliche Serotypen unter den A-Streptokokken gibt, sodass sich die eitrige Angina bei einem Patienten theoretisch bis zu 80-mal wiederholen könnte. Andererseits sollte nicht übersehen werden, dass sich eine Penicillinbehandlung gleich zu Beginn von Angina oder Scharlach auch auf die Immunisierung auswirken muss. Die Immunantwort wird abgeschwächt, sodass auch eine Infektion **mit demselben Subtyp ein 2. Mal** angehen kann, abhängig von der Virulenz des Erregers und der Anzahl übertragener Keime. Zusätzlich ist es bei lokalisierten Infektionen wie einer Angina tonsillaris auch möglich, dass von vornherein keine ausreichende Immunität gegenüber einer Zweitinfektion aufgebaut wird.

Symptomatik

Die Symptome im Bereich von Rachen und Tonsillen unterscheiden sich nicht von der „normalen" Angina tonsillaris. Auch hinsichtlich weiterer Gegebenheiten wie **Inkubationszeit** (2–5 bis maximal 7 Tage) oder Penicillintherapie bestehen keine Unterschiede. Der **Beginn** ist allerdings zumeist **heftiger** mit **hohem Fieber** um 40 °C, **Kopfschmerzen** und begleitender **Übelkeit** mit Erbrechen.

Etwa 1–2 Tage nach Beginn der Erkrankung, einer etwas „heftigeren" Angina tonsillaris, entsteht mit Beginn am oberen Thorax, axillär oder in den Leisten das typische **kleinfleckige** (stecknadelkopfgroße), **konfluierende Scharlach-Exanthem** (➤ Abb. 1.8), begleitet von einem **Enanthem** mit tiefrot verfärbten Schleimhäuten. Auf der **Zunge** bildet sich ein **weißer Belag**. Das Exanthem breitet sich auf den gesamten Körper aus und lässt nur die Umgebung des Mundes frei (**periorale Blässe**; ➤ Abb. 1.9). Die Haut fühlt sich rau an.

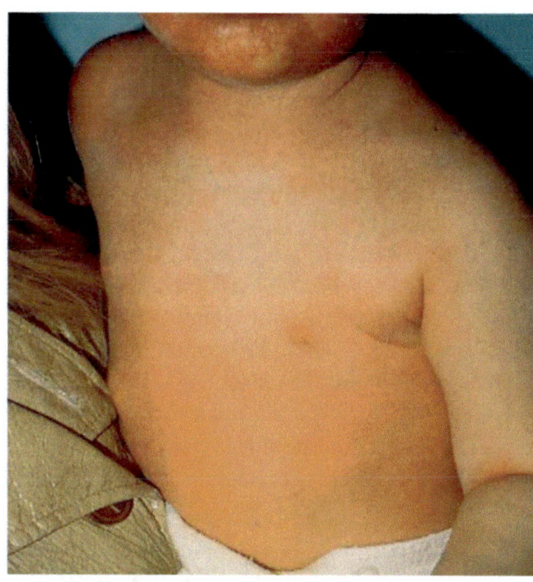

Abb. 1.8 Konfluierendes kleinfleckiges Scharlach-Exanthem [E703]

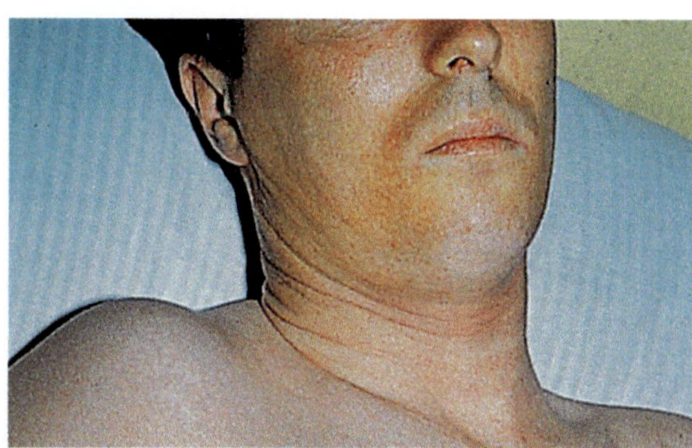

Abb. 1.9 Das Scharlach-Exanthem spart die Umgebung des Mundes aus (periorale Blässe). [E288]

Weitere 2 Tage nach Beginn von Exanthem und Enanthem verschwindet der weiße Zungenbelag, wodurch sich aufgrund der geschwollenen Zungenpapillen auf hochroter Schleimhaut nun das Bild der **Himbeer- bzw. Erdbeerzunge** ergibt (➤ Abb. 1.10), das

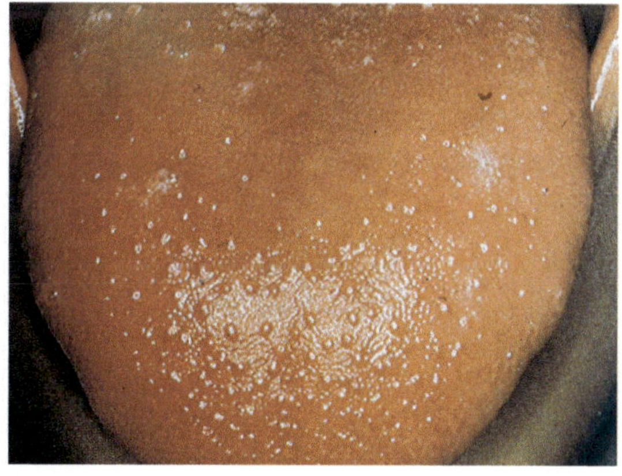

Abb. 1.10 Tiefrote Erdbeer- bzw. Himbeerzunge bei Scharlach [E475]

sehr typisch für den Scharlach ist. Das Exanthem blasst bereits 2–4 Tage nach seinem Entstehen wieder ab. Etwa 1 Woche nach Krankheitsbeginn kommt es bei unbehandelten Patienten zur allmählichen (lytischen) Entfieberung.

Das **Exanthem** wird durch die **Toxine** der Streptokokken verursacht. Durch Schädigung der Endothelien kommt es zur erhöhten Kapillarbrüchigkeit mit teilweisem Blutaustritt, sodass das entstehende Exanthem mit dem **Glasspatel weggedrückt** werden kann, woraufhin eine leicht ikterische (gelbliche) Verfärbung erkennbar wird.

Ein bis mehrere Wochen nach durchgemachtem Scharlach kommt es überwiegend an **Handflächen** und **Fußsohlen** zu einer **groblamellären Schuppung** (➤ Abb. 1.11). Des Weiteren verursacht die Krankheit häufig Wachstumsstörungen der **Nägel** (auch bei Masern oder Typhus), die als **quer verlaufende Rillen** sichtbar werden und über Monate mit dem Nagelwachstum nach vorne zum freien Rand wandern.

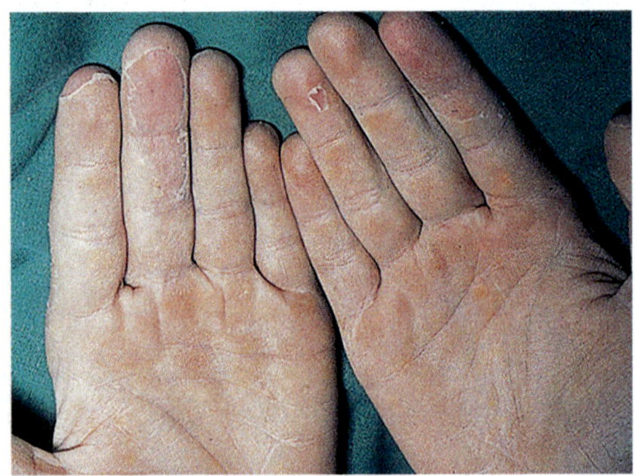

Abb. 1.11 Groblamelläre Schuppung an den Handflächen nach durchgemachtem Scharlach [M552]

Komplikationen

Als mögliche Komplikationen während der Akutphase bilden sich v.a. eine **Otitis media** oder eine **Sinusitis** aus, nicht so selten auch ein **Peritonsillarabszess**. Sehr selten kommt es zur **Sinus-cavernosus-Thrombose**. Ebenfalls selten entstehen schwere Krankheitsverläufe mit zerebralen **Krämpfen** oder sogar eine **Myokarditis** mit Kreislaufversagen.

Diagnostik

Der Nachweis der A-Streptokokken erfolgt vorzugsweise durch einen **Rachenabstrich**, wobei auch **Schnellteste** zur Verfügung stehen. Die weitere Differenzierung in die einzelnen Serotypen sollte im Labor erfolgen, wobei dann zwischen „Scharlach-Streptokokken“ und „Tonsillitis-Streptokokken“ unterschieden werden kann.

Im Blut findet man eine ausgeprägte Leukozytose als **Neutrozytose** (mindestens 20.000 Zellen), später auch eine Vermehrung der Eosinophilen. Der **Antistreptolysin-Titer** (ASL) ist hoch. Die erhöhte Kapillarbrüchigkeit könnte bei Bedarf auch mit dem **Rumpel-Leede-Test** (➤ Fach Hämatologie) nachgewiesen werden.

Therapie

Die Behandlung erfolgt durch **Penicillin** oder weitere Antibiotika über **10 Tage**. Da es beim Scharlach auch inapparente Verläufe gibt bzw. eine Übertragung der Streptokokken wie bei jeder Infektion schon in der Inkubationszeit erfolgen kann, werden bei vermutetem oder nachgewiesenem Scharlach üblicherweise sämtliche **Familienmitglieder** untersucht und therapiert, soweit sie einen positiven Rachenabstrich aufweisen. Häufiger im Alltag werden allerdings sogar ohne Einzelnachweis ganze Familien mit Penicillin versorgt, worüber man geteilter Meinung sein kann.

Meldepflicht

Streptokokken sind grundsätzlich **nicht meldepflichtig**. Allerdings gilt für alle Erkrankungen durch die β-hämolysierenden **Streptokokken der Gruppe A** (Angina und Scharlach, Pyodermien einschließlich Impetigo) nach den §§ 24 und 34 IfSG ein **Behandlungsverbot** für den Heilpraktiker.

Folgekrankheiten

Die verbreitete und wohlbegründete Angst vor eitriger Angina und Scharlach hat teilweise mit den Erkrankungen selbst zu tun (v.a. beim Scharlach), gründet sich aber v.a. auch auf die möglichen Folgekrankheiten.

Einzelne Serotypen derjenigen **A-Streptokokken**, die eine eitrige **Angina** bzw. einen **Scharlach** auszulösen vermögen, tragen Bestandteile in ihren Membranen oder im Inneren der Zelle, die eine **Antigengemeinschaft** (= Identität einzelner Strukturen) mit menschlichen Strukturen in Endokard, Myokard, Perikard, Gelenkstrukturen, Gefäßintima oder Haut aufweisen. Dies gilt also in der Regel nicht für A-Streptokokken, die z.B. Erysipel oder Phlegmone auslösen, sondern im Wesentlichen nur für diejenigen der Tonsillitis. Antikörper, die vom Immunsystem gegen diese Serotypen gebildet werden, können demnach zumindest teilweise **mit menschlichen Strukturen kreuzreagieren**. Es ist dies der übliche Mechanismus einer Autoimmunerkrankung (➤ Fach Immunologie).

In den **Gewebeläsionen** der Folgekrankheiten sind **keine Streptokokken** zu finden, sondern **lediglich Antikörper** gegen dieselben. Die Erkrankungen können aus diesem Grunde auch nicht gleichzeitig mit Angina bzw. Scharlach beginnen, sondern frühestens dann, wenn etwa **nach 2–3 Wochen IgG-Moleküle** produziert werden. Die Nachfolgekrankheiten beginnen also im zeitlichen Abstand von 2–3 Wochen (rheumatisches Fieber) bzw. bis zu 5 Wochen (Glomerulonephritis) nach Angina oder Scharlach.

Die wesentlichen Folgekrankheiten sind das **rheumatische Fieber** (mit oder ohne Herzbeteiligung; ➤ Fach Herz-Kreislauf-System) und die **Glomerulonephritis** (➤ Fach Urologie). An dieser Stelle soll lediglich auf ihre unterschiedliche Pathogenese hingewiesen werden:

- Beim **rheumatischen Fieber** wird körpereigenes Gewebe durch die Autoantikörper direkt angegriffen. Es handelt sich also um eine **Autoimmunkrankheit** im üblichen Sinne.

- Bei der **Glomerulonephritis** finden sich dagegen zirkulierende **Antigen-Antikörper-Komplexe**, die sich in den Glomeruli der Niere ablagern und an Ort und Stelle über Komplementaktivierung und Anlockung von Leukozyten Nierenschädigungen hervorrufen **(Allergie vom Typ III)**.

Zusammenfassung

Scharlach

Übertragungswege
- Tröpfcheninfektion

Inkubationszeit
- 2–5 (maximal 7) Tage

Kontagionsindex
- 0,25

Symptome
- Angina tonsillaris (lacunaris)
- hohes Fieber, Übelkeit
- nach 1–2 Tagen kleinfleckiges, konfluierendes Exanthem (Beginn oberer Thorax oder Leiste), periorale Blässe, weißer Zungenbelag
- ab dem 3. Tag Erdbeer- bzw. Himbeerzunge
- groblamelläre Schuppung der Handflächen und Fußsohlen nach 1–3 Wochen

Komplikationen
- Otitis, Sinusitis
- Peritonsillarabszess
- Sinusthrombose

Diagnostik
- Rachenabstrich
- Leukozytose, ASL-Titer

Therapie
- Penicillin über 10 Tage, Kontrolle der Kontaktpersonen

Folgekrankheiten
- rheumatisches Fieber (Autoimmunkrankheit)
- Glomerulonephritis (Allergie vom Typ III)

Impfung
- keine

Meldepflicht
- nein

Behandlungsverbot
- ja nach den §§ 24 und 34 IfSG

1.3 Enterokokken

Diese Streptokokken mit dem Lancefield-Merkmal D wurden aus der Gruppe der Streptokokken herausgenommen. Sie gehören zur **physiologischen Darmflora** des Menschen und einiger Tiere, werden aber nicht zu den Enterobakterien gezählt, da es sich im Gegensatz zu diesen um grampositive Kokken und nicht um gramnegative Stäbchen handelt. Enterokokken sind **Opportunisten**, weil sie einerseits harmlose Mitglieder der physiologischen Flora des Menschen sind, andererseits aber bei geschwächter Abwehrlage oder unzureichender Hygiene invasiv werden können und dann über eine Bakteriämie zu Erkrankungen führen. Auch im Rahmen invasiver Untersuchungen (z.B. Koloskopie) kommt es über Mikrotraumen nicht so selten zur Streuung der Bakterien (Bakteriämie).

Die wesentlichen Erkrankungen sind **Harnwegsinfekte** (bis zu 25 % aller Harnwegsinfektionen) sowie **Endokarditis** (ca. 10 % aller Endokarditiden). Sehr selten entsteht aus einer Bakteriämie auch einmal eine **Lobärpneumonie**.

Die **Therapie** komplizierter Harnwegsinfekte oder einer Endokarditis bzw. Pneumonie durch Enterokokken erfolgt wegen der sehr geringen Empfindlichkeit der Bakterien durch **Breitspektrumantibiotika**. Wie alle **physiologischen** Bewohner des Menschen hinterlassen auch die Enterokokken **keine Immunität** für eine neuerliche Infektion. Seit etlichen Jahren treten zunehmend **multiresistente Enterokokken** auf, sodass sie inzwischen zu den wichtigsten **nosokomialen Problemkeimen** gerechnet werden. Einige sprechen noch nicht einmal mehr auf das wichtige **Reserveantibiotikum Vancomycin** an (**VRE** = **V**ancomycin-**r**esistente **E**nterokokken). Entsprechend hat die Letalität deutlich zugenommen.

EXKURS

Enterokokken dienen, gemeinsam bzw. zusätzlich zu Escherichia coli, als **Leitkeime** bei der Untersuchung von **Trinkwasserproben**, weil sie gegenüber einer Chlorung resistenter sind.

Zusammenfassung

Enterokokken

Physiologische Darmkeime, die aufgrund ihrer zunehmenden Antibiotikaresistenz zu den nosokomialen Problemkeimen gezählt werden

Übertragungswege
- Schmierinfektion
- invasive Untersuchungen (Koloskopie)

Inkubationszeit
- nicht definiert (wenige Tage)

Erkrankungen
- Harnwegsinfekt
- Endokarditis
- Lobärpneumonie (selten)

Impfung
- keine

Meldepflicht
- nein

Behandlungsverbot
- nein

1.4 Neisserien

Neisserien sind kleine, gramnegative, obligat aerobe **Diplokokken**. Die jeweils beieinander liegenden beiden Kokken sind an ihrer Berührungsstelle abgeflacht, wodurch insgesamt das Bild einer **Kaffeebohne** oder **Semmel** entsteht.

Etliche Neisserien-Arten gehören zur physiologischen Flora der menschlichen Schleimhaut. Im Wesentlichen sind nur zwei Arten als obligat pathogen einzustufen:
- **Neisseria gonorrhoeae (Gonokokken):** Erreger der Gonorrhö
- **Neisseria meningitidis (Meningokokken):** Erreger einer eitrigen Meningitis

1.4.1 Gonorrhö

Die Gonorrhö (**„Tripper")** gehört zu den klassischen Geschlechtskrankheiten und ist von diesen nach wie vor die häufigste. Inzwischen spricht man nicht mehr von „Geschlechtskrankheiten", sondern von **sexuell übertragenen Krankheiten** (STD für **s**exually **t**ransmitted **d**iseases). Gonokokken kommen **nur beim Menschen** vor. Die Übertragung erfolgt durch **Schleimhautkontakt**, seltener auch durch Schmierinfektion. Aufgrund der fehlenden Meldepflicht gibt es für Deutschland keine Häufigkeitsangaben, doch dürfte die Gonorrhö immer noch deutlich vor der Syphilis (2016: > 7.000 Meldungen) liegen. Man rechnet mit rund **10.000 Infektionen/Jahr**, weltweit mit > 100 Mio.

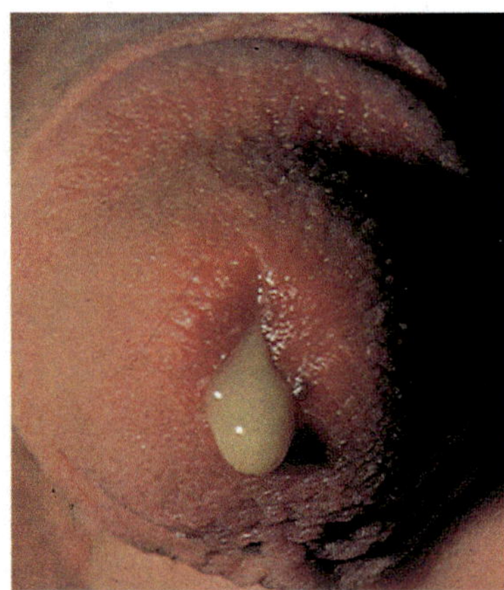

Abb. 1.12 Gonokokkenurethritis mit eitrigem Fluor [E288]

Infektion des Mannes

Nach einer Inkubationszeit von **2–5 Tagen** beginnt die Erkrankung beim Mann mit einer **Urethritis** und gelblich-grünlichem, **eitrigem Ausfluss** aus der Harnröhre (➤ Abb. 1.12). Die Entzündung kann in der Folge auf die Prostata **(Prostatitis)** oder den Nebenhoden **(Epididymitis)** übergreifen. Nur in diesen Fällen entstehen allgemeine Entzündungszeichen wie Fieber oder eine Leukozytose.

Auch bei fehlender Therapie verschwindet die Gonorrhö häufig im Verlauf der folgenden Wochen. Bei Persistenz der Erreger entsteht als einziger Hinweis oft nur ein v.a. morgendlicher, schleimiger Ausfluss aus der Urethra, von den Franzosen als **Bonjour-Tröpfchen** bezeichnet.

Infektion der Frau

Bei der Frau verläuft die Infektion grundlegend anders, weil primär nicht die Harnröhre mit entsprechenden Hinweiszeichen, sondern der Gebärmutterhals (Cervix uteri) infiziert wird. Nach einer Inkubationszeit von **3 Tagen bis zu 3 Wochen** kommt es in rund der Hälfte der Fälle zu einer **Zervizitis** mit **vaginalem Fluor**. In der anderen Hälfte der Fälle verläuft die Infektion weitgehend **unbemerkt** (inapparent). Dies gilt in erster Linie für Patientinnen, die ohnehin schon unter chronischem vaginalem Fluor leiden.

Bei jeder 5. Patientin aszendiert die Infektion über den Uterus **(Endometritis)** in die Tuben **(Salpingitis, Adnexitis)**, selten sogar in die freie Bauchhöhle bis hin zur **Perihepatitis**, einer Entzündung des perihepatischen Bauchfells unter Beteiligung der Leberkapsel. Es kommt zu Schmerzen im rechten Oberbauch, eventuell mit Ausstrahlung in die rechte Schulter. Die wesentliche Differenzialdiagnose besteht in einer **Chlamydien-Adnexitis**, bei der ebenfalls eine Perihepatitis entstehen kann.

Häufig entstehen schließlich auch Symptome von Seiten der Harnröhre **(Urethritis)**. Die Ausbreitung in Eileiter und Bauchhöhle kann **mit hohem Fieber und einer generalisierten Peritonitis verbunden** sein. Die Salpingitis führt in jedem 4. Fall zur **Sterilität**, wobei die Symptome der chronischen Infektion – ähnlich wie bei der Chlamydien-Salpingitis – oftmals so milde vorliegen, dass sie von der Patientin nicht zur Kenntnis genommen und vom Gynäkologen nicht erkannt werden. Solche Patientinnen bilden ein hervorragendes Erregerreservoir und verbreiten die Infektion weiter.

Bei der Gonorrhö einer **Schwangeren** infiziert sich das Kind zumeist erst **unter der Geburt**. Die wesentliche Manifestation ist dann eine **eitrige Konjunktivitis** (sog. **Gonoblennorrhö**; ➤ Abb. 1.16). Es kann allerdings auch zum **vorzeitigen Blasensprung** bzw. zur **Frühgeburt** und zum **Tod des Kindes** kommen.

Extragenitale Manifestationen

Bei der Gonorrhö kommt es in manchen Fällen zu extragenitalen Manifestationen (➤ Abb. 1.13) wie z.B. einer **Pharyngitis**, bedingt durch entsprechende sexuelle Praktiken, aber auch zu einer **Arthritis**, besonders häufig im **Knie-** oder **Sprunggelenk** (➤ Abb. 1.14). Die eitrige Arthritis zumeist nur eines Gelenks entsteht in gut 1 % aller Fälle. Ursache ist die seltene **Bakteriämie** durch be-

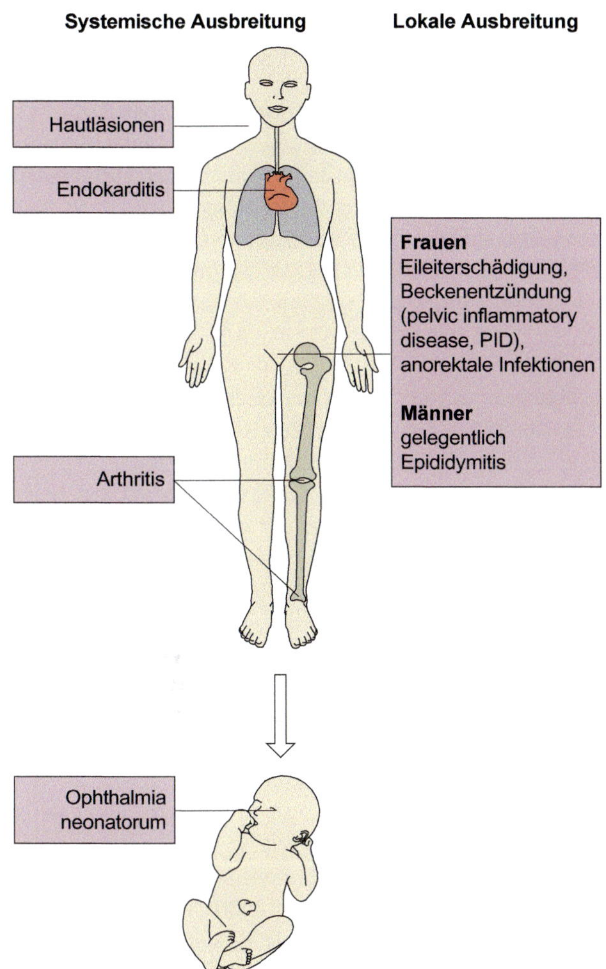

Abb. 1.13 Extragenitale Manifestationen der Gonorrhö [G157]

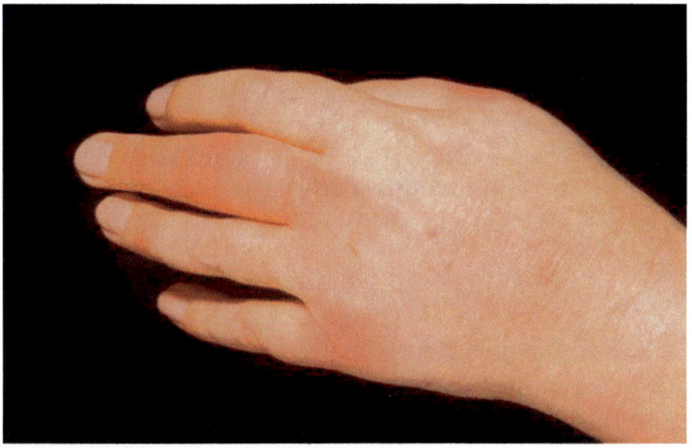

Abb. 1.14 Oligoarthritis im Rahmen einer Gonokokkeninfektion [R233]

sonders widerstandsfähige Gonokokkenstämme, wobei dann auch **Exantheme** im Bereich der Haut (➤ Abb. 1.15), eine **Endokarditis** oder sogar (selten) eine **Pneumonie** oder **Meningitis** entstehen können.

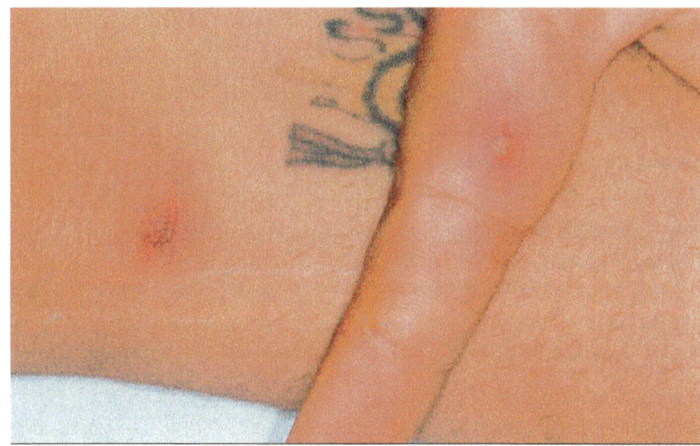

Abb. 1.15 Exantheme bei Gonokokkeninfektion [E650]

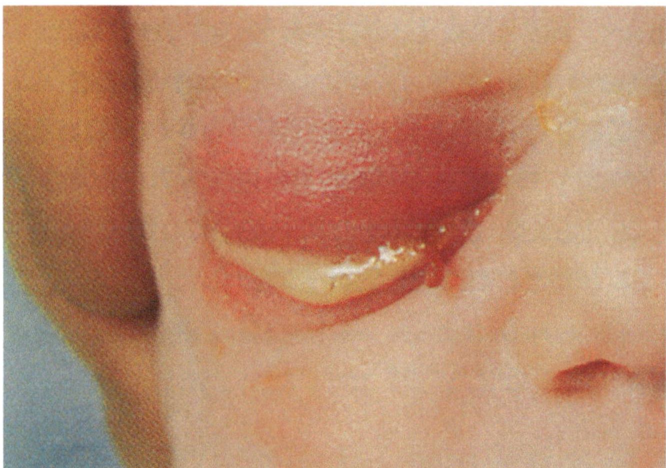

Abb. 1.16 Gonoblennorrhö (eitrige Konjunktivitis) beim Neugeborenen [E570]

Eine **eitrige Konjunktivitis (Gonoblennorrhö)** entsteht durch Schmierinfektion bzw. beim Neugeborenen durch Infektion in den Geburtswegen (➤ Abb. 1.16). Sie kann unbehandelt bis zur **Erblindung** führen. Die bis 1998 gesetzlich vorgeschriebene, auch heute noch verbreitete **Credé-Prophylaxe** durch Einträufeln einer Silbernitratlösung in die Konjunktiven aller Neugeborenen wurde bereits 1881 eingeführt. Vor Einführung dieser Prophylaxe war die Gonokokkeninfektion des Auges die häufigste Ursache der Blindheit in Europa. In manchen Entwicklungsländern gilt dies bis heute. Da die Silbernitratlösung zwar hochwirksam, jedoch mit Augenreizungen und Schmerzen verbunden ist, benutzt man heute eher **antibiotisch** wirksame Augentropfen – mit dem zusätzlichen Vorteil, dass damit auch **Chlamydien** erfasst werden.

Therapie

Die Therapie der Gonorrhö erfolgte früher durch Penicillin, später wegen der verbreiteten Penicillinresistenz mit breiter wirksamen **Antibiotika** wie z.B. Azithromycin oder Fluorchinolonen. Seit einigen Jahren breiten sich nun allerdings zunehmend Gonokokken-Stämme aus, die sehr **weitgehende Resistenzen** entwickelt haben, sodass die Therapie schwierig werden kann.
Untersuchung und Therapie des **Partners** sind stets erforderlich.

Impfung und Meldepflicht

Es gibt **keine Impfung** und **keine Meldepflicht**. Wegen der sexuellen Übertragbarkeit gilt nach § 24 IfSG allerdings ein **Behandlungsverbot** für Heilpraktiker.

Zusammenfassung

Gonorrhö

Übertragungswege
- sexueller Kontakt
- Schmierinfektion

Inkubationszeit
- 2–5 Tage (♂), 3 Tage–3 Wochen (♀)

Symptome
- beim **Mann:** eitrige Urethritis, evtl. Prostatitis oder Epididymitis mit allgemeinen Entzündungszeichen
- bei der **Frau:** inapparente Infektion (50 %) oder eitrige Zervizitis und Urethritis, teilweise Adnexitis mit Gefahr der Sterilität, selten Perihepatitis oder sogar diffuse Peritonitis
- beim **Fetus:** Abort, Frühgeburt, Gonoblennorrhö mit drohender Blindheit
- **extragenitale** Manifestationen (1 %): Monarthritis, Gonoblennorrhö, evtl. Endokarditis

Diagnostik
- Abstrichdiagnostik, Gelenkpunktion

Therapie
- Antibiotika nach Antibiogramm unter Einschluss des Partners
- zunehmende Multiresistenz

Impfung
- keine

Meldepflicht
- nein

Behandlungsverbot
- ja nach § 24 IfSG

1.4.2 Meningitis

Die Erreger **(Neisseria meningitidis)** werden häufig nur als **Meningokokken** bezeichnet, weil etwa 50 % der Erkrankungen als Meningitis auftreten. Die zweite wesentliche Erkrankung ist die Meningokokken-Sepsis (25 % der Fälle). Bei weiteren 25 % kommt es zu Mischformen. Insgesamt beobachtet man in Deutschland inzwischen nach der Zahl der Meldungen weniger als 400 Fälle/Jahr (2016: 338), was einen sehr deutlichen Rückgang seit Einführung der Impfung bedeutet. Zusätzlich entstehen nahezu sämtliche Erkrankungen entweder bei Ungeimpften oder durch den **Serotyp B**, gegen den bis heute (2017) von der STIKO noch keine allgemeine Impfempfehlung vorliegt.

Die Bakterien kommen in zumindest 13 Serotypen vor, von denen in Deutschland die Typen B und C die weitaus größte Bedeutung besitzen. Die besonders hohe Virulenz der Meningokokken entsteht durch die Ausbildung einer **Polysaccharidkapsel**, die eine Phagozytose erschwert. Andere Neisserien (Gonokokken) sind unbekapselt.

Übertragungswege

Erregerreservoir ist der **Nasopharynx** des Menschen. Mindestens 10 % der Menschen beherbergen den Keim auf ihren Schleimhäuten. Die Ansteckung erfolgt also meist an gesunden Keimträgern durch **Tröpfcheninfektion** oder **direkten Kontakt**. Im Nasopharynx des Infizierten kommt es in der Regel lediglich zur lokalen, asymptomatischen Besiedelung, zur nachfolgenden Antikörperbildung und zum Trägertum über Monate oder (in 10 %) auf Dauer.

Vor allem bei **Kleinkindern** zwischen 6 Monaten und 3 Jahren können aber besonders virulente Bakterien über eine **Bakteriämie** die Meningen besiedeln, sodass eine eitrige **Meningitis** entsteht.

Eine weitere Risikogruppe stellen **Jugendliche** dar, wobei Jungen durchschnittlich 2 Jahre älter sind als Mädchen. Dies weist auf den Übertragungsweg durch **orale Kontakte** hin.

MERKE

Die Meningokokken-Meningitis ist nach der durch Pneumokokken verursachten Erkrankung die **zweithäufigste Form** einer **eitrigen Meningitis** in Deutschland.

Symptomatik

Die Meningitis beginnt innerhalb von 1–3 Tagen nach erfolgter Bakteriämie, also mit einer **Inkubationszeit** von etwa **2–5 Tagen** im Anschluss an die Übertragung, mit **Kopfschmerzen**, hohem **Fieber**, **Übelkeit** und **neurologischen Ausfallserscheinungen** (➤ Fach Neurologie). Zu beachten ist, dass eine Meningitis bei Säuglingen, alten Menschen oder im Koma auch ohne Fieber und ohne spezifische Meningitiszeichen (Meningismus, Zeichen nach Brudzinski oder Kernig) verlaufen kann.

Sepsis

Gefürchtet ist wegen ihrer hohen Letalität die **Meningokokken-Sepsis**. Sie entsteht in jedem vierten Fall einer Bakteriämie und wird bei **10–15 %** der betroffenen Kleinkinder von einer hämorrhagischen **Nekrose der Nebennieren** begleitet und dann als **Waterhouse-Friderichsen-Syndrom** (➤ Abb. 1.17) bezeichnet. In diesen Fällen beginnt die Erkrankung **hochakut mit hohem Fieber**, **Erbrechen**, makulopapulösem **Exanthem** und **Einblutungen** in die Haut und kann innerhalb weniger Stunden zum Tod führen – auch deswegen, weil sich zur ohnehin lebensgefährdenden Sepsis noch der Ausfall der Nebennierenrinde (Addison-Krise) hinzugesellt.

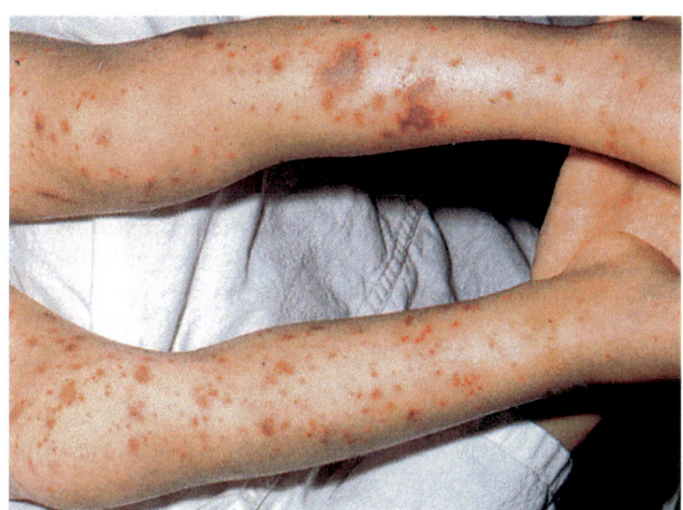

Abb. 1.17 Waterhouse-Friderichsen-Syndrom. Schwere nekrotisierende Hautläsionen bei Meningokokken-Sepsis. [E503]

Diagnostik

Hinweise erhält man durch die Symptomatik des Patienten, durch den **Meningismus** und die Zeichen nach **Brudzinski** bzw. **Kernig**. Im Vordergrund steht bei einem Meningitisverdacht die **Lumbalpunktion**, bei der neben der erhöhten Zellzahl des Liquors (Pleozytose) auch der verursachende Erreger gefunden bzw. angezüchtet werden kann. Bildgebende Verfahren (MRT, CT) lassen evtl. das Ausmaß der Schädigung erkennen.

Therapie

Die Therapie einer eitrigen Meningitis wird unter **Intensivbedingungen** durchgeführt. Allgemein ist die Letalität auch heute noch sehr hoch. In Deutschland kommt es trotz abnehmender Inzidenz der Erkrankungen und angemessener Therapie noch immer zu 20–25 Todesfällen/Jahr (2016: 21). Ähnlich wie beim Scharlach wird deshalb speziell bei der Meningokokken-Meningitis eine sofortige **antibiotische Therapie** auch der **Kontaktpersonen** empfohlen, seit 2009 möglichst in Verbindung mit einer **Meningokokken-Impfung** bei allen noch nicht geimpften Personen (sog. **Riegelungsimpfung**).

Impfung

Seit 2006 wird von der STIKO eine **einmalige Impfung** ab dem **12. Lebensmonat** empfohlen. Zu beachten ist, dass die Impfung wohl Antigene der **Serotypen A und C** enthält, nicht jedoch solche der besonders wichtigen und häufigen Gruppe B. Von daher kann die Impfung **keinen vollständigen Schutz** aufbauen. Die meisten Erkrankungsfälle werden deshalb durch Meningokokken der **Gruppe B** verursacht, während die restlichen Infektionen (v.a. Gruppe C) überwiegend auf **Nichtgeimpfte** entfallen.

2013 erhielt zusätzlich ein Impfstoff gegen die Meningokokken der **Gruppe B** die allgemeine Zulassung (Bexsero®). Er wird von der STIKO, wie immer bei Neueinführungen, noch nicht allgemein empfohlen. Nach den bisherigen Erfahrungen ist frühestens für 2018 mit einer allgemeinen Impfempfehlung zu rechnen, sofern sich der Impfstoff bei entsprechender Verträglichkeit bewährt. Immerhin wurden die Empfehlungen im August 2015 bereits insoweit verändert, als der Impfstoff seither für **immundefiziente** Kinder und Erwachsene sowie weitere **Risikogruppen** von der STIKO **empfohlen wird** – nach ärztlicher Abwägung des Einzelfalls. Nach bisherigen Erfahrungen treten bei mehr als 10 % der geimpften Kinder bzw. Jugendlichen vorübergehende **Nebenwirkungen** auf – z.B. in Form von Durchfällen, Übelkeit, Fieber, Muskelschmerzen oder zerebralen Symptomen wie Kopfschmerzen, Appetitmangel oder Weinerlichkeit.

Die sofortige **Impfung** (mit dem bisherigen, gut verträglichen Impfstoff), **zusätzlich** zur Chemoprophylaxe mit **Antibiotika**, wird seit 2009 auch für Personen empfohlen, die **Kontakt** zu einem an Meningokokken Erkrankten hatten (s. oben).

Meldepflicht

Meningokokken-Meningitis und -Sepsis sind nach **§ 6 IfSG** bereits bei **Verdacht** meldepflichtig.

Zusammenfassung

Meningokokken-Meningitis und -Sepsis

Übertragungswege
- Tröpfcheninfektion von (gesunden) Trägern
- direkter Kontakt

Inkubationszeit (Meningitis, Sepsis)
- 2–5 Tage

Symptome
- hohes Fieber
- Kopfschmerzen
- Erbrechen
- neurologische Ausfallserscheinungen, Koma
- Einblutungen
- evtl. Addison-Krise (Waterhouse-Friderichsen-Syndrom)

Diagnostik
- Zeichen nach Brudzinski und Kernig
- Lumbalpunktion, Blutkultur
- ggf. CCT

Therapie
- Antibiotika unter Einschluss der Kontaktpersonen
- Riegelungsimpfung der Kontaktpersonen

Impfung
- einmalig ab dem 12. Lebensmonat (STIKO)
- zusätzlich (nur bei Bedarf) mit dem Impfstoff gegen B-Meningokokken

Meldepflicht
- bereits bei Verdacht nach § 6 IfSG

Behandlungsverbot
- ja (folgt aus der Meldepflicht)

1.5 Korynebakterien

Korynebakterien sind grampositive, leicht gekrümmte Stäbchen, die durch endständige Auftreibungen ein **keulenartiges Aussehen** (Korynä = Keule) erhalten. Einzelne Unterarten wie z.B. Corynebacterium minutissimum sind **physiologische** Bewohner der Haut. Für uns von Bedeutung ist überwiegend **Corynebacterium diphtheriae**, der Erreger der **Diphtherie**. Der Keim kommt ausschließlich beim Menschen vor.

1.5.1 Diphtherie

Sie ist eine Erkrankung dicht besiedelter, gemäßigter Klimazonen. Seit Einführung der Schutzimpfung ist sie in den westlichen Ländern außerordentlich selten geworden.

Die Ansteckung erfolgt an Erkrankten oder an inapparent Infizierten durch **Tröpfchen-**, seltener durch **Schmierinfektion**. Der **Kontagionsindex**, der die Wahrscheinlichkeit einer Ansteckung nach Kontakt zu einem Infizierten beschreibt, liegt allerdings lediglich bei **0,15** (Masern oder Windpocken > 0,95). Die Bakterien gelangen auf die Schleimhäute des Rachens, aber auch auf diejenigen des Auges oder der Vagina oder auf Wunden. Entsprechend der Ansiedelungsstelle ergibt sich eine **Rachen-**, **Augen-**, **Vaginal-** oder **Wunddiphtherie**.

In Deutschland werden seit etlichen Jahren um die **10 Fälle/Jahr** gemeldet (2016: 13 Meldungen). Allerdings handelt es sich dabei nur noch um **Diphtherien der Haut**, die im Ausland (z.B. Thailand und Afrika) erworben wurden, soweit es sich um **C. diphtheriae** handelte. Der überwiegende Teil der Fälle wird allerdings von **Corynebacterium ulcerans** verursacht, einem auch in Deutschland anzutreffenden, nahe verwandten Korynebakterium, gegen das die übliche Impfung wahrscheinlich nicht vollständig schützt. **C. ulcerans** wird weit überwiegend von **Tieren** (u.a. Hunde und Katzen) auf den Menschen übertragen. **Weltweit** geht die WHO von etwa **7.000 Diphtherieerkrankungen/Jahr** aus, wovon die allermeisten aus Indien gemeldet werden.

Entscheidend bei der Diphtherie ist, dass die Bakterien ein **Toxin** bilden und sezernieren. Dieses Toxin, nicht die Bakterien selbst, verursacht alle Krankheitssymptome. Codiert wird das Toxin interessanterweise durch eine **Phagen-Nukleinsäure** (➤ Fach Mikrobiologie), also nicht wie üblich durch Plasmide. Bakterien, die nicht viral infiziert sind, bilden demnach auch keine Toxine und führen beim Menschen nicht zur Erkrankung.

Symptomatik

Die Diphtherie des **Rachens** beginnt nach einer Inkubationszeit von **2–5 Tagen** (maximal 7) mit mäßigem **Fieber** und **Halsschmerzen**. In Relation dazu auffallend ist ein **schweres Krankheitsgefühl**. Es bildet sich auf **Tonsillen** und **Schleimhäuten** ein dicker grauweiß-gelblicher Belag, die sog. **Pseudomembran** (➤ Abb. 1.18), die einen süßlichen bzw. **süßlich-fauligen Mundgeruch** bewirkt. Im Gegensatz zu einer echten, strukturierten Membran besteht die unstrukturierte Pseudomembran der Diphtherie aus einem Fibrinnetz, in das Bakterien, Leukozyten und Gewebetrümmer eingelagert sind. Sie ist nur sehr schwer und unter Blutungen von der Unterlage abhebbar. Das Gewebe darunter ist nekrotisch. Die Pseudomembran kann sich auf den **gesamten Nasen-Rachen-Raum** ausbreiten. Wenn sie sich zusätzlich auf den **Kehlkopf** erstreckt, geraten die Patienten in **Erstickungsgefahr**.

Die Stenosierung des Kehlkopfs bei der Diphtherie wird als **Krupp** bzw. diphtherischer oder „echter" Krupp bezeichnet. Jede weitere infektiöse Kehlkopfstenosierung wird im Gegensatz dazu als Pseudokrupp bezeichnet. Der **Pseudokrupp** der Kleinkinder wird **viral** verursacht – mehrheitlich durch Parainfluenza-Viren. Beim Krupp, extrem selten auch beim Pseudokrupp, muss eine Tracheotomie bzw. Koniotomie durchgeführt werden, sofern die Intubation nicht mehr gelingt. Die ersten Symptome der Kehlkopfbeteiligung bestehen in **bellendem Husten** und einem **inspiratorischen Stridor** (➤ Fach Atmungssystem). Der Hals kann anschwellen.

Das Toxin gelangt über die Blutbahn in nahezu **alle Zellen** des Körpers und führt dort durch vollständige Blockade der Proteinsynthese zu erheblichen Schäden:

- Am Herzen entsteht eine schwere **Myokarditis.**
- Die Nierenschäden können zum **Nierenversagen** noch nach Wochen führen.
- Die toxischen Schäden am peripheren und zentralen **Nervensystem** bedingen **Lähmungen** bis hin zur **Tetraplegie**, häufig auch Lähmungen des weichen Gaumens **(Gaumensegel-Parese)**, die zur Regurgitation der aufgenommenen Nahrung durch die Nase führen kann. Eine **Recurrensparese** oder Lähmungen der **Augenmuskulatur** kommen vor.
- Auch diffuse **Einblutungen** in der Folge von Gefäßwandschäden sind möglich.

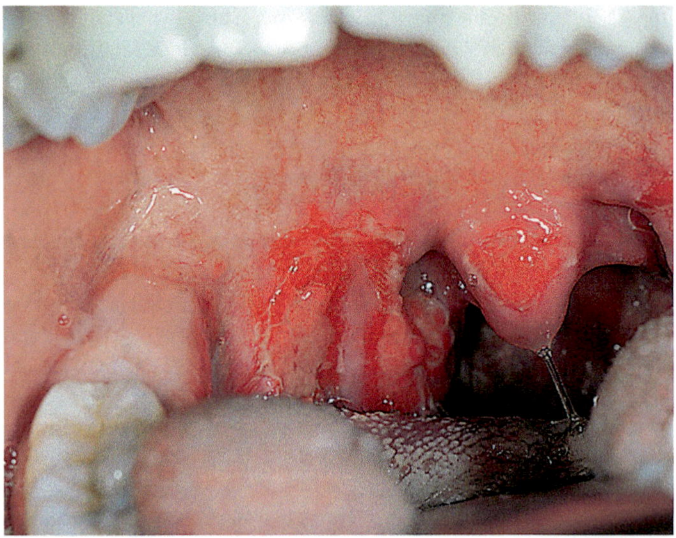

Abb. 1.18 Diphtherie des Rachens [E508]

Die Schäden kommen in unterschiedlicher zeitlicher Abfolge. Während sich z.B. die Gaumenmuskelparese innerhalb der ersten Krankheitstage einstellt, tritt die Tetraplegie erst nach Wochen auf.

Die Letalität zu spät behandelter Fälle liegt bei 30 %. Der Tod tritt dann durch **Erstickung**, **Herzversagen** oder die **Niereninsuffizienz** ein.

Diagnostik

Die Diagnose erfolgt **klinisch** aufgrund der typischen Pseudomembranen und der Atemnot. Der Bakteriennachweis mittels angelegter Kultur muss aus **Abstrichmaterial unterhalb der Pseudomembranen** erfolgen, was schwierig ist, weil sich dieselben nur schwer ablösen lassen.

Therapie

Die Therapie beinhaltet **Penicillin** über **10 Tage**, wodurch die Bakterien sicher abgetötet werden. Sehr viel entscheidender ist allerdings die **sofortige Gabe** von **Diphtherie-Antitoxin**, weil allein das Toxin die schweren Schäden verursacht, das durch eine Antibiotikatherapie nicht verschwindet. Selbst das Antitoxin wirkt aber nur innerhalb der ersten 2 Tage, da das Toxin nach diesem Zeitpunkt bereits in die Gewebe des Körpers verteilt ist und nicht mehr neutralisiert werden kann. Der weitere Erkrankungsfortgang ist dann nicht mehr aufzuhalten.

Impfung

Die Impfung erfolgt mit einem leicht veränderten Toxin, dessen antigene Eigenschaften erhalten blieben, das sich aber durch Inaktivierung nicht mehr an menschliche Zellen anheften kann **(Diphtherie-Toxoid)**. Die Impfung wird im 1. Lebensjahr 4-mal durchgeführt und sollte auch beim Erwachsenen alle 10 Jahre aufgefrischt werden (STIKO), obwohl der Zeitraum eines zuverlässigen Schutzes wahrscheinlich nur wenige Jahre beträgt. Die Wirksamkeit ist jedoch auch noch bei längeren Impfintervallen ausreichend insofern, als **Todesfälle** nahezu ausschließlich bei **Nichtgeimpften** zu verzeichnen sind.

Durch ausreichend häufige Auffrischimpfungen entsteht ein sicherer Schutz **gegen das Toxin** der Korynebakterien, **nicht** aber gegen die **Infektion** mit dem Bakterium selbst. Man kann sich also jederzeit trotz Impfung eine Infektion durch Corynebacterium diphtheriae zuziehen, ohne jedoch an der Diphtherie zu erkranken, denn die ist definiert durch die sichtbaren, toxinverursachten Schäden. **Infizierte** können aber jederzeit eine **Infektionsquelle** für **Nichtgeimpfte** darstellen, die dann an der Diphtherie selbst erkranken.

HINWEIS PRÜFUNG

Die STIKO-Empfehlung („alle 10 Jahre") gilt selbstverständlich auch für über 60-Jährige, sodass diesbezüglich und im Gegensatz zu den Impfungen gegen Influenza und Pneumokokken nicht explizit darauf hingewiesen zu werden braucht.

Meldepflicht

Meldepflichtig ist nach **§ 6 IfSG** bereits der Krankheits**verdacht**.

Zusammenfassung

Diphtherie

Erreger
- Corynebacterium (C.) diphtheriae
- C. ulcerans

Übertragungswege
- Tröpfcheninfektion
- Schmierinfektion

Inkubationszeit
- 2–5 Tage

Kontagionsindex
- 0,15

Manifestationsindex
- > 0,95

Symptome (Rachendiphtherie)
- Fieber, schweres Krankheitsgefühl
- Atemnot, Krupp
- Tachykardie, Rhythmusstörungen, Herzversagen
- Lähmungen (u.a. Gaumensegelparese) bis hin zur Tetraplegie
- Einblutungen
- Nierenschäden bis hin zur Anurie
- In Deutschland kommt es seit Jahren nahezu ausschließlich zu (etwa 10/Jahr) Diphtherien der Haut.

Diagnostik
- klinisch bei der Rachendiphtherie: Pseudomembranen, süßlich-fauliger Mundgeruch, schweres Krankheitsgefühl
- Bakteriennachweis

Therapie
- Antitoxin
- Antibiotika
- intensivmedizinische Maßnahmen

Impfung
- Toxoidimpfung, 4-mal im 1. Lebensjahr, Auffrischimpfungen (STIKO)

Meldepflicht
- nach § 6 IfSG bereits bei Verdacht

Behandlungsverbot
- ja

1

1.6 Enterobakterien

Die Enterobakterien stellen eine große Gruppe im **Darm** (Enteron) des Menschen lebender Bakterien dar, die teilweise als Opportunisten zur **physiologischen Darmflora** gehören, teilweise aber auch **obligat pathogen** sind, also erst durch Ansteckung in den Körper gelangen und dann Krankheiten verursachen.

Das gemeinsame Merkmal der Enterobakterien ist ihre Morphologie. Es handelt sich um **gramnegative, gerade, plumpe Stäbchenbakterien**, die nahe miteinander verwandt sind und sowohl aerob als auch anaerob wachsen können (= fakultativ anaerob). Etliche Arten sind begeißelt, können sich also aktiv fortbewegen. Wegen ihrer geringen Nährstoffansprüche, ihrer **Umweltresistenz** und ihrem gehäuften Vorkommen in feuchtem Milieu bezeichnet man die Enterobakterien, gemeinsam mit Legionellen und Pseudomonaden, auch als **Nass- und Pfützenkeime**.

MERKE

Zu den **physiologischen** Enterobakterien gehören:
- Escherichia coli (Leitkeim der Darmflora)
- Klebsiella
- Enterobacter
- Proteus
- Serratia

Zu den **obligat pathogenen** Enterobakterien rechnet man:
- Salmonellen
- Yersinien
- Shigellen
- einzelne pathogene Unterarten von Escherichia coli

1.6.1 Physiologische Enterobakterien

Unter den physiologischen Keimen der menschlichen Darmflora hat **Escherichia coli** die größte Bedeutung. Escherichia coli ist das erste Bakterium, das nach der Geburt den zunächst sterilen Darm des Neugeborenen besiedelt und den nachfolgenden physiologischen Darmbewohnern das Milieu bereitet. Der Keim wird, besonders bei der Frau, häufig aus dem Darm in den Urogenitaltrakt verschleppt und löst dort entzündliche Erkrankungen aus. **50–80 % aller Harnwegsinfekte** gehen auf sein Konto, was auch die eminente Bedeutung einer einwandfreien Hygiene gerade bei der „anatomisch gefährdeten" Frau verdeutlicht. Daneben findet man Escherichia coli häufig als Verursacher abdomineller Erkrankungen wie **Appendizitis**, **Peritonitis**, **Cholezystitis** oder bei **Wundinfektionen** (Übertragung durch Schmierinfektion). Neben Staphylococcus aureus ist Escherichia coli der mit Abstand **häufigste Verursacher** einer **Sepsis** (jeweils 30 % aller Fälle).

Die weiteren opportunistischen Enterobakterien der Darmflora verursachen gelegentlich **Harnwegsinfekte** (z.B. Proteus), eine **Endokarditis** oder Erkrankungen des Respirationstraktes bis hin zur **Pneumonie** (z.B. durch Klebsiella).

MERKE

Es ist zu beachten, dass die **physiologischen Darmkeime** dann zu **Erkrankungen** führen, wenn sie **in andere Kompartimente** des Körpers gelangen. Im Darmlumen selbst können sie keine Erkrankungen verursachen; dort sind sie physiologisch und überaus bedeutsam für ein gesundes Darmmilieu (sog. Eubiose).

Für extraenterale Infektionen durch die physiologischen Enterobakterien (Harnwegsinfekte, Appendizitis, Cholezystitis, Pneumonie, Sepsis usw.) gibt es **keine Meldepflicht** und **kein Behandlungsverbot** für Heilpraktiker.

1.6.2 Obligat pathogene Coli-Bakterien

Obligat pathogene Coli-Stämme werden durch **Schmierinfektion** (fäkal-oral) von Infizierten auf Gesunde übertragen, weit häufiger allerdings aus **infiziertem Fleisch** oder **Rohmilch** aufgenommen. Auch eine direkte Ansteckung am infizierten Tier ist möglich.

Ein Teil von ihnen führt zu **Dünndarm-Infektionen** mit **wässrig-schleimigen Durchfällen** v.a. bei Säuglingen und Kleinkindern **(EPEC)**. In südlichen Ländern sind sie für den größten Teil der **Reisediarrhöen** („Montezumas Rache") verantwortlich **(ETEC)**. Etwa jeder 3. Reisende ist davon betroffen.

Weitere Stämme der pathogenen Escherichia coli, die sog. **EHEC** und **EIEC**, befallen bevorzugt den **Dickdarm** und führen dort in einem Teil der Fälle zu Nekrosen und Ulzerationen. Sie verursachen in diesen Fällen eine **wässrig-blutige Diarrhö** ähnlich den Shigellen, deren **Shigatoxin** EHEC über Plasmide auch tatsächlich übernommen hat.

MERKE

Obligat pathogene Coli-Bakterien

Dünndarmbefall
- **EPEC** (**e**ntero**p**athogene **E**scherichia **c**oli): häufigste **bakterielle** Durchfallursache im **Kleinkindesalter**; häufigste Durchfallursache in dieser Altersgruppe insgesamt stellen Rota- und Noroviren dar.
- **ETEC** (**e**ntero**t**oxische **E**scherichia **c**oli): größte Gruppe; v.a. **Reisediarrhö** in südlichen Ländern

Dickdarmbefall
- **EHEC** (**e**ntero**h**ämorrhagische **E**scherichia **c**oli): **wässrige**, manchmal **blutige Durchfälle;** v.a. bei Kleinkindern evtl. zusätzlich **HUS**
- **EIEC** (**e**ntero**i**nvasive **E**scherichia **c**oli): wässrige, evtl. **blutige Durchfälle**

EHEC-Erkrankungen

EHEC wird v.a. von **Rindern** (direkter Kontakt) und ihren **Produkten** (**Rohmilch**, Hackfleisch, Salami usw.) übertragen. Auch aus kontaminiertem **Wasser**, mit **Jauche gedüngtem** Gemüse, Salaten (z.B. Rucola) und Obst oder direkt von **Mensch zu Mensch** sind Übertragungen möglich **(fäkal-oral)**. Bei Kindern ist die direkte Ansteckung am Tier besonders häufig, z.B. in Streichelzoos oder auf dem Bauernhof. Ähnlich wie bei den Shigellen genügen bereits

100 Bakterien zur Infektion, wodurch direkte oder indirekte Kontaktinfektionen durch Infizierte und Ausscheider bei Hygienemängeln jederzeit möglich sind. Gehäuft findet man den Keim aus diesem Grund manchmal in **Gemeinschaftseinrichtungen** wie z.B. Altersheimen. In Deutschland kommt es nach der Zahl der Meldungen seit 2001 zu durchschnittlich rund **1.200 Infektionen pro Jahr**. 2015 waren es allerdings 1.619 und **2016** sogar **1.816 gemeldete Fälle** – mit einem Häufigkeitsgipfel im **Hochsommer** und bei **Kleinkindern**.

Enteritis

Nach einer **Inkubationszeit** von **2–10 Tagen** entstehen für einen Zeitraum von etwa 1 Woche **Bauchschmerzen**, **Übelkeit**, **wässrige Durchfälle** und evtl. **Fieber**. Übelkeit entsteht allerdings bei einem bevorzugten Dickdarmbefall nicht allzu oft (etwa 20 % der Fälle). Da das Fieber häufig fehlt, kommt es zu **Verwechslungen** z. B. mit Intoxikationen bzw., bei den häufig betroffenen Kleinkindern, mit Volvulus oder Invagination (➢ Fach Verdauungssystem). In **15 % der Fälle** werden die Durchfälle **blutig**. EHEC kann danach noch über mehrere Wochen mit dem Stuhl ausgeschieden werden, von Kindern auch **länger als 1 Monat**.

Hämolytisch urämisches Syndrom (HUS)

EHEC löst **zusätzlich** zu seiner Wirkung auf den Dickdarm, durchschnittlich 1 Woche nach Beginn der Durchfallerkrankung, in **5–10 % der Fälle** (v.a. bei Säuglingen, Kleinkindern, alten und immungeschwächten Menschen) das hämolytisch urämische Syndrom aus. Dabei führen die resorbierten **Toxine** (Shigatoxin = Verotoxin) dieser Bakterien über eine Blockade der Proteinsynthese in den **Kapillarendothelien** zu deren Schädigung.

In der Folge kommt es zu **Mikroblutungen** u.a. in Haut und Nieren, einer daraus folgenden **Verbrauchskoagulopathie** mit **Thrombopenie** sowie **Anämie**. **Neurologische Symptome** sind nicht so selten – von Verwirrtheitszuständen über Hirnnervenlähmungen bis hin zu Krampfanfällen und Koma. Die **Nierenschädigung** kann über Oligurie und Proteinurie bzw. Hämaturie bis hin zum **Nierenversagen** führen. Die Anämie entsteht durch die Blutverluste ins Gewebe und über die Niere, aber auch durch direkte **Toxinwirkung** auf die **Erythrozyten**, sodass sie als **hämolytische Anämie** bezeichnet werden kann.

Als **Leitsymptome** gelten:

- hämolytische Anämie
- Thrombopenie
- Nierenversagen (fehlt in milderen Fällen)

In Deutschland entstehen seit 2001 durchschnittlich rund **70 Erkrankungen/Jahr** (2016: 69 Meldungen).

EXKURS

Im **Mai 2011** kam es in Deutschland, mit Schwerpunkt in Norddeutschland, zum **größten epidemischen Ausbruch** von EHEC in Verbindung mit HUS, der nicht nur in Deutschland, sondern sogar **weltweit** jemals registriert wurde. Gemeldet wurden dem RKI insgesamt **4.321 Fälle**, davon **852 HUS-Erkrankungen** (2011 insgesamt: 880 Meldungen). Dazu addierten sich im zeitlichen Zusammenhang 125 Fälle aus Nachbarländern. Damit wurden innerhalb **eines Monats** so viele Erkrankungen registriert, wie sie üblicherweise in **4 Jahren** (EHEC) bzw. innerhalb einer Zeitspanne von **12 Jahren** (HUS) zu verzeichnen sind.

Bei der äußerst schwierigen Suche nach der Infektionsquelle wurden schließlich **Bockshornkleesamen** bzw. daraus gezogene **Sprossen** identifiziert, die von einem einzelnen Betrieb aus Ägypten importiert worden waren. Die Erkrankungen verliefen aufgrund eines besonders virulenten Subtyps schwerer als üblich, mit einer großen Zahl an blutigen Durchfällen und insgesamt **50 Todesfällen**. Im Jahr 2012 wurden **jeweils 3** Todesfälle an EHEC (ausschließlich alte Menschen) und durch HUS registriert. 2016 gab es **keine**.

Therapie

Zur Therapie gibt man in nahezu allen Fällen einer Enteritis oder (blutigen) Colitis **glukosehaltige Elektrolytlösungen**, weil der Ersatz von Flüssigkeit und Elektrolyten ganz im Vordergrund jeglicher Therapie steht und in der Regel auch völlig ausreicht. Schwere Fälle werden mit Antibiotika therapiert, obwohl dies die Rate an Ausscheidern sowie den Übergang in ein HUS eher erhöht; sie gehören selbstverständlich in stationäre Behandlung.

HUS mit einer Letalität von etwa 2 % im Kindesalter wird **intensivmedizinisch** mit Antibiotika (gegen die noch im Darm vorhandenen EHEC-Bakterien), Plasmapherese, Dialyse und Transfusionen behandelt. Des ungeachtet treten **Nierenschäden** in einem Umfang auf, dass rund ein Drittel der Betroffenen innerhalb von 10 Jahren an einer Niereninsuffizienz oder renal verursachten Hypertonie erkrankt.

Bei genesenen **Kindern** müssen 3 Stuhlproben im Abstand von 1–2 Tagen frei von EHEC sein, bevor sie wieder eine Gemeinschaftseinrichtung besuchen dürfen. Dasselbe gilt nach **§ 42 IfSG** für Personen, die beruflich mit **Lebensmitteln** zu tun haben. Dies wird vom Gesundheitsamt überwacht.

Meldepflicht

Alle obligat pathogenen Enterobakterien sind **meldepflichtig** nach **§ 7 IfSG. HUS** ist zusätzlich bereits bei **Krankheitsverdacht** meldepflichtig nach **§ 6 IfSG**.

Zusammenfassung

Obligat pathogene Coli-Bakterien

Übertragungswege

- Tierkontakt
- durch tierische Ausscheidungen (v.a. vom Rind) kontaminierte Nahrungsmittel
- fäkal-oral (Schmierinfektion)

Inkubationszeit

- 2–10 Tage (Enteritis), ca. 7 Tage nach Beginn der Durchfallerkrankung (HUS)

Symptome

- **Enteritis:** Durchfall – in 15 % der Fälle blutig (EHEC, EIEC), Bauchschmerzen, teilweise Übelkeit und/oder Fieber
- **HUS:** Verbrauchskoagulopathie (= Thrombopenie) mit Einblutungen, Anämie und (seltener) akutem Nierenversagen (Anurie) als Leitsymptome

Diagnostik

- Stuhluntersuchung
- HUS: klinisch aus Gesamtkonstellation mit Durchfall, Anämie mit Retikulozytose, Thrombopenie, Hyperbilirubinämie, Anurie; Toxinnachweis

Therapie

- Flüssigkeits- und Elektrolytersatz, in schweren Fällen stationär, bei HUS Intensivtherapie mit Antibiotika und Dialyse

Impfung

- keine

Meldepflicht

- ja, nach § 7 IfSG für alle obligat pathogenen Enterobakterien
- bei HUS bereits bei Verdacht nach § 6 IfSG

Behandlungsverbot

- ja

1.6.3 Salmonellen

Salmonellen sind peritrich begeißelt und sehr beweglich. Es gibt verschiedene Unterarten:

- **Salmonella enteritidis** und **Salmonella typhimurium**: Die Keime beschränken sich auf den Darm und rufen dort eine **Enteritis** hervor. Diese Arten gehören zur physiologischen Darmflora **zahlreicher Tiere**. Der Mensch gilt gewissermaßen nur als Zufallswirt. Prinzipiell stellt demnach **jedes Nahrungsmittel**, das durch tierische Ausscheidungen kontaminiert ist, eine **Infektionsquelle** dar.
- **Salmonella typhi** und **Salmonella paratyphi:** Diese Arten verursachen schwere Allgemeininfektionen, den **Typhus abdominalis** und den **Paratyphus A, B und C**. Die Keime kommen **nur beim Menschen** vor, werden also nur über **Trinkwasser** oder **Nahrungsmittel**, die durch menschliche Exkremente verunreinigt wurden, weitergegeben.

MERKE

Grundsätzlich gilt für den Infektionsweg, dass man **„Salmonellen entweder isst oder trinkt"** (alimentäre Übertragung).

Ein Großteil der Bakterien geht in der Salzsäure des Magens zugrunde. Für das Angehen einer Infektion sind deshalb bei Typhus oder Paratyphus Keimzahlen von etwa 10^5 (100.000) erforderlich. Für ein Angehen der Enteritis-Salmonellen sind noch wesentlich größere Zahlen notwendig, zumindest 10^6 oder noch mehr Keime. Deshalb kann die Infektion kaum bei der Salmonellenenteritis, sehr wohl aber bei Typhus und Paratyphus bei mangelhafter Hygiene auch einmal durch Schmierinfektion erfolgen.

Salmonellen-Enteritis

Die moderne Lebensweise mit Massentierhaltung, großen Wohngemeinschaften und Gemeinschaftsküchen begünstigt das wiederholte Auftreten kleiner Epidemien. Durch die **Widerstandsfähigkeit gegen Kälte** (einschließlich Einfrieren!) und **Wärme** und die **schnelle Vermehrungsfähigkeit** der Salmonellen (Generationszeit 10–20 Minuten) ist es wichtig, Lebensmittel wie Eier, Backwaren oder Fleisch sehr **gründlich** zu erhitzen bzw. aufgetautes Geflügel möglichst **umgehend** und unter Verwerfen des Tauwassers zu **erhitzen**, bevor die Keimzahlen zu hoch geworden sind. Zur Abtötung der Salmonellen notwendig sind Temperaturen von etwa **75 °C** (für wenige Minuten) oder **55 °C** (1 Stunde). Milchprodukte wie z.B. Speiseeis kann man allerdings schlecht erhitzen.

In Deutschland gab es in früheren Jahren, sofern man die bei Durchfallerkrankungen übliche Dunkelziffer berücksichtigt, sehr wahrscheinlich bis zu 100.000 Salmonellen-Enteritiden – bei rund 30.000 überwiegend im **Sommerhalbjahr** gemeldeten Fällen. Im Jahr 2012 wurde mit knapp 21.000 gemeldeten Fällen ein neuer Tiefststand erreicht und **2016** schließlich waren es nur noch **13.000**. Damit ist die Salmonellen-Enteritis aber immer noch eine der **häufigsten bakteriellen Durchfallursachen**, auch wenn sie vor einigen Jahren nach der Zahl der Meldungen von der Campylobacter-Enteritis überholt worden ist. Auch **viral** verursachte Durchfälle (Rota- und Noro-Viren) sind inzwischen **weit häufiger**.

Gelangt eine genügend große Anzahl an Salmonellen in den Magen-Darm-Trakt, wandern diese im **terminalen Ileum** (Peyer-Plaques) in die Darmwand ein und werden dort von Makrophagen phagozytiert, aber **nicht lysiert**. Vielmehr können sie sich sogar in denselben vermehren.

Angemerkt werden soll, dass Salmonellen bei ihrer Vermehrung in **Lebensmitteln** auch **Exotoxine (Enterotoxine)** bilden, die entsprechende Krankheitssymptome hervorrufen können. Zumeist erfolgt die Infektion sowohl an den Toxinen als auch an den Bakterien selbst, sodass diese beiden Faktoren gar nicht zu trennen sind.

Symptomatik

Nach einer **Inkubationszeit** von **6 Stunden** bis zu **2 Tagen** (zumeist **12–24 Stunden** = **kürzeste Inkubationszeit** aller Infektionskrankheiten) kommt es aufgrund der entzündlichen Reaktion in der Darmwand abrupt zu **mäßigem Fieber** und **Schüttelfrost**, **Bauchschmerzen, grünlichen, wässrigen Durchfällen** und **Erbrechen**. Dieses Bild hält für 2–4 Tage an, um dann wieder abzuklingen. Die Salmonellen können allerdings auch danach noch über Wochen im Stuhl nachgewiesen werden.

Komplikationen

In knapp 5 % der Fälle, v.a. bei immuninsuffizienten Menschen oder Säuglingen, kommt es über eine Bakteriämie auch zu Erkrankungen wie **Pleuritis**, **Meningitis**, **Osteomyelitis** oder **Harnwegsinfekten**. Auch **septische Zustände** sind möglich. Solche Patienten müssen antibiotisch behandelt werden.

Auch ohne extraintestinale Manifestationen kann die Salmonellen-Enteritis bei geschwächten Menschen oder bei Säuglingen und Kleinkindern zum Tode führen, weil hier der üblicherweise (prozentual) **sehr große Flüssigkeitsverlust** nicht immer schnell genug ausgeglichen werden kann. So besteht gerade beim Säugling ein besonders krasses „Missverhältnis" zwischen dem (geringen) Körpergewicht und dem vergleichsweise riesigen Volumen, das verloren gehen kann.

ACHTUNG

Jede Durchfallerkrankung wird beim **Säugling** sehr schnell **gefährlich**, wenn das verlorene Volumen nicht alsbald durch Trinken oder Infusionen ersetzt wird.

Selten kommt es im Anschluss an die Enteritis, analog zu Erkrankungen durch z.B. Chlamydien oder Yersinien und v.a. bei Menschen mit **HLA-B27**, zu einer (autoimmunen) **reaktiven Arthritis** oder sogar zu einem **Morbus Reiter** (Trias aus Arthritis, Konjunktivitis und Urethritis). Der Morbus Reiter entsteht mehrheitlich bei jungen Männern.

Diagnostik

Der Nachweis aus dem Stuhl kann nicht mikroskopisch erfolgen, weil sich die gramnegativen Stäbchen nicht von anderen Enterobakterien unterscheiden. Sie werden durch Anlegen einer **Kultur** auf definierten Nährböden nachgewiesen.

Therapie

Üblicherweise bedarf die Salmonellenenteritis keiner besonderen Therapie. Ganz im Vordergrund steht wie bei jeder Enteritis der Ersatz von **Flüssigkeit** und **Elektrolyten**, wozu die handelsüblichen Präparate gut geeignet sind (Oralpädon®, Elotrans® u.a.).

Antibiotika sind eher kontraindiziert, weil sie die Krankheit nicht abkürzen und die Zahl an Dauerausscheidern eher erhöhen. Sie werden deshalb nur bei besonderer Gefährdung oder bei den wenigen extraenteralen Formen gegeben.

Dauerausscheider

Ein sehr kleiner Prozentsatz (< 1 %) der Erkrankten wird zu sog. Dauerausscheidern, die je nach ihrer Tätigkeit eine Gefährdung anderer bedeuten (z.B. bei Tätigkeit in Gemeinschaftsküchen). Sie zeigen **keinerlei Gesundheitsstörungen**, auch keine Durchfälle. Deshalb muss der **Stuhl** von Erkrankten, die im Sinne des § 42 IfSG mit Lebensmitteln umgehen, so lange kontrolliert werden, bis er vom Labor **3-mal** als **negativ** bewertet worden ist. Dies wird vom Gesundheitsamt überwacht. Der Ort, an dem die Bakterien angeblich überleben, ist die Gallenblase.

Dauerausscheider können mit **Lactulose** (Bifiteral®, Lactuflor® u.a.), das den Stuhl ansäuert, erfolgreich behandelt werden. Teilweise werden aber auch **Antibiotika** gegeben. Die zumeist erfolgreiche Sanierung von Dauerausscheidern mittels Lactulose zeigt, dass die Keime im Dickdarm überleben, denn angesäuert wird der Darm und nicht die Gallenblase.

Meldepflicht

Die Salmonellen-Enteritis ist **meldepflichtig** nach **§ 7 IfSG**.

Zusammenfassung

Salmonellen-Enteritis

Übertragungswege
- durch tierische Ausscheidungen kontaminierte Nahrungsmittel

Inkubationszeit
- 12–24 Stunden (6 Stunden bis 2 Tage)

Symptome
- grünlich-wässrige Durchfälle
- Bauchschmerzen
- Übelkeit, Erbrechen
- leichtes Fieber

Diagnostik
- Stuhluntersuchung oder Untersuchung von Nahrungsresten

Therapie
- Ersatz von Flüssigkeit und Elektrolyten
- bei systemischer Beteiligung Antibiotika
- bei Dauerausscheidern: Ansäuerung des Stuhls durch Lactulose

Impfung
- keine

Meldepflicht
- nach § 7 IfSG

Behandlungsverbot
- ja

Typhus abdominalis und Paratyphus

Die Erkrankung kommt **nur beim Menschen** vor. Infektionsquelle sind also Erkrankte, subklinisch Infizierte und Dauerausscheider. Die übliche Ansteckung erfolgt aus **kontaminiertem Trinkwasser** oder **verunreinigten Speisen** („Salmonellen isst man oder trinkt man"). **Schmierinfektionen** sind möglich, sofern die erforderlichen Keimzahlen (10^5) erreicht werden.

Die Erkrankung ist v.a. in den **Entwicklungsländern** (Afrika, Südamerika, Südostasien) endemisch, wo jährlich etwa **30 Mio. Menschen** erkranken und mehrere 100.000 versterben. In **Deutschland** werden seit 2001 relativ konstant rund **100 Fälle/Jahr** registriert, wobei nahezu ausschließlich Reisende die Krankheit mitbringen (überwiegend aus Indien). Typhus ist etwas häufiger als Paratyphus (2016: **60** Typhus- und **36** Paratyphus-Meldungen). Die beiden Erkrankungen lassen sich kaum voneinander unterscheiden, doch verläuft der **Paratyphus** im Allgemeinen **deutlich milder** – manchmal nur als „etwas heftigere Salmonellenenteritis".

Typhus abdominalis und Paratyphus A, B, C stellen, entsprechend zahlreichen systemischen Infektionskrankheiten, **zyklische Allgemeininfektionen** dar, die in unterscheidbaren Stadien („Zyklen") verlaufen. Die Salmonellen gelangen über die Darmwand des terminalen **Ileum** zum lymphatischen Gewebe der **Peyer-Plaques**. Ein Teil der Bakterien wird dort von Makrophagen phagozytiert. Ein weiterer Teil gelangt mit dem Lymphstrom zu den regionären **Mesenteriallymphknoten**. Nur ein sehr kleiner Anteil findet von dort aus noch den Weg ins Blut, sodass eine primäre **Bakteriämie** mit Verschleppen in verschiedene Organe möglich ist. Auch dort werden die Keime von Zellen des retikuloendothelialen Systems **(RES)** phagozytiert.

Entsprechend den Enteritis-Salmonellen (und weiteren Keimen) sind die Makrophagen nicht in der Lage, die phagozytierten Keime abzutöten. Ganz im Gegenteil **vermehren** sich die Salmonellen nun für die folgenden **10 Tage** (3–60 Tage) in großen Teilen des RES. Diese Zeitspanne stellt die **Inkubationszeit** des Typhus bzw. Paratyphus dar. Krankheitserscheinungen bestehen während der Inkubationszeit wie immer nicht oder fast nicht.

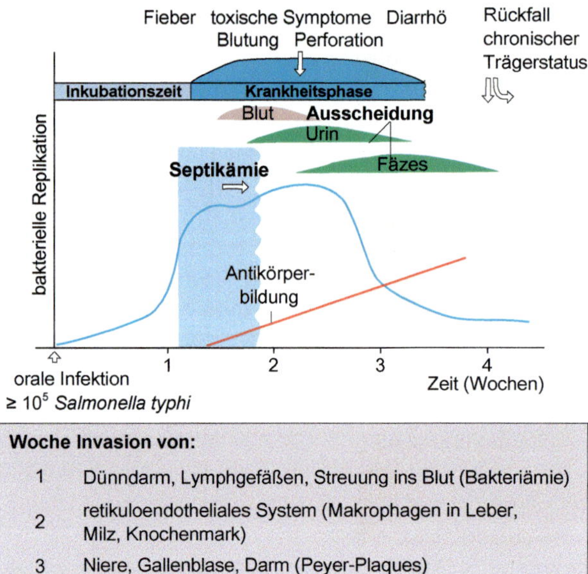

Woche	Invasion von:
1	Dünndarm, Lymphgefäßen, Streuung ins Blut (Bakteriämie)
2	retikuloendotheliales System (Makrophagen in Leber, Milz, Knochenmark)
3	Niere, Gallenblase, Darm (Peyer-Plaques)

Abb. 1.19 Verlauf des Typhus [G157]

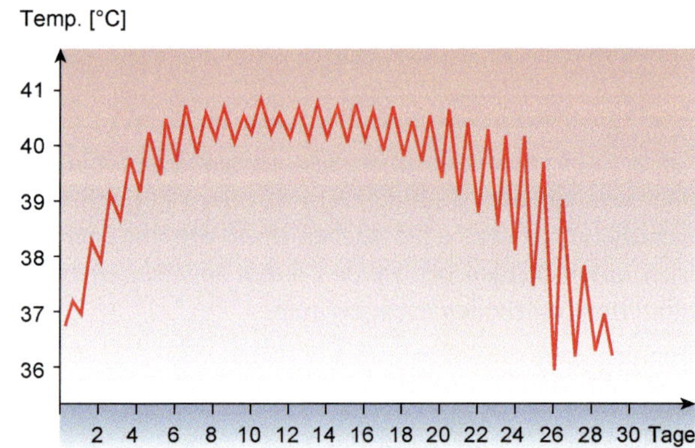

Abb. 1.20 Fieberverlauf bei Typhus bzw. Paratyphus [L157]

Stadieneinteilung und Symptomatik (➤ Abb. 1.19)

Stadium I (Stadium der Generalisation, Stadium incrementi)

Wenn die Zahl der Salmonellen nach etwa 10 Tagen eine kritische Anzahl überschritten hat, sterben die Makrophagen ab, wodurch die Bakterien freigesetzt werden. Es kommt zur **sekundären Bakteriämie**, in deren Verlauf die Salmonellen in nun weit größerer Zahl einen beträchtlichen Teil der Körpermakrophagen in **nahezu allen Organen** einschließlich des Gehirns besiedeln. Dieses Stadium dauert etwa **1 Woche**.

Hier bestehen nun allgemeine Krankheitssymptome mit **Müdigkeit, Kopfschmerzen** und eventuell **abdominellen Symptomen**. Es entwickelt sich ein **treppenförmig ansteigendes**, am Übergang zum Stadium II schließlich **hohes Fieber** um **40–41° C**, das auf diesem Niveau für weitere 1–2 (–4) Wochen verharrt (Fieber-Kontinua; ➤ Abb. 1.20). Es kommt zu **Bewusstseinstrübungen** und zu einer **relativ** zum hohen Fieber auffallenden **Bradykardie**.

Stadium II (Stadium der Organmanifestation; Stadium acmes bzw. fastigii)

Erst gegen Ende des Stadiums I, also etwa 7 Tage nach dem erkennbaren Krankheitsbeginn, erscheinen Antikörper im Blut. Dadurch verbessert sich nun die **Phagozytoseaktivität** der Phagozyten und die Bakterien verschwinden aus dem Blut. In den befallenen Organen bilden sich Granulome aus Makrophagen und Lymphozyten, sog. **Typhome**. Dieses Stadium lässt sich zeitlich nicht so exakt definieren wie das Stadium I, dauert aber in der Regel **1–2 (–4) Wochen** und entspricht damit der **Fieber-Kontinua** (➤ Abb. 1.20).

Die Milz wird groß und weich **(Splenomegalie)**. Im Blut sieht man eine **Leukopenie** (2.000–4.000 Zellen) mit Linksverschiebung und Fehlen der Eosinophilen **(Eosinopenie)**, häufig allerdings auch normale Leukozytenzahlen, die lediglich in Relation zur Schwere der Erkrankung zu niedrig erscheinen. Ursache der Leukopenie ist der massive Verbrauch in der Peripherie. Dass das Knochenmark ungeachtet der niedrigen Leukozytenzahlen gewissermaßen „am Anschlag" produziert, erkennt man an der Linksverschiebung der verbliebenen Neutrophilen. Aus demselben Grund kommt es zur Eosinopenie (➤ Fach Hämatologie).

Die Zunge ist grau-gelb belegt (**Typhuszunge**; ➤ Abb. 1.21). Der Stuhl ist v.a. bei Kindern teilweise durchfällig, bei Erwachsenen eher **obstipiert**. Erst im weiteren Verlauf des Stadiums II wird er **durchfällig**, typischerweise **erbsbreiartig**.

In den Makrophagen der **Typhome** befinden sich zahlreiche Salmonellen. Die Typhome der Lunge führen zur **Pneumonie** oder **Bronchopneumonie**, diejenigen im ZNS zur **Enzephalitis**; im Herzen entsteht eine **Myokarditis** (mit **relativer Bradykardie**), im Knochen eine **Osteomyelitis**, die Skelettmuskulatur ist entzündet

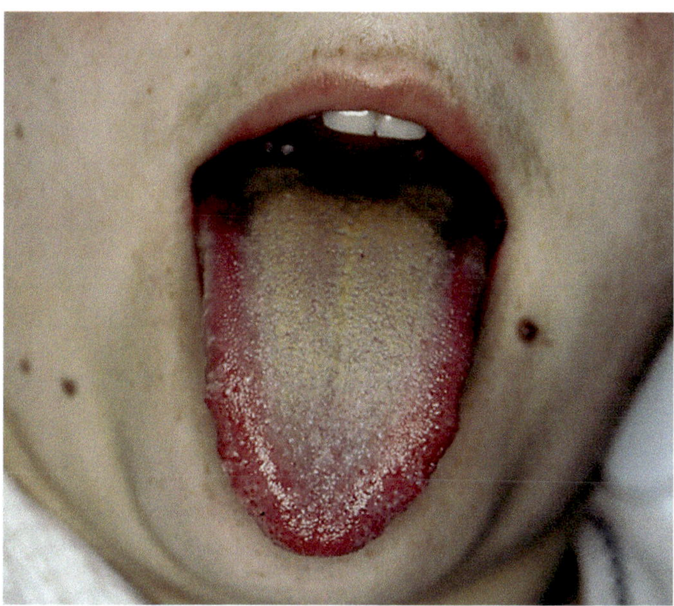

Abb. 1.21 Typhuszunge [R246]

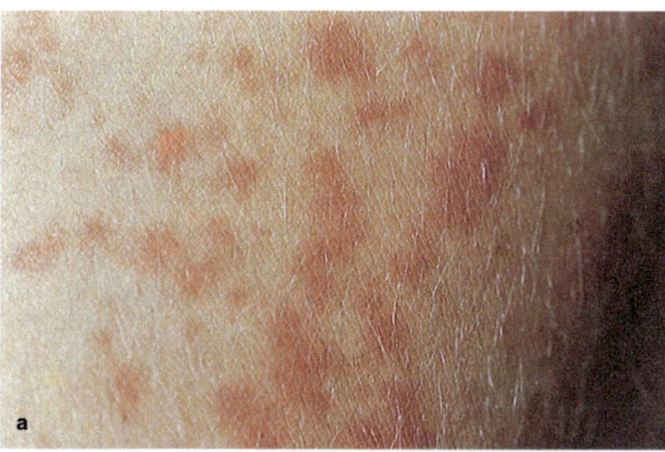

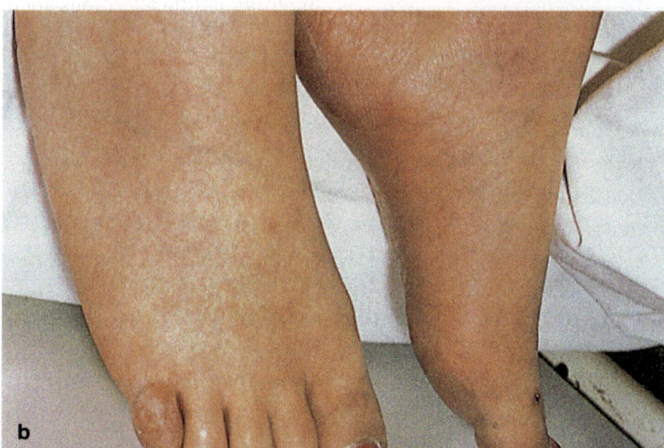

Abb. 1.22 a Typhus-Roseolen. **b** Makulopapulöses Exanthem bei Typhus. [R132]

(Myositis) und sogar in der **Kehlkopfschleimhaut** kommt es zu **Ulzerationen**.

In den Kapillaren der **Haut** entstehen **Mikroemboli**, die kleine, ovale, rosafarbene Flecke überwiegend an Bauch und Rücken verursachen – die für den Typhus sehr typischen **Roseolen** (➤ Abb. 1.22a). Sie erscheinen etwa 7–10 Tage nach Krankheitsbeginn, also am Beginn des Stadiums II, und bleiben für 1–2 Wochen sichtbar. Da sich die Typhome auch in der Haut bilden, erscheinen die Roseolen teilweise erhaben (**makulopapulöses Exanthem**; ➤ Abb. 1.22b).

Mit der weiteren Aktivierung des Immunsystems und dem Wirksamwerden der T-Zell-vermittelten Abwehr schmelzen die **Typhome** schließlich ein und werden **nekrotisch**. Damit beginnt im Verlauf des Stadiums II gleichzeitig auch die für den Patienten **gefährlichste** Zeit: Die **Nekrosen der Peyer-Plaques** können zu **Darmwandperforationen** mit nachfolgender **Peritonitis** führen oder **massive Darmblutungen** verursachen. Die **Milz** kann **rupturieren**. Die Nekrotisierung der Herzmuskulatur kann ein **Herzversagen** zur Folge haben. Bereits vorher kann der Patient am (septischen) **Kreislaufversagen** versterben.

Stadium III (Stadium decrementi)

Im Stadium III fällt das Fieber schrittweise ab, der Patient nimmt wieder Anteil an seiner Umgebung. Die Organmanifestationen bilden sich im Verlauf mehrerer Wochen allmählich zurück, die Pulsfrequenz erreicht normale Werte.

Rezidiv

In bis zu **15 %** der Fälle kommt es, auch wenn antibiotisch behandelt worden war, nach fieberfreiem Intervall erneut zum Rezidiv mit allen Krankheitssymptomen in allerdings stark abgeschwächter Form: Nach überstandenem Typhus bzw. Paratyphus entsteht lediglich eine **Teilimmunität**, die auf Antikörpern der Klasse IgA und IgG sowie auf der spezifischen zellulären Immunabwehr beruht. Diese Immunität schützt aber bei Weitem nicht vollständig. Die Salmonellen werden wohl in ihrer Aufnahme über die Darmwand gehemmt, die Bakteriämie vermindert und die Krankheitsdauer verkürzt. Es kann aber dennoch zu Organmanifestationen kommen, aus denen dann weitere septische Herde (z.B. als lang andauernde **Osteomyelitis**) entstehen.

Salmonella typhi und S. paratyphi gehören also sicherlich zu denjenigen Bakterien, die einen besonders effektiven Schutz vor dem Immunsystem entwickelt haben. Die **Letalität** des Typhus liegt **ohne Antibiotika bei 15 %**.

Diagnostik

Der Nachweis der Bakterien gelingt nur bei genauer Kenntnis der einzelnen Stadien mit den zugehörigen Zeiten. Der Nachweis aus der **Blutkultur** ist mit einiger Sicherheit nur in den ersten Tagen nach Krankheitsbeginn erfolgreich, also am **Beginn des Stadiums I** während der dabei erfolgenden **Bakteriämie**.

Im **Stadium II** kann der Erreger aus **Knochenmarkpunktaten** isoliert werden. Ebenfalls im Stadium II können die Salmonellen, nachdem sie während ihrer Generalisation auch die Peyer-Plaques erneut und massiv besiedelt haben, in **Stuhlkulturen** angezüchtet werden, allerdings nur bei etwa jedem 2. Patienten. Teilweise gelingt die Anzüchtung auch aus **Urin**.

Ergänzend zu diesen Methoden des direkten Erregernachweises können **agglutinierende Antikörper** aus dem Serum bestimmt werden **(Widal-Reaktion)**. Bei frühzeitig erfolgter Therapie ist dieser Nachweis aber nicht möglich, auch andernfalls nicht sehr zuverlässig.

MERKE
An die auffallende **Leukopenie** mit weitgehendem **Fehlen der Eosinophilen** sei an dieser Stelle nochmals erinnert.

Therapie

Die Therapie erfolgt unter Intensivbedingungen durch eine (mindestens) zweiwöchige Behandlung z.B. mit dem **Antibiotikum** Ciprofloxacin. Die **Letalität** wird damit von 15 auf < **1 %** gesenkt. In den letzten Jahren kommt es allerdings vermehrt zu Resistenzen gegenüber Ciprofloxacin und weiteren Chinolonen. In diesen Fällen muss eventuell wieder auf das frühere Chloramphenicol zurückgegriffen werden.

Dauerausscheider

Häufiger als bei den Enteritis-Salmonellen gibt es nach überstandenem Typhus Dauerausscheider, wobei v.a. hier nun tatsächlich die **Gallenblase** das wesentliche Reservoir darstellt, deutlich seltener der Darm. Betroffen sind **2–5 %**, in der Regel **ältere und weibliche** Patienten. Ursache ist das bei Patient**innen** besonders häufige Vorkommen von **Steingallenblasen**, die von den Salmonellen bevorzugt besiedelt werden.

Die Betroffenen stellen für ihre Umwelt eine ständige Gefahr dar und müssen saniert werden. Dies wird mit dem Antibiotikum Ciprofloxacin über 4 Wochen oder mit einer Kombinationstherapie versucht. Lactulose kann im Hinblick auf eine Darmbeteiligung zusätzlich gegeben werden. Diese Therapie ist heute zumeist erfolgreich, während in früheren Jahren oft eine Cholezystektomie zur endgültigen Sanierung erforderlich wurde. Der Nachweis wird aus **Stuhlproben** geführt, die **3-mal hintereinander** (in zumindest 2-tägigen Abständen) **negativ** ausfallen müssen.

MERKE
Menschen mit überstandenem Typhus abdominalis unterstehen der Kontrolle des jeweils zuständigen Gesundheitsamtes, das auch die Ergebnisse der Stuhlproben überwacht und bei Personen, die beruflich mit Lebensmitteln umgehen, spätere Nachkontrollen anordnen kann. Gelingt die Sanierung nicht, dürfen diese Menschen nach § 42 IfSG in Lebensmittelbetrieben nicht mehr beschäftigt werden und haben darüber hinaus auch strenge Hygienevorschriften zu beachten.
Chronischen Ausscheidern sollte eine **Cholezystektomie empfohlen** werden, weil das Gallenblasenkarzinom in aller Regel auf dem Boden chronisch infizierter Steingallenblasen entsteht.

Impfung

Bereits seit 20 Jahren (1999) sind gut verträgliche **parenterale Impfstoffe** (Typhim®, Typherix®) auf dem Markt, die **Polysaccharide** der Salmonellen enthalten und eine gute Wirksamkeit besitzen. Den „physiologischeren" Impfschutz (mit Bildung von IgA) gewährleistet die **Schluckimpfung** aus lebenden Mutanten, also leicht veränderten, **attenuierten Bakterien** (Typhoral L®). Inzwischen gibt es bereits **Kombinationsimpfstoffe** gegen Typhus und Hepatitis A, abgestimmt auf typische afrikanische und südostasiatische Urlaubsländer. Die Wirkung der Impfungen hält 1–3 Jahre an.

Wie man allerdings an den möglichen Rezidiven erkennt, kann der Impfschutz **keinesfalls vollständig** sein. Er senkt lediglich die Wahrscheinlichkeit, an einer bestimmten, nicht übermäßig hohen Dosis oral aufgenommener Bakterien zu erkranken bzw. mindert die Schwere der Erkrankung nach erfolgter Infektion. Dagegen sind **Rezidive** bzw. Neuansteckungen nach überstandener Krankheit eher **selten.**

Von den rund 100 Fällen/Jahr, die in Deutschland gemeldet werden, sind die allerwenigsten Patienten geimpft. Dies weist auf die tatsächlich sehr zufriedenstellende Wirksamkeit der Impfungen hin.

Meldepflicht

Typhus abdominalis und Paratyphus sind nach **§ 6 IfSG** meldepflichtig bereits bei **Verdacht**, nach **§ 7** nur bei **direktem Nachweis** der Bakterien.

Zusammenfassung

Typhus abdominalis und Paratyphus

Übertragungswege
- fäkal-oral: Schmierinfektion bzw. überwiegend durch menschliche Ausscheidungen kontaminierte Nahrungsmittel

Inkubationszeit
- 10 Tage (maximal 60 Tage)

Kontagionsindex
- 0,5

Symptome des Stadiums I (Stadium der Generalisation)
- Dauer: 1 Woche
- treppenförmig ansteigendes Fieber
- Krankheitsgefühl, Kopfschmerzen, Obstipation

Symptome des Stadiums II (Stadium der Organmanifestation)
- Dauer: ca. 1–2 Wochen
- Fieber-Kontinua (40–41 °C)
- Exanthem, Roseolen
- Enzephalitis mit Bewusstseinsstörungen
- Myokarditis mit relativer Bradykardie, Herzversagen
- Bronchopneumonie

- Osteomyelitis, Myositis
- Cholezystitis
- Hepatomegalie, Splenomegalie – evtl. Milzruptur
- Leukopenie mit Linksverschiebung und Eosinopenie
- erbsbreiartige Durchfälle, Darmblutungen, Darmwandperforation mit Peritonitis als mögliche Komplikation
- Sepsis mit Kreislaufversagen

Symptome des Stadiums III (Stadium decrementi)
- allmählicher Fieberabfall
- Rückbildung der Organmanifestationen

Diagnostik
- Stadium I: Erregernachweis aus der Blutkultur, Widal-Reaktion (unsicher)
- Stadium II: Erregernachweis aus Stuhl, Urin oder Knochenmarkpunktion

Therapie
- Antibiotika (z.B. Ciprofloxacin) über 3 Wochen, intensivmedizinische Betreuung
- bei Dauerausscheidern: Lactulose + Antibiotika, Überwachung durch das Gesundheitsamt

Impfung
- bei Bedarf (→ Auslandsreisen, ganz besonders nach Südostasien)

Meldepflicht
- nach § 6 IfSG bereits bei Verdacht

Behandlungsverbot
- ja

1.6.4 Yersinien

Diese obligat pathogenen Enterobakterien ähneln in nahezu allen Eigenschaften den **Enteritis-Salmonellen**. Verbreitung im Tierreich, orale Aufnahme über verunreinigte Nahrungsmittel, Vermehrung in Makrophagen des terminalen Ileum und die Entstehung einer Enteritis entsprechen weitgehend den Enteritis-Salmonellen. Auch ihre Resistenz gegenüber Umwelteinflüssen ist vergleichbar. Beispielsweise vermehren sich Yersinien noch bei Kühlschranktemperaturen.

In **Deutschland** wurden bis 2009 jährlich etwa 4.000 Infektionen gemeldet (bei hoher Dunkelziffer), womit die Yersinien-Enteritis bei den **bakteriellen Enteritiden** hinter Campylobacter- und Salmonellen-Erkrankungen an **3. Stelle** lag und immer noch liegt. Allerdings war die Erkrankungsrate seither rückläufig. Ab dem Jahr 2012 (und bis 2016 anhaltend) entstand schließlich ein **Plateau** mit rund **2.700 Meldungen/Jahr**.

Yersinien-Enteritis

Symptomatik

Auch **Yersinia enterocolitica** ist in der Regel nicht invasiv, sondern beschränkt sich auf die Darmwand. Es entsteht nach einer Inkubationszeit von **3–10 Tagen** eine **Enteritis** oder **Enterokolitis** mit breiigen Durchfällen, Fieber und kolikartigen Bauchschmerzen, die wenige Tage bis zu maximal 2 Wochen anhält.

Regelmäßig mitbefallen sind die mesenterialen Lymphknoten **(mesenteriale Lymphadenitis)** sowie auch einmal die Appendix vermiformis, sodass eine **Appendizitis** entstehen oder durch die Lymphadenitis vorgetäuscht werden kann **(Pseudoappendizitis)**.

Häufig bilden sich in der **Darmwand Granulome**, wodurch die Erkrankung insgesamt, auch wegen des **segmentalen Befalls** von Darmabschnitten, dem regelmäßigen Befall des **terminalen Ileum** und der teilweisen Einbeziehung des Kolon an einen „akuten **Morbus Crohn**" erinnert und den dringenden Verdacht auf dessen Verursachung begründet (➤ Fach Verdauungssystem).

Therapie

Die Therapie erfolgt vorzugsweise durch den Ersatz von **Flüssigkeit** und **Mineralien**. Antibiotika sind selten erforderlich.

Meldepflicht

Es besteht **Meldepflicht** nach § 7 IfSG.

Folgekrankheiten

Wichtig sind die möglichen Nachkrankheiten der Yersinien: Einige Tage bis zu etwa 4 Wochen nach einer Yersinien-Enterokolitis entstehen in einem Teil der Fälle, v.a. bei Menschen mit dem Histokompatibilitäts-Antigen **HLA-B 27**, ein **Erythema nodosum** (prätibiale rötliche, flächig-knotige Indurationen; ➤ Abb. 1.23), eine **reaktive Arthritis** oder ein **Morbus Reiter** (Trias aus Konjunktivitis, Arthritis und Urethritis). Man sollte also bei Patienten mit einer dieser Erkrankungen gezielt nach einer Enteritis in der Vorge-

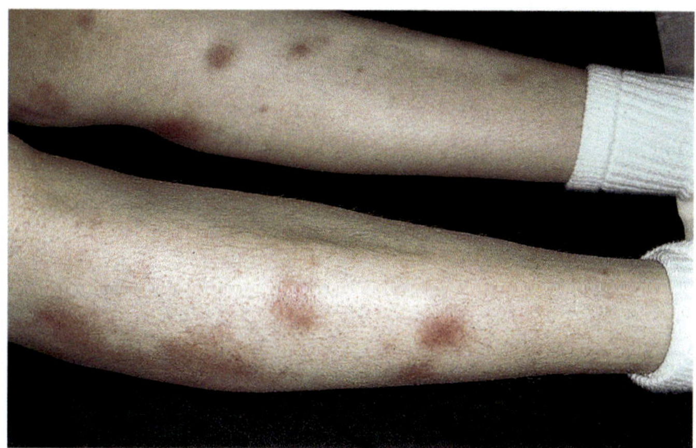

Abb. 1.23 Erythema nodosum nach Yersinien-Enterokolitis [R246]

schichte fragen, in deren Folge dann die aktuelle Erkrankung aufgetreten ist.

Die angeführten Nachkrankheiten sind aber **nicht beweisend** für eine Yersinien-Infektion. Zum Beispiel sieht man das Erythema nodosum auch bei der Tuberkulose, der Sarkoidose sowie nach Salmonellen- oder Chlamydieninfektionen. Sämtliche Yersinien-Folgekrankheiten können auch beim Morbus Crohn beobachtet werden.

Die Folgekrankheiten sind antibiotisch teilweise recht gut zu behandeln, sodass es möglich scheint, dass sie v.a. dann auftreten, wenn noch irgendwo im Körper, z.B. im lymphatischen Gewebe des Darms, lebende Yersinien (oder eben andere Keime an anderer Stelle) vorhanden sind. Diese könnten dann den Autoimmunprozess der Nachfolgekrankheiten unterhalten.

Zusammenfassung

Yersinien-Enteritis

Verursacht durch **Yersinia enterocolitica**

Übertragungswege
- fäkal-oral
- kontaminierte tierische Nahrungsmittel

Inkubationszeit
- 3–10 Tage

Symptome
- breiige Durchfälle
- kolikartige Bauchschmerzen
- evtl. Übelkeit

Diagnostik
- Stuhluntersuchung

Therapie
- Ersatz von Flüssigkeit und Elektrolyten, evtl. Antibiotika

Mögliche Folgekrankheiten
- Erythema nodosum
- Monarthritis
- Morbus Reiter

Impfung
- keine

Meldepflicht
- nach § 7 IfSG

Behandlungsverbot
- ja

Pest

Seit dem 6. Jahrhundert n.Ch. bis ins 19. Jahrhundert hinein war die Pest, gemeinsam mit der Tuberkulose, *die* große Seuche der Menschheit. Zum Beispiel rottete sie im 14. Jahrhundert in Europa und im nahen Osten 25 Millionen Menschen aus, mehr als ein Drittel der Gesamtbevölkerung. Im 6. Jahrhundert sollen in Nordafrika, Europa und Asien mehr als 50 % der Bevölkerung daran verstorben sein. Noch 1898 starben alleine im damaligen Bombay 6 Millionen Menschen an der Pest. Inzwischen hat sie ihre Bedeutung verloren. Begrenzte Endemiegebiete existieren aber auch heute noch in Afrika, Asien und Amerika. Laut WHO kam es **2013** weltweit zu **783 Erkrankungen** mit **126 Todesfällen**. Unter Nagern scheint die Pest unverändert weit verbreitet. In den USA soll es immer noch zu zahlreichen Übertragungen durch Kontakt zu infizierten Tieren bzw. durch Flohstiche kommen. 2015 wurde in Georgia (USA) ein Campingplatz geschlossen, nachdem in der Nähe zwei an der Pest gestorbene Eichhörnchen gefunden worden waren. Laut kalifornischer Gesundheitsbehörde ist jedoch „die Ansteckungsgefahr für den Menschen gering“. Seit dem Sommer 2017 wütet die Pest wieder einmal auf Madagaskar (→ „wir lagen vor Madagaskar und hatten die Pest an Bord“ = Lied von 1934).

Yersinia pestis ist der Erreger der Pest. Die eigentlichen Wirte dieser Bakterien sind **Ratten**, **Mäuse** und **Eichhörnchen**. Über **Flöhe und Zecken** werden sie unter diesen Tieren weitergetragen. Auch die Übertragung auf den Menschen erfolgt durch den **Rattenfloh**, nachdem dieser zuvor eine Blutmahlzeit bei einem infizierten Tier eingenommen hat.

Symptomatik

An der Stichstelle entsteht der sog. **Primäraffekt**, eine sich rasch entwickelnde **Papel**, die nekrotisch-ulzerös zerfallen kann – in der Regel an den unteren Extremitäten. Über die Lymphe gelangen die Yersinien zu den regionären Lymphknoten in der Leiste und werden dort phagozytiert.

Es kommt nach einer Inkubationszeit von **2–7 Tagen** zu der **äußerst schmerzhaften Beulenpest = Bubonen-Pest** (Bubo = Leistendrüse) (➤ Abb. 1.24). Die Leistenlymphknoten nekrotisieren und können sogar geschwürig zerfallen. Entsprechend der Stichlokalisation können auch die axillären oder zervikalen Lymphknoten betroffen sein. Begleitend bestehen **hohes Fieber** mit Schüttelfrost, **Übelkeit, Kopf- und Gliederschmerzen** sowie ein **schweres Krankheitsgefühl**.

Schließlich kommt es in etwa 50 % der Fälle zur **Sepsis** mit Befall multipler Organe und einer Verbrauchskoagulopathie. Nun können die Yersinien auch durch **Tröpfcheninfektion** übertragen werden. Für die Entstehung einer Epidemie bedarf es also **keiner Zwischenwirte** mehr. Die Inkubationszeit ist bei diesem Übertragungsweg mit **1–2 (–4) Tagen** sehr kurz.

Die entstehende **Pestsepsis** oder **Pneumonie (= Lungenpest)** führt innerhalb weniger Tage mit einer Wahrscheinlichkeit von 90 % zum **Tode**. Nur Menschen, denen es gelingt, die Yersinien in ihren regionären Lymphknoten zu halten (als Beulenpest) und

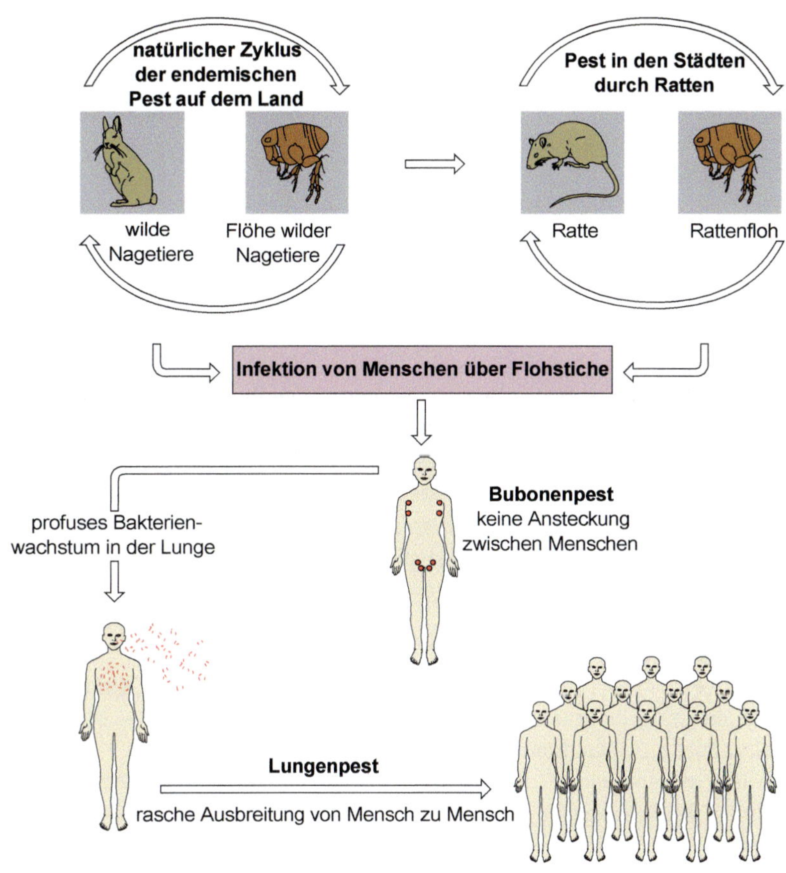

Abb. 1.24 Übertragungswege von Yersinia pestis [G157]

schließlich nach Aktivierung der spezifischen Abwehr abzutöten, überleben (Letalität > 50 %). Nach **überstandener Krankheit** besteht **Immunität.**

Therapie

Die Therapie mittels **Antibiotika** muss sehr schnell beginnen, spätestens mit Beginn der hämatogenen Aussaat. Die **Letalität** wird dadurch auf **unter 5 %** gesenkt. **Impfungen** waren in den USA, Kanada und Russland erhältlich, befinden sich jedoch aktuell zumindest in den USA nicht mehr auf dem Markt.

Meldepflicht

Meldepflicht besteht nach **§ 6 IfSG** bereits bei **Verdacht.** Darüber hinaus gehört die **Lungenpest,** gemeinsam mit dem virusbedingten hämorrhagischen Fieber, zu den **Quarantänekrankheiten** (§ 30 IfSG). In **Deutschland** gibt es seit Jahrzehnten **keine Meldungen** mehr.

Zusammenfassung

Pest

Verursacht durch **Yersinia pestis**

Übertragungswege
- Rattenfloh (Bubonenpest)
- Tröpfcheninfektion (Lungenpest)

Inkubationszeit
- 2–7 Tage (Bubonenpest)
- 1–2 Tage (Lungenpest, Sepsis)

Kontagionsindex
- > 0,95 (Lungenpest)

Symptome
- Primäraffekt (Papel)
- nekrotisierende Lymphknotenschwellungen (meist inguinal = Bubonenpest)
- hohes Fieber
- Kopfschmerzen
- schweres Krankheitsgefühl
- nachfolgend in > 50 % Sepsis und Lungenpest

Diagnostik
- typische Klinik, Anzüchtung der Bakterien

Therapie
- Antibiotika

1

Impfung
- nein

Meldepflicht
- bereits bei Verdacht nach § 6 IfSG; Quarantäne nach § 30 IfSG (nur Lungenpest)

Behandlungsverbot
- ja

1.6.5 Shigellen

Entsprechend Salmonella typhi und Salmonella paratyphi kommen Shigellen nur beim **Menschen** (und Menschenaffen) vor. Ansteckungsquelle sind ausschließlich Erkrankte oder Rekonvaleszenten, die die Bakterien noch einige Zeit mit dem Stuhl ausscheiden können (Dauerausscheider, aber in der Regel nur einige Wochen lang).

Bakterielle Ruhr

Die Infektion erfolgt an Erkrankten oder Ausscheidern als **Schmierinfektion** oder aus fäkal **kontaminiertem Wasser** oder **Lebensmitteln** über die sog. **vier F** „*F*inger, *F*utter, *F*liegen, *F*aeces". Im Gegensatz zu den Salmonellen genügen bereits **sehr kleine Bakterienzahlen** (ca. 100 Bakterien) für eine Infektion. Des ungeachtet wird der Kontagionsindex lediglich mit 0,15 angegeben. In **Deutschland** kommt es seit etlichen Jahren nur noch zu rund **500 Meldungen** pro Jahr (2015: 569; 2016: 426). Die Mehrzahl der Erkrankungen wird im Ausland erworben (u.a. Indien).

Symptomatik

Die **bakterielle Ruhr** beginnt nach einer Inkubationszeit von **2–7 Tagen** mit **wässrigen Durchfällen**, die in der Folge **blutig-schleimig** werden, krampfartigen **Bauchschmerzen**, teilweise **Übelkeit** und **Fieber**. Ursache ist eine toxinbedingte **(Shigatoxin)** massive Entzündung des **Dickdarms** mit Ulzerationen und Nekrosen. Die Durchfälle halten etwa 7 Tage, aber auch einmal bis zu mehreren Wochen an. Aus dem Flüssigkeitsverlust kann sich eine Exsikkose bis hin zum Schock entwickeln.

Die **Letalität** ist gewöhnlich **sehr gering**. Als Komplikation kann es allerdings (sehr selten) zu einer **Kolonperforation** mit nachfolgender Peritonitis kommen. Eine weitere seltene Komplikationsmöglichkeit besteht v.a. bei Kleinkindern in der Entwicklung eines **HUS**, weil die Shigellen **dasselbe Shigatoxin** sezernieren wie einzelne EHEC-Stämme (s. dort).

Diagnostik

Shigellen können im Mikroskop nicht von den anderen Enterobakterien unterschieden werden. Der Nachweis erfolgt also durch Anlegen einer **Kultur**.

Therapie

Die Therapie besteht in Bettruhe und **Flüssigkeitszufuhr**. In ausgeprägteren Fällen wird antibiotisch behandelt.

Meldepflicht

Meldepflicht besteht wie bei **allen** obligat pathogenen Enterobakterien nach **§ 7 IfSG**.

Zusammenfassung

Shigellen-Ruhr

Übertragungswege
- fäkal-oral nach der „Vier-F-Regel" (Schmierinfektion, kontaminierte Nahrungsmittel, Fliegen)

Inkubationszeit
- 2–7 Tage

Kontagionsindex
- 0,15

Symptome
- wässrige bis blutig-schleimige Durchfälle über ein bis mehrere Wochen
- krampfartige Bauchschmerzen
- teilweise Übelkeit mit Erbrechen
- Fieber
- als seltene Komplikationen Kolonperforation (→ akutes Abdomen) oder HUS

Diagnostik
- Stuhluntersuchung

Therapie
- Ersatz von Flüssigkeit und Elektrolyten, bei Bedarf Antibiotika

Impfung
- keine

Meldepflicht
- nach § 7 IfSG

Behandlungsverbot
- ja

1.7 Vibrionen

Die Cholera wird hauptsächlich durch **Vibrio cholerae** verursacht, kleine gramnegative Stäbchen-Bakterien. Sie ähneln stark den Enterobakterien, sind aber **leicht gekrümmt** und durch eine polare Geißel auch **auffallend beweglich**. Wegen ihrer heftigen, vibrieren-

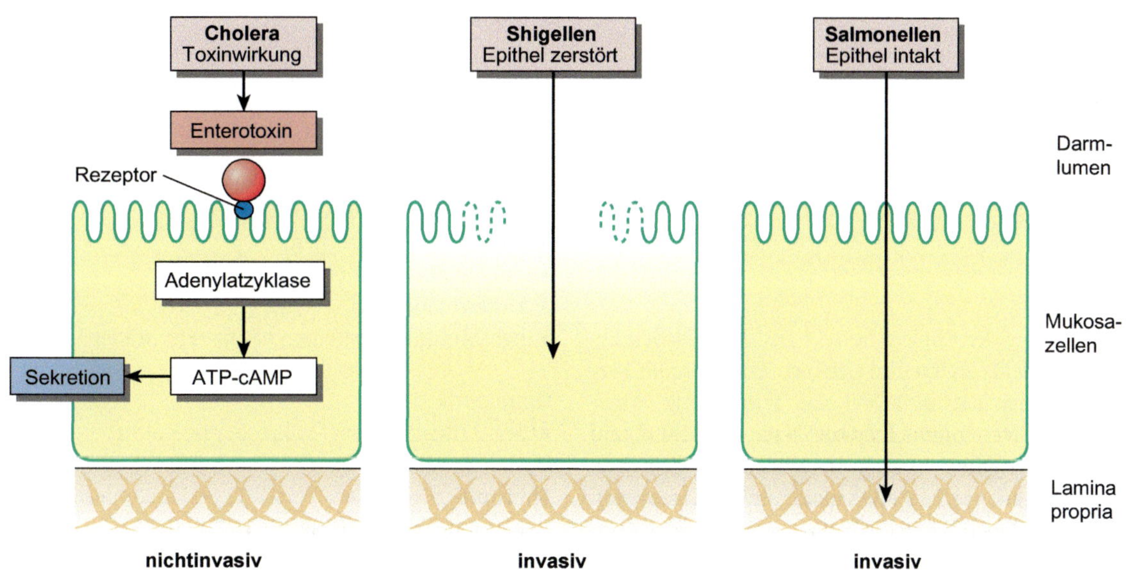

Abb. 1.25 Unterschiedliche Enteritisursachen [L106]

den Bewegungen haben die Bakterien ihren Namen Vibrionen erhalten.

1.7.1 Cholera

Die Cholera gehörte über Jahrhunderte zu den großen Seuchen und ist heute noch in vielen Ländern **Asiens** und **Afrikas** endemisch. Besonders stark vertreten ist sie seit etlichen Jahren in **Südamerika**, wo (gemeinsam mit Indien) der Großteil der jährlich gemeldeten Fälle zu verzeichnen ist. Dies waren noch bis vor ungefähr 10 Jahren rund **6 Mio./Jahr** mit insgesamt etwa **100.000 Todesfällen**. An diesen Zahlen erkennt man nun besonders treffend die gewaltigen Fortschritte, die unter Federführung der WHO hinsichtlich der Gesundheit der Weltbevölkerung erreicht worden sind: Im Jahr **2014** wurden insgesamt weniger als **200.000 Erkrankungsfälle** an die WHO übermittelt, mit gut **2.200 Todesfällen**. In **Deutschland** sieht man nur sehr **vereinzelte** (0 bis 3), eingeschleppte Fälle (2015: 3 Fälle, 2016: 1 Fall).

Der **Mensch** ist der **einzige Wirt** der Cholera-Vibrionen. Erkrankte oder subklinisch Infizierte scheiden die Bakterien mit dem Stuhl aus. Ihre Überlebenszeit in Wasser beträgt einige Tage. Besonders gefährdet sind Menschen in Armut und mit niedrigem Hygienestandard. Die Bakterien gelangen mit **fäkal kontaminiertem Wasser** oder **rohem Fisch** in den Menschen. Die Salzsäure des Magens tötet einen Großteil der aufgenommenen Bakterien, sodass die zugeführte **Gesamtzahl recht hoch** sein muss (deutlich mehr als 1 Million = 10^6 Bakterien), um eine Darminfektion zu erzeugen. Ähnlich wie bei den Enteritis-Salmonellen kann man demnach sagen, dass die Cholera zwar theoretisch durch Schmierinfektion übertragen werden kann, dass dies aber doch eher selten geschieht, weil die notwendigen Keimzahlen auf diesem Wege kaum erreichbar sind.

Auch das leicht saure Milieu des Dickdarms bekommt den Bakterien nicht; sie vermehren sich lediglich im **Dünndarm**. Dort durchdringen sie die Schleimschicht und heften sich an die Epithelzellen (Saumzellen). Das in der Folge gebildete **Toxin** (aus Bakteriophagen!) bildet den eigentlichen pathogenen Faktor (➤ Abb. 1.25). Ähnlich dem Diphtherie- oder Shigellen-Toxin löst alleine das **Cholera-Toxin** die Krankheit aus. Dabei werden aber die Saumzellen nicht geschädigt, sondern lediglich deren **Durchlässigkeit für Elektrolyte** (v.a. **Chlorid**) **und Wasser erhöht**. Aus diesem Grunde entstehen auch **keinerlei lokale oder systemische Entzündungsreaktionen**, mithin auch **kein Fieber**.

Symptomatik

Nach einer Inkubationszeit von **2–5 Tagen** (teilweise bereits nach wenigen Stunden) beginnt die Cholera mit **Bauchschmerzen**, **Übelkeit** mit **Erbrechen** und den sehr typischen **reiswasserartigen Durchfällen**. Es können riesige Mengen Flüssigkeit (bis zu > 20 l/Tag!) verloren gehen, sodass sich eine **massive Dehydratation** entwickelt. Das Blut wird regelrecht eingedickt. Daneben bestehen wegen des **Elektrolytverlustes** eine Hyponatriämie, Hypokaliämie und Hypochlorämie. Im Rahmen des Bikarbonatverlustes aus dem Dünndarm sowie des sich ausbildenden **hypovolämischen Schocks** kommt es zur **Azidose** und zur **Untertemperatur**. Die Cholera stellt damit **die einzige Infektionskrankheit** dar, bei der es nicht nur nicht zur Temperaturerhöhung, sondern sogar zur **Untertemperatur** kommt! Auch Bauchschmerzen und Übelkeit entstehen **nicht** aus der **üblichen Ursache** einer Darmwandreizung heraus, sondern aufgrund des mechanischen **Drucks der großen Flüssigkeitsmengen** in den geweiteten Darmschlingen.

Die **Letalität** unbehandelter Fälle beträgt bis zu **60 %**, doch sind **inapparente** oder sehr **milde Verläufe** bei immunkompetenten Personen **überaus häufig**. Manchmal allerdings versterben die Betroffenen sogar **vor** dem Auftreten der **ersten Durchfälle** an dem massiven Flüssigkeitseinstrom in das Darmlumen im **hypovolämischen Schock** (sog. **Cholera sicca** = „trockene" Cholera).

1

Diagnostik

Der Nachweis im Labor kann im Gegensatz zu den Enterobakterien bereits **mikroskopisch** (im Lebendpräparat) wahrscheinlich gemacht werden, weil sich die kommaförmigen Vibrionen mit großer Geschwindigkeit **„mückenschwarmartig"** durch das Sichtfeld bewegen. Der sichere Nachweis erfolgt dann über die **Kultur**.

Therapie

Die wesentliche Therapie der Cholera besteht aus dem raschen Ersatz von **Flüssigkeit**, **Elektrolyten** und **Glukose**. Für die orale Therapie in Endemiegebieten hat die WHO eine Trinklösung vorgeschlagen, die **Glukose**, **Natriumbikarbonat**, **Natriumchlorid** und **Kaliumchlorid** enthält. Diese Lösung ist letztendlich **für jede Durchfallerkrankung** mit starken Flüssigkeitsverlusten **geeignet**. Wirklich hilfreich ist sie bei der Cholera nur in leichteren Fällen: Niemand vermag 20 l/Tag zu trinken.

Zusätzlich zur möglichst **intravenösen Flüssigkeitstherapie** gibt man **Antibiotika**, um den Krankheitsverlauf abzukürzen bzw. die Letalität zu senken. Diese liegt bei angemessener Therapie nur noch in einer Größenordnung von **1 %**, wie man auch aus der aktuellen Statistik der WHO ableiten kann (s. oben).

Impfung

Weder die Vibrionen noch die Cholera-Toxine dringen ins Blut oder in Körpergewebe. Antikörper entstehen deshalb auch in der Hauptsache als **IgA** und sind sowohl gegen die Bakterienmembran als auch gegen das Toxin gerichtet. Die überstandene **Krankheit** hinterlässt eine **gute Immunität**. Die **Schutzimpfung**, eine Vakzine aus abgetöteten Cholera-Vibrionen, schützt dagegen lediglich für **wenige Monate**.

Meldepflicht

Meldepflicht besteht nach **§ 6 IfSG** bereits bei Verdacht. Für Ausscheider gelten analog zu den Salmonellosen und weiteren Krankheiten besondere Vorschriften, die vom Gesundheitsamt vorgegeben und überwacht werden.

Zusammenfassung

Cholera

Verursacht von **Vibrio cholerae**

Übertragungswege
- fäkal-oral (durch menschliche Ausscheidungen kontaminierte Nahrungsmittel, meist Trinkwasser)

Inkubationszeit
- 2–5 Tage (selten: Stunden → Cholera sicca)

Krankheitsentstehung
- toxinbedingte Erhöhung der Durchlässigkeit der Darmwand für Elektrolyte und Wasser, keine Entzündung

Symptome
- reiswasserartige Durchfälle mit Dehydratation bis zum hypovolämischen Schock
- Übelkeit mit Erbrechen
- milde Bauchschmerzen
- Untertemperatur
- bei Immunkompetenten häufig sehr milder Verlauf

Diagnostik
- Stuhluntersuchung (Mikroskopie, Kultur)

Therapie
- Antibiotika, Infusionen

Impfung
- bei Bedarf (Auslandsreisen)

Meldepflicht
- nach § 6 IfSG

Behandlungsverbot
- ja

1.8 Campylobacter und Helicobacter

Bei den Campylobacter-Bakterien handelt es sich um gramnegative, spiralig gekrümmte Stäbchen, die polar begeißelt und sehr beweglich sind. Sie ähneln von daher den Cholera-Vibrionen, wurden früher sogar zur Gattung der Vibrionen gerechnet. Von Bedeutung sind Campylobacter jejuni, Campylobacter coli und „Campylobacter" pylori. Letzterer wurde allerdings vor einigen Jahrzehnten auch noch von den Campylobacter-Bakterien getrennt und wird seither als Helicobacter pylori bezeichnet. Lediglich bei homöopathischen Nosodenpräparaten wird noch die alte Bezeichnung verwendet.

1.8.1 Campylobacter jejuni und Campylobacter coli

Diese Keime verursachen nach einer Inkubationszeit von **2–7 Tagen** eine Kolitis oder **Enterokolitis** mit **breiigen oder wässrigen**, später evtl. (selten) **blutigen Stühlen**, kolikartigen **Bauchschmerzen** und Fieber bis zu 1 Woche. Die Symptome ähneln also sowohl der Shigellen-Ruhr als auch der Kolitis durch EHEC und EIEC. Die Ansteckung erfolgt an **Tieren** (auch an Haustieren!), bei denen die Bakterien häufig zur üblichen Darmflora gehören, v.a. aber über kontaminierte **Lebensmittel** (Geflügel, Rohmilch) oder als **Schmierinfektion** von Mensch zu Mensch. Für ein Angehen der Infektion genügen < 500 Keime.

In Deutschland kam es 2009 zu gut 50.000 (gemeldeten) Fällen – mit einer Häufung bei Kleinkindern und jungen Erwachsenen. Seither steigen die Fallzahlen an. **2016** gab es **74.000 Meldungen**. Damit hat die Enteritis durch Campylobacter der Salmonellenenteritis längst den Rang abgelaufen und gilt als **häufigste bakterielle Durchfallerkrankung**. **Insgesamt** wird sie nur noch von den **Norovirus**-Infektionen übertroffen. Auch ihr Anteil an der **Reisediarrhö** wird als sehr hoch eingeschätzt. Üblicherweise beschränkt sich die Erkrankung auf das **Sommerhalbjahr**, da sich die Bakterien nur bei Temperaturen oberhalb 25 °C vermehren können.

Als sehr seltene **Komplikation** können eine **reaktive Arthritis** oder sogar ein **Guillain-Barré-Syndrom** entstehen – eine **Polyradikulitis** der Spinalwurzeln mit symmetrischen **schlaffen Lähmungen** und Beginn an den Beinen, das sich bis zur Tetraplegie ausweiten kann. Es scheint sich um eine autoimmune Reaktion der Myelinscheiden zu handeln, die auch bei weiteren Infektionen möglich ist – besonders häufig bei Infektionen durch das **Zika-Virus**.

Therapie

Die Therapie erfolgt durch Ersatz von **Flüssigkeit** und **Elektrolyten**. Nur bei abwehrgeschwächten Menschen oder bei Kleinkindern werden **Antibiotika** benötigt. Der Keim kann noch über mehrere Wochen ausgeschieden werden.

Meldepflicht

Die Enterokolitis durch Campylobacter jejuni bzw. coli ist **meldepflichtig** nach **§ 7 IfSG**.

Zusammenfassung

Campylobacter-Enterokolitis

Verursacht durch Campylobacter jejuni und Campylobacter coli

Übertragungswege
- fäkal-oral (Schmierinfektion, kontaminierte Nahrungsmittel – z.B. Rohmilch, Geflügel)
- Tierkontakt (oft Haustiere)
- häufigste bakterielle Durchfallerkrankung
- an der Reisediarrhö beteiligt

Inkubationszeit
- 2–7 Tage

Symptome
- Durchfälle – evtl. blutig
- kolikartige Bauchschmerzen
- Fieber
- seltene Komplikationen: reaktive Arthritis, Guillain-Barré-Syndrom

Diagnostik
- Stuhluntersuchung

Therapie
- Ersatz von Flüssigkeit und Elektrolyten, bei schwerem Verlauf Antibiotika

Impfung
- keine

Meldepflicht
- nach § 7 IfSG

Behandlungsverbot
- ja

1.8.2 Helicobacter pylori

Dieser Keim hat, nachdem er vor mehreren Jahrzehnten mit zunehmender Häufigkeit in der Magenschleimhaut gastritis- oder ulkuskranker Menschen entdeckt worden war (➢ Abb. 1.26), Verständnis und Therapie dieser extrem häufigen Krankheiten revolutioniert. Seither weiß man, dass eine **chronisch atrophische Gastritis (Typ B)**, ein **Ulcus ventriculi** oder ein **Ulcus duodeni** ohne Besiedelung mit Helicobacter pylori eine Rarität darstellen, sofern die Ulzera nicht durch NSAR verursacht wurden. Dadurch ist es der Medizin gelungen, eine Reihe von Menschen aus der „großen psychosomatischen Schublade" herauszuholen, anstatt immer noch mehr hineinzustopfen.

HINWEIS DES AUTORS

Mit dem allgemein auch in der Medizin zunehmenden Wissensstand gibt es gleichzeitig eine zunehmende Anzahl vergleichbarer Beispiele. Frage des Autors: Hat die große Zahl psychosomatischer Anhänger, welche dazu neigen, die Psyche des Patienten als Ersatz für die eigene Kompetenz zur Hand zu nehmen, irgendetwas aus derlei Beispielen gelernt? Hat sich die psychosomatische Schublade wenigstens ein wenig geleert? Selbstverständlich sind dies rhetorische Fragen.

Helicobacter ist weltweit verbreitet. Die Übertragung erfolgt **fäkal-oral**, also durch **Schmierinfektion**, **Tierkontakte** oder über konta-

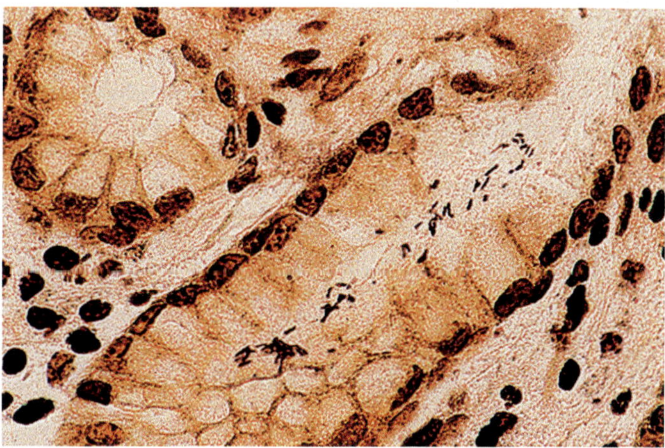

Abb. 1.26 Helicobacter pylori in der Magenmukosa [G159]

minierte **Nahrungsmittel**, sodass es bei schlechter Hygiene zu **familiären Häufungen** kommt. Die Durchseuchungsrate nimmt naturgemäß mit dem Alter zu. Man sollte anlässlich einer Therapie, spätestens aber bei einem eventuellen Rezidiv, an die Mitbehandlung der Familienmitglieder denken. Inzwischen weiß man, dass die Durchseuchung der Bevölkerung, zumindest in den westlichen Ländern, bei **etwa 50 %** liegt, wobei die Mehrzahl der Betroffenen **nicht symptomatisch wird**, eventuell aber auch nur mit derart milden Symptomen, dass sie nicht abgeklärt werden.

Der Keim hat zwei **Besonderheiten:** Zum einen bildet er ein **Toxin**, das die schleimproduzierenden Zellen des Magens angreift. Zum anderen enthält er in besonders großem Umfang ein Enzym namens **Urease**. Dieses Enzym spaltet Harnstoff (= Urea) und bildet dabei den (alkalischen) **Ammoniak** (NH_3). Mit diesem **neutralisiert** Helicobacter die **Salzsäure** des Magens in seiner direkten Umgebung, was ihm Überleben und Vermehrung unter diesen widrigen Bedingungen ermöglicht.

Diagnostik

Während noch vor einigen Jahren eine **Gastroskopie** mit Biopsieentnahme zum mikroskopischen Nachweis von Helicobacter pylori erforderlich war, ermöglicht seither die bakterielle Urease einen **Atemtest**, der die Patienten nicht mehr belastet: Nach oraler Gabe einer geringen Menge radioaktiv markierten Harnstoffs (am C-Atom) erscheint nach einer definierten Zeitspanne radioaktiv markiertes CO_2 in der **Ausatemluft** und kann dort nachgewiesen werden (Harnstoff wird von der Urease in CO_2 und 2-mal NH_3 zerlegt; der Ammoniak verbleibt an Ort und Stelle, das Kohlendioxid wird über den Blutweg zur Lunge befördert und abgeatmet). Inzwischen ist auch der Nachweis von **IgG**, teilweise in der Form vorgefertigter Schnellteste aus Kapillarblut, im Gebrauch.

Therapie

Die Therapie ist trotz der Antibiotikasensibilität des Keims recht aufwendig. Seit vielen Jahren wird eine Therapie mit **2** verschiedenen **Antibiotika** (zur Elimination des Keims) **und** säurehemmendem **Protonenpumpenhemmer** (zur Abheilung der Magenschleimhaut) favorisiert (sog. **Triple-Therapie**), womit Eliminationsraten von über 90 % möglich geworden sind. Allerdings werden längst zunehmende Antibiotikaresistenzen beobachtet, wie dies auch zu erwarten war. Zunehmend häufiger bleibt z.B. das gern eingesetzte Azithromycin ohne Wirkung, sodass Helicobacter inzwischen als **Problemkeim** eingestuft wird.

Angefügt werden soll, dass mit der Eradikation von Helicobacter nicht nur Ulzera und Gastritiden zuverlässig ausheilen, sondern auch die **Häufigkeit des Magenkarzinoms** (jedenfalls im distalen Antrumbereich) drastisch **gesenkt** werden kann.

Meldepflicht

Es existieren **keine** Meldepflicht und **kein** Behandlungsverbot.

Zusammenfassung

Helicobacter pylori

Übertragungswege
- fäkal-oral (Schmierinfektion, kontaminierte Nahrungsmittel), hohe Durchseuchung (50 %)

Inkubationszeit
- nicht bekannt

Symptome
- Gastritis Typ B
- Ulcus ventriculi oder duodeni
- nach Jahren bis Jahrzehnten Entwicklung eines Magenkarzinoms oder -lymphoms
- Infektion oft inapparent

Diagnostik
- Gastroskopie
- Atemtest
- Serumantikörper

Therapie
- Triple-Therapie (Protonenpumpenhemmer + 2 Antibiotika)
- zunehmende Resistenzentwicklung

Impfung
- keine

Meldepflicht
- nein

Behandlungsverbot
- nein

1.9 Clostridien

Clostridien sind obligat **anaerobe** Bakterien, die sich deshalb ausschließlich in einer Umgebung **ohne Sauerstoff** vermehren können. Es handelt sich um **grampositive**, kurze bis mittellange, recht **dicke Stäbchen**, die überwiegend begeißelt, also beweglich sind. Die Besonderheit an diesen Bakterien ist, dass sie immer dann, wenn ihnen die Umwelt z.B. durch ein Zuviel an Sauerstoff zu unwirtlich wird, **Sporen** bilden, die ihnen eine nahezu **unbeschränkte Überlebensfähigkeit** bescheren. Die Sporen tragen alle Erbinformationen, stellen aber Ruheformen ohne Stoffwechsel dar. Erst wenn z.B. durch Sauerstoffmangel die Bedingungen besser werden, keimen sie aus und werden wieder zu teilungsfähigen Zellen (➤ Fach Mikrobiologie). Die Sporenbildung führt dazu, dass **sämtliche Clostridien-Arten ubiquitär** vorkommen. Man findet die Bakterien bzw. ihre Sporen im Erdreich, im Staub, im Wasser sowie im Darm vieler Säugetiere – manchmal auch des Menschen. Die Infektionen erfolgen aber in der Regel nicht aus dem eigenen Darm (endogene Infektion), sondern von außen. Die wichtigste Ausnahme stellt **Clostridium difficile** dar, weil der Keim einerseits bei bis zu 10 % der Erwachsenen aus dem Darm isoliert werden und andererseits dort auch Schäden verursachen kann. Bei Patienten, die mehrere Klinikaufenthalte hinter sich gebracht haben, ist der prozentuale Anteil an Keimträgern noch weit höher (bis zu 50 %).

Eine weitere Besonderheit ist wesentlich: Sämtliche Clostridien produzieren **Exotoxine**, die in unvorstellbar geringen Mengen wirken (wenige Nanogramm). Diese Toxine sind die **alleinige Ursache der lebensbedrohenden Clostridien-Erkrankungen**.

1.9.1 Gasbrand

Der Gasbrand (Gasödem, Gangraena emphysematosa) wird durch **Clostridium perfringens** bzw. dessen Toxine verursacht, manchmal auch durch weitere Clostridienarten wie z.B. Clostridium septicum. Er entsteht aus **verschmutzten**, **tief reichenden**, **gequetschten** oder **nekrotischen Wunden**. Die aufgenommenen Sporen können unter solch anaeroben Bedingungen auskeimen und sich unter Toxinbildung vermehren. Begünstigt wird die Entstehung des notwendigen anaeroben Milieus durch eine **Mischinfektion** mit aerob wachsenden Keimen aufgrund deren **Sauerstoffverbrauchs**. Auch der Toxin-bedingte Gewebezerfall mit Ödem- und Thrombenbildung fördert die rasche Vermehrung der Bakterien und damit die Vergrößerung des Wundgebiets, weil in diesen Bereichen die Durchblutung sistiert. Sehr selten werden die Toxine auch einmal über kontaminierte Lebensmittel oral aufgenommen. Es kommt zur **Enteritis necroticans**. Personen mit malignen Grunderkrankungen oder auch Diabetiker tragen aufgrund der Mangelversorgung verschiedenster Gewebe ein etwas **höheres Risiko** für eine Infektion.

In den westlichen Ländern ist der Gasbrand selten geworden, wobei es aber aufgrund fehlender Meldepflicht keine genauen Zahlen gibt. Man rechnet für Deutschland mit etwa **50–100 Infektionen/Jahr**. In Entwicklungsländern ist die Zahl an Erkrankungsfällen wegen der hygienischen Verhältnisse weit höher.

Symptomatik

Nach einer Inkubationszeit von **5 Stunden bis zu 4 Tagen** (zumeist 5–48 Stunden) entwickelt sich in der Muskulatur des betroffenen Bezirks hochakut unter **heftigen Schmerzen** eine sich rasch vergrößernde **Schwellung** mit teilweise sichtbarer **bräunlicher** oder sogar **schwarzer Verfärbung** oder Blasenbildung (➤ Abb. 1.27). Die Patienten sind unruhig. Der Blutdruck fällt ab.

Bei der Palpation des betroffenen Bereichs kann aufgrund der Gasbildung ein **Knistern** ausgelöst werden. Aus der eröffneten Wunde entleert sich eine trübbraune bis blutige, stinkende Flüssigkeit, die kleine Bläschen enthalten kann. Die Muskulatur ist nekrotisch zerfallen. Die resorbierten Toxine führen infolge eines **Schocks** (septisch und durch Blutdruckabfall) innerhalb von Stunden zum **Tod**.

Das gebildete Gas ist, sofern es ursächlich erwähnt wird, **als CO_2 definiert** und soll von den Bakterien im Zuge ihrer Toxinbildung abgesondert werden. Dabei wird jedoch übersehen, dass unter strikt **anaeroben** Bedingungen CO_2 gerade **nicht** entstehen kann. Man sollte eher davon ausgehen, dass die im zerfallenden Gewebe (v.a. der Muskulatur) entstehenden **Fäulnisprozesse**, die schließlich auch den heftigen süßlich-fauligen Gestank erzeugen, zur **Gasbildung** und emphysematischen Auftreibung des Gewebes, teilweise unter Bildung großer Blasen, führen. Kohlendioxid jedenfalls kommt nicht in Frage und es wäre ohnehin geruchlos.

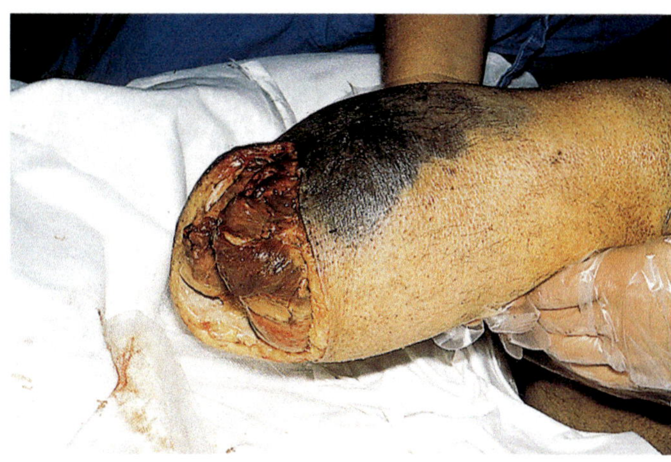

Abb. 1.27 Gasbrand [E288]

Diagnostik

Die Diagnose wird in typischen Fällen **klinisch** gestellt. Für irgendeine weitergehende Diagnostik bleibt ohnehin keine Zeit. Dabei bestehen die **wichtigsten Symptome**, die **möglichst umgehend** zur **Verdachtsdiagnose** führen sollten, in

- einer Verletzung, die sehr rasch ödematös anschwillt
- heftigsten Schmerzen
- Knistern bei der Palpation
- süßlich-fauligem Geruch
- Tachykardie und Blutdruckabfall

Selten können allerdings auch Enterobakterien oder Streptokokken ein zunächst ähnliches Bild auslösen oder es liegt (sehr viel häufiger) eine **Mischinfektion** mit Clostridien vor. Ist ein Labor in unmittelbarer Nähe, was beim aufnehmenden Krankenhaus zumeist der Fall ist, kann mittels **Mikroskopie** auch die Schnelldiagnose gestellt werden (→ dicke, grampositive Stäbchen).

Therapie

Die Therapie erfolgt durch eine **sofortige**, ausgedehnte **operative Eröffnung** des Wundgebiets unter vollständiger **Abtragung der Nekrosen**. An den Extremitäten wird häufig eine **Amputation** erforderlich, wenn man das Leben des Patienten retten will. Daneben gibt man Penicillin und weitere **Antibiotika**, um benachbarte Gewebebezirke zu schützen. Besonders hilfreich ist eine **Sauerstoffatmung** unter Überdruck **(Druckkammer)**, die das Gewebe mit O_2 anreichert und den obligaten Anaerobiern eine Vermehrung verunmöglicht. Allerdings sind derartige Druckkammern längst nicht überall erreichbar – auch weil die schwerstkranken Patienten kaum transportfähig sind.

1

Der Gasbrand ist die schlimmste Möglichkeit einer Wundinfektion. Die **Letalität** liegt auch bei chirurgischer Behandlung und Sauerstoffüberdruck noch bei **30–50 %**. Die **Enteritis necroticans** verläuft nahezu **immer tödlich**. Dies gilt auch für einen unzureichend behandelten Gasbrand der Körperoberfläche. Es gibt Schätzungen, nach denen jeder dritte im 1. Weltkrieg gefallene Soldat einem Gasbrand erlegen ist.

Meldepflicht

Nach dem IfSG bestehen **keine** Meldepflicht und **kein** Behandlungsverbot.

Zusammenfassung

Gasbrand

Verursacht durch Toxine meist von **Clostridium perfringens**

Übertragungswege
- verschmutzte, gequetschte bzw. nekrotische Wunden (anaerobe Bedingungen)
- sehr selten endogene Infektion aus der eigenen (dysbiotischen) Darmflora
- orale Aufnahme der Toxine aus kontaminierten Lebensmitteln (→ Enteritis necroticans)

Inkubationszeit
- 5 Stunden bis 4 Tage

Symptome
- akute, sehr schmerzhafte, teilweise braun-schwarze Schwellung
- palpatorisches Knistern aufgrund der Gasbildung
- süßlich-fauliger Geruch aus dem zerfallenden Gewebe
- Blutdruckabfall mit Tachykardie
- Tod teilweise innerhalb weniger Stunden

Diagnostik
- typische Symptomen-Konstellation
- mikroskopische Schnelldiagnose

Therapie
- breite Eröffnung und Nekrosenabtragung, an den Extremitäten evtl. Amputation
- Sauerstoffüberdruck (Druckkammer)
- Antibiotika

Impfung
- keine

Meldepflicht
- nein

Behandlungsverbot
- nein

1.9.2 Tetanus

Sowohl die Sporen der Tetanus-Clostridien **(Clostridium tetani)** als auch die Bakterien selbst können im Darm zahlreicher Tiere nachgewiesen werden, teilweise sogar in menschlichen Fäzes. Allerdings bleibt die rein theoretisch mögliche Kontamination an tierischen oder menschlichen Ausscheidungen reine Theorie und wird allgemein ausgeschlossen, sodass eine Übertragungsmöglichkeit von Mensch zu Mensch **nicht besteht**. Der wesentliche Infektionsweg ergibt sich entsprechend den Clostridien des Gasödems durch Aufnahme der Sporen in **verschmutzte Wunden**, in denen **anaerobe Bedingungen** vorherrschen. Der nahezu immer tödlich verlaufende **Säuglings-Tetanus (Tetanus neonatorum**; ➢ Abb. 1.28) entsteht bei Kindern nicht-geimpfter Mütter (!) aus der **Nabelschnur** bzw. dem **Nabelstumpf**, meist über unsterile Instrumente oder unsaubere Pflege. Beispielsweise wird der Stumpf in manchen afrikanischen Ländern mit Gras oder sogar Tierkot „behandelt", wodurch in diesem besonderen Fall tatsächlich eine Ansteckung an tierischen Ausscheidungen erfolgt.

Krankheitsentstehung

Das wichtigste von den Clostridien gebildete **Toxin** (Tetanospasmin) wirkt im Gegensatz zum Gasbrand-Toxin nicht an Ort und Stelle unter Zerstörung allen Gewebes, sondern wird ins Gewebe resorbiert, gelangt auf dem **Blutweg** auch zu den motorischen Endplatten der Skelettmuskulatur und lagert sich dort in die **Endungen der motorischen Nerven** ein.

Auch dort zeigt es im Gegensatz zum Botulinumtoxin noch keine Wirkung. Vielmehr diffundiert es nun mit einer Geschwindigkeit von 4–5 mm/h retrograd in Richtung **Rückenmark** bis zu den dort liegenden **Nervenzellen**. Anschließend gelangt es aus diesen motorischen Vorderhornzellen in die umliegenden Nervenzellen – und zwar bevorzugt in diejenigen, welche regulatorische, **hemmende Einflüsse** auf die motorischen Nervenzellen ausüben, die sog. Renshaw-Zellen (➢ Fach Neurologie).

In diesen nun entfaltet das Tetanustoxin erst seine Wirkung, indem es die Ausschüttung der **Überträgersubstanzen** (Glycin, GABA) **unterbindet**. Dadurch entfällt auch deren hemmender Einfluss auf die motorische Vorderhornzelle, was zu einer **Enthemmung** derselben führt. Die motorischen Nerven gehorchen nun keinen Rückkoppelungsmechanismen mehr, sondern feuern pausenlos ihre Salven zur motorischen Endplatte des Skelettmuskels. Im Ergebnis entstehen eine **Dauerkontraktur** oder auch **tonisch-klonische Krämpfe** der gesamten peripheren Muskulatur, die **Tetanie**. Einbezogen in die nervale Enthemmung sind teilweise auch die vegetativen, überwiegend **sympathischen Nerven**.

Unklar bleibt, ob das in der Wunde entstehende Tetanustoxin sich evtl. auch über die Gewebe-Nervenendigungen retrograd zum Rückenmark bewegen kann, also nicht ausschließlich auf den Blutweg bzw. auf den Weg über die motorische Endplatte angewiesen ist. Dies würde dann mehr die vegetativen, weniger die motorischen Nerven betreffen.

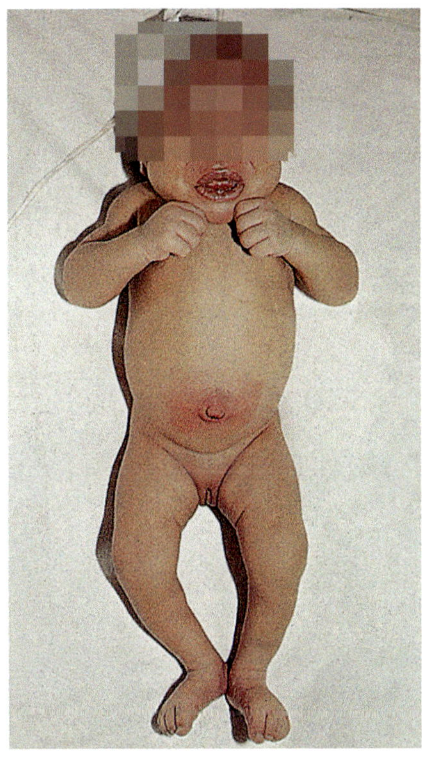

Abb. 1.28 Tetanus neonatorum [E288]

MERKE

Für die Aufnahme von Clostridien-Sporen reichen **kleinste Verletzungen** vollkommen aus. Dazu zählen selbst ganz **oberflächlich** in die Haut gelangende Fremdkörper wie Dornen oder Spreißel, jederzeit natürlich das Paradebeispiel des rostigen Nagels. Ebenso geht von **Piercing** oder der **Beschneidung** von jüdischen bzw. muslimischen Buben eine potenzielle Gefährdung aus, sofern sie nicht unter hygienischen Bedingungen durchgeführt werden. Die Gefährdung gilt auch in Bezug auf die **Geburtswunden** ungeimpfter Frauen (nach Geburt oder Abort). Gerade den obligat anaerob wachsenden Tetanus-Clostridien scheinen demnach sogar Eintrittspforten für eine Infektion und Vermehrung zu genügen, die gemeinhin eher **nicht** mit der Vorstellung „anaerober Bedingungen" in Verbindung stehen. Im Vordergrund stehen dabei wohl die Bildung eines Wundschorfs oder – auf Fremdkörper bezogen – kleine Unebenheiten bzw. unbelüftete Hohlräume.
Andererseits sind **verschmutzte**, tiefer reichende **Schürfwunden** mit entsprechender Schorfbildung oder **Brandwunden** ab Grad 2b, deren nekrotisches Gewebe nicht ausreichend steril versorgt wird und damit eine mögliche Eintrittspforte bildet, durchaus **besonders gefährdet**. Dagegen gilt eine prophylaktische Impfung im Hinblick auf eine Operation wegen der Sterilität der Operationsräume als entbehrlich.

Symptomatik

Nach einer **Inkubationszeit** von **3 Tagen** bis zu maximal **3 Wochen** beginnt die Krankheit mit **Kopfschmerzen** und **gesteigerten Reflexen**. Begleitend kommt es meist zum sog. **Trismus**, einer Spastik der Kaumuskulatur, die zur **Kiefersperre** führt. Möglich sind Schluckstörungen oder Atemnot bei Beteiligung des Larynx. Die Kontraktur der mimischen Gesichtsmuskulatur verursacht eine Grimasse, die einem fixierten Lächeln ähnelt (**Risus sardonicus** = „Teufelsgrinsen").

Spastische Krämpfe der Muskulatur von Rücken und (seltener) Extremitäten führen zur **Überstreckung** des Rückens unter **Reklination** des Kopfes. Dies wird als **Opisthotonus** bezeichnet und kann auch bei intrazerebralen Blutungen oder Einklemmung des Hirnstamms beobachtet werden. Die massive Aktivierung immer größerer Muskelanteile bedingt **muskuläre Schmerzen** (Myalgien) und eine **Zunahme der Körpertemperatur**. Obwohl es sich dabei um eine **Hyperthermie** handelt, wird sie – nicht ganz korrekt – zumeist als Fieber bezeichnet. Schließlich greift der Tetanus auf weitere Muskelgruppen über und führt zu **tonisch-klonischen Krämpfen**, bis letztlich durch die spastische **Lähmung der Atemmuskulatur** der **Tod** eintritt. Die Aktivierung der Muskulatur kann im Einzelfall so heftig werden, dass **Sehnenabrisse** oder Frakturen, z.B. als **Wirbelkörperfrakturen** entstehen.

Die Beteiligung **sympathischer Nerven** erkennt man an vermehrtem **Schwitzen**, einer Hemmung der **Darmperistaltik** und einem **Blutdruck**, der im Wechsel sowohl erhöht als auch erniedrigt sein kann, sodass die medikamentöse Einstellung Schwierigkeiten bereitet. Dies gilt auch für die Pulsfrequenz, die zwischen tachy- und bradykard schwanken kann. **Kardiovaskuläre** Entgleisungen gelten bei *beatmeten* Patienten als **Haupttodesursache** – meist in der 2. Krankheitswoche. Verantwortlich gemacht hierfür wird ein weiteres Toxin von Clostridium tetani (Tetanolysin).

Die Ursache für den üblichen Beginn der Symptomatik an der Muskulatur von Kopf, Nacken und Hals ist darin zu sehen, dass die **Strecke** von der motorischen Endplatte dieser Muskeln zu den Nervenkernen des Hirnstamms sehr viel **kürzer** ist als diejenige peripherer Nerven zum jeweiligen motorischen Vorderhorn des Rückenmarks. Der **Kopfschmerz** als mögliches Frühsymptom kann aus dem muskulären Spasmus resultieren, der die Nackenmuskulatur mit einschließt. Zusätzlich kann er aus der Beteiligung der **Kaumuskulatur** abgeleitet werden (→ Trismus), die motorisch vom **N. trigeminus** versorgt wird. Und für den V. Hirnnerven gilt, dass er in all seinen Anteilen **schmerzempfindlich** ist.

Diagnostik

Die Diagnose erfolgt durch Nachweis von Clostridium tetani aus der Wunde, falls dies im Einzelfall gelingt, häufiger jedoch durch Nachweis des **Tetanus-Toxins** (= Tetanospasmin) aus dem **Serum**. Die Hinweisdiagnose ergibt sich aus dem klinischen Bild.

Therapie

Die Therapie des manifesten Tetanus muss sich auf eine **Bekämpfung der Symptome** beschränken. Man gibt **krampflösende** Medikamente. Spätestens bei Lähmung der Atemmuskulatur wird **maschinell beatmet**. Die Eintrittspforte wird gesucht und **chirurgisch** saniert. **Antibiotika** (v.a. Metronidazol) töten noch vorhandene Clostridien ab. **Tetanus-Antitoxin** neutralisiert das im Umlauf befindliche Tetanus-Toxin, gelangt aber nicht bis zu dem Toxin, das bereits in den Nervenzellen sein Unwesen treibt. Inzwischen existieren Hinweise, dass eine zusätzliche **intrathekale Gabe** (über eine Lumbalpunktion in den Subarachnoidalraum) die Überlebenschancen verbessert. Eine (erfolgreiche) Therapie dauert etwa **4–6 Wochen** und führt dann in der Regel zur vollständigen Genesung des Patienten.

Die **Letalität** ist allerdings mit etwa **20 %** selbst unter den modernsten Intensivbedingungen der westlichen Länder nach wie vor hoch. Nach Schätzungen der WHO versterben jährlich weltweit immer noch annähernd 300.000 Menschen an der Erkrankung, weit überwiegend **Neugeborene (Tetanus neonatorum)** in Entwicklungsländern. Wie wirksam in diesen Ländern die Impfkampagnen unter Führung der WHO dennoch bereits sind, kann daraus abgeleitet werden, dass man noch bis in die 1990er-Jahre hinein von mindestens 1 Million Tetanustoten/Jahr ausgegangen ist. In **Deutschland** gibt es seit vielen Jahren etwa **10–15 Tetanus-Fälle** pro Jahr, wobei allerdings seit 2001 aufgrund der fehlenden Meldepflicht keine genauen Zahlen mehr bekannt sind. Betroffen sind vorrangig Personen ganz ohne Impfschutz oder **ältere Menschen**, die ihren Impfschutz über mehrere Jahrzehnte nicht mehr haben auffrischen lassen. Immerhin ist in diesen Fällen der Verlauf zumeist milder und nicht unmittelbar lebensbedrohend. Manchmal kommt es dabei lediglich zu **lokalen Spasmen** der Muskulatur im Bereich der Eintrittspforte.

Impfung

Besonders wichtig ist die sorgfältige und lückenlose **Impfprophylaxe (Toxoid-Impfstoff** mit Wirkung gegen das **Toxin**, nicht gegen die Bakterien). Durchgeführt wird sie mit vier Impfungen im 1. Lebensjahr, ergänzt durch die üblichen Auffrischimpfungen im Kindesalter und anschließend im 10-Jahres-Rhythmus (➤ Kap. 6.1). Dabei sollte nach Empfehlungen der STIKO eine fällige Auffrischimpfung im Erwachsenenalter **einmalig** mit einer **Pertussisimpfung**, evtl. unter Einbeziehung von **Polio** (IPV), kombiniert werden, um dadurch der zunehmenden Zahl an Keuchhustenfällen bei Erwachsenen zu begegnen. Bei fehlendem oder lückenhaftem Impfschutz erfolgt im **Verletzungsfall** eine **Simultanimpfung** aus **Aktivimpfstoff** und **Tetanus-Antitoxin**. Weitere Simultanimpfungen gibt es ansonsten nur noch bei der Tollwut und der Hepatitis B.

Bei der Betreuung älterer Patienten – ganz besonders, wenn es sich dabei um Diabetiker oder Patienten mit anderweitig gestörten Durchblutungsverhältnissen oder z.B. einem Ulcus cruris handelt – sollte an eine **Kontrolle des Impfstatus** gedacht werden. Spätestens im Rahmen von Verletzungen, auch **Bagatellverletzungen**, duldet das im Sinne der Patienten ohnehin keinen Aufschub.

MERKE

Nach einer **überstandenen Tetanus-Erkrankung** entsteht **keine Immunität** (!), weil die minimalen Toxinmengen, die den Wundstarrkrampf verursachen, keine ausreichende Antikörperbildung induzieren. Auch solche Personen sollten demnach am Impfprogramm teilnehmen.

Meldepflicht

Für den Tetanus bestehen **keine** Meldepflicht und **kein** Behandlungsverbot.

Zusammenfassung

Tetanus

Verursacht durch Toxine von **Clostridium tetani**

Übertragungswege

- Aufnahme der Sporen in verschmutzte, nekrotische bzw. mangelversorgte Wunden
- Selbst Bagatellverletzungen gefährden Nichtgeimpfte.
- bei Neugeborenen aus der Nabelschnur aufgrund unsteriler Instrumente bzw. aus dem kontaminierten Nabelstumpf

Inkubationszeit

- 3 Tage bis 3 Wochen

Symptome

- tonisch-klonische Krämpfe, Beginn am Kopf mit Kiefersperre und Risus sardonicus
- Kopfschmerzen
- Temperaturerhöhung (Hyperthermie, kein Fieber)
- Opisthotonus, eventuell mit Wirbelkörperfrakturen oder Sehnenabrissen
- Tod durch spastische Lähmung der Atemmuskulatur oder durch kardiovaskuläre Komplikationen

Diagnostik

- Nachweis der Bakterien aus der Wunde (gelingt selten) oder des Toxins aus dem Serum

Therapie

- Simultanimpfung im Verletzungsfall bei unzureichendem Impfschutz
- Sanierung der Wunde
- Antibiotika
- intensivmedizinische symptomatische Behandlung, Letalität trotzdem bei 20 %

Impfung

- Toxoidimpfung, 4-mal im 1. Lebensjahr, Auffrischimpfungen im Kindesalter, danach alle 10 Jahre (STIKO)

Meldepflicht

- nein

Behandlungsverbot

- nein

1.9.3 Botulismus

Der Botulismus stellt eine **Lebensmittelvergiftung** durch **Botulinum-Toxin** und keine Infektion durch die Clostridien selbst dar. Damit ist der Botulismus im eigentlichen Sinn, zumindest weit überwiegend, **keine Infektionskrankheit**, sondern eine **Intoxika-**

tion. In Deutschland entstehen im Durchschnitt **weniger als 10** Vergiftungen/Jahr. 2016 kam es ausnahmsweise zu 14 Meldungen (2015: 3).

Das Botulinum-Toxin ist **unvorstellbar giftig:** 0,0001 mg (= 0,1 µg = 100 ng) oral bzw. 3 ng i.v. wirken bereits tödlich. Es stellt damit das stärkste Gift überhaupt dar, das auf der Erde existiert.

Krankheitsentstehung

Wenn die Sporen von Clostridium botulinum in Nahrungsmittel gelangen – durch mangelhafte Sterilisierung von **Konserven** oder in unzureichend haltbar gemachte Fleischprodukte (z.B. **Geräuchertes**) – und dort **anaerobe Bedingungen** vorfinden (geradezu perfekt natürlich in Konserven), vermehrt sich der Keim und bildet dabei verschiedene **Neurotoxine**. Als wichtigsten Hinweis sieht man bei den Konserven eine Aufblähung des Deckels. 2016 wurde in 2 Fällen **Forellenfilet** als Quelle wahrscheinlich gemacht, doch gab es keine Erläuterungen zu deren Verarbeitung oder Aufbewahrung (RKI). In 4 weiteren Fällen stellte roh verzehrte, getrocknete und gesalzene **Plötze**, eine Karpfen-Art, die Ursache dar.

Werden verdorbene Lebensmittel gegessen, wird das Botulinum-Toxin, nachdem es im Darm zu **Übelkeit** und **Erbrechen** geführt hat (später auch zur **Obstipation** bis hin zum **paralytischen Ileus**), resorbiert und gelangt über den Blutweg, analog dem Tetanus-Toxin, u.a. zur **motorischen Endplatte** des Skelettmuskels. Nach Aufnahme in die motorischen Nerven wirkt es nun bereits an Ort und Stelle – ohne „Umwege" ins Rückenmark. Durch **Hemmung des Acetylcholins** (bzw. der präsynaptischen Vesikel), den Überträgerstoff an Muskel und Vegetativum, unterbindet es jegliche Aktivität von Muskulatur und Drüsen.

Weitere Infektionswege

In Einzelfällen ist die Auslösung des Botulismus auch über eine **Wundinfektion** mit Clostridium botulinum möglich, bei Säuglingen sogar durch orale Aufnahme der **Sporen** (z.B. aus **Honig**). Die Inkubationszeit beträgt bei der **Wundinfektion** bis zu **10 Tage**, während die Toxin-Vergiftung durch **Lebensmittel** typischerweise innerhalb von **12–36 Stunden** zur Erkrankung führt. Die Ursache dafür, dass die Clostridien nur beim Säugling den Darm unter Toxinbildung zu besiedeln vermögen, ist in der noch unvollständigen Darmflora begründet, die den Sporen Auskeimung und Vermehrung erlaubt. 2016 wurden 4 Säuglingsintoxikationen gemeldet (RKI). Die Nahrungsquellen wurden nicht angegeben.

ACHTUNG

Vor allem im **1. Lebensjahr**, vorsichtshalber auch noch im zweiten, sollte man Kindern keine Nahrungsmittel geben, die Clostridien-Sporen enthalten könnten. Dazu zählen u.a. **Honig** und (verunreinigte) Erzeugnisse aus dem Garten (Gemüse, Hülsenfrüchte).

Symptomatik

Die Folge der Blockade der motorischen Endplatte ist eine **absteigende schlaffe Lähmung** mit Beginn an der Muskulatur von **Augen**, **Schluck-** und **Sprechapparat**, die zuletzt – nach etwa 1 Woche – auch die **Atemmuskulatur** bzw. das **Atemzentrum** betrifft und an der die Patienten versterben. Diese Symptome gelten auch für einen infektiösen Botulismus, lediglich die einleitenden Darmsymptome fehlen in diesen Fällen.

Es ist zu beachten, dass die muskulären Lähmungen beim **Botulismus schlaff**, und beim **Tetanus hyperton** sind.

MERKE

Augensymptome (**Doppelbilder**, Flimmern, Ptosis) aufgrund der Augenmuskellähmung sind ein charakteristisches **Frühsymptom** des Botulismus, ebenso die **Schluckstörung**.

Die **Letalität** (durch zentrale Atemlähmung) liegt in unbehandelten Fällen bei **75%**.

Diagnostik

Nachweis des **Toxins** aus Blut, Mageninhalt und/oder den verdächtigten Lebensmitteln.

Therapie

Die Therapie erfolgt wie beim Tetanus rein **symptomatisch** bis hin zur künstlichen Beatmung. Antibiotika sind sinnlos, weil die Erkrankung nicht durch Bakterien, sondern durch deren Toxine verursacht wird. Lediglich bei der Anwesenheit vegetativer Clostridien im Darm (Säugling) oder bei einer Wundinfektion werden Antibiotika gegeben, z.B. Penicillin.

Ein **Antitoxin** steht zur Verfügung und wird möglichst **umgehend** eingesetzt, kann aber genauso wenig wie beim Tetanus das bereits in den Nervenendungen befindliche Toxin neutralisieren. Die Sterblichkeit ist auch unter intensivmedizinischen Bedingungen noch hoch (10–15%). Manchmal muss über Monate beatmet werden, weil die Blockade an den motorischen Endplatten irreversibel ist, sodass sich erst neue Nervenendigungen und Endplatten ausbilden müssen.

Die beste **Prophylaxe** des Botulismus besteht in einer **Erhitzung** der Nahrungsmittel über 10–15 Minuten auf ca. **100 °C** (80 °C im Kern), weil das Toxin dadurch zerstört wird.

EXKURS

Die Wirkung des Toxins als **Acetylcholin-Blocker** macht man sich seit einigen Jahren auch **therapeutisch** durch lokale Injektionen hoch verdünnter Lösungen zunutze – z.B. bei Hyperhidrosis (übermäßiges Schwitzen), Blepharospasmus (Lidkrampf), Ösophagusachalasie, Torticollis (Schiefhals) u.a., aber auch **kosmetisch** zur Faltenminderung (Botox®).

Meldepflicht

Meldepflichtig ist nach **§ 6** IfSG bereits der **Krankheitsverdacht**, nach § 7 auch der **Nachweis** des Erregers oder seines Toxins. Die im Gegensatz zu den anderen Clostridien-Erkrankungen bestehende Meldepflicht zeigt die Konsequenz des IfSG: Wo *eine* Konserve zur Intoxikation geführt hat, könnten sich weitere befinden, die gefunden werden müssen.

Zusammenfassung

Botulismus

Meist Lebensmittelintoxikation durch Toxine von Clostridium botulinum

Übertragungswege

- kontaminierte Nahrungsmittel
- Wundinfektionen (selten)
- beim Säugling auch orale Aufnahme der Sporen, z.B. aus Honig

Inkubationszeit

- 12–36 Stunden (Lebensmittelintoxikation) bzw. wenige Tage (Wundinfektion)

Symptome

- Übelkeit mit Erbrechen
- Obstipation bis zum paralytischen Ileus
- absteigende schlaffe Lähmungen
- Doppeltsehen und Schluckstörung als Frühsymptome
- Tod durch zentrale Atemlähmung

Diagnostik

- Nachweis des Toxins aus Körperflüssigkeiten und/oder Lebensmitteln

Therapie

- Antitoxin
- intensiv-medizinische symptomatische Betreuung

Prophylaxe

- Erhitzung der Lebensmittel auf 100 °C (10–15 Minuten)

Impfung

- keine

Meldepflicht

- nach § 6 IfSG bereits bei Verdacht

Behandlungsverbot

- ja

1.10 Mykobakterien

Bei den Mykobakterien handelt es sich um unbewegliche, schlanke, gramnegative Stäbchenbakterien, die ungewöhnlich widerstandsfähig gegenüber sauren und basischen Farbstoffen sind, sich also nur mittels Spezialfärbungen (z.B. Ziehl-Neelsen) deutlich anfärben lassen (> Abb. 1.29).

Sie werden aus diesem Grund unter dem Begriff der **„säurefesten Stäbchen"** zusammengefasst. Die Ursache dafür sowie auch für die ungewöhnliche Resistenz gegenüber äußeren Einflüssen liegt im besonders **hohen Fettgehalt der Zellwände**, zu dem auch **Wachse**

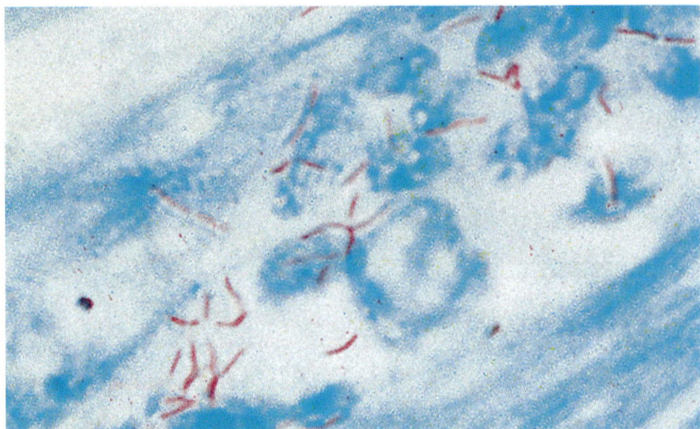

Abb. 1.29 Einzelne Mykobakterien im Sputum [G086]

gehören. Aufgrund dieser Schutzschicht können sie die Salzsäure des Magens unbeschadet überstehen, ohne sich wie Helicobacter mit Ammoniak umgeben zu müssen. Sie überstehen auch Temperaturen von –70° C bis +60° C. Aufgrund des Wachsgehaltes der Zellwand vermögen selbst die **Phagozyten** des Körpers, Neutrophile und Makrophagen, Mykobakterien nach der Phagozytose **nicht abzutöten**. Ähnlich den Salmonellen und weiteren Bakterien können sie sich sogar ungehemmt in Makrophagen vermehren. Zusätzlich produzieren sie zu diesem Zweck auch noch Proteine, welche die Makrophagenfunktion hemmen.

Einzelne Arten gehören zur physiologischen Flora. Sogenannte **atypische Mykobakterien** (Mycobacterium avium, chelonae, marinum, kansasii usw.) verursachen sporadisch bei **Immungeschwächten** Infektionen v.a. von Haut und Lunge. Bei den wichtigsten **obligat pathogenen** Arten handelt es sich um **Mycobacterium tuberculosis, Mycobacterium africanum, Mycobacterium bovis** und **Mycobacterium leprae**. Die ersteren lösen die Tuberkulose aus, Mycobacterium **(M.)** leprae die Lepra.

Die **Generationszeit** der Mykobakterien, also die Zeit zwischen zwei aufeinander folgenden Teilungen, liegt bei etwa **12 Stunden** (bis zu **20 h**) für M. tuberculosis bzw. sogar **13 Tagen** (M. leprae) und ist damit ungewöhnlich lang. Beispielsweise teilen sich Coli-Bakterien, Staphylokokken oder Salmonellen alle 15–20 Minuten. Ursache ist der langwierige Aufbau der komplexen Umhüllung. *Eine* Folge davon ist der lange Zeitraum von 3–4 Wochen, bis bei M. tuberculosis der Labornachweis mittels Kultivierung der Bakterien gelingt. Für M. leprae benötigte man wahrscheinlich neben spezifischen Wachstumsfaktoren auch noch (überspitzt formuliert) mehrere Generationen an Labormedizinern, sodass eine Kultivierung als unmöglich gilt.

1.10.1 Tuberkulose

Die Tuberkulose, die noch bis ins 19. Jahrhundert hinein als **Schwindsucht** bezeichnet wurde, ist so alt wie die Menschheit, wie Befunde an ägyptischen Mumien oder auch aus der Steinzeit belegen. Bis vor wenigen Jahrhunderten war sie die Ursache für etwa 30 % aller Todesfälle. Damit stand sie gemeinsam mit weiteren Seuchen wie der Pest einsam an der Spitze, so wie heute Herz-Kreislauf-Erkrankungen und Krebs zumindest die Statistik in den westlichen Ländern anführen.

In der Zeit vor Einführung der Antibiotika verstarben ziemlich genau ⅔ aller Patienten mit aktiver Lungentuberkulose. In den Entwicklungsländern ist die Tuberkulose neben HIV und Malaria noch heute eine der häufigsten Infektionskrankheiten und eine der häufigsten infektiösen Todesursachen – weit überwiegend in den Entwicklungsländern. Dafür gibt es hauptsächlich zwei Ursachen: Zum einen sind dies die hygienischen Verhältnisse in Verbindung mit der immer noch häufigen Mangelernährung und zum anderen die hohe Durchseuchung mit HIV und der zugehörigen Immuninsuffizienz. Diese begünstigenden Faktoren, von unzureichenden hygienischen Verhältnissen bis hin zu Mangelsituationen bei Ernährung und Immunkompetenz, zeigen sich auch in den westlichen Gesellschaften, indem „Randgruppen der Gesellschaft" wie Obdachlose oder Drogenabhängige überdurchschnittlich häufig erkranken. Zusammengefasst gehören zu den **Risikogruppen**

- Gefängnisinsassen,
- Diabetiker,
- Drogenabhängige,
- HIV-Infizierte und sonstige immundefiziente Patienten,
- Migranten aus Ländern mit hoher Prävalenz an Tbc,
- Personen, die in Ballungsräumen wie z.B. Großstädten leben
- sowie Beschäftigte im Gesundheitswesen. Beispielsweise kam es in Deutschland im Jahr 2013 zu 543 Meldungen an die Berufsgenossenschaft, womit die Tbc immer noch zu den **häufigsten Berufskrankheiten im Gesundheitswesen** zählt.

In Mitteleuropa ist die Tuberkulose des ungeachtet vergleichsweise selten geworden, was an den hygienischen Bedingungen, der verbesserten Diagnostik und der Antibiotikatherapie liegt. In **Deutschland** erkrankten noch bis in die 1990er-Jahre etwa 15.000 Menschen/Jahr, wovon ca. 13.000 eine Lungentuberkulose und knapp 2.000 eine Tuberkulose anderer Organe bekamen. Danach reduzierte sich die Zahl neuer Infektionen beständig immer weiter über rund 8.000/Jahr in den ersten Jahren des neuen Jahrhunderts bis hin zu einem **Plateau** von gut **4.000** gemeldeten Fällen/Jahr in den Jahren **2008–2014**. Erst **2015** und **2016** kam es zu einem neuerlichen Anstieg auf etwa **5.900 Infektionen**, was damit zusammenhängt, dass ein beachtlicher Anteil unter der sehr großen Zahl an Migranten in diesen Jahren aus Ländern mit einem vergleichsweise hohen Tuberkulosebestand zu uns kam. Bei drei Vierteln dieser knapp 6.000 Fälle handelte es sich um eine Lungentuberkulose. Bevorzugt betroffen waren **junge Erwachsene**; ein kleinerer Altersgipfel betraf sehr **alte Menschen** (80+).

Derselbe **Rückgang**, wie er in den Jahren vor 2015 zu verzeichnen war, ist auch **weltweit** zu beobachten. Laut WHO reduzierte sich die Zahl an **Neuerkrankungen** seit 1990 um über 40 % auf derzeit (2017) noch gut **10 Millionen** im Jahr. In derselben Zeitspanne halbierte sich die Zahl der **Todesfälle** auf rund **1,3 Millionen** bei Menschen **ohne HIV-Infektion**. Schließt man diese Patienten mit ein, addieren sich nochmals knapp 400.000 Todesfälle dazu. Die Letalität liegt damit in der Größenordnung der Malaria- und AIDS-Todesfälle.

Die **meisten Neuerkrankungen** gibt es in **Afrika** und **Südostasien** (allein in Indien und China jeweils annähernd 2 Mio./Jahr) sowie seit einigen Jahren auch in **Osteuropa** bzw. den Staaten der **ehemaligen Sowjetunion**. Dort tauchen zunehmend Mykobakterien auf, die gegenüber den üblichen Antibiotika (Antituberkulostatika) **resistent** geworden sind. Laut WHO leiden aktuell annähernd **500.000 Menschen** weltweit an einer **multiresistenten Tuberkulose**, gegen die nur noch einzelne, sehr teure und mit Nebenwirkungen behaftete Antibiotika eine gewisse Wirksamkeit besitzen. Vor allem in Afrika versterben zahlreiche Menschen an der Krankheit, weil sie zusätzlich an HIV bzw. AIDS leiden (knapp 400.000/Jahr, s. oben) und dadurch alle Chancen auf einen erfolgreichen Kampf ihres Immunsystems verlieren. Dieser Zusammenhang trifft inzwischen auf knapp **ein Drittel aller AIDS-Todesfälle** zu.

Mycobacterium tuberculosis ist der weitaus häufigste Erreger der Tuberkulose. Mehr in Einzelfällen werden weitere Mykobakterien wie v.a. **M. africanum** nachgewiesen. Diese beiden Subtypen kommen weit überwiegend **nur beim Menschen** vor, doch könnten sich rein theoretisch auch Haustiere, die im engen Kontakt mit dem Menschen leben, an einem Tuberkulosekranken infizieren und die Krankheit weitergeben.

Wesentlich seltener als in früheren Jahrzehnten wird die Tuberkulose durch **Mycobacterium bovis** verursacht. Hier ist der natürliche Wirt das **Rind** (Bovis = Rind). Die **Rindertuberkulose** ist v.a. seit der Zeit stark zurückgegangen, seit der die Rinder strenger überwacht werden und ihre Milch pasteurisiert in den Handel kommt. Seit etlichen Jahren geht auch der Befall der Rinder gegen null, sodass in Deutschland „Milch vom Bauern" hinsichtlich einer Tuberkulose **kein** erwähnenswertes Risiko mehr darstellt.

Die Tuberkulose **(Tbc)** ist eine **zyklische Erkrankung** ähnlich dem Typhus abdominalis oder anderen systemischen Infektionskrankheiten. Die einzelnen Stadien haben allerdings mit denen des Typhus bzw. Paratyphus nichts gemein und werden auch völlig anders bezeichnet. Die unüblich gewordene Einordnung als „zyklisch" wird ohnehin nur erwähnt, weil sie in früheren Jahren in der Prüfung auftauchte.

Prinzipiell kann **jedes Organ** betroffen sein. Durch **bovine** Tuberkelbakterien mit der Milch übertragene Bakterien verursachen zumeist eine **Darmtuberkulose**. Diese Form ist heute selten, entsteht in den westlichen Ländern am ehesten noch durch Verschlucken bakterienhaltigen Sputums aus einem Lungenherd. Noch seltener ist die Tuberkulose der **Haut**, etwas häufiger diejenige der **Nieren** und ableitenden **Harnwege** oder der **Eierstöcke**, **Eileiter** und **Nebenhoden**. Mit weitem Abstand am häufigsten (Anteil etwa 90 %) ist die Tbc der **Lunge**.

Lungentuberkulose

Die Ansteckung erfolgt nach **engem Kontakt** zu einem Tuberkulosekranken – z.B. in der Familie, am Arbeitsplatz, in der Schule oder in öffentlichen Verkehrsmitteln **aerogen** durch **Tröpfcheninfektion**. Voraussetzung dafür ist, dass der Erkrankte an einer sog. **offenen Tuberkulose** leidet, also an der Form, bei welcher die tuberkulösen Herde in der Lunge eine **offene Verbindung zum Lumen der Bronchien** besitzen, wodurch Tuberkelbakterien frei in die Atemwege gelangen. Andernfalls ist eine Ansteckung nicht möglich. Mehr als jeder zweite Patient mit aktiver Lungentuberkulose leidet an einer solch offenen Form und ist damit kontagiös (ansteckungs-

1

fähig). Anstatt eines *engen Kontakts* genügt durchaus auch eine etwas weitere Entfernung zum Erkrankten (wenige Meter), doch ist dafür dann ein sehr **kräftiger Hustenstoß** erforderlich, damit die Sputumtröpfchen die Entfernung überbrücken können. Die Kontagiosität der Tbc ist also längst nicht so hoch wie z.B. bei Masern, Windpocken oder den Enteritisviren (Noro, Rota).

An einer **extrapulmonalen Manifestation** einer Tuberkulose kann man sich auch auf andere Weise infizieren – abgesehen vom Darmbefall durch Mycobacterium bovis z.B. durch direkten Kontakt einer kleinen Hautverletzung zu einer ulzerierenden **Hauttuberkulose** oder durch sexuellen Kontakt an einer Tuberkulose der **Genitalorgane**. Derartige Infektionswege sind jedoch insgesamt sehr selten.

Krankheitsentstehung (➤ Abb. 1.30)

Die Erreger gelangen bei der Inspiration, eingepackt in Sputumtröpfchen oder (eher theoretisch) Staubpartikel, in die **Alveolen** der Lunge. Dort werden sie von den Alveolarmakrophagen phagozytiert, aber nicht abgetötet. Im Gegensatz zu fast allen anderen Infektionen (Ausnahme: Syphilis) genügen für das Angehen der Tbc bereits **einige wenige Bakterien** (beim Typhus mindestens 10^5, bei der Salmonellenenteritis oder Cholera noch weit mehr).

Die Tuberkelbakterien vermehren sich in den folgenden Wochen in den Makrophagen, woraufhin diese absterben, nachdem eine bestimmte Keimzahl erreicht ist. Die freigesetzten Bakterien werden erneut von Makrophagen aufgenommen. Zugrunde gehende Makrophagen bzw. deren Interleukine lösen eine **Entzündung** aus; es entsteht etwa **2–3 Wochen** nach Aufnahme der Erreger in die Lunge der sog. Primärherd bzw. **Primäraffekt**.

Einzelne Bakterien gelangen über den Lymphstrom zu den regionären Lymphknoten am Lungenhilus, werden dort ebenfalls phagozytiert und lösen gleichzeitig über spezifische T-Lymphozyten eine Immunantwort aus. Die befallenen **Lymphknoten** schwellen dadurch an und können im **Röntgenbild** dargestellt werden.

MERKE

Primäraffekt und betroffene **Lymphknoten** bilden **gemeinsam** den sog. **Primärkomplex**. Der Primärkomplex stellt gleichzeitig die **Primärtuberkulose** dar.
Bis zur Bildung des Primärkomplexes vergehen etwa **4–6 Wochen**. Diese Zeit gilt als **Inkubationszeit**, weil die Erkrankung frühestens zu diesem Zeitpunkt erkennbar wird.

Primärtuberkulose

In gut **90 %** aller Fälle bleibt die Infektion im Stadium des Primärkomplexes stehen (➤ Abb. 1.31). Es findet also weder eine Vergrößerung des Primäraffekts noch eine weitere Aussaat der Bakterien statt. **Primäraffekt** und zugehörige **Lymphknoten vernarben** und

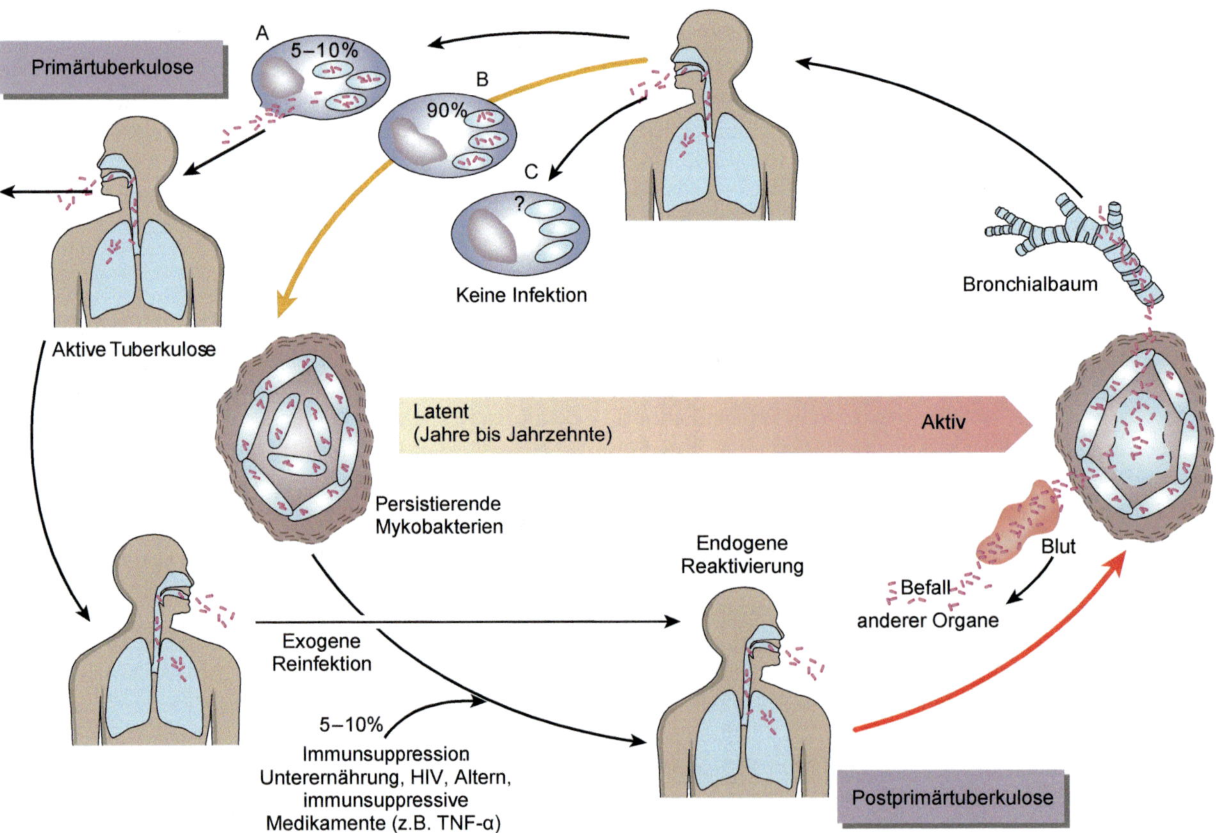

Abb. 1.30 Infektion mit Mycobacterium tuberculosis. Aufnahme in die Lunge über Tröpfcheninfektion, Ausbildung eines Gleichgewichts oder Primärtuberkulose; Übergang in Latenzzustand mit persistierenden Mykobakterien in einem produktiven Granulom; exogene Reinfektion oder endogene Reaktivierung über Schwächung der zellulären Immunantwort: aktive (Postprimär-) Tuberkulose; Infektionsübertragung durch abgehustete Mykobakterien. [L157]

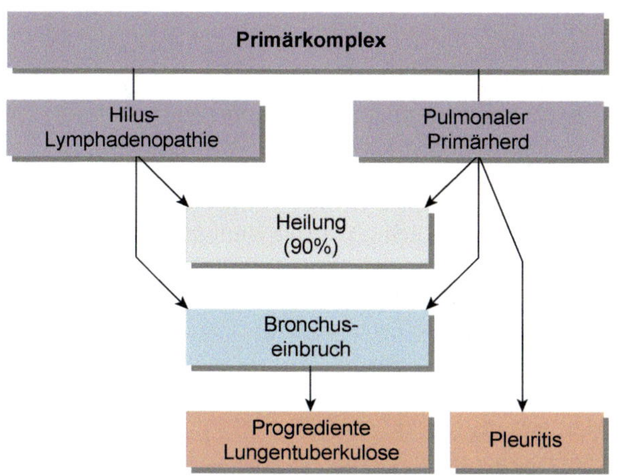

Abb. 1.31 Schematische Darstellung des Ablaufs der Primärtuberkulose [L112]

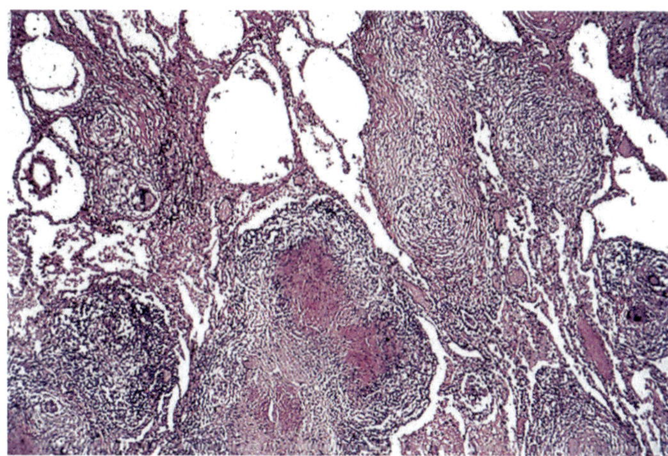

Abb. 1.32 Miliartuberkulose der Lunge [E667]

verkalken innerhalb von 9–12 Monaten. Beschwerden müssen nicht bestehen. Die weit überwiegende Mehrzahl immunkompetenter Patienten erscheint **klinisch völlig gesund**.

In einem kleinen Teil der Fälle kommt es zu **Husten** und Fieber bzw. **subfebrilen Temperaturen** und **Nachtschweiß**, sehr selten auch zu **Inappetenz** mit **Gewichtsabnahme**. Das Sputum kann beigemischtes Blut enthalten **(Hämoptyse)**. Zumeist werden aber die tuberkulösen Herde zufällig anlässlich einer anderweitig veranlassten Röntgenaufnahme in den Folgejahren gesehen. Diese vernarbten und verkalkten Herde enthalten häufig **lebenslang** lebende und **vermehrungsfähige Bakterien**; das Immunsystem wird also sogar nach seiner spezifischen Aktivierung nicht mit den Eindringlingen fertig.

Aktive Tuberkulose

In knapp **10 %** der Fälle, vor allem bei immunologisch geschwächten Menschen, des Öfteren auch bei Kindern, entsteht aus dem Primärkomplex heraus eine **aktive Tuberkulose**. Es bilden sich umfangreichere Herde, die in der Folge in ihrem **Zentrum nekrotisch** zerfallen. Das Gewebe erinnert hier an krümeligen Käse, weshalb diese Herde als **verkäsende Herde** oder **Käseherde** bezeichnet werden.

Streuherde

Nicht immer werden die mit der Lymphe verschleppten Tuberkelbakterien in den Hilus-Lymphknoten abgefangen und phagozytiert. Vor allem bei Patienten, die eine aktive Tuberkulose entwickeln, gelangen manchmal einzelne Keime durch diese Filterstationen hindurch, sodass eine Aussaat in den Körperkreislauf erfolgt. Man bezeichnet dies als **primäre Streuherdbildung**.

Organe, die nun hauptsächlich Herde bilden, sind die **Nieren**, die Epiphysen der **Knochen**, die apikalen Bereiche der Lunge **(Lungenspitzen)** und auch die **Milz** als „Lymphknoten des Blutes", in der ganz allgemein Fremdantigene aus dem Blutkreislauf herausgefiltert und phagozytiert werden. Es kommt zur **Splenomegalie**. Häufig ist auch die **Pleura** betroffen **(Pleuritis, Pleuraschwielen)**, wodurch Thoraxschmerzen und evtl. eine Dyspnoe entstehen.

Hinsichtlich der Spitzenbereiche der Lunge wird auch die (sicherlich korrektere) Meinung vertreten, dass sie bereits primär durch die Inhalation und nicht erst sekundär durch Ausstreuung befallen werden, dass also bereits der **Primäraffekt** überwiegend im **rechten Oberlappen** entsteht. Ursache dafür ist der Umstand, dass die Belüftung der Lungenspitzen in aufrechter Körperhaltung wesentlich intensiver erfolgt als diejenige der basalen Anteile. Zusätzlich wird der Hauptanteil der Atemluft aufgrund des dickeren rechten Hauptbronchus und des verstärkten Sogs der voluminöseren rechten Lunge nach rechts geleitet, sodass eingeatmete Partikel überwiegend den rechten Oberlappen erreichen, deutlich seltener den linken (➤ Fach Atmungssystem). Auch die **Pleura** dürfte eher selten durch Bakterien auf dem Blutweg erreicht werden, sondern sicherlich weit überwiegend aus **Lungenherden**, die in Richtung Pleura wachsen und zur Infiltration führen.

Miliartuberkulose

Vor allem bei **Immuninsuffizienz** kann es aus diesen Herden oder aus den befallenen Lymphknoten heraus zu einer **umfangreicheren Aussaat** von Bakterien kommen, wodurch in zahlreichen Organen **multiple Herde** entstehen können (➤ Abb. 1.32). Die knötchenförmigen Herde erinnern makroskopisch an **Hirsekörner**. Diese Form der Aussaat wird deshalb als **Miliartuberkulose** bezeichnet (Milium = Hirsekorn). Da sie primär bereits aus dem **Primärkomplex** heraus erfolgt, nennt man sie **primäre Miliartuberkulose** – im Gegensatz zur Miliartuberkulose späterer Jahre (sekundäre Miliartuberkulose). Über die bereits erwähnten Organe hinaus sind von der Miliartuberkulose häufig auch **Leber** und **Meningen (tuberkulöse Meningitis)** betroffen. Bei der Miliartuberkulose entsteht in aller Regel ein **schweres Krankheitsgefühl** mit **hohem Fieber**.

Postprimärtuberkulose

Bei etwa **10 %** der zunächst **inapparent** Infizierten entwickelt sich eine sog. Postprimärtuberkulose, die dementsprechend eine **sekundäre Tuberkulose** darstellt. In der Hälfte dieser Fälle entsteht sie innerhalb der ersten beiden Jahre nach der Infektion, bei der anderen Hälfte erst in späteren Jahren aus dem vernarbten Primärkomplex heraus, wenn z.B. durch eine konsumierende Grunderkrankung, eine schwer verlaufende Viruserkrankung wie Masern oder infolge eines fortgeschrittenen Diabetes mellitus das Immunsystem

1

nicht mehr in der Lage ist, die Tuberkelbakterien an Ort und Stelle zu halten. Besonders häufig werden alte Primäraffekte während einer **HIV-Erkrankung** aktiviert. Es kommt zur sekundären tuberkulösen Erkrankung – besonders beim HIV/AIDS-Patienten mit sehr hoher Letalität (s. oben).

Tuberkulome

Tuberkel heißt Knötchen. Die Tuberkulose hat ihren Namen im vergangenen Jahrhundert also aufgrund ihrer typischen Knötchen, den **Granulomen**, erhalten. Granulome sind ganz allgemein die typische **Antwort des Immunsystems auf Bakterien**, die **intrazellulär**, v.a. in **Makrophagen**, überleben und sich dort vermehren können. Auch bei den Typhomen des Typhus, den Syphilomen der Syphilis oder den Listeriomen der Listeriose handelt es sich um Granulome. Entsprechend nennt man die Granulome der Tuberkulose **Tuberkulome**.

Das Merkmal von Granulomen ist ihre Zusammensetzung aus **Makrophagen** und sich daraus ableitenden **Epitheloidzellen** sowie einem **Wall aus Lymphozyten**. Bei diesen handelt es sich größtenteils um spezifisch aktivierte T-Lymphozyten, die nun über Interleukine die Makrophagen aktivieren, u.a. auch durch das sonst hauptsächlich bei viralen Infektionen gebildete **γ-Interferon**. Dieser Zusammenhang kann inzwischen auch zur Diagnostik benutzt werden (s. dort). Daneben locken die T-Lymphozyten über chemotaktische Stoffe (Zytokine) weitere Monozyten an den Infektionsherd, wo sie sich dann in Makrophagen bzw. Epitheloidzellen umwandeln. Die ebenfalls im Verlauf der Immunantwort gebildeten spezifischen Immunglobuline bleiben, wie bei intrazellulär parasitierenden Erregern üblich, ohne wesentliche Wirksamkeit, verstärken aber wenigstens die Phagozytoseaktivität der Phagozyten.

Sehr typisch für Infektionen durch Keime, die sich in Makrophagen vermehren können, ist auch deren Zusammenschluss zu **mehrkernigen Riesenzellen**. Dies stellt einen Versuch dar, in Gemeinschaftsarbeit mit den Erregern besser fertig zu werden. Es findet also eine Verschmelzung mehrerer oder zahlreicher Makrophagen zu einer einzigen Zelle statt, in deren Innerem sich Bakterien befinden. Diese Zellen heißen bei der Tuberkulose **Langhans-Riesenzellen** (➤ Abb. 1.33).

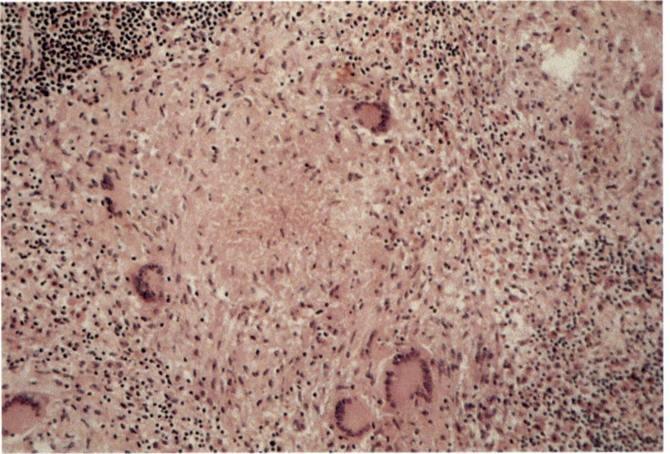

Abb. 1.33 Tuberkulom mit Langhans-Riesenzellen und zahlreichen Epitehloidzellen. Im Randbereich finden sich lymphozytäre Infiltrate. [E656]

MERKE

Überflüssigerweise gilt die Bezeichnung *Tuberkulom* inzwischen zusätzlich auch für **radiologisch** nachweisbare, eventuell bereits verkalkte **tuberkulöse Rundherde** der Lunge. Es kommt also auf den Zusammenhang an, was mit dem Begriff jeweils beschrieben wird.

In einem Teil der Fälle gelingt es dem Immunsystem, durch die Aktivierung der spezifischen humoralen und v.a. zellvermittelten Immunabwehr die Makrophagen soweit zu stimulieren, dass sie die phagozytierten Erreger, u.a. auch über eine vermehrte Produktion von Sauerstoffradikalen abzutöten vermögen, sodass die Tuberkulome frei von Bakterien werden. Sehr häufig allerdings bleibt es beim Versuch; die Mykobakterien werden zuverlässig gefangen gehalten und so an einer weiteren Aussaat gehindert, überleben aber Jahre und Jahrzehnte. Bricht die Immunabwehr dann später aus irgendeinem Grund zusammen, kommt es zur **Aktivierung** solcher Herde und damit zur **sekundären Form** der Tuberkulose bzw. sogar zur **sekundären Miliartuberkulose**. Die neu entstehenden Herde unterscheiden sich in ihrem Aussehen nicht von den primären Formen, doch ist das Immunsystem dann häufig zu einer Begrenzung des Geschehens nicht mehr in der Lage.

Kavernen

Wenn die **Granulome** aufgrund der Aktivität des Immunsystems **zerfallen**, bilden sich überwiegend **zentral** die **käsigen Nekrosen**. In der Peripherie sieht man einen Schutzwall aus Lymphozyten sowie eine **bindegewebige Proliferation**, sodass einzelne Granulome sehr groß werden können. Manchmal **verflüssigen** sich die zentralen Nekrosen, wodurch flüssigkeitsgefüllte, später evtl. leere **Hohlräume** entstehen, in denen Mykobakterien nachzuweisen sind. Diese Hohlräume nennt man **tuberkulöse Kavernen**. Sie können riesige Ausmaße erreichen – auch deshalb, weil sich das Lumen in den Herd integrierter Bronchien daran beteiligt. In der Auskultation der Lunge werden sie am typischen, sog. **amphorischen Atemgeräusch** erkennbar. Der Klopfschall kann tympanitisch werden (➤ Fach Atmungssystem).

Symptomatik

Teilweise ist die Symptomatik einer Tuberkulose **uncharakteristisch**. Es ist dann besonders wichtig, überhaupt an die Möglichkeit einer Tbc zu denken.

Häufig aber macht sich die aktive Tuberkulose bemerkbar durch chronisches, zumeist mäßiges **Fieber** bzw. subfebrile Temperaturen, **Nachtschweiß**, **Husten** – eventuell als Bluthusten **(Hämoptyse)** und durch allmählichen **Gewichtsverlust** („*Schwindsucht*"). Diese Symptome sind in ihrer typischen Konstellation bereits wegweisend für die Tbc. Allenfalls ein Bronchialkarzinom könnte vergleichbare Symptome erzeugen.

Nicht so selten kommt es, evtl. als allergische Reaktion vom Typ IV, **prätibial** zum **Erythema nodosum** – derben, rötlich oder livide verfärbten Infiltrationen. Das Erythema nodosum sieht man u.a. auch bei der Sarkoidose, bei Yersiniosen oder einem Morbus Crohn. Es stellt also lediglich im Zusammenhang einen Hinweis auf eine Tbc dar.

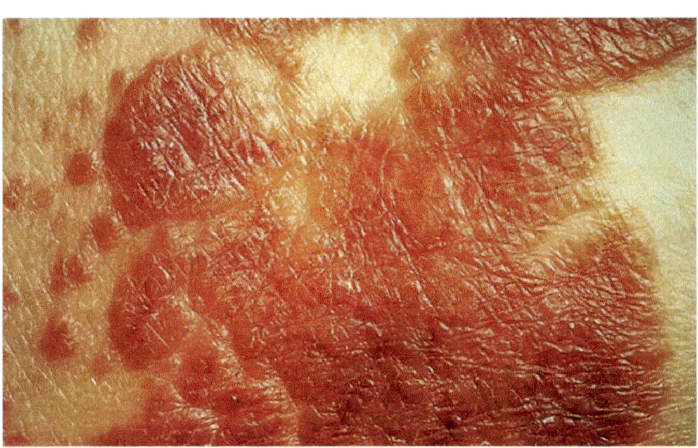

Abb. 1.34 Lupus vulgaris [E273]

Bei einer tuberkulösen Meningitis entstehen die allgemeinen Symptome einer bakteriellen **Meningitis**, bei Beteiligung der Pleura **Reizhusten** und **Schmerzen** bei der Atmung. Eine abdominelle Beteiligung führt zu **Bauchschmerzen**, je nach Ausprägung zu Symptomen der **Peritonitis** und zu **Aszites**.

Organtuberkulosen

Die primäre oder aus der Postprimärtuberkulose entstehende Aussaat der Bakterien in den Körper führt dort zu verschiedenen Organtuberkulosen. Dabei muss es nicht gleich zur Miliartuberkulose kommen, wenn das Immunsystem einigermaßen intakt ist. Es entstehen also zumeist nur einzelne oder einige wenige Herde.

Die mit Abstand häufigste Organtuberkulose ist mit etwa 90 % Anteil die **Lungentuberkulose**. Daneben entstehen nicht so selten eine **Nieren-**, **Nebennieren-**, **Knochen-**, **Haut-** oder **Darmtuberkulose**. Die tuberkulöse Meningitis ist selten. Gleiches gilt für die Tuberkulose der weiblichen Adnexe. Die Tbc der Nebennieren kann, zumindest wenn sie beidseits entsteht, zu hormonellen Ausfallserscheinungen führen; es entsteht der **Morbus Addison** (➤ Fach Stoffwechsel).

Wenn die Erreger aus dem Postprimäraffekt Verbindung zum System der Bronchien finden, können sie in der Lunge weitere Herde verursachen oder im Zuge des Schleimtransports nach oral eine **Kehlkopftuberkulose** verursachen. Mit dem Sputum verschluckte Keime sind neben den bovinen Erregern aus nicht pasteurisierter Milch für die Darmtuberkulose verantwortlich. Diese kann manchmal mikroskopisch bzw. durch Anlegen einer Kultur aus der Stuhluntersuchung diagnostiziert werden. Die Tbc der Niere verursacht teilweise eine **Mikrohämaturie** und kann zur **Niereninsuffizienz** führen.

Die **Hauttuberkulose** entsteht zumeist im Gesicht. Die geschwürig zerfallenden Papeln hinterlassen entstellende Narben. Diese Form wird als **Lupus vulgaris** bezeichnet (➤ Abb. 1.34).

Die **tuberkulöse Meningitis** der Kleinkinder und Immungeschwächten entwickelt sich wesentlich langsamer als andere Formen einer bakteriellen Meningitis, was aufgrund der langen Generationszeit der Mykobakterien nicht verwundern kann (➤ Abb. 1.35). Sie ist schlecht zu therapieren und besitzt eine **hohe Letalität**. Ihre Symptome entsprechen mit **Kopfschmerzen**, **Übelkeit**, **hohem Fieber** und **neurologischen Ausfallserscheinungen** der üblichen bakteriellen Meningitis (➤ Fach Neurologie).

Diagnostik

Die eigentliche Diagnose, bei Verdacht oder zum Ausschluss, bedarf einer **Röntgenaufnahme**, einer Untersuchung von **Sputum** oder **Bronchialsekret** und eventuell **Magensaft**, **Stuhl** oder **Urin**,

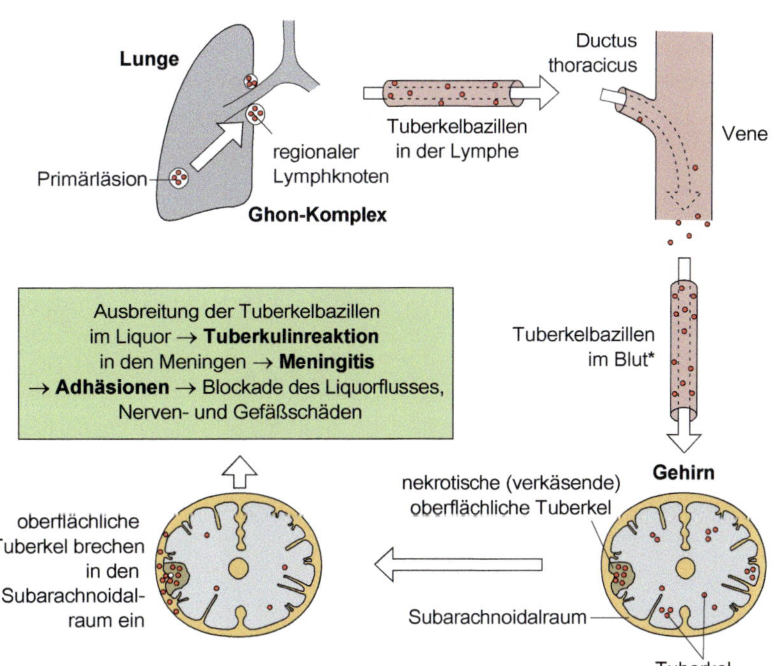

Abb. 1.35 Entwicklung der tuberkulösen Meningitis [G157]

um eine offene Form der Tbc nachzuweisen oder auszuschließen, sowie des Tine- bzw. **Tuberkulin-Testes** (➤ Abb. 1.36). Beweisende Serumparameter gibt es nicht. Die BSG kann mäßig beschleunigt sein. Bei der tuberkulösen Meningitis findet man neben einer mäßigen Pleozytose und Eiweißvermehrung eine ausgeprägte Glukoseerniedrigung im Liquor (➤ Fach Neurologie). Die Pleuritis, ein häufiges Erstsymptom der Tuberkulose, wird durch **Pleurapunktion** abgeklärt.

Der **Tuberkulin-Test** (Tuberkulin-Hauttest) nach Mendel-Mantoux wird in aller Regel am volaren **Unterarm** durchgeführt. Dabei injiziert man 0,1 ml gereinigtes **Tuberkulin** streng **intrakutan** in die obere **Kutis**, sodass eine Quaddel entsteht. Tuberkulin ist ein proteinhaltiges **Lysat aus Tuberkelbakterien**, enthält also **Antigen**, aber keine lebenden Bakterien. Je nach Reaktionslage des Immunsystems entsteht bei einer akuten oder früher durchgemachten Tuberkulose innerhalb von **2–3 Tagen** eine **Schwellung** und **Rötung**, deren Ausmaß gewisse Rückschlüsse auf Akuität und Heftigkeit einer eventuellen Erkrankung zulässt. Die Ablesung erfolgt nach 3–4 Tagen durch den Therapeuten. Der Patient muss also nochmals in die Praxis kommen. Als **positive Reaktion** gilt beim Nichtgeimpften eine entzündliche Reaktion (Induration oder Papel) mit einem Durchmesser von **mindestens 0,5 cm**. Meist wird bei noch **aktiven Prozessen** ein Durchmesser des Herdes von **1 cm oder mehr** erreicht (➤ Abb. 1.36).

Die Reaktion auf in die Haut eingebrachtes Tuberkulin wird als **Tuberkulin-Allergie** = allergische Reaktion vom verzögerten Typ (**Typ IV**; ➤ Fach Immunologie) bezeichnet, obwohl sie lediglich die höchst **physiologische, zellgetragene Immunantwort** auf ein bereits bekanntes Antigen darstellt. Im Reaktionsherd finden sich Makrophagen und T-Lymphozyten, also die Zellen der tuberkulösen Granulome, die sich dort um die Mykobakterien „kümmern". Eine **fehlende Reaktion** im Tuberkulintest bei Patienten mit nachgewiesener Tbc wird als **Anergie (Reaktionslosigkeit)** bezeichnet.

Der Tuberkulintest lässt eine klare Aussage nur zu, wenn er entweder mit dicker Schwellung **massiv positiv** (selten) oder wenn er **eindeutig negativ** ist, wenn also keinerlei Lokalreaktion zu sehen

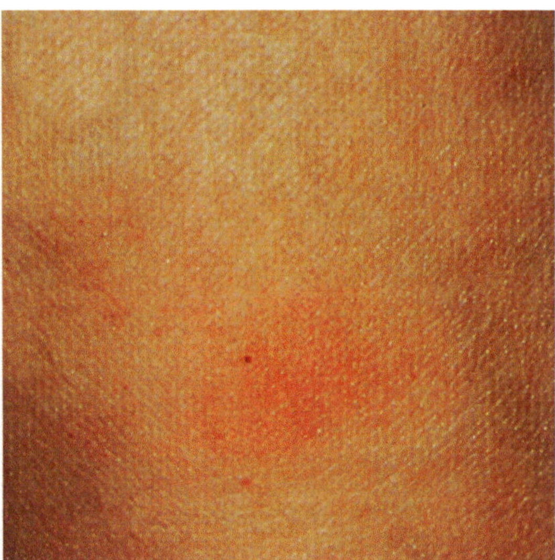

Abb. 1.36 Positiver Intrakutantest zum Nachweis einer Tuberkulose [G157]

ist. Selbst hier gibt es aber Fälle, in denen, wie z.B. bei AIDS oder sonstigen Immundefizienzen, bei Sarkoidose oder einer Maserninfektion, trotz Infektion keine Reaktion erkennbar wird **(Anergie)**. Während der langen **Inkubationszeit** von bis zu **2 Monaten** ist der Tuberkulintest **negativ**, weil das Immunsystem noch keine spezifische Immunantwort zustande gebracht hat. Dies muss bei der Frage nach einer eventuell erfolgten Ansteckung an einem Tuberkulosekranken berücksichtigt werden.

Ist ein Patient **geimpft**, so ist der Tuberkulintest **positiv**, gleichgültig ob zusätzlich eine Tuberkulose besteht oder nicht. Ist der Test **ohne** vorhergehende Impfung **positiv**, kann von einem lange zurückliegenden, harmlosen, verkalkten Primärkomplex bis hin zu einer hochakuten Miliartuberkulose alles vorliegen. Dies führt im Praxisalltag besonders dann zu Problemen, wenn im Säuglingsalter eine BCG-Impfung durchgeführt wurde. Sie vereitelt oft in späteren Jahren den so wichtigen Hinweis, ob z.B. der Nachtschweiß eines Patienten, eventuell mit begleitender Gewichtsabnahme und subfebrilen Temperaturen, einer Tuberkulose oder einer anderen Erkrankung zuzurechnen ist.

Ergänzt werden muss, dass der Tuberkulintest dann, wenn sich z.B. nach einer effektiven Therapie **keine lebenden Bakterien** mehr im Körper befinden, im Lauf der Zeit auch wieder negativ werden kann.

MERKE

Der **Tuberkulintest** lässt häufig nur eine Aussage darüber zu, ob der Patient **irgendwann** einmal in seinem Leben mit Tuberkelbakterien (einschließlich Impfbakterien) **Kontakt** gehabt hat, und nicht, ob er an aktiver Tuberkulose erkrankt ist – es sei denn, die Reaktion würde auffallend heftig erfolgen.

Die Diagnose einer Tuberkulose ist auch abgesehen vom Tuberkulintest nicht immer ganz einfach. Vor allem, wenn sich in einer Röntgenaufnahme der Lungen keine Hinweise zeigen (z.B. Verkalkungen im rechten Oberlappen) und in Sputum, Magensaft, Urin oder Stuhl keine säurefesten Stäbchen nachzuweisen sind, wird eine sichere Diagnose sogar unmöglich. Da die BCG-Impfung gleichzeitig kaum wirklich vor einer Tuberkulose schützt, sollte man auch aus diesem Grund darauf verzichten.

Die Diagnose der Tbc wird dadurch zusätzlich erschwert, dass einerseits für die Mikroskopie **genügend Tuberkelbakterien** in der eingesandten Probe vorhanden sein müssen (mindestens 10.000 = 10^4/ml Probe), was eher selten der Fall ist, und andererseits dadurch, dass der Nachweis **säurefester Stäbchen keinen Beweis** für eine Tuberkulose darstellt, weil es sich auch um physiologische Opportunisten bzw. nicht pathogene Mykobakterien aus der Umwelt handeln könnte. Bei der langen Generationszeit der Bakterien dauert es ohnehin mindestens 3 Wochen, bis sichtbare Kolonien wachsen und eine Zuordnung erlauben. Es gibt auch Patienten, bei denen ein Nachweis trotz „dick positivem" Tuberkulintest nie gelungen ist. Hier wird dann zumeist auch ohne eigentlichen Nachweis therapiert. Obwohl inzwischen neuere Verfahren mit radioaktiven Materialien, zusätzlich auch ein **PCR**-Test zur Verfügung stehen, gilt der Tierversuch manchmal (selten) noch immer als unverzichtbar, wenn man in unklaren Fällen zu einer Diagnose kommen will.

So sind z.B. Meerschweinchen ungewöhnlich empfindlich gegenüber geringsten Zahlen an Mykobakterien.

HINWEIS PRÜFUNG

Diese Überlegungen stellen keinen Prüfungsstoff dar, sondern sollen lediglich die Probleme des medizinischen Alltags aufzeigen.

Seit wenigen Jahren steht mit dem **Interferon-γ-Test** ein sensibles und spezifisches Verfahren zur Verfügung, dessen Sicherheit sogar über diejenige des Tuberkulin-Hautteste hinausreicht. Dabei werden **T-Lymphozyten** des Patienten im **Labor** mit Antigenen von Tuberkelbakterien konfrontiert. Befinden sich spezifisch sensibilisierte Lymphozyten darunter, produzieren sie analog zur lokalen Situation in den Granulomen Interferon γ, das erfasst wird und damit dem **Nachweis** der Infektion dient. Eine vorausgehende BCG-Impfung verfälscht die Diagnostik nicht. Allerdings kann selbst mit diesem Test nicht zwischen einer alten, ruhenden und einer aktiven Infektion unterschieden werden.

Den Schwierigkeiten bei der Diagnosefindung einer Tbc wird im IfSG Rechnung getragen. Nach **§ 6** wird auch dann von einer aktiven, behandlungsbedürftigen und damit **meldepflichtigen** Tuberkulose ausgegangen, wenn die **Gesamtkonstellation eindeutig** erscheint, obwohl ein bakteriologischer oder radiologischer Nachweis nicht gelungen ist.

Impfung

Die Schutzimpfung wird nach **B**acille-**C**almette-**G**uerin (französische Bakteriologen) **BCG-Impfung** genannt. Sie enthält **lebende**, abgeschwächte Bakterien von Mycobacterium bovis und wird **intrakutan** verimpft. Sie wurde in lange zurückliegenden Jahrzehnten schon beim Neugeborenen angewendet, weil hier noch keine Vorerkrankung bestehen konnte. Seit über 20 Jahren wird sie höchstens noch, (falls überhaupt) eingesetzt, wenn eine **Gefährdung** durch direkten Kontakt zu einem Tuberkulosekranken **zu erwarten ist**. Aus den erläuterten Gründen wird sie auch von der STIKO seit den 1990er-Jahren **nicht** mehr **empfohlen**.

An der **Impfstelle** bildet sich ein **Primäraffekt**, der gemeinsam mit den **regionalen Lymphknoten** zum **Primärkomplex** wird. Die Lokalreaktion kann sehr heftig sein. Die Lymphknoten können einschmelzen (ca. 1 % der Impflinge). Weitere Nebenwirkungen bis hin zum Entstehen einer aktiven Tbc sind möglich, wenn auch sehr selten. Die Diagnostik in späteren Jahren wird entscheidend behindert. Trotz Aktivierung der spezifischen Immunabwehr ist der wirkliche **Schutz** sehr **unvollkommen**. Mindestens jeder Zweite erkrankt bei Tuberkulosekontakt trotz Impfung.

Wird in späteren Jahren ein Infizierter, der z.B. einen abgekapselten, ruhenden Herd (Primärkomplex) in der Lunge hat, geimpft, kann die spezifische Stimulierung des Immunsystems dazu führen, dass dieser Herd aktiviert wird und eine klinische Tuberkulose bis hin zur Miliartuberkulose entsteht.

ACHTUNG

Die **BCG-Impfung** ohne **vorherige gewissenhafte Diagnostik** gilt als Kunstfehler.

Seit vielen Jahren sind Impfstoffe mit verbesserter Wirksamkeit und Verträglichkeit in der Entwicklung, allerdings trotz sporadischer, verheißungsvoller Zwischenberichte immer noch nicht auf dem Markt (Stand 2017).

EXKURS

Bei dem, v.a. bei älteren Männern überaus häufigen **Karzinom der Harnblase**, das zumeist exophytisch ins Lumen der Harnblase wächst, wird häufig und mit durchaus respektablen Ergebnissen lokal mit einer Instillation von **BCG-Erregern** in die Harnblase therapiert – zur lokalen und allgemeinen immunologischen Stimulierung und damit **Rezidivprophylaxe**. Eine sehr seltene Komplikation dieser Therapieform besteht in der bakteriellen Streuung der Impfbakterien mit Auslösung einer meist mild verlaufenden Tbc.

Therapie

Die Therapie wird heutzutage auch bei offener Tuberkulose **ambulant** durchgeführt, soweit der Patient zu einer guten Mitarbeit bereit ist. Tuberkelbakterien werden gegen Antibiotika sehr schnell resistent. Man führt deshalb die Therapie als **Kombination** aus **2–3**, in der Anfangszeit manchmal sogar **4** verschiedenen **Antibiotika** (z.B. **Isoniazid**, **Rifampicin**, **Ethambutol** oder **Pyrazinamid**) über mindestens **½ Jahr** durch (> Abb. 1.37), bis bei wiederholten Kontrollen kein Erregernachweis mehr gelingt. Die **Heilungsrate** liegt bei **95 %**, sofern es sich nicht um eine multiresistente Tuberkulose handelt (Anteil weltweit bis zu 10 %, in Deutschland 3 %).

In den Jahren seit 2010 kamen eine ganze Reihe neuartiger Antibiotika wie u.a. Bedaquilin, Delamanid oder Lucane auf den Markt, mit denen selbst die zunehmende Zahl an multiresistenten Keimen, gegen die es keine Therapiemöglichkeit mehr gab, erfolgreich angegangen werden kann. Zusätzlich werden Immuntherapien entwickelt. Es sei an dieser Stelle darauf hingewiesen, dass all diese Entwicklungen mit immensem finanziellem Aufwand verbunden sind und ohne private Geldgeber ohne eigenes kommerzielles Interesse (an vorderster Front **Bill Gates**) nicht möglich gewesen wären.

ACHTUNG

Homöopathisches **Silicea** kann ruhende Tuberkuloseherde aktivieren, sodass es bei diesen Menschen **kontraindiziert** ist. Auch **Hitze** führt zu Aktivierungen, weshalb heiße Bäder zu vermeiden sind. Patienten mit **Hauttuberkulose** sollten die **Sonne** mit Vorsicht genießen.

Meldepflicht

Meldepflicht besteht nach den §§ 6 und 7 IfSG nur bei **nachgewiesener aktiver Tuberkulose** und zwar auch dann, wenn der bakteriologische Nachweis nicht gelungen ist. Zusätzlich sind nach § 6 (nur vom behandelnden **Arzt**) dem Gesundheitsamt Patienten zu **melden**, die die **Behandlung verweigern oder abbrechen**. Die Meldepflicht nach § 6 gilt offiziell auch für den Heilpraktiker, obwohl sie mit diesem Bezug nicht den geringsten Sinn ergibt, weil sie entgegen sämtlichen weiteren Erkrankungen des § 6 nicht bei Verdacht, sondern erst bei zumindest klinisch erbrachtem **Nachweis** („Erkrankung und Tod") gültig wird. Den Nachweis allerdings darf

1

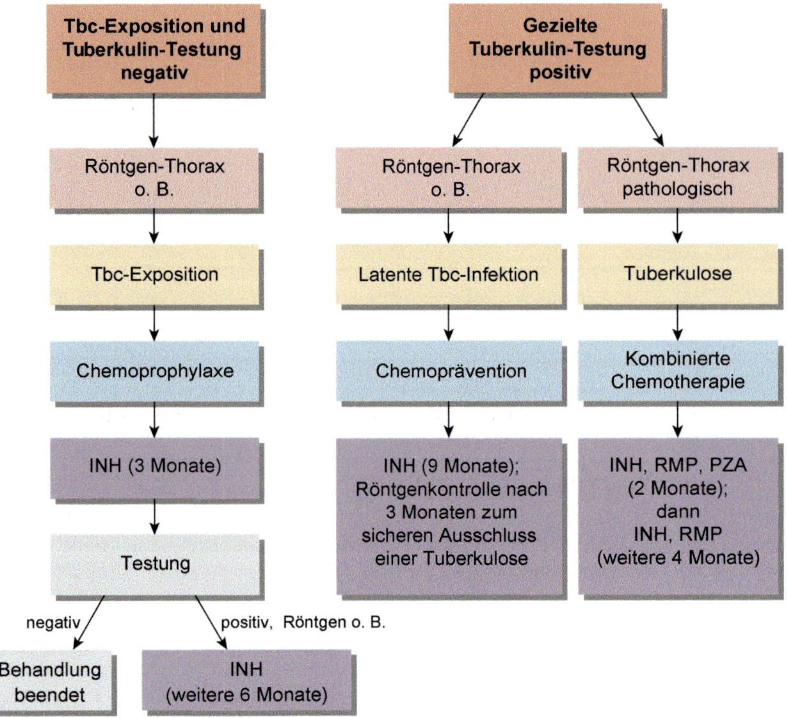

Abb. 1.37 Diagnostik und Therapie der Tuberkulose. INH = Isoniazid, RMP = Rifampicin, PZA = Pyrazinamid. [L157/M451]

der Heilpraktiker, selbst wenn er dazu überhaupt in der Lage wäre (was er nicht ist), genau deswegen gar nicht führen, weil die Erkrankung meldepflichtig ist. Außerdem ist der **Tuberkulintest verschreibungspflichtig. Röntgenaufnahmen** „im Auftrag des Heilpraktikers" werden vom Radiologen eher **nicht** ausgeführt. Bei dieser merkwürdigen Meldepflicht beißt sich also die Katze in den Schwanz.

Zusammenfassung

Tuberkulose

Verursacht durch Mycobacterium tuberculosis, M. africanum und M. bovis

Übertragungswege

- Tröpfcheninfektion (Lungen-Tbc)
- Rohmilch
- Hautkontakt

Inkubationszeit

- 4–6 Wochen

Organtuberkulose

- ist in jedem Organ als primäre oder sekundäre Tuberkulose möglich, weitaus am häufigsten in der Lunge

Symptome

- mehrheitlich inapparent, Ausheilung ohne Therapie in 90 % der Fälle
- subfebrile Temperaturen, hohes Fieber bei der Miliartuberkulose und tuberkulöser Meningitis
- Nachtschweiß
- Inappetenz mit Gewichtsabnahme
- chronischer Husten, evtl. mit Hämoptyse
- bei Pleuritis bzw. Pleuraschwielen Thoraxschmerzen und Behinderung der Atmung
- Erythema nodosum
- Kopfschmerzen und Übelkeit bei tuberkulöser Meningitis
- Bauchschmerzen, Aszites, akutes Abdomen bei abdomineller Tbc
- Knochenschmerzen mit umschriebenen Schwellungen bei Knochen-Tbc
- Hämaturie bei Tbc der Harnwege

Diagnostik

- Röntgen (Lunge, bei Bedarf Knochen)
- Suche nach Tuberkelbakterien (Sputum, Bronchialsekret, Magensaft, Stuhl, Urin, Liquor), evtl. Pleurapunktion; Anlegen einer Kultur und Resistenzbestimmung
- intrakutaner Tuberkulintest
- Interferon-γ-Test (Labortest)

Therapie

- ambulante Therapie mit 2–3 Antibiotika über mindestens 6 Monate, weltweit zunehmende Resistenzentwicklung

Impfung

- Lebendimpfung BCG: wenig wirksam, komplikationsreich und von der STIKO nicht empfohlen

Meldepflicht

- nach den §§ 6 und 7 IfSG bei nachgewiesener aktiver Tuberkulose, auch wenn der bakteriologische Nachweis nicht gelungen ist, gilt (theoretisch) auch für den Heilpraktiker

Behandlungsverbot

- ja

1.10.2 Lepra

Die Lepra (Lepra = Aussatz), eine der ältesten Infektionskrankheiten, wird durch **Mycobacterium leprae** verursacht. Die Krankheit kommt nur beim **Menschen** vor, sodass eine Infektion in der Regel durch Kontakt mit Leprakranken erfolgt, zumeist nur durch **direkten Hautkontakt**. Auch erregerhaltiges Nasensekret (→ **Schmierinfektion** oder **Tröpfcheninfektion**) oder die **Muttermilch** kommen in Frage. Der **Kontagionsindex** wird als **sehr gering** eingeschätzt (0,05–0,1).

EXKURS

In Florida kam es im ersten Halbjahr 2015 zu 9 Neuinfektionen. Die dortigen Behörden gingen nach vorläufigen Untersuchungen davon aus, dass das Bakterium inzwischen auch bei **Gürteltieren** vorkommt und über den Speichel übertragen werden kann. Vor Kontakten mit diesen Tieren wird deshalb seither gewarnt.

Bis 2017 fand man dann heraus, dass sogar rund **20 % aller Gürteltiere**, die im Süden der USA relativ weit verbreitet sind, durch Mycobacterium leprae infiziert sind und das Bakterium auf den Menschen übertragen können. Damit wurde aus der menschenspezifischen Lepra sozusagen eine **Zoonose**, jedenfalls in Bezug auf Gürteltiere. Dass die Mykobakterien ausgerechnet in Gürteltieren so gut gedeihen, dürfte mit deren Körpertemperatur von weniger als 36 °C zusammenhängen (s. unten).

Die Erkrankung kommt inzwischen nur noch in wenigen Ländern vor, v.a. Brasilien, Indien, Indonesien, Madagaskar, Mosambik, Myanmar, Kenia und Nepal – und nun eben in nennenswerter Häufigkeit auch im Süden der USA, wobei in Indien rund ⅔ aller Erkrankten registriert werden. In **Deutschland** gibt es nur vereinzelte, meist **zwischen 1 und 3 Fälle/Jahr**. 2012 waren es ausnahmsweise 5, eingeschleppt u.a. aus Brasilien und Indien. 2016 kam es zu 2 Meldungen (2015: 0).

In den vergangenen 30 Jahren wurden viele Millionen Leprakranke medikamentös ausgeheilt. 2005 entstanden laut WHO noch 300.000 Neuerkrankungen, **2015** allerdings immer noch mehr als **200.000**, davon rund 125.000 in Indien und > 30.000 in Brasilien. Der **Bestand** wird aktuell auf mehr als **3 Millionen** geschätzt, sofern man Verstümmelungen nach abgeheilter Erkrankung mit einbezieht. Beschränkt man sich auf die chronisch Infizierten, dürfte der Bestand derzeit (nach Schätzungen) bei **1 Million** liegen.

Die Eigenschaften dieser Mykobakterien ähneln denen der Tuberkulosebakterien. Auch sie vermehren sich in Makrophagen und verursachen Granulombildungen **(Leprome)**. Dabei werden jedoch die **kühleren Gebiete des Körpers** bevorzugt, also der Bereich von **Haut**, **Schleimhaut** und **peripheren Nerven**, weil sich die Bakterien überwiegend nur in der Nähe ihres Temperaturoptimums von 33 °C vermehren. Innere Organe sind deswegen nicht oder höchstens in Spätstadien betroffen, sodass es bei den Erkrankten zu Verstümmelungen und Lähmungen, aber in der Regel nicht zum Tod kommt.

Die **Inkubationszeit** ist ungewöhnlich lang; sie liegt zwischen **9 Monaten und 8 Jahren**, meist **4–6 Jahre** (maximal bis zu **20 Jahre**) und ist damit die **längste Inkubationszeit** überhaupt, gemeinsam mit AIDS und der Creutzfeldt-Jakob-Krankheit. Ursache ist eine Generationszeit von 13 Tagen – die längste aller medizinisch bedeutsamen Bakterien.

Symptomatik

Überwiegend in der Haut von Gesicht, Ellbogen und Knie entwickeln sich **flächige** (tuberkuloide Lepra; ➤ Abb. 1.38a) oder **knotige** Infiltrate (lepromatöse Lepra; ➤ Abb. 1.38b). Aus dem Befall der Nerven resultieren zunächst Schmerzen **(Hyperästhesien)**, später **Par-** und **Hypästhesien**, **Lähmungen** und Muskelatrophien. Kritisch hinsichtlich der Krankheitsprogression ist der zuletzt **vollständige Ausfall der Schmerzempfindung**, weil entstehende Wunden unbemerkt bleiben können und nach erfolgter Infizierung chronisch werden.

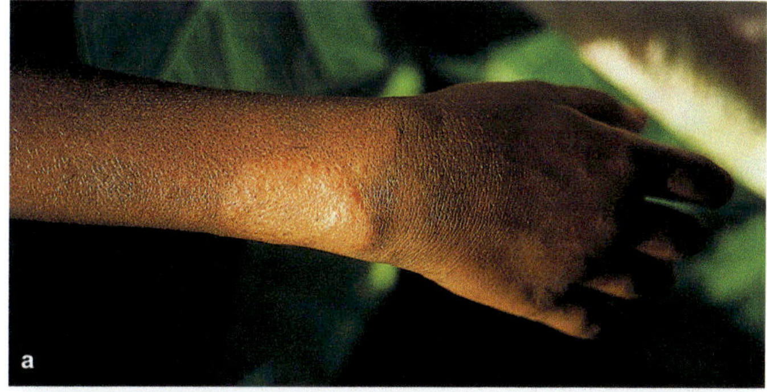

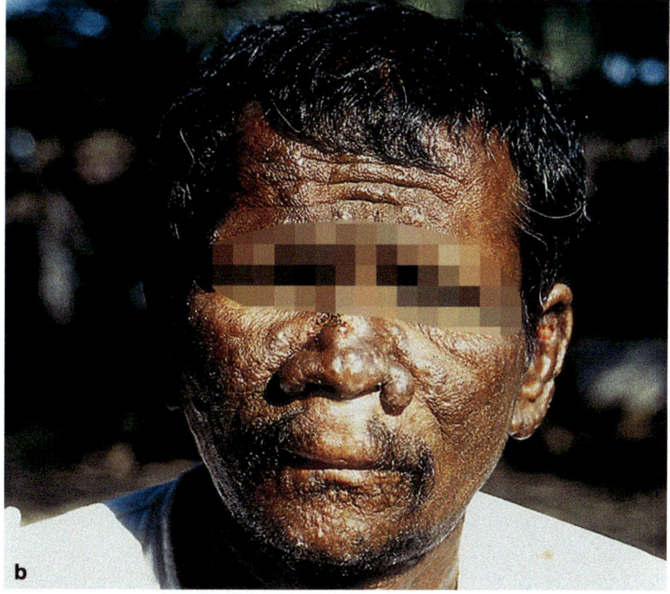

Abb. 1.38 **a** Tuberkuloide Lepra. **b** Lepromatöse Lepra. [E749]

1

Diagnostik

Die Diagnose erfolgt aus **Abstrichen** – z.B. aus geschwürig zerfallenen Knoten oder aus der Nasenschleimhaut. Tierversuche sind erforderlich, weil die Bakterien nicht auf Nährböden wachsen. Wahrscheinlich würden sie unter geeigneten Bedingungen durchaus wachsen, doch benötigte man bei der gegebenen Generationszeit von 13 Tagen für entsprechende Versuche, etwas überspitzt formuliert, mehrere Generationen an Labormedizinern (s. oben).

Therapie

Während die Therapie bis vor 30 Jahren wenig erfolgversprechend und langwierig war, steht seither eine sehr erfolgreiche **Dreierkombination** aus **Rifampicin, Dapson** und **Clofazimin** zur Verfügung, die innerhalb von 2 Jahren in aller Regel zur **vollständigen Heilung** führt. In **akuten** Fällen gelingt die Heilung sehr viel **schneller**.

Impfung und Meldepflicht

Eine **Lebendimpfung** ist in einigen Ländern erhältlich. **Meldepflicht** besteht nach **§ 7 IfSG**.

Zusammenfassung

Lepra

Verursacht durch Mycobacterium leprae, menschenspezifisch (Ausnahme: Gürteltiere)

Übertragungswege
- Hautkontakt
- Nasensekret
- Muttermilch

Inkubationszeit
- 9 Monate bis 8 Jahre (maximal 20 Jahre)

Kontagionsindex
- 0,05–0,1

Symptome
- flächige oder knotige Hautinfiltrate
- Parästhesien, Schmerzen
- Lähmungen mit Muskelatrophien

Diagnostik
- Abstriche aus Hautinfiltraten oder der Nasenschleimhaut
- Tierversuche (kein Wachstum auf der Agar-Platte)

Therapie
- antibakterielle Chemotherapie (Dreierkombination) über 2 Jahre

Impfung
- Lebendimpfung (nicht in Deutschland)

Meldepflicht
- nach § 7 IfSG

Behandlungsverbot
- ja

1.11 Spirochäten

Spirochäten (**Treponemen, Borrelien** und **Leptospiren**) sind lange und sehr dünne, **schraubenartig gewundene** Bakterien. Als weitere Besonderheit weisen sie über ihrer gramnegativen Zellmembran eine zweite Umhüllung auf. Zwischen den beiden Membranen befinden sich in Längsrichtung der Zelle dünne kontraktile Fäden, durch deren Kontraktionen sich die Bakterien **schlangenförmig bewegen** können.

Einige Spirochäten gehören zur physiologischen Flora der Schleimhäute. Sie haben mit Ausnahme der Angina Plaut-Vincenti (➤ Kap. 1.2.2) keine pathologische Bedeutung, vereiteln aber den mikroskopischen Nachweis pathogener Arten, weil sie von diesen nicht zu unterscheiden sind.

1.11.1 Syphilis (Lues)

Die Syphilis (Lues) gehört zu den sog. **klassischen Geschlechtskrankheiten**. Diese Begrifflichkeit wird heute nicht mehr verwendet. Stattdessen spricht man von den sexuell übertragenen Krankheiten (**STD** = sexually transmitted diseases).

Verursacht wird die Erkrankung durch **Treponema pallidum**. Der Keim kommt nur beim **Menschen** vor. Für die Übertragung kommt ausschließlich ein **direkter (sexueller) Körperkontakt** oder auch (theoretisch) eine **Bluttransfusion** in Frage, weil der Erreger äußerst empfindlich gegen äußere Einflüsse und eine indirekte Übertragung deswegen kaum möglich ist. Die Syphilis ist weltweit verbreitet, allerdings seit vielen Jahren in kontinuierlichem Rückgang begriffen. Die WHO geht aktuell noch von rund **12 Millionen Infektionen/Jahr** aus.

In **Deutschland** (und weiteren europäischen Ländern) gibt es inzwischen einen gegenteiligen Trend, mit einem Schwerpunkt bei homosexuellen Männern und überwiegend in städtischen Ballungszentren. Dieser Schwerpunkt ist die Ursache dafür, dass von der Syphilis auch insgesamt sehr viel mehr **Männer** als Frauen betroffen sind. Nach relativ konstant rund 4.000 Fällen in den Jahren zwischen 2004 und 2010 ist von **2011** an eine **konstante Zunahme** der Meldungen auf nunmehr rund **7.000 Meldungen/Jahr** entstanden (2016: 7.178 Fälle). Damit wird nun allmählich die Größenordnung des Trippers erreicht (um die 10.000 Fälle/Jahr).

Auch die Lues ist eine **chronische, zyklisch bzw. stadienhaft verlaufende** Infektionskrankheit. Entsprechend den Mykobakterien genügt prinzipiell bereits eine **einzige Spirochäte** für das Angehen der Infektion, wobei dann allerdings der Kontagionsindex von üblicherweise etwa 0,9 auf deutlich weniger als 0,5 absinkt. Zumeist werden mehrere Hundert Treponemen übertragen. Aus dem üblichen **Kontagionsindex** von **0,9** lässt sich ableiten, dass es sich bei der Lues um eine **hochkontagiöse Infektion** handelt.

Die Erreger vermehren sich im Bereich der Eintrittspforte mit einer **Generationszeit** von **1–2 Tagen**. Damit vermehren sie sich nach den Lepra-Mykobakterien von allen pathogenen Bakterien am langsamsten. Trotzdem lassen sich teilweise bereits **wenige Stunden** nach der Infektion Treponemen im **Blut nachweisen**, sodass bereits im Rahmen der Übertragung eine systemische Aussaat erfolgen kann, noch ehe lokale Symptome erscheinen.

Symptomatik

Stadium I

Nach einer **Inkubationszeit** von durchschnittlich **3 Wochen** (im Extrem bis zu **3 Monaten**), wenn zumindest mehrere Millionen Treponemen entstanden sind, bildet sich der lokale **Primäraffekt** (Primärläsion), der sog. **harte Schanker** (= **Ulcus durum**; ➤ Abb. 1.39) – als Gegensatz zum weichen Schanker (= Ulcus **molle**, verursacht durch Haemophilus ducreyi; ➤ Kap. 1.21.2). Dabei handelt es sich um ein rundlich ovales, **derbes Geschwür** auf der genitalen oder oralen Haut oder Schleimhaut (v.a. Penis, Vulva, Vagina), das erstaunlicherweise **keine Schmerzen** verursacht! Manchmal entsteht auch lediglich eine **derbe Papel** ohne nachfolgenden geschwürigen Zerfall.

In der Folge gelangen die Bakterien zu den **regionären Lymphknoten** – üblicherweise in der Leiste – in denen sie etwa 2–3 Wochen nach dem Auftreten des Primäraffekts eine entzündliche Schwellung bewirken. Die derb vergrößerten Lymphknoten verursachen ebenfalls **keine Schmerzen** und sind auch **nicht miteinander verbacken**, wie dies sonst häufig zu beobachten ist. Entsprechend der Tbc werden **Primäraffekt** und **Lymphknotenschwellung** gemeinsam als **Primärkomplex** bezeichnet. In den Lymphknoten lassen sich über Monate Treponemen nachweisen, während der harte Schanker bereits nach 2 bis spätestens 6 Wochen unter Narbenbildung abgeheilt ist. Dieser erste apparente Zeitraum der Erkrankung wird als **Stadium I** bezeichnet.

Stadium II

Wochen (selten) oder Monate oder auch mehr als 1 Jahr nach der Infektion (durchschnittlich nach **2–3 Monaten**) beginnt das Stadium II der Erkrankung. Die Treponemen haben sich bis dahin v.a. im Bereich von **Haut und Schleimhäuten** sowie generalisiert im **Lymphsystem** vermehrt und zeigen nun im Bereich der Haut Erscheinungen, die **jedes dermatologische Krankheitsbild imitieren** können und deshalb nur sehr schwer zu diagnostizieren sind. Selbst ein auf einzelne Bereiche der Kopfhaut begrenzter **Haarausfall** kann im Vordergrund stehen. Die Effloreszenzen der Syphilis werden ganz pauschal als **Syphilide** bezeichnet, auch wenn sie in der Form von Enanthemen z.B. in der Mundhöhle entstehen. Zum Beispiel können zarte Flecken (Roseolen) entstehen, Papeln und ulzerierende Formen, kokardenartige Läsionen oder ein Bild, das an eine Psoriasis erinnert. Auf den Schleimhäuten bilden sich manchmal weißliche Papeln. Häufig sind Handflächen und Fußsohlen beteiligt (➤ Abb. 1.40, ➤ Abb. 1.41). Die Syphilide können im Stadium II rezidivieren, aber auch im Stadium III nochmals erscheinen.

MERKE

Hilfreich für die Differenzialdiagnostik der Syphilide ist, dass sie im Gegensatz zu etlichen dermatologischen Krankheitsbildern **keinen Juckreiz** verursachen.

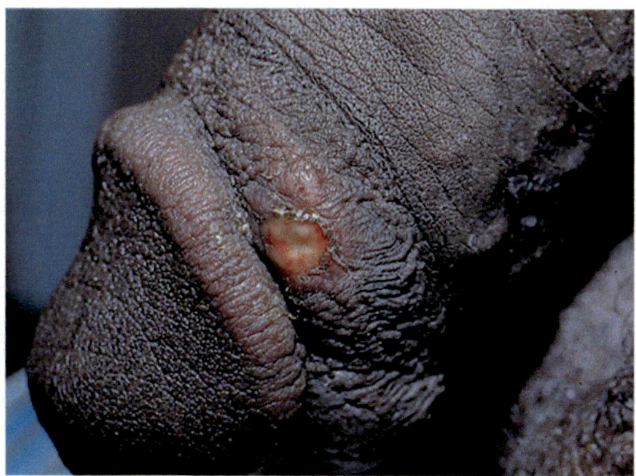

Abb. 1.39 Ulcus durum (harter Schanker) bei Syphilis [E664]

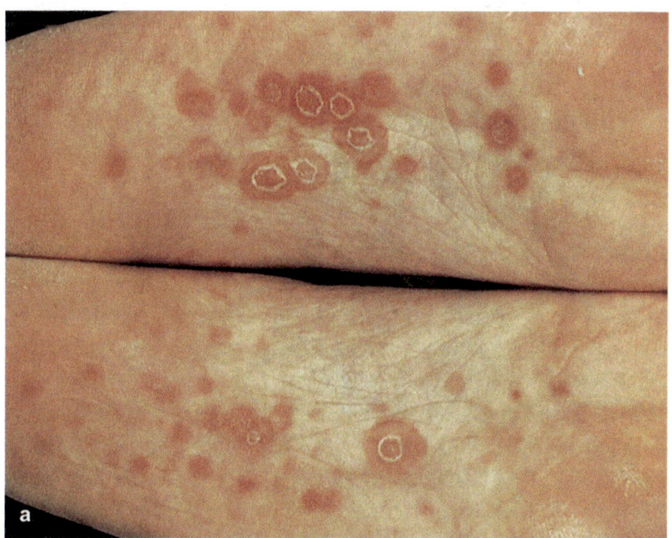

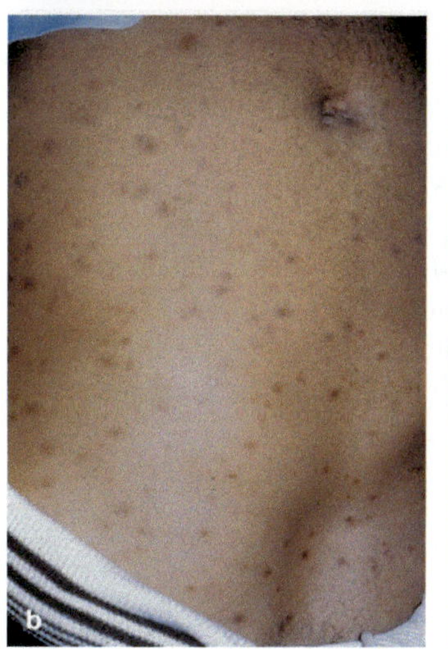

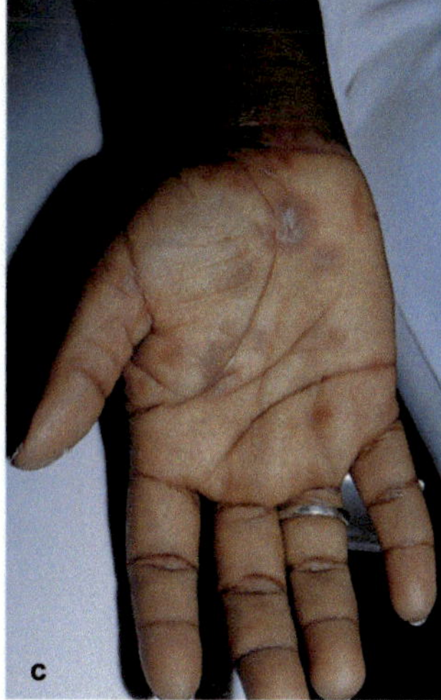

Abb. 1.40 Syphilide [a: R132; b, c: E664]

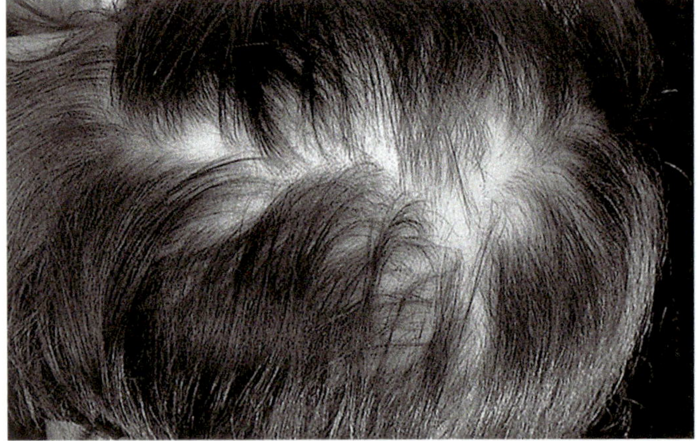

Abb. 1.41 Haarausfall bei Syphilis („wie von Motten zerfressen") [R132]

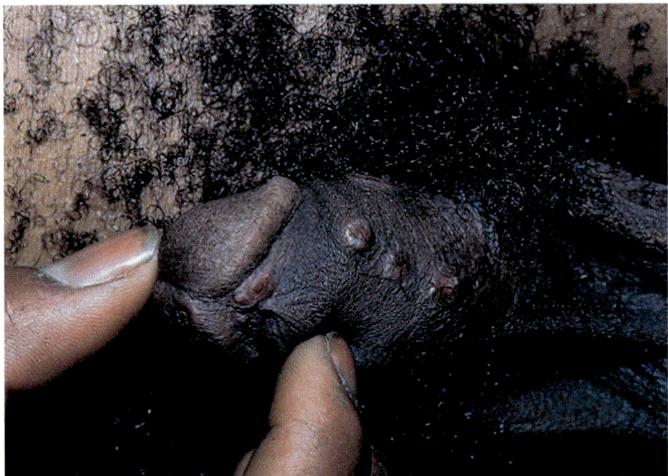

Abb. 1.42 Condylomata lata bei Syphilis [E664]

Neben den Syphiliden sieht man im Stadium II **Allgemeinsymptome** mit Fieber, Kopf- und Gliederschmerzen, also **grippeartigen Beschwerden**, sowie **generalisierten** (schmerzlosen!) **Lymphknotenschwellungen**, die sich ebenfalls wieder zurückbilden. Möglich (selten) ist in diesem Stadium auch der Befall weiterer Organe (z.B. als Periostitis, Meningoenzephalitis, Iritis, Arteriitis, Hepatitis mit Ikterus).

Entsprechend dem harten Geschwür des Primärstadiums klingen auch die Hauterscheinungen des Sekundärstadiums nach wenigen Wochen wieder ab. Rezidive dieses Stadiums sind jedoch bei fehlender Therapie jederzeit möglich. Auch die **Kontagiosität** besteht weiterhin – z.B. aus **nässenden Syphiliden** des Stadium II wie u.a. den treponemenreichen **Condylomata lata** (**breite** Kondylome; ➤ Abb. 1.42) an den genitalen oder analen Schleimhäuten oder auf feuchten Hautbezirken (Leiste, Axillen, submammär).

ACHTUNG

Die Condylomata lata **dürfen nicht** mit den **viralen** Condylomata **acuminata** (**spitze** Kondylome; ➤ Abb. 1.43) **verwechselt werden**, die durch Warzen-Viren (HPV = humane Papillomaviren) verursacht werden (➤ Fach Dermatologie).

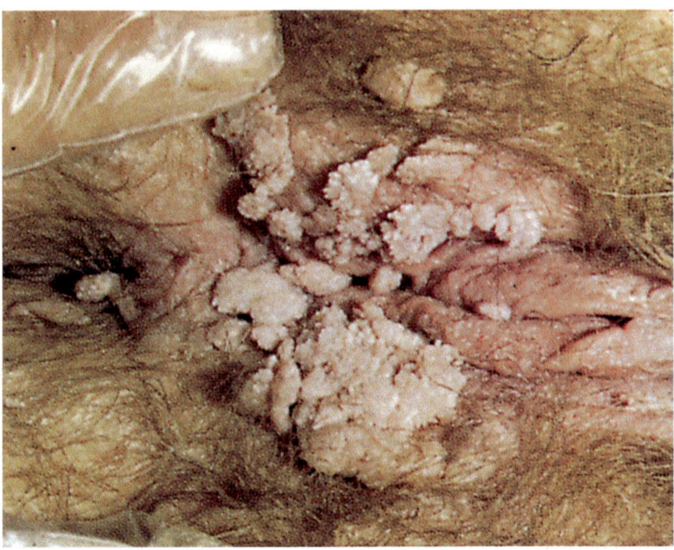

Abb. 1.43 Condylomata acuminata durch humane Papillomaviren (HPV) [E288]

Die **Stadien I und II** werden zur **Frühsyphilis** zusammengefasst und der Spätsyphilis gegenübergestellt. Die **symptomlosen Zeiten** zwischen den Stadien I und II sowie zwischen Früh- und Spätsyphilis werden als **Latenzphasen** bezeichnet.

Stadium III

Jahre oder Jahrzehnte (zumeist **5 Jahre** nach der Infektion) beginnt dann schließlich in ⅓ der unbehandelten Fälle das **Tertiärstadium** (**Spätsyphilis**; ➤ Abb. 1.44). Patienten im Tertiärstadium gelten als **nicht kontagiös**. Entsprechend Mykobakterien und Typhus-Salmonellen entstehen u.a. in Haut, Schleimhaut und Knochen Granulome (**Syphilome**, sog. **Gummen**), in denen sich lebende Treponemen befinden, in denen sie aber angeblich zuverlässig gefangen gehalten werden. Andererseits zerfallen diese elastischen, gummiartigen Granulome (Gummen) teilweise und bilden dann nässende Geschwüre an Haut und Schleimhäuten. Wenn Gummen des harten Gaumens zerfallen, kommt es zur **Perforation** zwischen Mund und Nasenhöhle – mit entsprechenden Schwierigkeiten bei der Nahrungsaufnahme. Weitere Veränderungen zeigen sich in großen Gefäßen (wegen einer **Arteriitis** der Vasa vasorum), in **Gehirn** und **Rückenmark** (= **Tabes dorsalis**) und einer Reihe weiterer Organe. Die Arteriitis der Aorta **(Mesaortitis luica)** entsteht rund 30 Jahre nach der Infektion und führt zu **Aortenaneurysmen**, die rupturieren können.

Neurosyphilis (Stadium IV)

Die Neurosyphilis als **Tabes dorsalis** („Rückenmarkschwindsucht" mit Gangataxie, Parästhesien, Blasenstörungen, Augenmuskellähmungen usw.) oder als **Paralyse** mit **generalisierten Lähmungen** ist insgesamt selten (2–3 %) und beginnt frühestens nach 10-jährigem Verlauf. Sie wird inzwischen überwiegend vom Stadium III getrennt und als **Stadium IV** der Syphilis bezeichnet. Bei der Mehrzahl der Patienten mit Neurosyphilis zeigt sich das **Argyll-Robertson-Phänomen**, das eine abgeschwächte Reaktion der Pupillen auf Lichteinfall bei vollständig erhaltener Konvergenzreaktion beschreibt.

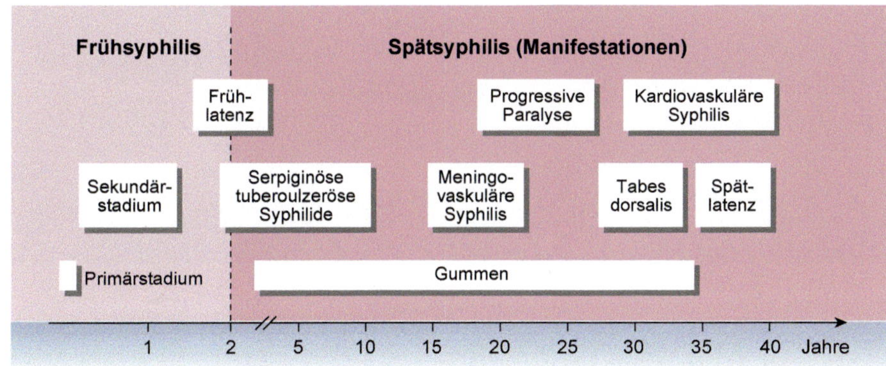

Abb. 1.44 Stadien der Syphilis [L157]

In **60–70 %** der Fälle verbleibt die Syphilis in der **Latenzphase**; das Stadium III wird nicht erreicht. Die Ursache dafür liegt in der Aktivität des T-Zellsystems, das die weitere Aussaat der Erreger verhindert, auch wenn dieselben meist überleben.

MERKE
Die Syphilis schläft, aber sie stirbt nicht.

Diagnostik

Treponema pallidum kann bis heute nicht auf künstlichen Nährböden gezüchtet werden, weshalb man in früheren Jahren noch auf seine Vermehrung in Tieren angewiesen war. Die Länge dieser Spirochäte beträgt 10–15 (– 20) µm, doch ist sie mit 0,2–0,25 µm derart schlank, dass sie sich im Mikroskop nur im **Dunkelfeld** oder mittels **Spezialfärbungen** darstellen lässt. Dieser direkte Erregernachweis kann aus dem Primäraffekt bzw. nässenden Syphiliden oder aus Lymphknotenpunktaten versucht werden. Mittlerweile existiert auch eine **PCR**-Diagnostik.

Der übliche Nachweis erfolgt in der Regel **serologisch** – u.a. mit dem **TPHA-Test** (**T**reponema-**p**allidum-**H**äm**a**gglutinationstest) oder dem **FTA-Test** (**F**luoreszenz-**T**reponemen-**A**ntikörpertest). Die **BSG** ist in den ersten beiden Stadien mäßig beschleunigt.

Therapie

Die Therapie erfolgt mit **Penicillin**, wobei es während einer besonders treponemenreichen Phase in den **Stadien I und II** zur **Jarisch-Herxheimer-Reaktion** kommen kann. Diese Reaktion kann bei **allen Spirochätenerkrankungen** beobachtet werden, also auch (selten) bei Erkrankungen durch Borrelien und Leptospiren: Durch den praktisch gleichzeitigen Zerfall zahlreicher Spirochäten mit entsprechendem Anfall als **Toxine** wirkender Bakterienbestandteile (v.a. **Endotoxine** aus der gramnegativen Zellwand) entwickelt sich ein **hohes Fieber** mit **Kopf-** und **Muskelschmerzen**, eine **Verstärkung der Exantheme** und evtl. eine **Kreislaufdekompensation** bis hin zum **septischen Schock**. Penicillin wurde deshalb früher bei Spirochätenerkrankungen, ganz im Gegensatz zu üblichen Gepflogenheiten, **einschleichend** verabfolgt. Sinnvoller und ohnehin längst üblich ist allerdings die zusätzliche Gabe von **Glukokortikoiden**, wodurch eine derartige Symptomatik prophylaktisch abgefangen werden kann.

MERKE
Die Immunantwort gegenüber den Treponemen reicht nicht aus, um Rezidive zuverlässig zu verhindern.

Meldepflicht

Die **Meldung** nach **§ 7 IfSG** erfolgt **ohne Namensnennung**. Die Syphilis ist die letzte der ehemaligen „großen Geschlechtskrankheiten", die nach dem IfSG auch weiterhin einer Meldepflicht unterliegt.

Zusammenfassung

Syphilis

Verursacht durch Treponema pallidum

Übertragungswege
- sexuelle Kontakte
- Bluttransfusionen (eher theoretisch)

Inkubationszeit
- ca. 3 Wochen (→ Ulcus durum)

Kontagionsindex
- bis zu 0,9

Einteilung
- Frühsyphilis:
  - Stadium I
  - Stadium II
- Spätsyphilis = Stadien III und IV
- **Stadium I:**
  - schmerzloses, überwiegend genitales Geschwür (harter Schanker) oder derbe Papel (selten)
  - schmerzlose Schwellung der regionären, also meist der Leistenlymphknoten
- Latenzphase
- **Stadium II:**
  - Beginn nach durchschnittlich 2–3 Monaten
  - Fieber, Krankheitsgefühl, Kopfschmerzen
  - generalisierte Lymphknotenschwellungen

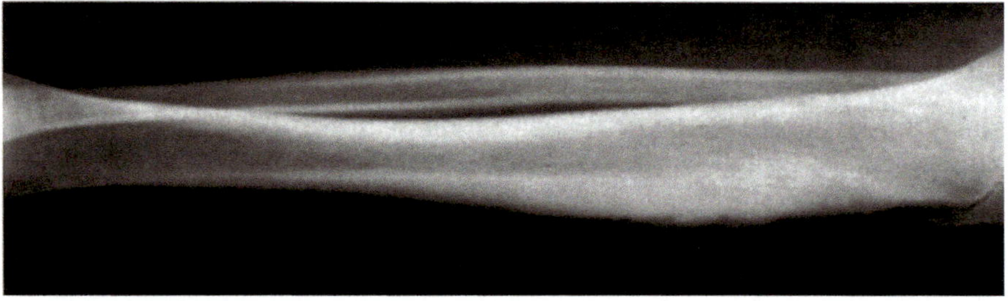

Abb. 1.45 Säbelscheidentibia bei Lues connata [E457]

  - buntes Bild rezidivierender Syphilide einschließlich Condylomata lata und Haarausfall, Merkmal der Syphilide: kein Juckreiz
  - manchmal Organbeteiligungen: Pleuritis, Hepatitis mit Ikterus, Augenbeteiligung, Periostitis, Meningoenzephalitis
- Latenzphase (tatsächliche bzw. meist scheinbare Ausheilung, bei der die Treponemen überleben)
- **Stadium III:**
  - nur ⅓ der Fälle
  - Beginn nach durchschnittlich 5 Jahren
  - ulzerierende Gummen (Granulome) an Haut, Schleimhaut und Knochen
  - eventuell (selten) **Neurosyphilis** mit Tabes dorsalis oder Lähmungen, manchmal als **Stadium IV** bezeichnet: Parästhesien, Lähmungen bis hin zur Paralyse, Gangataxie, Argyll-Robertson-Phänomen
  - nach 30 Jahren (selten): Mesaortitis luica mit Aortenaneurysma

Diagnostik

- direkter Erregernachweis (Abstrich, Blut, Liquor) oder PCR-Diagnostik
- Serologie: TPHA-Test, FTA-Test

Therapie

- Penicillin, anfangs zusätzlich Glukokortikoide wegen der Gefahr einer Jarisch-Herxheimer-Reaktion

Impfung

- keine

Meldepflicht

- nichtnamentliche Meldung nach § 7 IfSG

Behandlungsverbot

- ja

1.11.2 Lues connata

Treponemen sind **plazentagängig**, infizieren also v.a. in der **zweiten Schwangerschaftshälfte** das ungeborene Kind, wenn die Mutter nicht behandelt wird. Es kommt zum **Abort** oder zur **Lues connata.** In Deutschland sieht man aufgrund der nahezu vollständig durchgeführten **Diagnostik in der Frühschwangerschaft** nur vereinzelte Fälle einer angeborenen Syphilis, meist **zwischen 1 und 5/Jahr**. 2016 wurden 3 Erkrankungen gemeldet.

Symptomatik

Das Frühstadium zeigt in erster Linie **Hauterscheinungen** (Syphilide) einschließlich eines **blutig-eitrigen Schnupfens.** Im Spätstadium, das dem Tertiärstadium des Erwachsenen entspricht, kommt es bei unbehandelten Kindern neben einer **Sattelnase** (Gummen des Nasenseptums), Verbiegungen an der Tibia (**Säbelscheidentibia** – auch bei Rachitis; ➤ Abb. 1.45), Hepatosplenomegalie, Anämie und Lähmungen zur **Hutchinson-Trias.** Dazu zählen:

- Augenveränderungen (v.a. **Keratitis**) bis hin zur Erblindung
- Innenohrschwerhörigkeit
- tonnenförmige Schneidezähne („so breit wie lang“; ➤ Abb. 1.46) mit halbmondförmigen Einbuchtungen, wobei besonders die oberen mittleren Schneidezähne betroffen sind

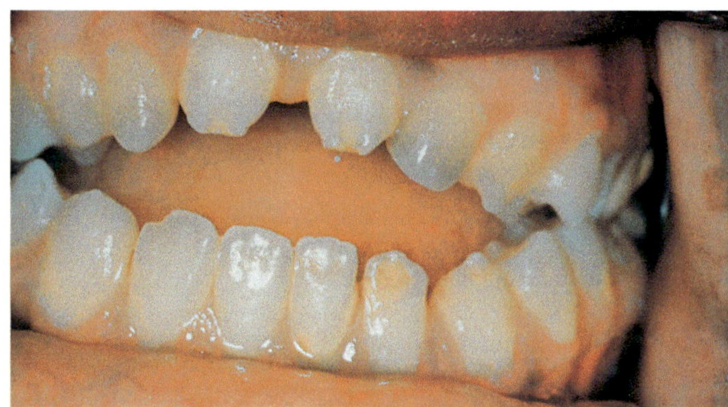

Abb. 1.46 Hutchinson-Zähne („so breit wie lang") bei Lues connata [E421]

1.11.3 Lyme-Borreliose

Bei der Lyme-Borreliose handelt es sich um eine Erkrankung, die erstmals 1976 in den USA in der Ortschaft Lyme entdeckt worden ist und entsprechend benannt wurde. Die Borrelien selbst erkannte man erst im Jahr 1982. Inzwischen (2017) rechnet man in Deutschland mit bis zu **200.000 Erkrankungsfällen pro Jahr** und einer **Durchseuchungsrate** von deutlich mehr als **10 %**.

Die Spirochäte **Borrelia burgdorferi** ist der Verursacher der Erkrankung. Das gramnegative Bakterium wird durch den Stich von **Schildzecken** (Ixodes ricinus = gemeiner Holzbock), sehr selten auch einmal durch andere Vektoren (z.B. Auwaldzecken oder Pferdebremsen) übertragen. Für die **Übertragung** der Erkrankung bedarf es also **grundsätzlich** eines **Vektors**. Eine Ansteckung an erkrankten Menschen ist nicht möglich.

Schildzecke (Ixodes ricinus)

Zecken (➤ Abb. 1.47) gehören zu den Gliederfüßern (Arthropoden) und hier zur Klasse der Spinnentiere (Unterordnung Milben). Sie sind mit **Beißwerkzeugen** und einem **Saugrüssel** ausgestattet. **Weibliche Zecken** ernähren sich ausschließlich vom **Blut** warmblütiger Tiere, wobei sie bei fehlendem Jagdglück länger als 1 Jahr auf eine Mahlzeit warten können. Die genügsamen, vegan lebenden Männchen trinken Fruchtnektar!

Zecken leben am Boden, im Unterholz, im Gebüsch – z.B. am Rand von Mischwäldern – oder krabbeln auf Grashalme, seltener auch auf niedrig hängende Zweige bis zu einer Höhe von maximal **1 m**. Dort warten sie auf ihre „Opfer" und lassen sich im Vorübergehen abstreifen, indem sie sich mit ihren Vorderbeinen an ihnen festkrallen. An diesem vordersten Beinpaar befindet sich das **Hallersche Organ**, mit dem die blinden Zecken neben CO_2 und Wärme auch die im Schweiß enthaltene Buttersäure wahrnehmen können. Anschließend suchen sie nach einer geeigneten Stelle, um dort ihre Blutmahlzeit zu beginnen. Dabei krabbeln sie, sofern der Mensch betroffen ist, durch kleinste Kleidungslücken und legen teilweise lange Wege zurück, bis sie eine Stelle mit **weicher und warmer Haut** gefunden haben. Am häufigsten findet man sie dann an den **Beinen**, in der **Leiste**, im Bereich der **Axilla** oder im **Nacken**.

Entwicklung der Zecken

Erwachsene (adulte) Zecken werden zwischen **2 mm** (Männchen) und gut **4 mm** groß (Weibchen). Sie weisen 8 Beine auf. Am Kopf befindet sich ein mit Widerhaken versehener **Saugrüssel**, mit dem sie sich außerordentlich fest in der Haut verankern. An den Beinen befinden sich **Krallen**, mit denen sie sich während ihrer Suche nach einem lauschigen Plätzchen z.B. an Haaren festhalten, und zwischen diesen Krallen eine Art **Haftkissen**, gefüllt mit einem elastischen, „klebrigen" Protein, sodass sie weder von der Haut, noch von einer Glasfläche abfallen können.

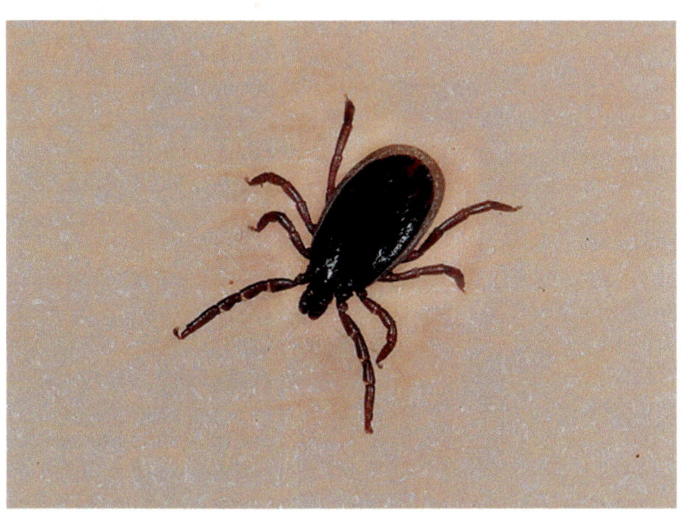

Abb. 1.47 Schildzecke [O562]

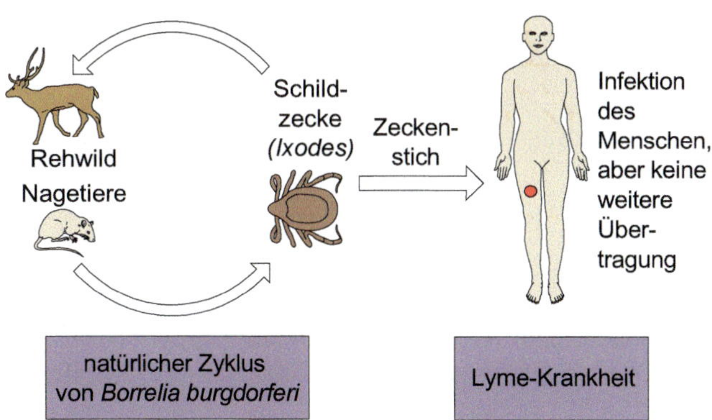

Abb. 1.48 Übertragungsweg der Lyme-Borreliose [G157]

Bis zum adulten Stadium durchlaufen sie verschiedene Entwicklungsstadien, wobei dafür insgesamt **2–3 Jahre** vergehen können. Aus den vom Weibchen im Herbst im Bodenbereich gelegten bis zu 10.000 **Eiern** schlüpfen im Frühjahr (bei Temperaturen > 7° C) die **Larven**, etwa 0,5 mm kleine, noch 6-beinige Stadien. Die Weibchen sterben nach der Eiablage. Die **Wirtstiere** der Larven sind kleine **Säugetiere** wie Mäuse oder Igel (➤ Abb. 1.48).

Nach der Blutmahlzeit der weiblichen Stadien (es ist bei Larven, Nymphen und adulten Zecken jeweils nur eine einzige erforderlich) häuten sich die Larven in den folgenden Wochen und werden zu etwa 1–1,5 mm großen **Nymphen**. Die Nymphen überwintern im Boden und entwickeln sich im darauf folgenden Frühjahr, im Anschluss an die wiederum notwendige Blutmahlzeit, zu **adulten** (erwachsenen) **Zecken**. Auch den weiblichen Nymphen dienen Kleinsäuger als natürliche Wirtstiere, doch können Larven wie Nymphen auch den Menschen befallen. Ein vollgesogenes adultes Weibchen erreicht eine Größe von **1–1,2 cm** und ein Gewicht bis zum 200-fachen ihres Ausgangsgewichts.

Durchseuchung mit Borrelien

Längst nicht alle Zecken sind im deutschsprachigen Raum von Borrelien infiziert. Da dies aber prinzipiell überall möglich ist, erübrigt sich, im Gegensatz zur möglichen Übertragung des FSME-Virus, die Erstellung von Endemiekarten. Etliche Gegenden sind aber nur wenig betroffen. Dagegen gibt es in **Süddeutschland**, **Österreich** und angrenzenden Gebieten Durchseuchungsraten von bis zu 50 % oder darüber hinaus. Dabei gilt, dass der Befall von den Larven (< 5 %) über die Nymphen (10 %) bis hin zu den adulten Zecken erheblich zunimmt. Von den wenigen infizierten **Larven** geht allerdings **keine Gefahr** aus, denn sie sind nur befallen, weil sie ihre Blutmahlzeit bereits hinter sich gebracht haben. In Höhenlagen **oberhalb 1.000 Meter** geht von Zeckenstichen grundsätzlich keine Gefährdung aus, weil sie keine Borrelien beherbergen. Dies gilt auch für das FSME-Virus.

1

MERKE

Mitteleuropäische Zecken beherbergen außer den Borrelien weitere Erreger, neben Ehrlichia-Rickettsien auch das **FSME-Virus** (➤ Kap. 2.17), das die **F**rüh**s**ommer-**M**eningo**e**nzephalitis auslöst. Selbstverständlich haben FSME und Borreliose, abgesehen von demselben Vektor, nichts miteinander zu tun.

Krankheitsentstehung

Der Biss, bei dem die Zecke mit ihren Beißwerkzeugen den nachfolgenden Stich ihres Saugrüssels vorbereitet, ist völlig **schmerzlos**, weil sie mit ihrem Speichel anästhesierende Substanzen in die Wunde abgibt. Die Zecke wird grundsätzlich gar nicht oder per Zufall entdeckt, wenn sie sich nach mehreren Tagen vollgesogen hat und entsprechend groß geworden ist. Aus diesem Grund entsteht die Lyme-Krankheit häufig (> 50 %) **ohne erinnerlichen Zeckenstich.**

Interessant ist, dass sich die Zecken nach einem ersten Anritzen der Haut ordentlich abmühen müssen, über mehrere Minuten und unter Einsatz ihres ganzen Körpers, um ihren als Saugrüssel ausgebildeten Unterkiefer in die Haut zu schieben und dort mittels der Widerhaken zu verankern. So lässt sich problemlos nachvollziehen, dass dünne und weiche Hautstellen bevorzugt werden und man ist fast geneigt, Mitgefühl mit den Tierchen zu entwickeln.

Die Borrelien gelangen in den Stichkanal und vermehren sich zunächst **lokal**. Dies geschieht allerdings praktisch nie am ersten Tag des Zeckenstichs, und auch eher selten am 2. Tag. Sofern man also die Zecke **innerhalb der ersten 24 Stunden** zügig und **ohne Manipulationen** durch Quetschen oder Bestreichen mit Fett, Uhu o.ä. **entfernt**, kann man sich vor einer Übertragung der Borrelien recht sicher fühlen.

Die Borrelien befinden sich im Magen-Darm-Trakt der Zecke. Sie gelangen also entweder mit den Ausscheidungen der Zecke (frühestens am 2. Tag) oder dadurch in den Stichkanal, dass sich die Zecke im Todeskampf (durch Bestreichen mit Fett, Uhu o.Ä.) oder durch Quetschen mit den Fingern erbricht. Allerdings erscheinen die Bakterien im Verlauf der Blutmahlzeit (ab dem 2. Tag) teilweise auch im Speichel.

Idealerweise wird die Zecke also noch am 1. Tag **direkt über der Haut** mit einer Zeckenzange oder feinen Splitterpinzette gefasst und **unter Zug** (Zugrichtung nach hinten, also entgegen der Stichrichtung) und leichten Drehbewegungen **zügig herausgehebelt.** Die manchmal gehörte Frage, ob man nun nach rechts oder links drehen soll, ist sinnlos: Der Saugrüssel enthält kein Gewinde. Die **Wunde** sollte anschließend **desinfiziert** werden. Reißt der Kopf ab und bleibt in der Haut stecken, ist dies vergleichsweise unproblematisch. Falls er sich nicht von selbst herausarbeitet, kann er von einem Therapeuten entfernt werden.

MERKE

In der **Schwangerschaft** ist eine **Übertragung** der Borrelien auf das Kind, entsprechend der Mehrzahl systemischer Infektionen, grundsätzlich **möglich**.

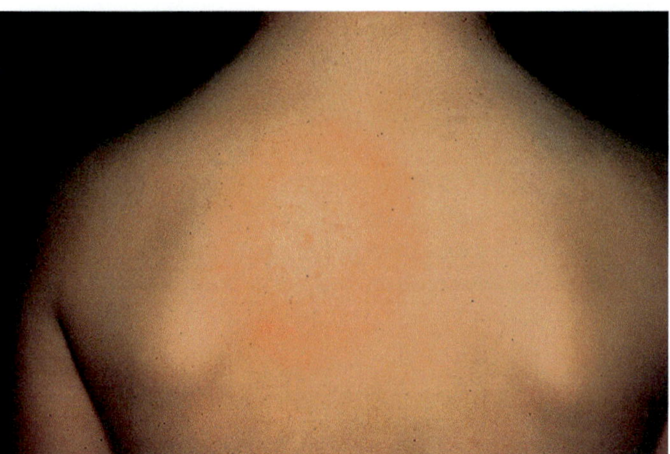

Abb. 1.49 Erythema chronicum migrans nach Zeckenstich [E664]

Symptomatik

Stadium I

Sind Borrelien übertragen worden (durchschnittlich in 3–6 % aller Zeckenstiche bzw. in **10 %** bei **infizierten** Zecken), kommt es nach einigen Tagen, oft aber auch erst nach etlichen Wochen (**Inkubationszeit 3–33 Tage**), zu einer Rötung der Haut, dem **Erythema (chronicum) migrans** (**Wanderröte**; ➤ Abb. 1.49), das sich kreisförmig ausbreitet und auch brennen oder jucken kann. Gleichzeitig entstehen teilweise **grippeähnliche Symptome** mit Kopf- und Gliederschmerzen, Müdigkeit, Konjunktivitis und eventuell Fieber. Das Erythem erscheint bei seiner Ausbreitung oft **randständig betont**, blasst also zentral ähnlich einer Tinea ab.

Dieses Erythema (chronicum) migrans wird gemeinsam mit den grippeartigen Symptomen als Stadium I bezeichnet.

MERKE

Eine lokale Rötung am ersten oder zweiten Tag nach dem Zeckenstich ist **kein Hinweis** auf die erfolgte Übertragung von Borrelien, sondern entspricht einer **Lokalreaktion** auf den **Stich**, denn die **Inkubationszeit** beträgt eben nicht 1–33 Tage, sondern **3–33** Tage. Daran erkennt man, wie wichtig für den medizinischen Alltag, und nicht nur im Hinblick auf die Prüfung, die Kenntnisnahme der Inkubationszeiten ist!

Das Erythem *muss* im Übrigen nicht auftreten. Bei etwa **25 %** aller Infektionen **fehlt es.** Es kann dann eine **serologische** Diagnostik versucht werden, wobei aber IgM-Antikörper **frühestens** nach **4–8 Wochen** nachgewiesen werden können, IgG sogar erst nach mehreren Monaten. Insgesamt ist der Zeitraum des Erythems und damit das Stadium I in 50 % der Fälle seronegativ.

Stadium II

Borrelien können eine Vielzahl von Geweben und Organen infizieren, besitzen aber aufgrund verschiedener Rezeptoren der Gewebe eine besondere Affinität zu **Haut**, **Gelenken**, **Skelett**-und **Herzmuskulatur** sowie peripherem und zentralem **Nervengewebe** (➤ Abb. 1.50). Es kommt deshalb einige Wochen später, das Erythema migrans kann noch bestehen oder bereits abgeklungen sein, im Stadium II zu **wandernden Arthralgien** und **Muskelschmer-**

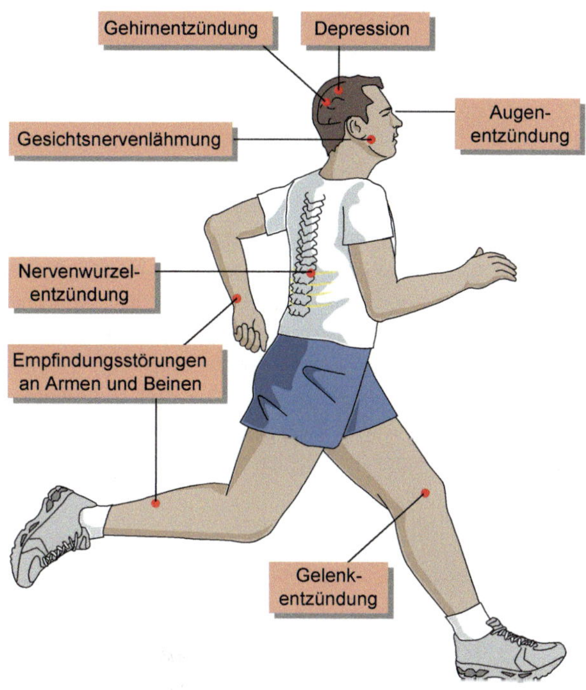

Abb. 1.50 Symptome des Stadiums II der Lyme-Borreliose [L157]

zen, teilweise auch zu einer **Meningitis**, **Polyneuritis** oder **Myokarditis** und **Perikarditis** mit Tachyarrhythmien oder auch einem AV-Block (8 % der Fälle). Häufig sieht man eine chronische **Müdigkeit**, **Lethargie** und **Depressionen**, **Scheitelkopfschmerz** sowie einen massiven **Nachtschweiß**. Seltener findet man Lymphknotenschwellungen oder eine Splenomegalie.

Ein weiteres, nur sporadisch erscheinendes Symptom des Stadiums II ist die **Lymphadenosis cutis benigna**, bei der vorwiegend an Mamillen, Ohrläppchen oder im Genitalbereich **livide Infiltrate** aus Lymphozytenansammlungen entstehen (➤ Abb. 1.51). Diese Tumoren bilden sich nach Wochen meist von selbst wieder zurück.

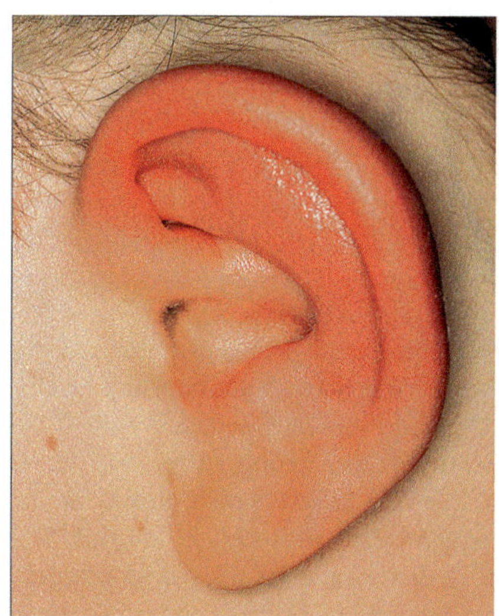

Abb. 1.51 Lymphadenosis cutis benigna bei Lyme-Borreliose [E795]

Arthralgien, Muskel- und Nervenschmerzen sind **wandernd** und auffallend **unspezifisch**. Sie erlauben keine Zuordnung, wenn man nicht an die Möglichkeit einer Borreliose denkt. Die zerebrale Beteiligung mit **Müdigkeit** und **Lethargie** bis hin zu **schweren Depressionen** verführt deshalb so manchen Therapeuten zu seiner Lieblingsdiagnose.

HINWEIS DES AUTORS

Tatsächlich landeten diese Patienten in früheren Jahrzehnten, als die Borreliose noch nicht vollständig in der Medizin angekommen war, beinahe regelmäßig in der stets gut gefüllten psychosomatischen Schublade und wurden mit Neuroleptika oder Antidepressiva abgefüllt. Für den Autor stellt es eines der großen Rätsel der Medizin dar, warum so viele Therapeuten erkennbar nicht lernbereit sind, warum die ungezählten, ehemals der Psyche untergejubelten Krankheiten, die man heute klar und unzweideutig **somatisch erklären** und behandeln kann, so vielen Kollegen immer noch keinen Anlass dazu geben, ihre Einheitsdiagnosen endlich auf den Prüfstand zu stellen.

Auffallend ist der manchmal besonders langwierige und schmerzhafte Verlauf mit Entzündung, **sensiblen Ausfällen** und teilweise **Lähmungen** sowohl peripherer als auch zentraler (Hirn-)Nerven, wodurch z.B. eine **Fazialisparese** (60 % der Fälle) oder sogar **Hemiplegien** auftreten können. Diese langwierige **Meningoradikulitis** wird als **Bannwarth-Syndrom** bezeichnet.

Stadium III

Nach etlichen Monaten oder (zumeist) **Jahren** kommt es in 60 % der Fälle zum Stadium III mit Arthritis **(Lyme-Arthritis)** unter andauerndem oder schubweisem Befall **einzelner** oder **weniger**, zumeist großer Gelenke. Besonders häufig betroffen sind eines oder beide **Kniegelenke** (➤ Abb. 1.52), in abnehmender Häufigkeit auch einmal Sprung-, Ellbogen-, Finger-, Zehen- oder Handgelenke.

Daneben können (selten) eine Enzephalomyelitis (= **Neuroborreliose**) mit Para- oder Tetraplegie oder die **Acrodermatitis chronica atrophicans** (➤ Fach Dermatologie) entstehen. Die Symptome der Neuroborreliose erinnern zum Teil an die Symptome einer Multiplen Sklerose einschließlich Spastik, Paresen und Blasendysfunktion.

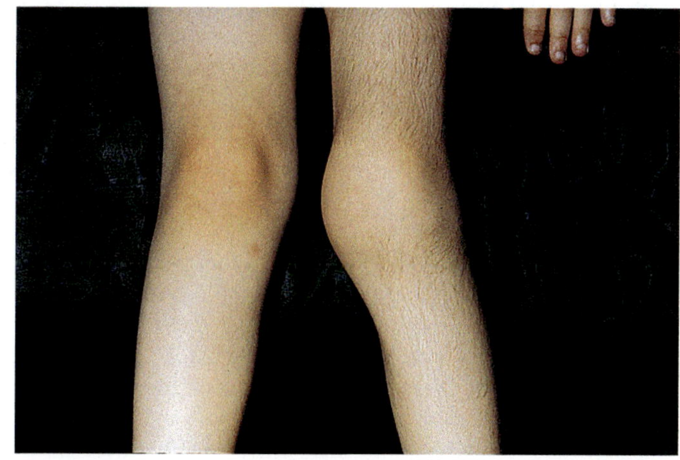

Abb. 1.52 Lyme-Arthritis im linken Kniegelenk [M552]

1

HINWEIS DES AUTORS

Auffallend ist, dass die Borrelien ohne jede Ausnahme ansprechen, seitdem sie bei den Nosoden-Testungen des Autors (immer doppelblind!) von Patienten mit Multipler Sklerose in den Testsatz integriert wurden, sodass sie die infektiöse Ursache dieser Autoimmunkrankheit zu sein scheinen (➤ Fach Neurologie). Es sei bei der Frage, warum die Medizin trotz all ihrer beeindruckenden Fortschritte die grundsätzlich bei Autoimmunkrankheiten vermuteten oder zumindest als möglich erachteten Erreger nicht findet, an die diagnostische Problematik solcher Erkrankungen erinnert. So wurde z.B. Borrelia burgdorferi selbst bei Lyme-Patienten erst 1982 gefunden. Sogar bei **eindeutig infektiösen Erkrankungen** wie Morbus Crohn oder Sarkoidose und ungezählten weiteren ist dies bis heute (2017) **nicht gelungen**.

Diagnostik

Borrelien werden bis zu 30 µm lang, aber nur 0,2–0,25 µm dick, sodass sie mikroskopisch im Allgemeinen nur in der höchsten Auflösung und im **Dunkelfeld** erkannt werden können. In der Kultur wachsen sie sehr langsam über mehrere Wochen und auf Spezialnährböden. Diese Nachweismöglichkeiten sind allerdings für den medizinischen Alltag nicht relevant, weil die Bakterien in den Körperflüssigkeiten ohnehin kaum zu finden wären. Man beschränkt sich daher meist auf eine **serologische Diagnostik** und versucht den direkten Erregernachweis bzw. Nachweis über PCR (Polymerase-Kettenreaktion) nur in Einzelfällen aus Liquor oder Gelenkpunktaten.

Die serologische Diagnostik war in früheren Jahrzehnten äußerst unzuverlässig. Selbst heute noch, wo eine große Anzahl von gut definierten Antikörpern (IgM und IgG) sowie Borrelien-Antigenen zur Verfügung stehen, lässt sich lediglich die Mehrzahl der Infektionen – immer noch nicht alle! – serologisch wahrscheinlich machen. Die jeweiligen Befunde werden dabei von den Laboratorien interpretiert und entsprechende Empfehlungen hinsichtlich des weiteren Procedere ausgesprochen. Allerdings kommt es erst **4–8 Wochen** nach der Infektion zur **Serokonversion**, sodass bei Patienten ohne deutliches Erythema migrans kein schneller Nachweis möglich ist (s. oben). Dies liegt v.a. daran, dass das Immunsystem erst reagiert, wenn die Borrelien im Anschluss an die Lokalreaktion (in geringen Zahlen) über den Blutweg zu streuen beginnen.

Natürlich kann man die Zecke selbst im Labor auf Borrelienbefall hin untersuchen lassen (35 €), doch weiß man dadurch letztendlich immer noch nicht, ob eine Übertragung stattgefunden hat, denn die Übertragungsrate beträgt ja im Durchschnitt lediglich 10 %. Immerhin heilt aber nach verbreiteter Meinung die Mehrzahl der Borrelieninfektionen im Stadium I auch ohne Therapie von alleine wieder aus. Andererseits gibt es auch zahlreiche Forscher, die dies (sehr zurecht!) in Frage stellen.

Therapie

Die Therapie erfolgt durch **Antibiotika** – im Stadium I bevorzugt oral mit **Doxycyclin** (weniger geeignet: **Amoxicillin**) über (mindestens) **3 Wochen**, ab dem Stadium II (offiziell) mit **Cephalosporinen i.v.** über 3 Wochen. Eine orale Therapie mit Doxycyclin ist allerdings selbst im Stadium II oder III **mindestens ebenso wirksam**. Dies erscheint überaus folgerichtig, denn Borrelien vermehren sich teilweise intrazellulär und weder Penicilline noch Cephalosporine wirken intrazellulär – **im Gegensatz zu Doxycyclin**. Andererseits ist eine endgültige Ausheilung ab dem Stadium II schwierig und wird im Stadium III überaus unzuverlässig bzw. sogar unwahrscheinlich – v.a. eben gerade deswegen, **weil** die Borrelien **intrazellulär** überleben (z.B. zerebral). Selbst im Stadium II gelingt die Ausheilung in weniger als 90 % der Fälle.

Umso wichtiger ist die **Prophylaxe** – z.B. mit **Repellents** (Nobite®, Autan® u.a.) und **geschlossener**, heller Kleidung, auf der man die Zecken besser sieht, bzw. das Absuchen des Körpers im Anschluss an einen Aufenthalt an Waldrändern, im hohen Gras oder im Bereich von Gebüschen. Nymphen und erst recht Larven als kleine „Pünktchen" sieht man zwar sehr schlecht, doch geht zumindest von den Larven eigentlich noch keine Gefahr aus (s. oben).

HINWEIS DES AUTORS

Es gibt eine Reihe sog. Experten, die die Meinung vertreten, dass selbst eine Neuroborreliose im Stadium III antibiotisch problemlos ausgeheilt werden kann. Nach der Meinung dieser Wissenschaftler beruhen dann rezidivierende Symptome gerne auf psychischen Faktoren. Laborwerte besitzen keine Bedeutung. Eine Besserung der Symptomatik durch eine nochmalige, hochdosierte und länger andauernde Antibiose oder über komplementäre Maßnahmen bei „ausgeheilten", also bereits behandelten Patienten wird gerne als Placeboeffekt gedeutet. Manche bezeichnen deshalb neuerdings trotz Therapie anhaltende Beschwerden auch als **Post-Lyme-Syndrom**. Echte Experten eben!

Immerhin scheint sich aktuell doch die Meinung durchzusetzen, dass die Infusionstherapie mit Cephalosporinen, mehr als 20 Jahre lang favorisiert, irgendwie doch nicht der Weisheit allerletzter Schluss sein könnte – genauer: eigentlich unwirksam ist. Es war zwar immer schon klar, dass Cephalosporine im besten Fall vorübergehend ein wenig helfen könnten, weil sie die extrazellulären Bakterien erfassen, aber eben nicht darüber hinausgehen können. Nun jedoch hat diese Selbstverständlichkeit auch die Medizin erreicht. Das hat aus Sicht des Autors ein lautes *Bravo!* verdient, denn es gibt auch Selbstverständlichkeiten, die erst nach 30 oder 40 Jahren erkannt werden.

Eine **Jarisch-Herxheimer-Reaktion** (➤ Kap. 1.11.1) zu Beginn der antibiotischen Therapie ist möglich, zumindest unter Penicillinen mit ihrem bakteriziden Wirkmechanismus, aber **sehr selten**. Eine **prophylaktische** Antibiotikatherapie nach einem Zeckenstich wird nicht empfohlen, könnte aber von Arzt und Patient durchaus **erwogen werden**, sofern die Zecke erst entdeckt wurde, nachdem sie sich vollgesogen hatte.

Impfung

Die Entwicklung eines wirksamen Impfstoffes machte wegen mehrerer Subtypen (mindestens 7) von Borrelia burgdorferi lange Jahre große Probleme. Inzwischen soll ein Impfstoff über die ersten Versuchsstadien hinausgelangt sein, sodass **eventuell** in den nächsten Jahren mit der Markteinführung zu rechnen ist. Eine durchgemachte Borreliose hinterlässt **keine ausreichende Immunität**. Neuinfektionen sind dadurch jederzeit möglich. Dies muss dann auch hinsichtlich der Schutzwirkung einer künftigen Impfung gelten, sodass es letztendlich gar nicht so wichtig ist, ob sie nun irgendwann doch noch kommt oder nicht.

Meldepflicht

Nach dem IfSG gibt es **keine** Meldepflicht und **kein** Behandlungsverbot für Heilpraktiker.

HINWEIS PRÜFUNG

Die fehlende Meldepflicht gilt für die bundeseinheitliche Regelung. Allerdings kochen etliche Bundesländer (nicht nur) hinsichtlich diverser Meldepflichten sozusagen ihr eigenes Süppchen. Zum Beispiel besteht in den Bundesländern Berlin, Brandenburg, Sachsen und Thüringen eine Meldepflicht nach § 6 IfSG, in Mecklenburg-Vorpommern eine Meldepflicht nach § 7 für die Borreliose. Die westdeutschen Bundesländer Bayern, Rheinland-Pfalz und das Saarland kreierten lieber eine eigene Version und stellten Erythema migrans und die akuten Formen der Lyme-Arthritis und der Neuroborreliose unter eine Meldepflicht nach § 7 IfSG. In diesen Ländern ist also eine akute, nachgewiesene Borreliose, die **ohne Hauterscheinungen** abläuft, **nicht meldepflichtig**!?
Letztendlich bedeuten die diversen länderspezifischen Sonderregelungen, dass der Prüfling neben der allgemeingültigen Fassung des IfSG immer auch die Vorgaben des jeweiligen Bundeslandes zur Kenntnis zu nehmen hat, in dem er die mündliche Prüfung ablegt. Immerhin haben die **länderspezifischen** Meldepflichten **keine Auswirkungen** auf ein etwaiges Behandlungsverbot. Hierfür **maßgebend** ist **allein** das bundeseinheitliche **IfSG**.

HINWEIS DES AUTORS

Die „Übereinstimmung" von Rechtsvorschriften in den 16 deutschen Bundesländern macht Mut im Hinblick auf eine zukünftige einheitliche Gesetzgebung im vereinigten Europa mit seinen ca. 27–28 Mitgliedsstaaten.

Zusammenfassung

Lyme-Borreliose

Verursacht durch **Borrelia burgdorferi**

Übertragungswege
- ausschließlich über Vektoren (in Mitteleuropa meist Ixodes ricinus)

Inkubationszeit
- 3–33 Tage

Kontagionsindex
- 0,05

Symptome

Stadium I:
- Erythema migrans (Wanderröte) in etwa ¾ der Fälle
- grippeartige Symptome (teilweise)
- inapparent (ca. ¼ der Fälle)

Stadium II:
- Beginn nach wenigen Wochen
- Polyradikulitis mit wandernden Schmerzen in Muskeln und Gelenken, sensiblen Ausfällen und peripheren Nervenlähmungen (z.B. Fazialisparese)
- Perikarditis und Myokarditis mit Arrhythmien
- Meningitis mit Lähmungen, Müdigkeit, Lethargie und schweren Depressionen
- Scheitelkopfschmerz, Nachtschweiß
- Lymphknotenschwellungen, Splenomegalie
- Lymphadenosis cutis benigna

Stadium III:
- Beginn nach Jahren (in 60 % der Fälle)
- Arthritis als Mon- oder Oligoarthritis
- selten: Neuroborreliose = Enzephalomyelitis (spastische Lähmungen, Blasendysfunktion)
- sehr selten: Acrodermatitis chronica atrophicans Herxheimer

Diagnostik
- im Stadium I klinischer Aspekt
- ab Stadium II serologische Diagnostik (nicht immer zuverlässig)

Therapie
- Antibiotika (3 Wochen), ab Stadium II i.v., im Stadium III überwiegend unwirksam

Impfung
- keine

Meldepflicht
- nein, abgesehen von einzelnen Bundesländern

Behandlungsverbot
- nein

1.11.4 Rückfallfieber

Diese Erkrankung kommt in **Deutschland** schon seit Jahrzehnten nicht mehr vor, doch ist sie in etlichen Ländern Afrikas (einschließlich Ägypten), in Ostindien und dem amerikanischen Kontinent noch endemisch, sodass sich Reisende infizieren können. Ausgelöst wird das Rückfallfieber durch Borrelien – entweder **Borrelia recurrentis**, die in **Kleiderläusen** leben, oder durch weitere Borrelien-Arten, deren menschliche Vektoren hauptsächlich aus **Zecken** bestehen. Obwohl das entstehende Krankheitsbild weitgehend identisch ist, besitzt die jeweilige Übertragbarkeit große Bedeutung für den Alltag, denn die **Kleiderläuse** – und damit auch Borrelia recurrentis – werden bei schlechten hygienischen Bedingungen **von Mensch zu Mensch** übertragen. Dagegen bedarf es für eine Infektion durch die Borrelien-Subtypen der Zecken auch tatsächlich des Vektors Zecke, sodass in diesen Fällen eine Übertragung auf andere Menschen nicht möglich ist und die Erkrankung außerhalb der Endemiegebiete auch nicht vorkommt (➤ Abb. 1.53).

Man unterscheidet deshalb beim Rückfallfieber formal zwei Varianten:
- **Läuserückfallfieber** = **epidemisches** Rückfallfieber, verursacht durch **Borrelia recurrentis**: Übertragung **von Mensch zu Mensch** (über die **Kleiderlaus**)

1

- **Zeckenrückfallfieber** = **endemisches** Rückfallfieber, verursacht durch weitere Borrelien-Spezies: Übertragung **ausschließlich durch Zecken** (Lederzecken) in Endemiegebieten

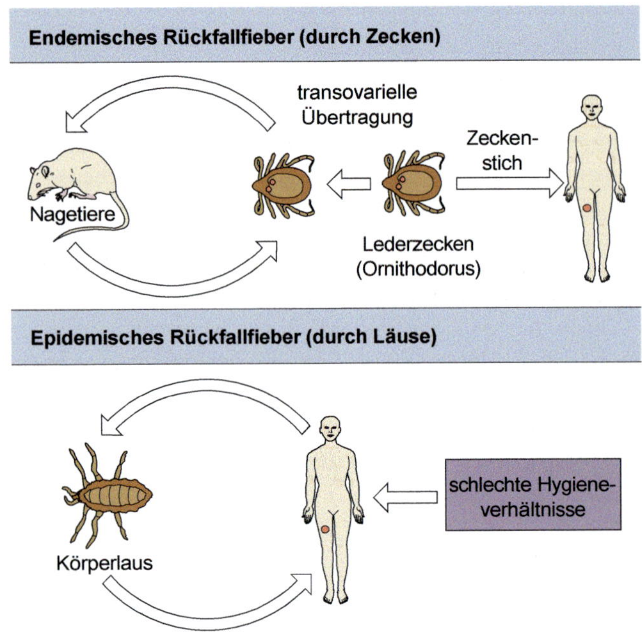

Abb. 1.53 Übertragungswege des Rückfallfiebers [G157]

Symptomatik

Die Erreger werden im Zuge einer massiven Bakteriämie in praktisch **alle Organe** verteilt. Nach einer **Inkubationszeit** von durchschnittlich **4–7 Tagen** kommt es zu **hohem Fieber** und starken **Kopfschmerzen** (ähnlich wie bei Ornithose und Q-Fieber) sowie Kräfteverfall. Eine **Hepatosplenomegalie,** eventuell mit leichtem Ikterus, ist häufig. Eine **Myokarditis** kann den Tod verursachen. Möglich sind auch **Iritis, Nephritis, Pneumonie** (mit Hämoptyse), **Exantheme** oder eine **Meningitis** mit Lähmungen (z.B. Fazialisparese).

Das Fieber hält etwa 5 Tage an und wird dann von einer fieberfreien Phase von ca. 1 Woche abgelöst, in der sich die Patienten meist wieder gesund fühlen. Danach kommt es erneut zu hohem Fieber, dem wiederum eine fieberfreie Phase folgt (➤ Abb. 1.54). Bis zu 10 weitere Rezidive, die allerdings **zunehmend milder** verlaufen, können folgen (→ *Rückfallfieber*).

Die Ursache für das **fieberfreie Intervall** besteht darin, dass das Immunsystem über spezifische **Antikörper gegen Membranbestandteile** der Borrelien die Erreger aus dem Blut eliminiert und auch der Organbefall sich bessert. Diese Oberflächenantigene unterliegen aber einem schnellen Wechsel, sodass nach neuerlicher Bakteriämie erst wieder Antikörper gegen diese veränderten Membranantigene gebildet werden müssen. Dieses Spiel setzt sich über etliche Wochen fort, bis das Immunsystem die Oberhand behält oder der Patient an der Myokarditis oder anderen Komplikationen verstorben ist.

Diagnostik

Die Diagnose wird durch **direkten Nachweis** der Borrelien aus dem Blut versucht (Dunkelfeld), idealerweise am Beginn eines Fieberzyklus. Ein serologischer Nachweis ist nicht möglich, doch scheinen immerhin Kreuzreaktionen mit IgM von **Borrelia burgdorferi** zu bestehen, sodass dessen Nachweis bei einer Krankheit, deren Symptome mit der Lyme-Borreliose nicht das Geringste zu tun haben, als **wertvoller Hinweis** gewertet werden sollte.

Therapie

Die Therapie erfolgt antibiotisch mit **Penicillin** oder **Doxycyclin,** wobei begleitend wegen einer möglichen **Jarisch-Herxheimer-Reaktion** (➤ Kap. 1.11.1) **Glukokortikoide** gegeben werden.

Entsprechend dem laufenden Antigenwandel der Borrelien erfolgt **keine Immunisierung** gegen eine neuerliche Ansteckung. Es kann aus diesem Grund auch **keinen Impfstoff** geben.

Meldepflicht

Im Gegensatz zu Borrelia burgdorferi besteht **Meldepflicht** nach **§ 7 IfSG.** Die letzte Meldung in Deutschland datierte aus dem Jahr **2004,** bis 2015 aufgrund der großen Zahl an Flüchtlingen besonders aus

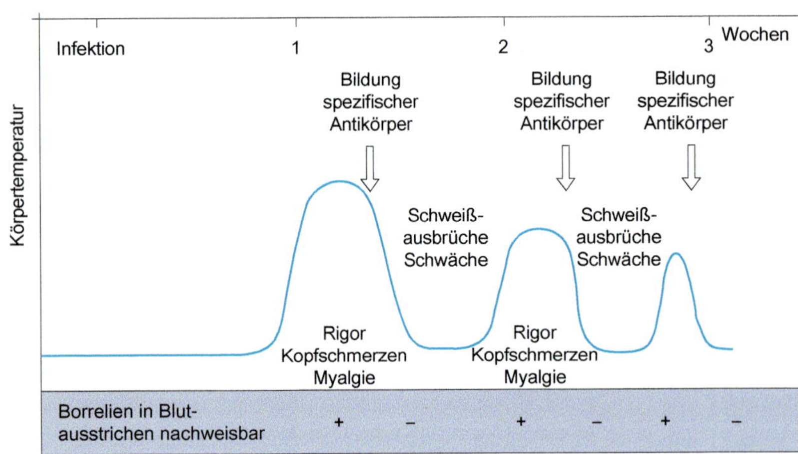

Abb. 1.54 Fieberverlauf bei Rückfallfieber [G157]

afrikanischen Ländern **erstmals** wieder Krankheitsfälle auftraten. **2015** kam es aus diesem Zusammenhang heraus zu **43 Meldungen**, **2016** nur noch zu **5 Erkrankungen**, die sämtlich aus Somalia eingeschleppt wurden. Da es sich in allen Fällen um das **Läuserückfallfieber** handelte, lässt sich nicht unterscheiden, ob es sich um endemische Erkrankungen aus den betroffenen afrikanischen Ländern handelte, oder ob die Übertragungen eher aufgrund der katastrophalen Fluchtbedingungen bis hin zu den Wohnverhältnissen der Asylsuchenden in Deutschland (während der ersten Monate) stattgefunden haben. Denn letztendlich reicht unter diesen Bedingungen ein einziger Erkrankungsfall für eine beliebige Anzahl weiterer Infektionen.

Zusammenfassung

Rückfallfieber

Verursacht durch **Borrelia recurrentis** und weitere Borrelien-Arten; lässt sich formal trennen in ein Läuse- und ein Zecken-Rückfallfieber

Übertragungswege

- Vektoren (Zecken und Läuse), kommen in Europa (Ausnahme: iberische Halbinsel) nicht mehr vor, endemisch verbreitet u.a. noch in Ländern Afrikas und Amerikas sowie in Indien
- beim Läuserückfallfieber auch über die Kleiderlaus von Mensch zu Mensch

Inkubationszeit

- 4–7 Tage

Symptome

- hohes Fieber über 5 Tage
- wiederholte, sich beständig abschwächende Rezidive nach fieberfreien Phasen
- Beteiligung sämtlicher Organe möglich – z.B. Myokarditis, Pneumonie, Nephritis, Hepatitis, Exantheme, Meningitis mit Lähmungen

Diagnostik

- Versuch des direkten Erregernachweises, keine Serologie möglich, aber wenigstens IgM gegen Borrelia burgdorferi als Hinweis (verwandte Oberflächenantigene)

Therapie

- Antibiotika, anfangs begleitet von Glukokortikoiden (wegen möglicher Jarisch-Herxheimer-Reaktion)

Impfung

- keine

Meldepflicht

- nach § 7 IfSG

Behandlungsverbot

- ja

1.11.5 Leptospirose

Die Leptospirose stellt eine **Zoonose** dar und wird durch **Leptospira interrogans** sowie eine Reihe von Subtypen mit abweichender Namensgebung (z.B. Leptospira icterohaemorrhagiae) verursacht. Die Spirochäte ist bei einer Vielzahl von Tieren endemisch – u.a. bei Ratten und Mäusen, Rindern, Schweinen und Hunden, bei denen sie in der Niere lebenslang persistieren kann. Die Tiere scheiden die Leptospiren mit dem Urin aus, sodass die Infektion durch **kontaminiertes Wasser** oder beim **direkten Kontakt** mit **Tierurin** erfolgt. Es sind also z.B. Tierärzte oder Tierpfleger, Angler und Wassersportler besonders gefährdet, doch entstehen in **Deutschland** weniger als 100 Erkrankungsfälle pro Jahr (**2015** und **2016** jeweils etwa **90 Meldungen**). Die Erkrankung wird bei z.B. Tierärzten, Abwasserarbeitern oder Erntehelfern als **Berufskrankheit** anerkannt. In Ländern der Dritten Welt nehmen die Erkrankungen bei Überschwemmungen zu, weil dabei zahlreiche Menschen barfuß durch verunreinigtes Wasser waten müssen.

Leptospiren dringen über **kleinste Hautverletzungen** oder unverletzte **Schleimhäute** in den Körper. Bei oraler Aufnahme von kontaminiertem Wasser gelangen die Keime über den Gastrointestinaltrakt ins Blut.

Während die Mehrzahl der Subtypen von Leptospira interrogans überwiegend nur eine relativ harmlose Infektion mit **Symptomen eines grippalen Infekts** verursacht, verläuft die Infektion durch den Serotyp **Leptospira icterohaemorrhagiae** mit ernsterer Symptomatik einschließlich einer gewissen Letalität. Diese **Variante** einer Leptospirose wird als **Leptospirose Weil** bzw. **Morbus Weil** bezeichnet. Von den jährlichen Meldungen einer Leptospirose entfällt nur der kleinere Teil auf diesen eigentlichen Morbus Weil. Andererseits geht das RKI von einer hohen Dunkelziffer aus, weil die Mehrzahl an Leptospirosen sehr mild verläuft, sodass keine Diagnostik durchgeführt wird. Es dürfte demnach in Deutschland insgesamt zu etlichen hundert Krankheitsfällen/Jahr kommen.

Leptospirose Weil

Nach einer **Inkubationszeit** von **1–2 Wochen** entstehen abrupt **grippeähnliche Symptome** mit hohem Fieber, Schüttelfrost und Gliederschmerzen. **Kopfschmerzen** deuten auf den begleitenden Meningismus hin. Während dieser Phase sind die Leptospiren im Blut nachzuweisen (Bakteriämie), doch wird wegen der scheinbar typischen Grippesymptome (als Influenza) nur selten an einen Morbus Weil gedacht. Auffallend neben dem zumeist hohen Fieber ist lediglich eine analog zu Typhus, Ornithose und Brucellose bestehende **relative Bradykardie**. Allerdings findet man dieses seltene Symptom manchmal eben auch bei der Influenza.

Nach vorübergehendem Fieberabfall kommt es etwa zu Beginn der 2. Woche erneut zum Fieberanstieg **(zweigipfliger Fieberverlauf)** und zur Beteiligung der typischen Zielorgane Niere, Leber und ZNS (➤ Abb. 1.55). Es entstehen eine **Nephritis**, eine **Meningitis** und eine **Hepatitis** mit Ikterus. Teilweise sieht man **Einblutungen** in die Haut (als kleinfleckige Purpura oder großflächige Ekchymose). Die **Letalität** des Morbus Weil beträgt trotz Therapie bis zu **10 %**.

1

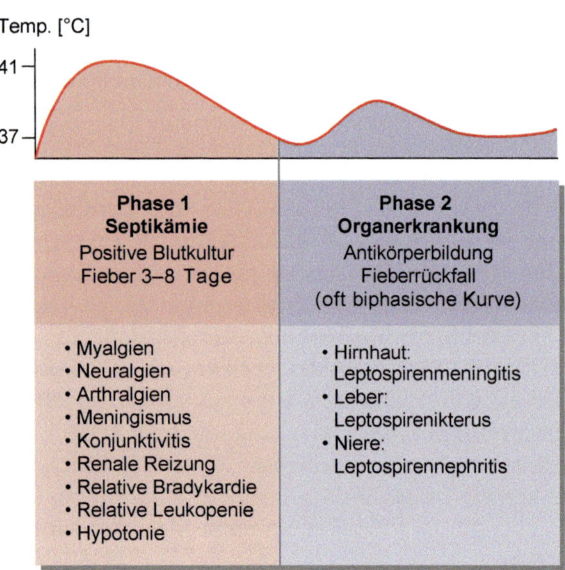

Abb. 1.55 Zweiphasiger Fieberverlauf mit Zuordnung der betroffenen Organe beim Morbus Weil [L157]

Therapie

Die antibiotische Therapie mittels hochdosiertem **Penicillin** oder **Doxycyclin** muss frühzeitig einsetzen, wobei es wie bei den anderen Spirochäten-Erkrankungen zur **Jarisch-Herxheimer-Reaktion** (➤ Kap. 1.11.1) kommen kann.

Meldepflicht

Meldepflicht (für **alle** Leptospirosen) besteht nach **§ 7 IfSG**.

Zusammenfassung

Leptospirose

Verursacht durch **Leptospira interrogans** und weitere Subtypen, beim Morbus Weil durch **L. icterohaemorrhagiae**

Übertragungswege
- Tierurin bzw. direkte Tierkontakte
- kontaminiertes Trinkwasser

Inkubationszeit (Leptospirose Weil)
- 1–2 Wochen

Symptome
- grippeartige Symptome mit hohem Fieber, relative Bradykardie (1. Phase)
- biphasischer Fieberverlauf: Nephritis, Meningitis, Hepatitis, Einblutungen (2. Phase)
- bei Leptospirosen durch L. interrogans meist nur Symptome eines grippalen Infekts

Diagnostik
- Serologie
- direkte Anzucht aus Blut, Urin oder Liquor

Therapie
- Antibiotika

Impfung
- für den Menschen keine (aber für Haustiere)

Meldepflicht
- nach § 7 IfSG

Behandlungsverbot
- ja

1.12 Chlamydien

Chlamydien sind **obligat intrazelluläre** Bakterien. Sie lassen sich daher auch nicht auf Nährböden, sondern **nur** in lebenden **Zellkulturen** vermehren. Es handelt sich um sehr kleine, mit einem Durchmesser von 0,2–0,3 µm im Lichtmikroskop kaum noch darstellbare, runde Bakterien. Die Zellwand entspricht derjenigen gramnegativer Bakterien. Weil sie kein ATP synthetisieren können, sind sie auf Wirtszellen angewiesen.

Nach der Infektion einer Wirtszelle bilden sie im Zuge ihrer Vermehrung sog. **Initial- bzw. Einschlusskörperchen** – große Vakuolen, in denen hunderte oder tausende Bakterien enthalten sein können. Diese Vakuolen können bestehen bleiben und so eine latente Infektion unterhalten; sie können aber auch rupturieren und die Chlamydien, die in dieser Form historisch bedingt als **Elementarkörperchen** bezeichnet werden, freisetzen, sodass in der Folge benachbarte Zellen infiziert werden (➤ Abb. 1.56).

HINWEIS DES AUTORS

Es handelt sich bei den Chlamydien um ganz und gar „gewöhnliche", kleine, intrazellulär lebende Bakterien mit gramnegativer Zellwand. Merkwürdig dabei ist, dass sie immer noch manchmal als irgendeine ominöse „bakterienartige" oder „mit Bakterien verwandte" Lebensform angesehen werden. Darauf weist auch die unverändert übliche, ausschließlich historisch interessante Bezeichnung als „Elementarkörperchen" hin. Ganz diesem irgendwie „okkulten Status" entsprechend sind sie erst vor etwa 20 Jahren wenigstens ansatzweise in der Medizin angekommen. Dabei stellten sie bereits vor 30 Jahren unzweideutig die Hauptursache von Adnexitis und weiblicher Sterilität dar, sofern diese „Elementarkörperchen" von dem einen oder anderen Therapeuten gedanklich zugelassen wurden. Was heutzutage allerdings schwerer wiegt, sind die immer noch verwendeten, mehrheitlich insuffizienten Nachweismethoden, auf deren Grundlage insuffiziente Diagnosen gestellt werden. Dies betrifft überwiegend Chlamydia trachomatis (s. unten).

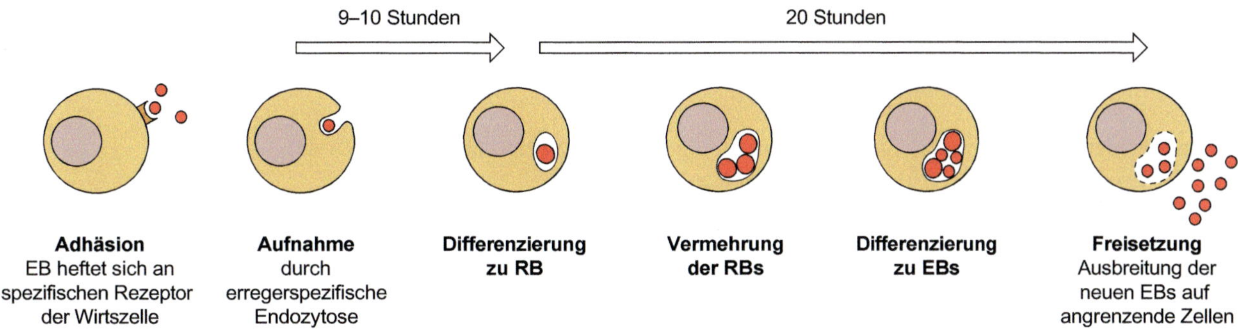

Abb. 1.56 Lebenszyklus der Chlamydien. EB = Elementarkörperchen, RB = Initialkörperchen (engl. reticulate body). [G157]

Subtypen

Drei verwandte Arten sind klinisch von Bedeutung (➤ Abb. 1.57):

- **Chlamydia trachomatis** mit verschiedenen Serotypen: Die Serotypen A–C sind in Afrika, Indien und China, teilweise auch in Europa (Italien) endemisch und führen dort zum **Trachom**. Die mit den Buchstaben D–K belegten Serotypen sind auch in den westlichen Ländern weit verbreitet und verursachen lokale **Infektionen** im **Urogenitalbereich** und am **Auge**. Der Serotyp L schließlich ist im Wesentlichen in Afrika und Südostasien endemisch und löst dort eine der vier ehemaligen „großen Geschlechtskrankheiten" aus, das **Lymphogranuloma venereum**.
- **Chlamydia psittaci:** ist der Erreger der **Ornithose** (= Psittakose).
- **Chlamydia pneumoniae:** erzeugt häufig **Atemwegserkrankungen** bis hin zur Pneumonie.

MERKE

Chlamydien sind grundsätzlich **nicht meldepflichtig**. Die einzige **Ausnahme** stellt **Chlamydia psittaci** dar (§ 7 IfSG).

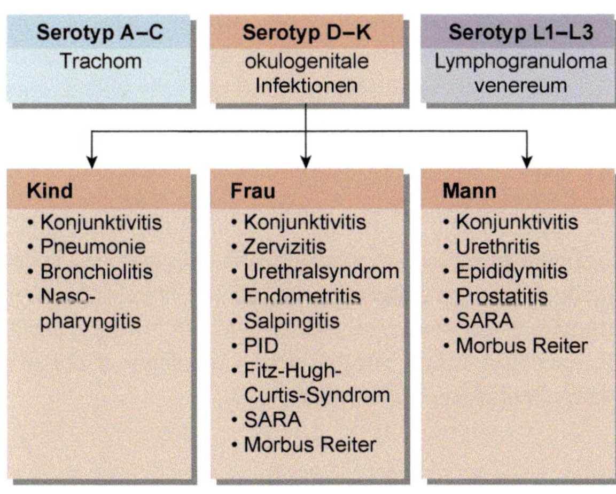

Abb. 1.57 Serotypen von Chlamydia trachomatis [L157]

1.12.1 Erkrankungen durch Chlamydia trachomatis

Trachom

Das Trachom wird auch **Keratokonjunktivitis** oder **ägyptische Körnerkrankheit** genannt. Die Übertragung der ursächlichen **Serotypen A–C** erfolgt durch **Schmierinfektion**. Nach einer Inkubationszeit von **6–10 Tagen** kommt es akut zu einer granulomatösen Entzündung. Die Keratokonjunktivitis greift in einem langsamen Prozess auf die Kornea über und führt über eine Pannusbildung, Gefäßeinsprossungen und Vernarbungen bis zur **Erblindung** (➤ Abb. 1.58). Mehr als 100 Millionen Menschen sind weltweit

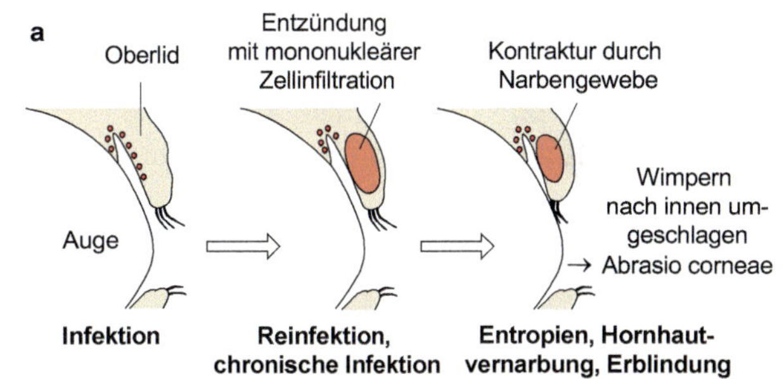

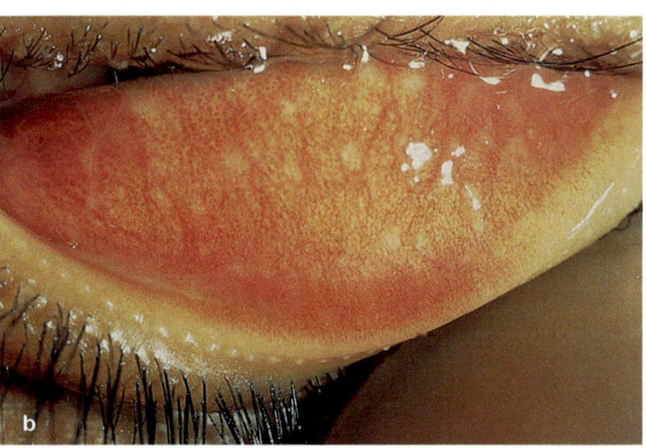

Abb. 1.58 Chlamydia trachomatis und Erblindung. **a** Skizzierung der Pathogenese. **b** Durch Vernarbung der Hornhaut bildet sich ein länger anhaltendes Trachomkorn im Auge. [G157; E570]

davon betroffen; mehrere Millionen sind vollständig erblindet. Das Trachom ist, gemeinsam mit der Katarakt, die weltweit häufigste Ursache einer Erblindung (in Deutschland: AMD, Diabetes mellitus).

Die Therapie erfolgt mit lokal und/oder systemisch verabfolgten Antibiotika. Die Prognose ist nur bei frühzeitigem Therapiebeginn günstig.

Zusammenfassung

Trachom

Verursacht durch **Chlamydia trachomatis**
- **Übertragungswege:** Schmierinfektion
- **Inkubationszeit:** 6–10 Tage
- **Symptome:** granulierende Keratokonjunktivitis mit Pannusbildung, die zur Erblindung führt
- **Therapie:** Antibiotika lokal und systemisch
- **Impfung:** keine
- **Meldepflicht:** nein
- **Behandlungsverbot:** nein

Konjunktivitis

Die **Serotypen D–K** verursachen bei **Säuglingen**, die sich im **Geburtskanal** der Mutter angesteckt haben, eine Konjunktivitis (➤ Abb. 1.59), die zumeist gutartig verläuft. Dieselben Chlamydien können auch z.B. im **Schwimmbad** übertragen werden und führen dann in jedem Lebensalter zur sog. **Schwimmbadkonjunktivitis**. Sie heilt nach wenigen Monaten aus, kann aber im Einzelfall auch zu einem Bild führen, das vom Trachom nicht mehr zu unterscheiden ist.

Die Häufigkeit der Übertragung auf das Neugeborene bei bestehender Infektion der Mutter liegt nach offiziellen Schätzungen bei etwa 60 %. Dabei kann es nicht nur zur Konjunktivitis kommen, sondern auch zur Übertragung der Bakterien in den Urogenitalbereich des Säuglings.

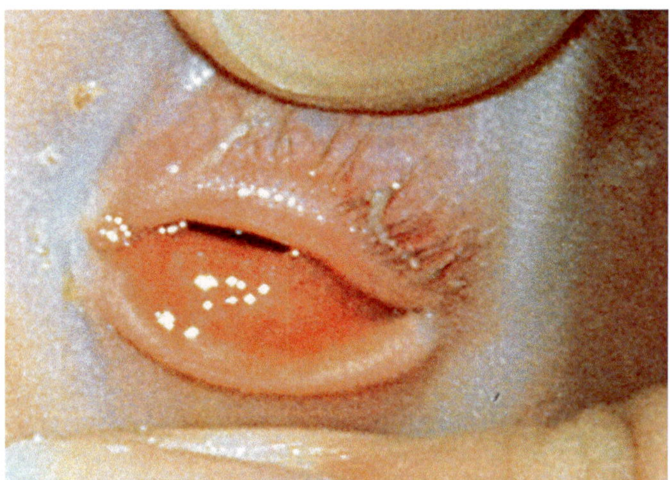

Abb. 1.59 Häufigste Form einer Neugeborenenkonjunktivitis ist die Chlamydieninfektion. [E394]

Urogenitale Infektionen

Chlamydia trachomatis wird im Zusammenhang mit der Adnexitis und der weiblichen Sterilität im ➤ Fach Gynäkologie genauer besprochen.

Die zumindest in Mitteleuropa größte Bedeutung der **Serotypen D–K** hat die chronische Infektion der Schleimhäute des **Urogenitaltraktes**, wobei keine Bakteriämie entsteht, also auch **keine systemische Aussaat** in weitere Organe. Man rechnet in Deutschland mit rund **300.000 Infektionen/Jahr**.

Die Infektion durch Chlamydien gilt als die weltweit, zumindest aber in den Industriestaaten **häufigste sexuell übertragene Infektion** des Menschen (übliche Abkürzung: STD = **s**exually **t**ransmitted **d**iseases), wird aber nicht zu den ehemaligen Geschlechtskrankheiten gerechnet und ist auch nicht meldepflichtig. Für Heilpraktiker besteht allerdings ein **Behandlungsverbot** nach § 24 IfSG.

HINWEIS DES AUTORS

Weitere Infektionsmöglichkeiten bestehen für **weibliche Patienten** auch im **Schwimmbad**. Dieser Übertragungsweg ist **häufig**, wird aber von der vorherrschenden Medizin noch nicht zur Kenntnis genommen und sollte demnach in der Prüfung auch nicht vorgetragen werden.

Symptomatik

Die Folgen der Infektion bestehen nach einer Inkubationszeit von zumeist **1–3 Wochen** (manchmal auch länger) in einer **Urethritis**, **Zystitis**, **Prostatitis** und ungemein häufig auch einer Entzündung der weiblichen Eileiter (**Salpingitis**, **Adnexitis**), die bei dem üblichen chronischen Verlauf zu Verklebungen und Verwachsungen führt und eine **Sterilität** oder **Eileiterschwangerschaft** zur Folge haben kann. Zumindest 20–25 % aller erwachsenen Frauen beherbergen inzwischen Chlamydien.

Die akute Infektion kann mit den üblichen Symptomen einer jeden Adnexitis einhergehen: Einseitige **Unterbauchschmerzen**, **mäßiges Fieber** und **Fluor vaginalis**. Sie kann aber auch symptomarm oder sogar inapparent verlaufen, wobei dies v.a. für Patientinnen gilt, die ohnehin an chronischem Fluor vaginalis leiden. Hier gilt also das, was bereits bei der Infektion durch Gonokokken gesagt wurde (➤ Kap. 1.4.1).

Die **chronisch** gewordene Infektion verläuft regelhaft symptomarm mit nur geringem Fluor vaginalis und minimalen Schmerzen oder sogar **symptomlos** und wird anlässlich der üblichen Vorsorgeuntersuchungen so gut wie nie erkannt. Die übliche Aussage der Patientinnen, es sei beim Frauenarzt „alles in Ordnung gewesen", lässt Rückschlüsse auf die Sorgfalt des Gynäkologen, nicht aber auf die Chlamydieninfektion der Patientin zu.

HINWEIS DES AUTORS

Der Zusammenhang zwischen chronischer Chlamydieninfektion und **Sterilität** sowie **Aborten** wird seit wenigen Jahren auch schulmedizinisch erkannt und anerkannt. Man kann es aber auch anders ausdrücken: Der Autor hat bei der Diagnose und Therapie von langjähriger weiblicher Sterilität in einem Zeitraum von 20 Jahren keine einzige Patientin gefunden, die nicht an einer chronischen Infektion durch Chlamydia trachomatis gelitten hätte. Entsprechend wurden diese Frauen immer erst dann schwanger, wenn die Chlamydien beseitigt und ihr Zerstörungswerk behoben waren (➤ Fach Gynäkologie). Ungemein häufig sind diese Bakterien auch ursächlich bei der sog. **Reizblase** oder auch der **Enuresis nocturna** (nächtliches Einnässen) von Kindern (unter der Geburt infiziert) und Erwachsenen beteiligt – Erkrankungen, die schulmedizinisch gerne in der „großen psychosomatischen Schublade" abgelegt werden (➤ Fach Urologie).

Diagnostik

Die Diagnostik der genitalen Chlamydieninfektion ist ungewöhnlich **schwierig**, sofern Hinweise wie die oftmals außerordentlich typische **Entzündung des Muttermundes** nicht beachtet und geringgradige Beschwerden oder die in Folge der parauterinen Verwachsungen entstehende **Dysmenorrhö** (Periodenschmerz) als normal angesehen werden. Eine Dysmenorrhö ist aber niemals normal. Auch die **Dyspareunie** (Schmerzen beim Verkehr) ist eine nicht so seltene Folge. Bei diesen Patientinnen wird dann gerne nach Partnerproblemen geforscht.

Die **Abstrichdiagnostik** ist **extrem unzuverlässig**. Der seit einigen Jahren zur Verfügung stehende, zuverlässige **PCR-Test** ist teuer und wird in der Chlamydien-Praxis so gut wie nie durchgeführt, zumindest **nicht auf sinnvolle Weise**. Eine serologische Diagnostik existiert zwar, lässt aber keine Aussage über eine Infektion sowie deren Aktualität zu.

HINWEIS DES AUTORS

Die Hauptursache dafür, dass selbst die PCR-Diagnostik wenig aussagekräftig, mehrheitlich falsch-negativ ausfällt, ist darin zu sehen, dass sie aus dem **Urin** und nicht von einem Abstrich der Portio erfolgt. Allerdings müssen selbst bei einer chronischen Chlamydienadnexitis die Bakterien keineswegs im Harn angetroffen werden. Lediglich bei der Reizblase würde man wenigstens in symptomatischen Phasen fündig werden, sofern man den Test hierbei anwendete. Aber gerade bei dieser Symptomatik wird immer noch weit überwiegend darauf verzichtet.

Die Diagnostik kann bei gegebener Veranlassung (Sterilität, Dysmenorrhö, Dyspareunie, Reizblase, Enuresis nocturna) problemlos mittels Tensor, Kinesiologie oder Elektroakupunktur – bei mangelnder Erfahrung auch ohne gynäkologische Untersuchung durchgeführt werden (➤ Fach Pharmakologie). Entscheidend im Hinblick auf zuverlässige Ergebnisse sind allerdings doppelblind durchgeführte, beliebig reproduzierbare Testungen.

Therapie

Die schulmedizinische Therapie ist genauso schwierig wie die Diagnose, wenn nicht sogar **unmöglich**. Der „Chlamydien-Papst" des deutschsprachigen Raumes, Prof. Eiko Petersen aus Freiburg, hielt noch bis Mitte der 1990er-Jahre eine 10-tägige antibiotische Therapie mit Doxycyclin für vollkommen ausreichend, als der Autor bereits bis zu 7 Wochen erfolglos antibiotisch therapierte. Einige Jahre später wurden dann längere Behandlungszyklen empfohlen. Inzwischen ist der Erkenntnisstand so weit gediehen, dass eine genitale, chronifizierte Chlamydieninfektion als **unheilbar** angesehen wird, gleichzeitig aber eine **antibiotische Langzeittherapie** über etliche **Monate** durchgeführt wird, um die Infektion wenigstens klein zu halten. Ursache dieser Therapieresistenz sind Ruheformen der intrazellulären Chlamydien, die dadurch für Antibiotika unangreifbar werden.

HINWEIS DES AUTORS

Die Chlamydien können **homöopathisch** mittels diverser Nosoden-Potenzen von Chlamydia trachomatis und adäquater Begleittherapie problemlos ausgeleitet werden, auch wenn eine erfolgreiche Therapie bis zu 6 Monate dauern kann. Verklebungen der Eileiter (Sterilität) und Verwachsungen (Dysmenorrhö und Dyspareunie) können therapeutisch dann beseitigt werden, wenn die Chlamydien weitgehend oder vollständig verschwunden sind. Dazu werden dann u.a. Enzympräparate benötigt (➤ Fach Gynäkologie).

Der **Partner** ist **stets mitzubehandeln**, da isolierte Infektionen bei lediglich einem Partner nicht möglich sind. Dies erscheint dem Laien auf Anhieb klar und verständlich, nicht jedoch weiten Bereichen der Medizin, wo die Infektion der Frau, wenn sie denn erkannt wird, durch den Gynäkologen, und die Prostatitis des Mannes durch den Urologen durchgeführt wird – in der Regel ohne dass man den Partner miteinbeziehen würde.

Zusammenfassung

Urogenitale Infektionen (Adnexitis, Sterilität, Dysmenorrhö, Prostatitis, Reizblase, Enuresis nocturna)

Verursacht durch **Chlamydia trachomatis** (Hauptkeim)

Übertragungswege

- Geburtskanal der Mutter
- sexuelle Kontakte
- Schwimmbad (bei Frauen)

Inkubationszeit

- 1–3 Wochen

Symptome

- nach der Akutphase milde oder inapparente Infektionen
- allerdings regelhaft Dysmenorrhö oder Dyspareunie, Reizblase, Sterilität bzw. Aborte

Diagnostik

- PCR
- „biologische" Testverfahren

Therapie

- im Akutfall erfolgreich mit Antibiotika, bei chronischen Infektionen keine antibiotische Ausheilung möglich
- Nosodenpräparate

Impfung
- keine

Meldepflicht
- nein

Behandlungsverbot
- nach § 24 IfSG

Lymphogranuloma venereum

Das Lymphogranuloma venereum bzw. inguinale wird durch **Chlamydia trachomatis** (**Serotypen L** 1–3) verursacht – v.a. in Afrika, Asien und Südamerika. In Deutschland kommt es nur zu sporadischen, eingeschleppten Fällen. Die Erkrankung gehörte früher, gemeinsam mit Syphilis, Gonorrhö und Ulcus molle, zu den sog. Geschlechtskrankheiten.

Symptomatik

Nach einer Inkubationszeit von **3–30 Tagen** kommt es neben **genitalen Papeln**, die ulzerieren können, zu entzündlich verdickten, eitrig einschmelzenden oder fistelnden **Leistenlymphknoten** (> Abb. 1.60). In der Folge entstehen teilweise **chronische Lymphödeme**.

Diagnostik

Chlamydien wachsen als obligat intrazelluläre Bakterien nicht auf Agarplatten. Ihre Vermehrung kann jedoch in **Zellkulturen** erfolgen. Auch über **PCR** ist ein Nachweis möglich.

Therapie

Die Therapie erfolgt **antibiotisch** und ist in Akutstadien in aller Regel erfolgreich. Teilweise kommt es auch spontan zur Ausheilung.

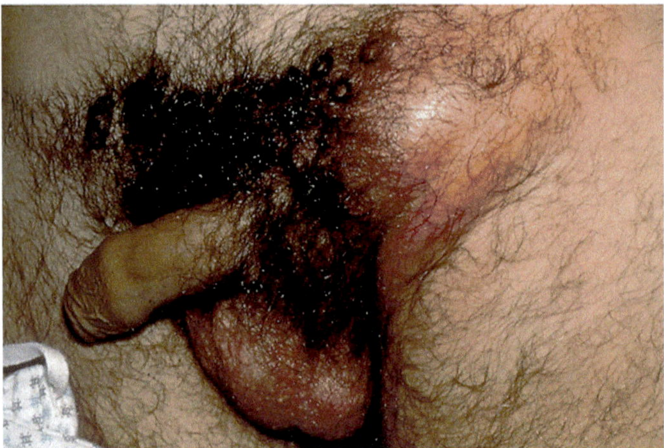

Abb. 1.60 Entzündlich verdickte Leistenlymphknoten bei Lymphogranuloma venereum [E511]

Meldepflicht

Es besteht **keine Meldepflicht**, aber ein **Behandlungsverbot** nach § 24 IfSG.

MERKE

Nicht mit dem *Lymphogranuloma* inguinale verwechseln sollte man das **Granuloma inguinale**. Dabei handelt es sich um eine chronisch verlaufende, sexuell übertragene Erkrankung tropischer und subtropischer Regionen durch den Keim Calymmatobacterium granulomatis. Die kleine Abweichung in der Namensgebung rührt daher, dass die Leistenlymphknoten überwiegend nicht beteiligt sind. Die Erkrankung ist weder prüfungs- noch alltagsrelevant.

Zusammenfassung

Lymphogranuloma venereum (inguinale)

Verursacht durch **Chlamydia trachomatis** (Serotypen L)

Übertragungswege
- sexuelle Kontakte

Inkubationszeit
- 3–30 Tage (meist 1–3 Wochen)

Symptome
- genitale Papeln oder Ulzera
- eiternde Leistenlymphknoten
- sekundäres Lymphödem als mögliche Komplikation

Diagnostik
- Zellkultur
- PCR

Therapie
- Antibiotika

Impfung
- keine

Meldepflicht
- nein

Behandlungsverbot
- nach § 24 IfSG

1.12.2 Erkrankungen durch Chlamydia pneumoniae

Chlamydia pneumoniae verursacht, v.a. bei Kindern, eine **Pneumonie**, die gemeinsam mit anderen Pneumonien, die durch Viren oder intrazellulär lebende Bakterien verursacht werden, als **interstitielle** oder **atypische** Pneumonie bezeichnet wird. Man schätzt den **An-**

teil an allen ambulant erworbenen Pneumonien auf etwa **10 %**. Auch eine **Pharyngitis**, **Sinusitis** oder **Bronchitis** können durch Chlamydia pneumoniae verursacht werden. Weil die Durchseuchung in Deutschland weitgehend vollständig ist, scheint die Mehrzahl der Infektionen inapparent oder sehr milde zu verlaufen.

In **arteriosklerotischen Plaques** der Herzkranzgefäße wird mit einiger Regelmäßigkeit Chlamydia pneumoniae nachgewiesen. Der Zusammenhang mit KHK und Herzinfarkt ist unklar, weil man nicht weiß, ob die Chlamydien an der Arteriosklerose ursächlich beteiligt sind oder erst sekundär in die Plaques einwandern. Letzteres ist allerdings sehr viel wahrscheinlicher.

Diagnostik und Therapie

Die Diagnostik erfolgt serologisch über spezifische Antikörper (IgM) oder direkt (Kultur oder PCR), die Therapie der Pneumonie **antibiotisch** (im Akutstadium meist erfolgreich).

1.12.3 Erkrankungen durch Chlamydia psittaci: Ornithose

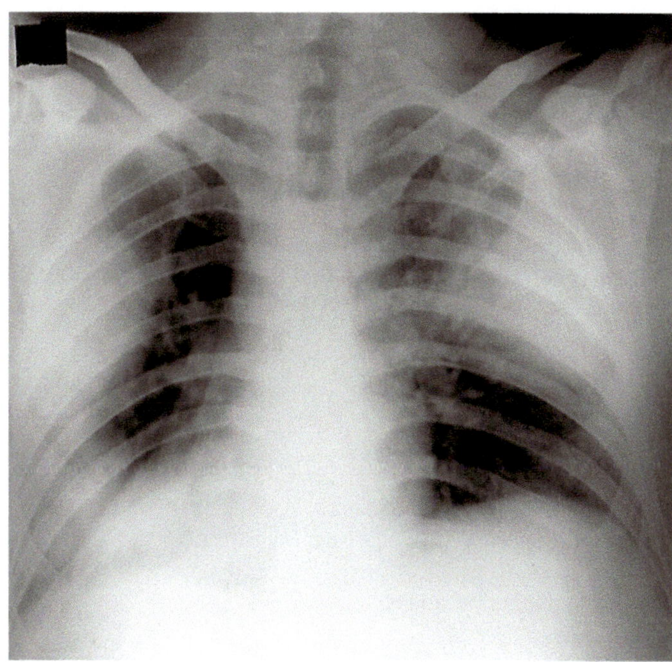

Abb. 1.61 Ornithose (interstitielle Pneumonie) [R132]

Die **Ornithose** bzw. **Psittakose** bzw. **Papageienkrankheit** wird durch Chlamydia psittaci verursacht. Ansteckungsquelle ist das erkrankte **Tier** (Papageien, Wellensittiche, Tauben, Puten, Hühner – sehr selten Hunde und Katzen). Eine Übertragung von Mensch zu Mensch ist rein theoretisch möglich und für Krankenhauspersonal beschrieben, aber im Alltag nicht zu erwarten. Andererseits findet man anamnestisch bei den Erkrankten nicht ausnahmslos einen vorausgehenden Kontakt zu (erkrankten) Vögeln.

Die **infizierten Vögel** können gesund erscheinen oder auch Symptome wie gesträubte Federn, Appetitlosigkeit und Abmagerung zeigen. Manchmal sterben sie auch an der Infektion. Man kann die Chlamydien in den **Ausscheidungen** der Tiere, in ihren **Federn** und **Geweben** nachweisen. Ein recht kurzer Kontakt genügt zur Ansteckung. Am häufigsten aber erfolgt die Infektion aus dem **Staub von Vogelkäfigen** über die oberen Atemwege. In **Deutschland** kommt es seit einigen Jahren nur noch zu etwa **10 Erkrankungen** pro Jahr (2016: 9 Meldungen) – mit einem Schwerpunkt bei **Taubenzüchtern**.

Symptomatik

Nach lokaler Vermehrung gelangen die Chlamydien im Zuge einer Bakteriämie in die Alveolen der **Lunge**, in **Leber** und **Milz** sowie multiple weitere Organe einschließlich des **Herzens**. Die **Inkubationszeit** schwankt zwischen **1 und 3 Wochen**. Danach beginnt die Krankheit mit teilweise mäßigem, öfters aber mit **hohem Fieber** und **diffusen, quälenden Kopfschmerzen**. Fast immer besteht **Husten**, der zumeist unproduktiv ist und höchstens in späteren Stadien auch schleimig oder blutig wird. Ursache ist eine **interstitielle, atypische Pneumonie**, die im Gegensatz zur üblichen atypischen Pneumonie auch eine Alveolitis mit Schädigung der Alveolenwandung verursacht.

Häufig kommt es zu Vergrößerungen von Leber und Milz **(Hepatosplenomegalie)** sowie abdominellen Beschwerden mit **Obstipation**. Ebenfalls häufig bestehen **Nasenbluten** und eine **Lichtempfindlichkeit** der Augen. Relativ zum hohen Fieber ist der **Puls verlangsamt**. Mögliche und häufige Komplikationen sind eine **Myokarditis** oder **Enzephalitis**. Aus der Myokarditis resultiert nicht so selten ein Herzversagen.

Diagnostik

Auskultatorisch ist häufig, entsprechend jeder interstitiellen Pneumonie, nichts Pathologisches zu hören, doch können im Zuge der Alveolitis mit entsprechendem Sekret in den Alveolen auch **feuchte Rasselgeräusche** auftreten. Im **Röntgenbild** erkennt man an diffusen, milchglasartigen oder fleckförmigen Verschattungen eine ausgeprägte beidseitige Pneumonie (➤ Abb. 1.61).

Die Diagnose kann **serologisch** gestellt werden, weil die Erreger im Rahmen ihrer Bakteriämie spezifische Immunglobuline erzeugen. Obligat intrazellulär lebende Erreger sind allerdings weder für Immunglobuline noch für Komplement erreichbar, sodass die Psittakose ohne Therapie extrem **chronisch** verläuft. Die Letalität beträgt dann bis zu 50 %.

Therapie

Die Therapie erfolgt durch das Antibiotikum **Doxycyclin**, doch scheint eine endgültige Ausheilung wie bei allen Chlamydien-Infektionen nur möglich, wenn die Behandlung zu einem Zeitpunkt einsetzt, wo sich noch keine Ruheformen der Chlamydien gebildet haben.

Meldepflicht

Meldepflicht besteht nach § 7 IfSG bei **nachgewiesener** Erkrankung.

Zusammenfassung

Ornithose

Verursacht durch **Chlamydia psittaci**

Übertragungswege
- inhalierter Staub (Vogelkäfige, bei Taubenzüchtern)

Inkubationszeit
- 1–3 Wochen

Symptome
- hohes Fieber
- quälende Kopfschmerzen
- Husten bei atypischer Pneumonie
- relative Bradykardie als Folge einer Myokarditis
- Hepatosplenomegalie
- Obstipation
- Nasenbluten

Diagnostik
- Serologie

Therapie
- Antibiotika

Impfung
- keine

Meldepflicht
- nach § 7 IfSG

Behandlungsverbot
- ja

1.13 Rickettsien

Ähnlich wie Chlamydien sind auch Rickettsien sehr kleine (0,2–0,5 µm), gramnegative, **obligat intrazelluläre** Bakterien. Endemisch ist die Infektion bei zahlreichen Tieren, u.a. auch bei Zecken, Flöhen und Läusen, bei denen sich die Bakterien in den Epithelien des Darms befinden (➤ Abb. 1.62). Die Erreger sind ungewöhnlich **resistent** gegenüber Umwelteinflüssen einschließlich der üblichen Desinfektionsmaßnahmen und können auch außerhalb von Wirtszellen jahrelang überleben. Die einzige europäische Erkrankung von Bedeutung ist das Q-Fieber.

1.13.1 Q-Fieber

Der Erreger heißt **Coxiella burnetii**. Die Bakterien sind bei **Tieren** wie Rindern, Pferden, Hunden oder Schafen endemisch, sodass die Erkrankung überwiegend bei Menschen, die beruflich mit Tieren umgehen, auftritt (= Zoonose). Die Übertragung zwischen den Tieren erfolgt häufig durch Zecken. In Deutschland kommt es zu etwa 200 Infektionen pro Jahr (2016: 275 Meldungen) – häufig in der Form kleiner Epidemien, z.B. im Umkreis von Schafherden.

Die Übertragung erfolgt in der Regel durch die Inhalation von **erregerhaltigem Staub** (aus getrockneten Ausscheidungen) – manchmal auch im weiteren Umkreis infizierter Tierherden, oder durch **direkten Kontakt** zu infizierten Tieren. Die Tiere erscheinen meist gesund. Selten kommt es zur Infektion durch kontaminierte **Rohmilch** oder **Rohkäse** bzw. an kontaminierter Kleidung. Eine **diaplazentare Übertragung** mit nachfolgendem Abort oder einer Frühgeburt ist möglich.

Symptomatik

Nach einer Inkubationszeit von **2–3 Wochen** beginnt die Erkrankung ähnlich wie die Ornithose akut mit **hohem Fieber**, **Kopf-** und **Muskelschmerzen** und Lungeninfiltraten. Neben der atypischen **Pneumonie** kommt es in manchen Fällen zu einer **Hepatitis**, **Enzephalitis** oder **Myokarditis** mit **relativer Bradykardie**. Bei 1 % der Patienten entsteht eine chronische Infektion, evtl. mit **Endokarditis** und Befall einer meist vorgeschädigten Klappe.

Etwa **50 %** aller Infektionen verlaufen allerdings **inapparent** oder mit milden **grippeähnlichen Symptomen** und heilen spontan innerhalb von 1–2 Wochen.

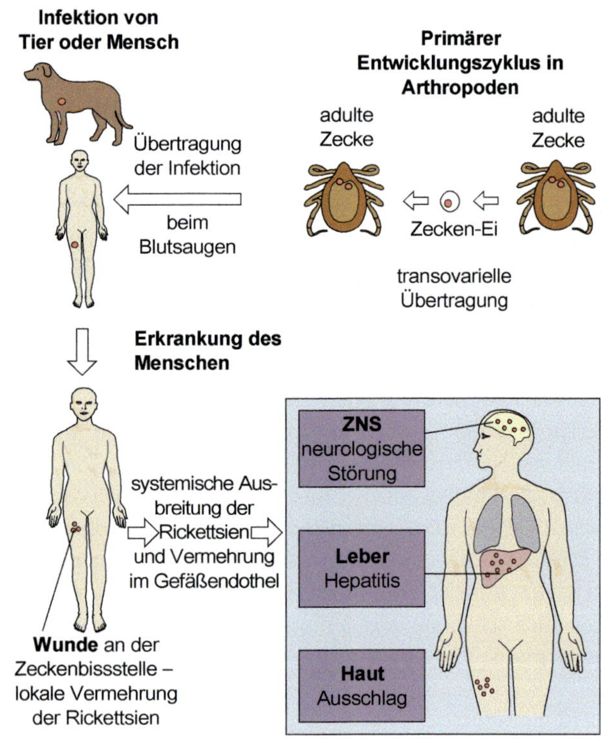

Abb. 1.62 Pathogenese der Rickettsien-Infektionen [G157]

Diagnostik

Die Diagnose wird serologisch (unsicher) oder durch direkten **Erregernachweis** gestellt. In zweifelhaften Fällen kann ein Nachweis mittels **PCR** erfolgen.

Therapie

Akute Erkrankungsfälle werden mit dem Antibiotikum **Doxycyclin** über 2–3 Wochen therapiert. In chronisch gewordenen Fällen muss mit einer Kombinationstherapie über Jahre behandelt werden.

Impfung

Ein Impfstoff für gefährdete Personen ist nur im **Ausland** erhältlich.

Meldepflicht

Meldepflicht besteht nach **§ 7 IfSG**.

Zusammenfassung

Q-Fieber

Verursacht durch **Coxiella burnetii**

Übertragungswege
- Staubinhalation
- Tierkontakte
- kontaminierte Milchprodukte

Inkubationszeit
- 2–3 Wochen

Symptome
- gleichen den Symptomen der Ornithose, häufig auch nur „grippale Symptome"

Diagnostik
- direkter Erregernachweis
- PCR

Therapie
- Antibiotika – in chronisch gewordenen Fällen über Jahre

Impfung
- keine

Meldepflicht
- nach § 7 IfSG

Behandlungsverbot
- ja

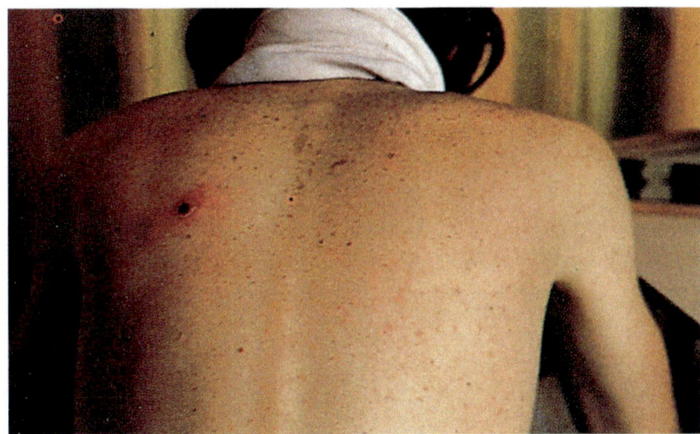

Abb. 1.63 Petechiale Blutungen bei Fleckfieber [E288]

1.13.2 Fleckfieber

Das Fleckfieber (epidemisches Fleckfieber, Läusefleckfieber), das nur noch in Höhenlagen der **Tropen** vorkommt, wird durch Rickettsien **(Rickettsia prowazekii)** verursacht. Die Übertragung erfolgt durch den **Kot von Kleiderläusen**.

Symptomatik

Nach einer Inkubationszeit von **10–14 Tagen** entwickelt sich ein, an Typhus erinnerndes, schweres Krankheitsbild mit **hohem Fieber**, **Splenomegalie**, **petechialen Blutungen** (*Fleck*-Fieber), die den Roseolen des Typhus gleichen (➤ Abb. 1.63) sowie evtl. **Enzephalitis** oder Kreislaufversagen. Ursache der Roseolen an Rumpf und Extremitäten ist ein Befall der Gefäßendothelien mit Thrombenbildung. Die Letalität liegt bei 10–20 %. Rezidive aus überlebenden Keimen im Knochenmark können noch nach vielen Jahren auftreten.

Impfung

Ein Impfstoff ist nur im **Ausland** erhältlich.

Meldepflicht

Die Krankheit ist **meldepflichtig** nach **§ 7 IfSG**. Die letzte Meldung in Deutschland datierte aus dem Jahr 2003. Erst ganz aktuell (2016) erfolgte wiederum eine einzelne Meldung. Betroffen war ein 3-jähriges Kind aus Gambia.

Zusammenfassung

Fleckfieber

Verursacht durch **Rickettsia prowazekii**

Übertragungswege
- Kot von Kleiderläusen

Inkubationszeit
- 10–14 Tage

Symptome
- an Typhus abdominalis erinnernd
- hohes Fieber und hohe Letalität
- Splenomegalie
- petechiale Blutungen

Diagnostik
- Serologie
- PCR

Therapie
- Antibiotika

Impfung
- keine

Meldepflicht
- nach § 7 IfSG

Behandlungsverbot
- ja

1.14 Bazillen

Die Sporen **apathogener Bazillen (Bacillus stearothermophilus)** dienen zur **Überprüfung einer Sterilisation**. Die Toxine von **Bacillus subtilis** („Heubazillus") und **Bacillus cereus** (ubiquitärer Bodenkeim) können **Lebensmittelvergiftungen** oder **Augenentzündungen** (nach Augenverletzung z.B. durch Stroh) auslösen. Der einzige pathogene Vertreter größerer Bedeutung ist Bacillus anthracis, der Erreger des Milzbrandes.

1.14.1 Milzbrand

Der Milzbrand (Anthrax; Anthrax = Kohle) ist bei uns **außerordentlich selten** geworden. Besser formuliert kommt er praktisch nicht mehr vor. Die letzte (reguläre) Meldung datiert aus dem Jahr **1994**. 2009 und 2012 kam es nochmals zu insgesamt 6 Meldungen ans RKI, wovon jedoch **ausschließlich Heroinabhängige** betroffen waren, die sich verunreinigte Drogen **injizierten**. Weltweit wurde die jährliche Erkrankungsrate noch in den 1990er-Jahren auf 20.000–100.000 Fälle geschätzt. Aktuelle Angaben liegen nicht vor, doch ist die Erkrankung zumindest in den Industrienationen allgemein extrem selten geworden.

Die Diskrepanz zwischen der ubiquitären Verbreitung des Erregers bzw. seiner Sporen und der geringen Zahl tatsächlich erfolgender Infektionen lässt sich daraus ableiten, dass für das Angehen einer Infektion eine Übertragung von bis zu **10.000 Sporen** erforderlich ist – eine Zahl, die jedenfalls beim Menschen nicht allzu häufig erreicht wird. Beim Tier – v.a. Rindern – ist der Milzbrand allerdings selbst in den westlichen Ländern noch vergleichsweise häufig anzutreffen. In **Deutschland** werden in manchen Jahren ein bis **mehrere Dutzend infizierte Tiere** gemeldet.

Der Erreger des Milzbrandes ist **Bacillus anthracis**, ein grampositives, bekapseltes, toxin- und sporenbildendes, sehr langes (4 bis maximal 8 µm) und dickes (1 µm) Stäbchen, das im Gegensatz zu den ebenfalls sporen- und toxinbildenden Clostridien **obligat aerob** wächst. Die mit 1 x 2 µm vergleichsweise riesigen **Sporen** sind ubiquitär im Erdreich verbreitet und außerordentlich **resistent** gegenüber Umwelteinflüssen. Sie werden von weidenden Tieren aufgenommen und können zur Infektion führen.

Der Mensch infiziert sich in der Regel über kleine Hautwunden an **erkrankten Tieren** (Rinder, Schafe, Schweine, Pferde) oder an deren **Produkten** (Schafwolle, Knochenmehl usw.). Auch aus erreger- oder sporenhaltigem **Fleisch** ist eine Infektion möglich. Die Erkrankung wird dann wie bei den Clostridien-Erkrankungen, Diphtherie, Cholera, Keuchhusten, EHEC, Shigellen sowie teilweise Scharlach (Exanthem), Salmonellen oder Staphylococcus aureus durch die **Toxine** der Bakterien ausgelöst.

Die zuletzt 2009 und 2012 aufgetretenen Fälle in Deutschland und weiteren europäischen Ländern, u.a. England und Dänemark, weisen eine neue Art einer Übertragung der Milzbrandsporen auf, die als **Injektionsmilzbrand** bezeichnet wird. Ursache war die breite Kontamination der Heroinsubstanzen, die von den Drogenabhängigen benutzt wurde. Sie führte im Bereich der Injektion zu einer **Infektion der Weichteile**. Einige Patienten verstarben daran.

Symptomatik

Hautmilzbrand
Bei Übertragung von Milzbrand-Sporen in **Hautverletzungen** entwickelt sich der Hautmilzbrand (= häufigste Form). Es erscheint nach einer Inkubationszeit von **1–6 Tagen** (manchmal nur Stunden) eine Papel, die sich über ein Bläschenstadium zu einem **schwärzlich-nekrotisch bedeckten Ulkus** (sog. Milzbrand-Karbunkel bzw. Pustula maligna; ➤ Abb. 1.64) inmitten einer ödematösen **Schwellung** entwickelt. Die regionären Lymphknoten sind

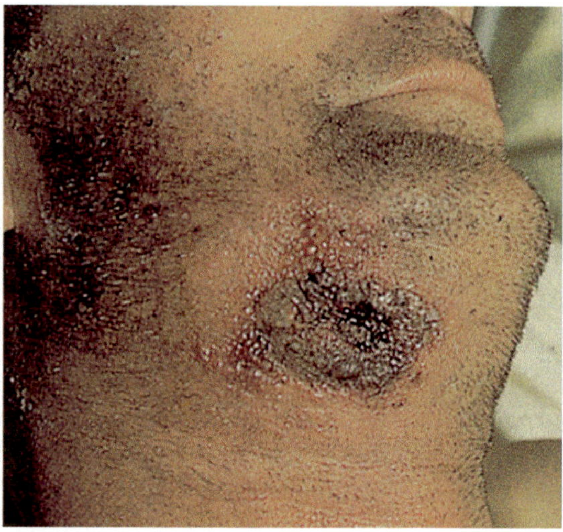

Abb. 1.64 Schwärzlich-nekrotisch bedecktes Ulkus bei Hautmilzbrand [E718]

geschwollen. Im Gegensatz zum Gasbrand bestehen lokal **keinerlei Schmerzen** und auch **nur** nach erfolgter **Bakteriämie** allgemeine Krankheitssymptome mit **hohem Fieber**. Bakteriämie und Toxinbildung führen unbehandelt in bis zu 40 % der Fälle zum Tod. Bei rechtzeitig einsetzender antibiotischer Therapie gibt es keine Todesfälle. Die Letalität des **Injektionsmilzbrandes** betrug 2009/2012 insgesamt etwa **50 %**.

Eine weitere mögliche Todesursache ist die im Rahmen einer **Sepsis** entstehende **Myokarditis**, selten auch **Meningitis**. Vor allem bei infizierten Tieren löst die Erkrankung im Zuge der Bakteriämie einen **nekrotischen Zerfall der Milz** aus. Deren schwarzes, „verbranntes" Aussehen hat zur Namensgebung des Milzbrandes geführt.

Lungenmilzbrand

Der auch in früheren Jahrzehnten seltene Lungenmilzbrand mit **Pneumonie** und massivem **Lungenödem** entwickelt sich nach einer Inkubationszeit von **2–4 Tagen** durch eine Bakteriämie aus der Haut-Pustel oder durch **Inhalation der Erreger** bzw. ihrer **Sporen**. Er verläuft fast immer tödlich.

Darmmilzbrand

Dasselbe gilt für den Darmmilzbrand, bei dem nach oraler Aufnahme der Sporen eine **blutig-seröse Enteritis** mit **Peritonitis** und **Aszites** entsteht.

Diagnostik

Der Erreger wird **mikroskopisch** oder über die **Kultur** (Wundabstrich, Blutkultur) nachgewiesen. Als wichtigstes Unterscheidungsmerkmal gegenüber weiteren lokalen Infektionen gilt neben der schwärzlichen Verfärbung die **Schmerzlosigkeit** des Hautmilzbrandes.

Therapie

Die Therapie erfolgt mit **Penicillin** oder **Ciprofloxacin**, die zuverlässig helfen, sofern noch keine Bakteriämie entstanden ist. Im Gegensatz zum Gasbrand, bei dem die **operative Eröffnung** der Wunde lebensrettend sein kann, ist dies beim Milzbrand wegen des aeroben Wachstums der Bakterien streng **kontraindiziert**.

Impfung

Eine Impfung gibt es ausschließlich für **Risikogruppen** (z.B. Bundeswehr) in erster Linie wegen der Befürchtung einer Verwendung bei **terroristischen Anschlägen**. So wurde beispielsweise 2001 in den USA mit Sporen versetztes Pulver postalisch verschickt – mit einer ganzen Reihe von Todesfällen.

Meldepflicht

Meldepflicht besteht nach **§ 6 IfSG** bereits bei **Verdacht**.

Zusammenfassung

Milzbrand

Verursacht durch **Bacillus anthracis,** Vermehrung obligat aerob, letzter (regulärer) Fall 1994

Übertragungswege

- verschmutzte Wunden
- sporenhaltiges Fleisch (Darmmilzbrand)
- Inhalation (Lungenmilzbrand)
- Injektion mit sporenhaltigem Heroin (sog. Injektionsmilzbrand, in Mitteleuropa sporadisch seit 2009)

Inkubationszeit

- 1–6 Tage für den Hautmilzbrand
- etwa 1–4 Tage für Lungen-, Darm- und Injektionsmilzbrand

Symptome

- Hautmilzbrand: schmerzloses, nekrotisch bedecktes Ulkus, begleitende Schwellung, Lymphadenopathie
- Injektionsmilzbrand: ausgedehnte lokale Weichteilinfektion
- Lungenmilzbrand: Pneumonie mit Lungenödem
- Darmmilzbrand: blutige Enteritis mit Peritonitis und Aszites
- als mögliche Komplikation mit hoher Letalität bei allen Formen Myokarditis oder Meningitis

Diagnostik

- Mikroskopie

Therapie

- Antibiotika

Impfung

- nur für Risikogruppen (z.B. Bundeswehr)

Meldepflicht

- nach § 6 IfSG

Behandlungsverbot

- ja

1.15 Bordetellen

Bordetellen sind auffallend kleine (kürzer als 1 µm), gramnegative, **bekapselte Stäbchen**. Menschenpathogen sind nur zwei Typen, die den Keuchhusten (Pertussis, Tussis convulsiva) verursachen: Bordetella pertussis und Bordetella parapertussis.

1.15.1 Keuchhusten

Einziges Erregerreservoir für **Bordetella pertussis** und überwiegend auch für **Bordetella parapertussis** ist der **erkrankte Mensch**.

Vereinzelt sind die Bakterien auch bei Geimpften oder nach durchgemachter Erkrankung noch eine Zeitlang bei den Genesenen nachzuweisen. Die Erkrankung durch Bordetella parapertussis ist mit einem Anteil von 3 % deutlich **seltener** und verläuft etwas **milder**. Vor Beginn der aktuellen Impfempfehlungen gab es für Deutschland keine Angaben zur Häufigkeit der Erkrankung, doch kann man wohl von mehreren Hunderttausend/Jahr ausgehen, wenn man sich an z.B. Masern oder Windpocken der Vorimpfära orientiert (> 700.000 Fälle/Jahr). Weitgehend genaue Daten gibt es erst seit 2013, weil in diesem Jahr die **Meldepflicht** eingeführt wurde. **2016** wurden knapp **14.000 Erkrankungen** gemeldet, mit **3 Todesfällen** bei Säuglingen.

Die Ansteckung erfolgt durch **Tröpfcheninfektion**, wobei der Kontagionsindex mit ca. 0,85 beinahe denjenigen von Masern oder Windpocken erreicht (0,95). Demnach ist der Keuchhusten **hoch kontagiös**. Die Bordetellen besiedeln die Schleimhäute des Respirationstrakts und produzieren dort diverse **Toxine**. Überwiegend die Pertussis-Toxine sind für die Krankheitssymptome verantwortlich.

Symptomatik

Die Zeit der Erkrankung lässt sich in **3 Stadien** unterteilen:

- **Stadium catarrhale** (→ 1–2 Wochen)
- **Stadium convulsivum** (→ 4 Wochen bis mehrere Monate)
- **Stadium decrementi** (→ Monate)

Stadium catarrhale

Nach einer **Inkubationszeit** von **7–14 Tagen** kommt es über ebenfalls 1–2 Wochen zu einer **unspezifischen Erkältung**, dem sog. Stadium catarrhale. Es bestehen mäßiges Fieber, Schnupfen, Husten und Krankheitsgefühl – also die Symptome, die man bei fast jedem **grippalen** (= viralen) **Infekt** auch findet. Lediglich das ausgedehnte Zeitintervall könnte bereits an Keuchhusten denken lassen.

Stadium convulsivum

Erst im Anschluss daran bildet sich das für den Keuchhusten ungemein typische **Konvulsivstadium** (Stadium convulsivum) mit rezidivierenden, **stakkatoartigen Hustenanfällen** (unter Vorstrecken der Zunge), die durch ein tiefes, wegen eines **Laryngospasmus** laut hörbares Atemholen (**inspiratorisches Keuchen** bzw. Juchzen) kurzzeitig unterbrochen werden. Schließlich entleert sich ein **glasiger Schleim** oder es kommt zum **Erbrechen**. Vor allem bei Säuglingen, weniger ausgeprägt auch Kleinkindern, entstehen **Atempausen** (Apnoe) mit erkennbarer **Zyanose**. Der im Rahmen der nicht enden wollenden Hustenattacken entstehende Rückstau in die Venen des Kopfes zeigt sich in **konjunktivalen Einblutungen** (➤ Abb. 1.65) oder sogar einer **Enzephalopathie** mit möglichen **Krampfanfällen**.

Zwischen den Hustenanfällen besteht bei den Kindern weitgehendes Wohlbefinden; in der Regel ist auch das Fieber verschwunden. Die Hustenattacken sind v.a. **nachts** gehäuft, können sich insgesamt bis zu 50-mal/Tag wiederholen und sind für Kinder und Eltern eine Qual, da sie auch durch starke Antitussiva einschließlich Codein kaum gemildert werden können. Dieses Konvulsivstadium dauert etwa **4–6 Wochen**, im Einzelfall auch länger.

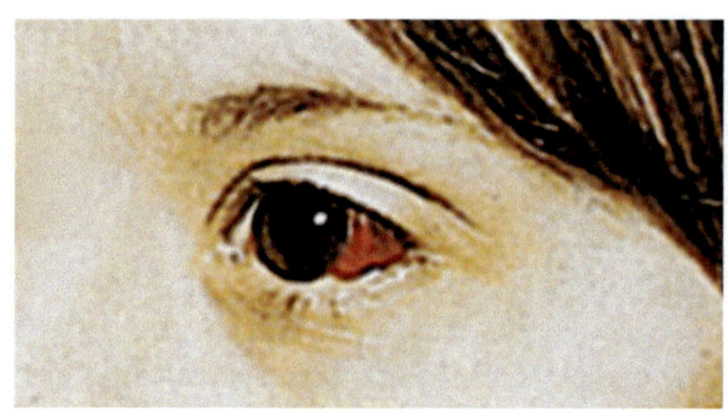

Abb. 1.65 Konjunktivalblutung bei Pertussis [M552]

Komplikationen

Vor allem **Säuglinge** sind in diesen Wochen **sehr gefährdet**. Die **Apnoe** kann bei Säuglingen zum Tod führen (Letalität bis zu 5 %). Weitere, weniger tragische Komplikationen sind **Otitis media** und **Bronchopneumonie** durch bakterielle Superinfektionen (Haemophilus, Streptokokken, Staphylococcus aureus). Die seltene **Enzephalopathie**, evtl. mit zerebralen Krämpfen, kann Folgeschäden oder sogar den Tod verursachen. Vor Einführung der Antibiotika starben mehr Kinder an Keuchhusten als an Scharlach und Masern zusammen. Selbst heute noch rechnet man weltweit mit > 100.000 Todesfällen pro Jahr.

Weitere Komplikationsmöglichkeiten, die manchmal auch **alte Menschen** mit fehlenden Auffrischimpfungen betreffen, sind

- Rippenfrakturen (bei Erwachsenen),
- Rektumprolaps,
- Sinusitis (meist bei Erwachsenen),
- Hernien (z.B. Leistenhernie) und
- Inkontinenz.

Stadium decrementi

An das Stadium convulsivum schließt sich abschließend das Stadium decrementi an, das den **Genesungsvorgang** anzeigt. Die Hustenanfälle werden seltener und nehmen an Intensität ab. Dieses Stadium kann sich über mehrere Monate hinziehen, in denen immer wieder Hustenanfälle entstehen.

Folgekrankheiten

Wenn man von der akuten Gefährdung von Säuglingen und Kleinkindern einmal absieht, sind es v.a. zwei Dinge, die den Keuchhusten oftmals so schlimm erscheinen lassen: Zum einen stellen die wochenlangen, unstillbaren, mit Atemnot verbundenen Hustenattacken des Stadium convulsivum ein **traumatisches Erlebnis** für Kinder und Eltern dar, das man kaum vergessen wird. Zum anderen ist die Krankheit auch nach der Genesung oftmals nicht wirklich vorbei. In vielen Fällen entsteht eine enorme **Empfindlichkeit des Bronchialsystems**, die jeden neuerlichen Infekt von seinen Symptomen her schlimmer macht als er sonst gewesen wäre.

Häufig kommt es durch den wochenlangen, enormen Überdruck in den Atemwegen, verbunden auch mit Epithelschädigungen, zu **Bronchiektasen**, die ein Leben lang bestehen bleiben und pulmonale Erkrankungen späterer Jahre komplizieren oder im **Lungenemphysem** münden können. Der Keuchhusten stellt die **häufigste Ursache** sekundärer (erworbener) **Bronchiektasen** dar.

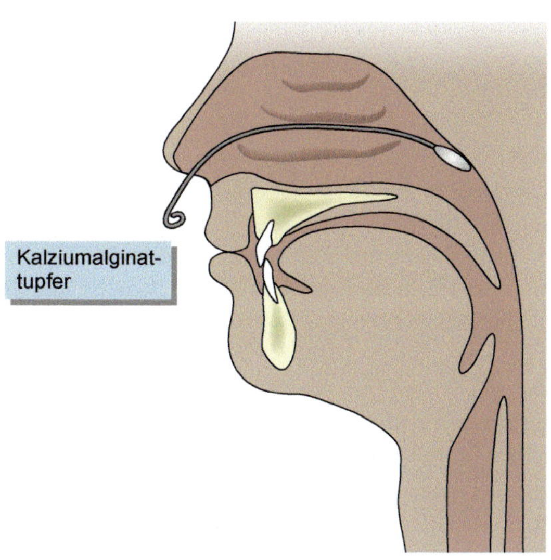

Abb. 1.66 Nasopharyngealabstrich [L157]

Weitere mögliche Folgen der Hustenattacken des Stadium convulsivum sind **Leistenhernien** oder ein **Rektumprolaps.** Im Erwachsenenalter kann es neben den Leistenhernien sogar zu Rippenfrakturen oder einem Pneumothorax kommen.

Diagnostik

Die Diagnostik ist theoretisch durch einen **Nasopharyngealabstrich** (früher: Hustenplatte; ➤ Abb. 1.66) gut möglich, aber nur während **Inkubationszeit** und **Stadium catarrhale**, also zu einer Zeit, in der niemand an einen Keuchhusten denkt, falls nicht gerade eine kleinere Epidemie im Umlauf ist. Auch am Beginn des Stadium convulsivum können die Bordetellen noch isoliert werden. Danach sind sie nicht mehr oder höchstens noch über eine **PCR** nachweisbar, weil das Immunsystem die Oberhand über die Erreger gewonnen hat (nicht jedoch über deren Toxine, die das Konvulsivstadium bedingen). Zu diesem Zeitpunkt erscheinen dann allerdings die **stakkatoartigen Hustenanfälle**, die in typischen Fällen für sich alleine schon beweisend sind. Andererseits sollte aufgrund der 2013 eingeführten Meldepflicht, nach der bereits ein Krankheitsverdacht zu melden ist, ein eindeutiger Labornachweis angestrebt werden. Dafür werden, sofern kein direkter Erregernachweis (alternativ PCR) möglich ist, die **IgG-Antikörper** gegen das **Pertussis-Toxin**, bzw. deren **Anstieg** zwischen zwei aufeinanderfolgenden Blutentnahmen bestimmt.

Im Blut findet sich im Gegensatz zu fast allen anderen bakteriellen Erkrankungen keine Granulozytenvermehrung, sondern eine **massive Lymphozytose** (bis zu 50.000 Zellen/µl).

Kontagiosität

Die Ansteckungsfähigkeit (Kontagiosität) des Keuchhustens entspricht der Nachweisbarkeit der Bordetellen, **beginnt** also **gegen Ende der Inkubationszeit**, erreicht im Stadium catarrhale ihren Höhepunkt und klingt mit dem Beginn des Konvulsivstadiums allmählich (innerhalb von längstens 3 Wochen) ab. Ab dem Beginn einer **Antibiotikatherapie** ist noch für maximal **5 Tage** mit einer Kontagiosität zu rechnen.

Therapie

Die Therapie wird in **Inkubationszeit** und **Stadium catarrhale** sehr effektiv mit dem Antibiotikum **Erythromycin** bzw. seinen modernen Nachfolgepräparaten (z.B. Clarithromycin, Azithromycin) durchgeführt, wodurch der weitere Verlauf zumindest stark abgemildert werden kann. Für das Stadium convulsivum gilt das Gleiche wie bei der Diagnostik gesagt: Wo keine Bakterien mehr auffindbar sind, sondern nur noch deren Toxine, kann das Antibiotikum nicht mehr helfen. Die Hustenattacken sind durch Medikamente kaum zu unterdrücken.

ACHTUNG

Säuglinge bedürfen einer Beobachtung rund um die Uhr (am besten **stationär**).

Impfung

Die Pertussis-Impfung aus abgetöteten Bordetellen war wegen tatsächlicher bzw. v.a. angeblicher Nebenwirkungen viele Jahre lang im Verruf, sodass sie kaum noch eingesetzt wurde. Seit 1995 gibt es einen **azellulären** (bakterienfreien) **Impfstoff (aP)**, dessen Schutzwirkung den früheren zellulären Impfstoff nicht erreicht, der aber dafür weitestgehend frei von Nebenwirkungen ist. Auch beim früher verwendeten Totimpfstoff hielt die Schutzwirkung trotz Auffrischimpfungen nicht ewig an; etliche Impflinge erkrankten im Erwachsenen- oder noch im Kindesalter an Pertussis, wenn auch nicht allzu schwer. Dazu sollte man allerdings wissen, dass auch die Erkrankung selbst **keine lebenslange Immunität** hinterlässt. **Rezidive** sind im Alter bzw. bereits ab einem Zeitintervall von 20 Jahren nach Erkrankung gar nicht so selten, wobei dann in der Regel ohne weitere Symptome oder gar Vorstadien lediglich ein **lang anhaltender, untypischer Reizhusten** entsteht, oft über mehrere **Monate**.

MERKE

Jeder neu entstandene Husten, der beim Jugendlichen oder **Erwachsenen** länger als 3 Wochen anhält, ist bis zum Beweis des Gegenteils auf Keuchhusten verdächtig.
Beim **Säugling** stehen anstelle der typischen Hustenattacken oft **Apnoe-Phasen** (Atemstillstände) im Vordergrund.

Die Impfung erfolgt ab dem 3. Lebensmonat subkutan (kombiniert mit Diphtherie und Tetanus = **DTaP**), als Teil der empfohlenen **Siebenfachimpfung** (kombiniert mit Haemophilus influenzae b [Hib], Hepatitis B [HB], Polio [IPV] und Pneumokokken). Sie wird noch im ersten Lebensjahr 3-mal wiederholt (Impfkalender, ➤ Kap. 6.1). Aufgrund der relativ geringen Durchimpfungsrate unter jungen Erwachsenen bzw. sogar weitgehend fehlenden Impfungen bei Erwachsenen, die zwischen 1974 und etwa 1995 geboren wurden, kommt es zu **häufigen Erkrankungen** im Erwachsenenalter. Einen weiteren Beitrag leisten die eher **geringe Effektivität** des modernen, **azellulären Impfstoffs** (s. oben) und der gerade beim Keuchhusten überproportional schnell abfallende Titer wirksamer Antikörper. Die STIKO empfiehlt daher seit einigen Jahren grundsätzlich dann eine **Auffrischimpfung bei Erwachsenen**, wenn eine solche bei *Tetanus* und *Diphtherie* **ohnehin ansteht** – also im **10-Jahres-Rhythmus** als Tdap. Sehr wahrscheinlich wären allerdings bis zur (erhofften) Marktreife eines wirksameren Impfstoffs sogar **regelmäßige Auffrischimpfungen** *im 6-Jahres-Abstand* notwendig.

Meldepflicht

Grund für die **2013** eingeführte **Meldepflicht** nach **§ 6 IfSG** war die deutliche Zunahme von Keuchhustenfällen bei Jugendlichen und Erwachsenen. Ein Teil der Krankheitszunahme kann möglicherweise auch als Begleiteffekt der höheren Aufmerksamkeit unter den Ärzten verstanden werden, die erst etwa seit den Nullerjahren bei einem unspezifischen chronifizierten Husten der möglichen Pertussis-Ursache gegenüber sensibilisiert sind und eine spezifische Diagnostik veranlassen.

Die Meldepflicht eröffnet den Gesundheitsämtern gemäß Vorgabe des RKI gleichzeitig die Möglichkeit, die **Kontaktpersonen** der Erkrankten chemotherapeutisch **(antibiotisch)** abzudecken, um damit das weitere Umfeld, ganz besonders **Säuglinge, zu schützen**. Aus demselben Zusammenhang heraus ist der Keuchhusten auch in **§34 IfSG** gelistet.

Zusammenfassung

Keuchhusten

Verursacht durch **Bordetella pertussis** oder **Bordetella parapertussis**

Übertragungswege

- Tröpfcheninfektion

Inkubationszeit

- 1–2 Wochen

Kontagionsindex

- 0,85

Symptome

- **Stadium catarrhale:** „grippaler Infekt“ mit Schnupfen und Fieber über 1–2 Wochen
- **Stadium convulsivum:** stakkatoartige Hustenanfälle, unterbrochen durch inspiratorisches Juchzen, konjunktivale Einblutungen, kein Fieber
- **Komplikationen:** staubedingte Enzephalopathie, Apnoe v.a. bei Säuglingen, Entstehung (irreversibler) Bronchiektasen, Pneumonie, Otitis media und Sinusitis (z.B. bei Älteren), Hernien, Rektumprolaps, Rippenfrakturen, Pneumothorax
- **Stadium decrementi:** allmähliche Genesung über Wochen und Monate
- Bei Rezidiven im Erwachsenenalter entsteht meist nur ein unspezifischer, ungewöhnlich lang (Monate) anhaltender Reizhusten.

Diagnostik

- Nasopharyngealabstrich (Stadium catarrhale und Beginn Stadium II): Kultur oder PCR
- Besonderheit: Leukozytose als Lymphozytose
- serologischer Nachweis (IgG-Anstieg) bei chronischem Reizhusten eines Erwachsenen

Therapie

- Antibiotika und symptomatisch, stationäre Behandlung bei Säuglingen

Impfung

- azellulär (aP), 4-mal im 1. Lebensjahr, Auffrischimpfungen (STIKO) – neuerdings im 10-Jahres-Rhythmus, gemeinsam mit Tetanus und Diphtherie

Meldepflicht

- nach § 6 IfSG, wird zusätzlich im §34 IfSG erwähnt, u.a. auch zum Zweck einer antibiotischen Prophylaxe bei den Kontaktpersonen

Behandlungsverbot

- ja

1.16 Legionellen

Bei den Legionellen handelt es sich um kleine, gramnegative, begeißelte Stäbchen (➤ Abb. 1.67), die weder Kapseln noch Sporen ausbilden und fakultativ anaerob wachsen. Sie bilden eine große Familie mit insgesamt 57 unterscheidbaren Arten, die alle als potenziell pathogen für den Menschen anzusehen sind und v.a. zwei Arten einer **Legionellose** auslösen – **Legionärskrankheit** und **Pontiac-Fieber**.

Ihr wichtigster Vertreter ist, mit einem Anteil von > 90 %, **Legionella pneumophila** (= die Lunge liebend). Als Besonderheit kann man bewerten, dass diese Bakterien sich nicht von Glukose, sondern ausschließlich von **Aminosäuren ernähren**. Die Vermehrung erfolgt bevorzugt **intrazellulär**, in der Natur hauptsächlich in **Amöben** und weiteren Protozoen. Sie vermehren sich dadurch auch nicht auf den üblichen Nährböden, sodass sie einem Nachweis entgehen, wenn man nicht gezielt nach ihnen sucht. Trotz ihrer Ernährungsansprüche sind Legionellen in der Umwelt außerordentlich **resistent**. Man findet sie im **Boden** und in allen erdenklichen **Süßwasseransammlungen:** In stehenden und fließenden Gewässern, Kühltürmen, Abwässern, Klimageräten, Wasserhähnen, Luftbefeuchtern, Whirlpools und Brauseköpfen von Duschen – bevorzugt dort, wo die Wassertemperatur **zwischen 25 und 50 °C** beträgt. Damit gehört der Keim, gemeinsam mit Pseudomonas und den Enterobakterien, zu den sog. **Nass- und Pfützenkeimen**. Bei Temperaturen > 60 °C gehen Legionellen zugrunde, unterhalb 20 °C er-

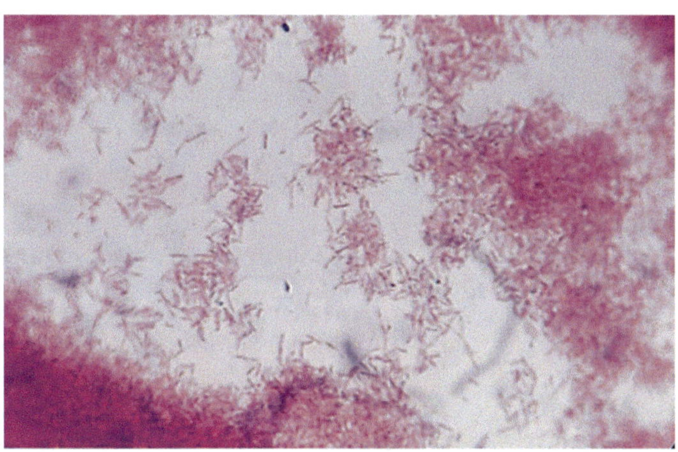

Abb. 1.67 Legionellen in einer Lungenbiopsie [E315]

folgt zumindest keine Vermehrung mehr. Um Wasserhähne oder Duschköpfe sicher bakterienfrei zu bekommen, sollte über **mehrere Minuten** Wasser von mindestens **70 °C** durchfließen.

Aus ihrem Vorkommen resultiert der übliche Infektionsweg aus **Aerosolen** (theoretisch auch durch **Aspiration** getrunkenen Wassers), wobei die notwendige Infektionsdosis sehr viel leichter erreicht wird, wenn die Bakterien **in Kombination** mit den **Amöben**, also **intrazellulär** in die Atemwege gelangen, weil sie dadurch ihre Virulenz steigern. Dies bedeutet, dass aus reinem Wasser selbst große Zahlen an Legionellen unter nur geringem Risiko eingeatmet werden können, während bei Anwesenheit von Amöben häufig eine minimale Wasserkontamination bereits zur Infektion ausreicht.

In den **Krankenhäusern** gehören sie längst zu den regelmäßig nachweisbaren **Problemkeimen**, die einen gewissen Anteil an den **nosokomialen Infektionen** bilden. Allerdings lässt sich in Deutschland die weit **überwiegende Infektionsquelle** (70 %) dem **häuslichen Bereich** zuordnen. Etwa **25 %** der Infektionen werden auf Reisen, z.B. im **Hotel** erworben und gerade einmal 4 % aller nachgewiesenen Erkrankungen entfallen auf nosokomiale Einrichtungen. Dies weist auf die gegenüber früheren Jahren verbesserte Krankenhaushygiene hin, jedenfalls mit Bezug auf die Wasseraufbereitung.

Ganz allgemein verursachen Legionellen Erkrankungen eher sporadisch ab dem mittleren Lebensabschnitt und ganz besonders bei **alten oder immungeschwächten Menschen**, doch können sie auch kleine Epidemien auslösen, obwohl eine Übertragungsmöglichkeit von Mensch zu Mensch **nicht besteht**. Seit Einführung der Meldepflicht im Jahr 2001 nimmt die Zahl an Meldungen beständig immer weiter zu – von wenigen Hundert/Jahr bis zu aktuell (2016) rund **1.000 Fällen jährlich**. Allerdings wird längst nicht jede Pneumonie ursächlich abgeklärt, sodass das RKI von tatsächlich etwa 15.000–30.000 Erkrankungen/Jahr ausgeht. Ihr Anteil an allen Pneumonien soll damit in Deutschland bei ungefähr 5 % liegen. Dabei gilt es auch noch zu berücksichtigen, dass die überwiegende Mehrzahl an Infektionen nicht als Pneumonie, sondern **inapparent** verläuft – jedenfalls bei jüngeren, immunkompetenten Menschen. Darauf weist auch die hohe Zahl von etwa 1 % (= 800.000) Personen hin, bei denen man spezifische Antikörper nachweisen kann, obwohl dieselben innerhalb weniger Jahre wieder negativ werden. Es scheint demnach in Deutschland **100.000** oder mehr, zumeist **inapparent verlaufende Infektionen/Jahr** zu geben.

Legionellen wurden im Jahr 1976 entdeckt, als man im Anschluss an ein Treffen amerikanischer Kriegsveteranen („Legionäre"), in dessen Folgen zahlreiche Teilnehmer an einer bis dahin unbekannten Allgemeinerkrankung mit Lungenbeteiligung verstarben, nach der Ursache fahndete und dabei die Legionellen erstmals entdeckte und beschrieb.

1.16.1 Legionärskrankheit

Symptomatik

Nach einer **Inkubationszeit** von **2–10 Tagen** beginnt die Legionärskrankheit mit **grippeartigen Symptomen**, Husten, hohem Fieber um 40 °C und Kopfschmerzen, **Diarrhö** und **Verwirrtheitszuständen** bis hin zur Desorientierung in Bezug auf Zeit und Raum. Die Mitbeteiligung des ZNS zeigt sich auch in einer **Lethargie**.

Im Vordergrund der Erkrankung, soweit sie nicht milde oder sogar inapparent verläuft, steht eine **schwere interstitielle (atypische) Pneumonie**. Die Mitbeteiligung der Pleura führt zu **Thoraxschmerzen**. In der Lunge entstehen Granulome und Gewebeverdichtungen, die im Röntgenbild ganze Lungenlappen betreffen können. Die **Letalität** liegt unter adäquater Therapie bei (mindestens) 5 % der meist älteren Patienten. Bei immundefizienten Personen kann die Letalität auch sehr viel höher sein.

Diagnostik

Die Diagnose wird zunächst aus den **Symptomen** in Verbindung mit dem typischen **Röntgenbild** gestellt. Der eigentliche Nachweis erfolgt aus Sputum oder Trachealsekret über **Kultur** oder **PCR**. Sehr viel einfacher und ausreichend sicher ist auch der Antigen-Nachweis aus dem **Urin**, der deshalb meist bevorzugt wird. Das spezifische Immunsystem scheint nur unzureichend zu reagieren, weil bei 30 % der Erkrankten **keine Antikörper** erscheinen. Damit im Einklang steht, dass die Legionärskrankheit **keine Immunität** hinterlässt!

Therapie

Die Therapie erfolgt antibiotisch durch **Erythromycin** bzw. seine Nachfolgepräparate Azithromycin und Clarithromycin oder **Levofloxacin** aus der Gruppe der Chinolone über 2–3 Wochen, wobei aber der Zeitraum bis zur vollständigen Genesung sehr viel länger andauern kann. Teilweise bleiben **Folgeschäden** (Lungenfibrose, eingeschränkte Lungenfunktion) zurück.

Meldepflicht

Es besteht **Meldepflicht** nach **§ 7 IfSG**. Die aktuell (2016) gültigen Zahlen von rund 1.000 Meldungen/Jahr wurden oben bereits erwähnt.

1.16.2 Pontiac-Fieber

Eine weitere, durch Legionellen (andere Serotypen) ausgelöste Erkrankung mit lediglich **Symptomen eines grippalen Infekts** und **ohne** wesentliche **Beteiligung der Lunge** und **ohne Todesfälle**, stellt das Pontiac-Fieber dar, das erstmals 1968 in Pontiac, USA, beobachtet worden war, ohne dass man damals den Erreger hätte identifizieren können. Erst im Anschluss an die Entdeckung der Legionellen erkannte man aus eingefrorenen Serum-Proben mit entsprechenden Antikörpern den Zusammenhang. In Deutschland kommt es jährlich zu (geschätzt) rund 100.000 Erkrankungen. Damit scheinen sich Pontiac-Fieber und Legionärskrankheit bezüglich ihrer **Häufigkeit** in etwa **zu entsprechen.** Die **Inkubationszeit** des Pontiac-Fiebers ist mit **1–2 Tagen** sehr kurz.

Therapie

Eine antibiotische Therapie ist in der Regel **nicht erforderlich.**

Meldepflicht

Die **Meldepflicht** nach **§ 7 IfSG** gilt für **alle** Legionellosen und entspricht damit der Legionärskrankheit. Allerdings entfallen nahezu sämtliche aktuellen Meldungen auf Legionella pneumophila im Zusammenhang mit der Legionärskrankheit. Dies ist folgerichtig, weil das Pontiac-Fieber lediglich als etwas ausgeprägterer „grippaler Infekt" verläuft, sodass Erregerbestimmungen (und Meldungen) üblicherweise unterbleiben.

Zusammenfassung

Legionellose

Legionärskrankheit (verursacht durch **Legionella pneumophila**) und **Pontiac-Fieber**

Übertragungswege
- Inhalation von Aerosolen
- keine Übertragung von Mensch zu Mensch

Inkubationszeit
- Legionärskrankheit: 2–10 Tage
- Pontiac-Fieber: 1–2 Tage

Symptome der Legionärskrankheit
- grippeartig mit hohem Fieber und schwerem Krankheitsgefühl
- Diarrhö
- interstitielle schwere Pneumonie
- Thoraxschmerzen
- zerebrale Beteiligung mit Kopfschmerzen, Verwirrtheit und Lethargie
- hohe Letalität bei den oft älteren oder immundefizienten Patienten

Symptome des Pontiac-Fiebers
- „grippaler Infekt" mit schwerem Krankheitsgefühl
- ohne Lungenbeteiligung und ohne Letalität

Diagnostik
- klinischer Aspekt
- Röntgenbild
- Kultur oder PCR aus Sputum oder Trachealsekret
- meist Antigennachweis aus dem Urin

Therapie
- bei der Legionärskrankheit intrazellulär wirksame Antibiotika

Impfung
- keine

Meldepflicht
- nach § 7 IfSG

Behandlungsverbot
- ja

1.17 Brucellen

Brucellen sind kleine, gramnegative, unbegeißelte Stäbchen, die nur unter aeroben Bedingungen wachsen und weder Kapseln noch Sporen ausbilden. Ihre Vermehrung erfolgt überwiegend **intrazellulär.** Sie rufen weltweit **Zoonosen** hervor, die von den befallenen Tieren auf den Menschen übertragen werden können. Betroffen sind bei den **Tieren** in erster Linie die **Geschlechtsorgane**, **Milchdrüsen** und **Gelenke.**

Krankheitsentstehung

Die Infektion des Menschen erfolgt zumeist als **Nahrungsmittelinfektion** (rohes Fleisch, Rohmilch, Schafs- oder Ziegenkäse). Auch an den **Ausscheidungen** der Tiere, durch **direkte Tierkontakte** oder auch an infizierten Totgeburten bzw. Eihäuten ist eine Infektion über **Hautverletzungen**, über die **Konjunktiven** oder als **Inhalation** möglich (> Abb. 1.68).

MERKE
Die **Brucellose** stellt bei beruflich exponierten Personen eine anerkannte **Berufskrankheit** dar.

Die Brucellen verursachen als überwiegend intrazellulär lebende Bakterien im befallenen Gewebe die typischen **Granulome** aus Makrophagen und T-Lymphozyten, die teilweise sogar, entsprechend den tuberkulösen Herden, in ihrem Zentrum verkäsen können. Betroffen sind letztendlich **sämtliche Organe** einschließlich Herz und ZNS, immer auch das RES mit Lymphknoten und Milz.
Die wesentlichen **Brucellosen** des Menschen sind:
- **Morbus Bang:** verursacht durch **Brucella abortus**; wird vom erkrankten Rind übertragen
- **Maltafieber** (= Mittelmeerfieber): hervorgerufen durch **Brucella melitensis**; wird von Schafen und Ziegen übertragen

Selten kommt es zur Brucellose durch **Brucella suis** (Schwein → **Schweinepest**) oder **Brucella canis** (Hunde). Weltweit rechnet

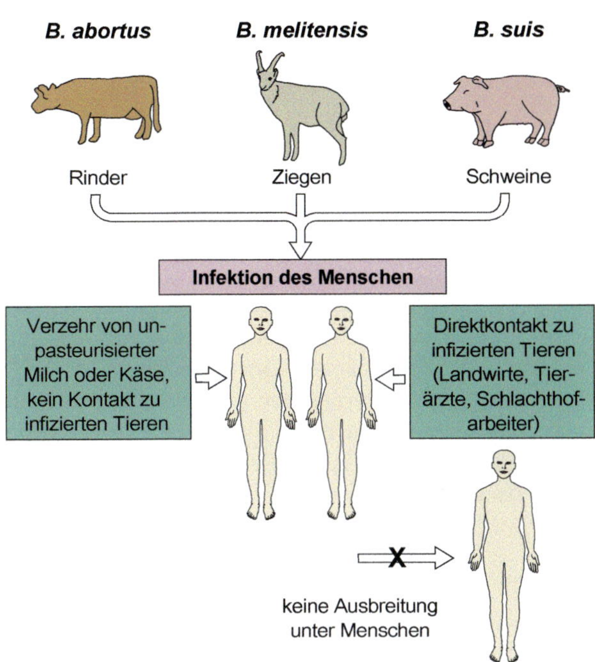

Abb. 1.68 Übertragungswege der Brucellosen [G157]

man jährlich mit mehr als 500.000 Erkrankungsfällen. In **Deutschland** entstehende Brucellosen sind aufgrund der peniblen Überprüfung von Rindern und anderen Nutztieren außerordentlich **selten**. Die Mehrzahl der gemeldeten Fälle (2016: **36**) wird aus dem Ausland eingeschleppt, z.B. aus der Türkei oder dem Irak.

1.17.1 Morbus Bang und Maltafieber (Mittelmeerfieber)

Symptomatik

Die Brucellose beginnt nach einer Inkubationszeit von **1–3 Wochen** in der Mehrzahl der Fälle schleichend und **unspezifisch** mit allgemeinem **Krankheitsgefühl**, Fieber, Schüttelfrost und **Schweißausbrüchen** (v.a. nachts), **relativer Bradykardie** (und Hypotonie), **Hepatosplenomegalie** und **geschwollenen Lymphknoten**. **Kopf-**, **Rücken-** und **Gelenkschmerzen** sind häufig, ebenso Müdigkeit, Gewichtsverlust und **Obstipation**. Eine **Karditis**, **Parotitis** oder **Orchitis** sind möglich. Seltener kommt es zu einem hochakuten Beginn (häufiger beim Maltafieber), bei dem sich die angeführten Symptome nicht allmählich über einen Zeitraum von Wochen entwickeln, sondern innerhalb weniger Tage.

Letztendlich ist bei der Brucellose, einschließlich Exanthemen oder einer Pneumonie **„nichts unmöglich"**. So kann die Bang-Krankheit z.B. auch ohne wesentliches Krankheitsgefühl mit lediglich leichtem Fieber und einer Splenomegalie einhergehen, häufig sogar trotz chronischem Verlauf inapparent – erkennbar nur über die spezifischen Antikörper. Bei geburtshilflich tätigen Tierärzten kann sich die Erkrankung auf lokale Effloreszenzen an den Händen beschränken. Bei schwangeren Frauen kann es, entsprechend der Hauptmanifestation beim Tier, zu Fehlgeburten kommen (Brucella *abortus*). Brucellosen können spontan und ohne Therapie ausheilen oder in ein extrem chronisches Stadium übergehen.

Das **Fieber** zeigt v.a. beim Maltafieber sehr **typische Wellen** mit einer Dauer zwischen 1 und 3 Wochen, die jeweils von einem **fieberfreien Intervall** unterbrochen werden. Man bezeichnet diesen wellenförmigen Fiebertypus als **undulierendes Fieber**. Zusätzlich bestehen auch tageszeitliche Schwankungen mit einem Gipfel jeweils am Abend.

Diagnostik

Die Diagnose wird **serologisch** oder durch **Anzüchtung der Erreger** gestellt.

Therapie

Die Therapie der Brucellosen erfolgt, nicht immer erfolgreich (!), mit einer **Antibiotika-Kombination** (Doxycyclin + Streptomycin) über mindestens 2 Monate. Ist die Therapie unzureichend, entwickelt sich aufgrund der intrazellulär persistierenden Brucellen ein **chronisches Stadium** über Jahre, bei dem dann psychische, oftmals verkannte bzw. fehlgedeutete Symptome wie **Affektlabilität** oder **Depressionen** im Vordergrund stehen. Die Letalität der Brucellose liegt bei 2 %.

Meldepflicht

Alle Formen der Brucellose sind **meldepflichtig** nach § 7 IfSG.

Zusammenfassung

Brucellosen

Morbus Bang (Brucella abortus), **Maltafieber** (Brucella melitensis)

Übertragungswege
- oral aus rohem Fleisch, Rohmilch und Milchprodukten
- Tierkontakte

Inkubationszeit
- 1–3 Wochen

Symptome
- sehr variabel und unspezifisch einschließlich inapparenter Verläufe
- schleichender oder akuter Beginn mit mäßigem oder hohem Fieber (teilweise undulierend)
- Nachtschweiß
- Hepatosplenomegalie
- Lymphadenopathie
- Kopf- und Gliederschmerzen
- relative Bradykardie
- Obstipation

- im Verlauf Gewichtsverlust, evtl. Karditis, Parotitis, Orchitis, Exantheme
- bei Schwangeren: Fehlgeburten
- → „Nichts ist unmöglich" bei der Brucellose.

Diagnostik
- Serologie
- Anzüchtung des Erregers

Therapie
- Kombination mehrerer Antibiotika über Monate

Impfung
- keine

Meldepflicht
- nach § 7 IfSG

Behandlungsverbot
- ja

1.18 Listerien

Listerien sind kleine, bewegliche, grampositive Stäbchen, die etliche Gemeinsamkeiten mit Brucellen aufweisen. Unter mehreren Arten ist **Listeria monozytogenes** der wesentlichste Erreger der **Listeriose**.

Listerien sind **ubiquitär** in Erdboden, Wasser, Tieren und tierischen Nahrungsmitteln verbreitet. Sie sind gegenüber Umwelteinflüssen **sehr resistent**, können sich z.B. noch am Gefrierpunkt (auch im Kühlschrank!) vermehren. Es handelt sich um lediglich fakultativ pathogene, also **wenig virulente** Bakterien, die besonders in Nahrungsmitteln oder tierischen Wirten, dort auch **intrazellulär** leben. Bei einem Teil gesunder Erwachsener können sie als **Bestandteil der Darmflora** gefunden werden. Die Erkrankung ist also, trotz des häufigen Vorkommens der Bakterien, insgesamt selten.

Die Listeriose gehört zu den **Zoonosen**, weil sie im Tierreich verbreitet ist und auch auf den Menschen übertragen werden kann, besonders häufig (entsprechend den Brucellen) aus kontaminierter **Rohmilch** und **Milchprodukten** (Käse), aus **pflanzlicher Nahrung** (durch Verunreinigung beim Herstellungsprozess) sowie aus unzureichend erhitztem **Fleisch** oder geräuchertem **Fisch**. Teilweise erfolgt die Infektion durch **direkten Kontakt** zu infizierten Tieren.

Eine besondere Bedeutung erhalten Listerien durch die häufige **diaplazentare Übertragung**. In Deutschland gehört die Listeriose gemeinsam mit der Zytomegalie und weit vor Toxoplasmose und Rötelninfektion zu den **häufigsten pränatalen Infektionen**.

1.18.1 Listeriose

Lokale Form

Vor allem beim Umgang mit Tieren entsteht die lokale Form mit **Pusteln** an der Haut, einer **eitrigen Konjunktivitis** oder einer **Pharyngitis** mit zervikalen Lymphknotenschwellungen. Diese lokalen Formen entstehen auch bei guter Immunität. Sie bleiben lokal begrenzt und heilen in der Regel ohne Komplikationen.

Systemische Listeriose

Die systemische Listeriose beschränkt sich auf **alte** oder **immunsupprimierte** Menschen, kommt aber auch bei **Schwangeren** und bei diesen überwiegend in den letzten Monaten der Schwangerschaft vor. Ursache ist der hohe Cortisol-Serumspiegel. Die Aufnahme der Listerien erfolgt in diesen Fällen vorwiegend über den Darm aus **Rohmilch** oder **Milchprodukten** (v.a. **Weichkäse**). Die **Inkubationszeit** ist mit **wenigen Tagen** bis zu mehr als **6 Wochen** so lang, dass häufig nicht mehr auf die Ursache der Infektion geschlossen werden kann.

Symptomatik

Bei Immunsupprimierten und Schwangeren kommt es zu **Fieber** mit **Schüttelfrost** und **Rückenschmerzen**, die als **grippaler Infekt** imponieren und auch so behandelt werden, wenn man nicht an Listerien denkt. In **zahlreichen Organen** entwickeln sich Granulome, die dort analog den Typhomen, Syphilomen oder Tuberkulomen als **Listeriome** bezeichnet werden. Fieber und Schmerzen klingen in der Schwangerschaft zumeist von alleine wieder ab. Auch inapparente Verläufe sind möglich. Überwiegend im höheren Lebensalter entwickeln sich allerdings häufig eine **Gastroenteritis**, **Meningitis** oder **Meningoenzephalitis**, noch häufiger eine **Sepsis** mit hoher Letalität (30 %). Die Gesamtletalität beträgt bis zu 10 % (2016: 7 %).

Beim **Feten** entstehen in nahezu sämtlichen Organen Listeriome und eitrige Einschmelzungen. Es kommt zu **Aborten** bzw. **Totgeburten** oder **Frühgeburten** erkrankter Kinder. Werden die Kinder **lebend** geboren, finden sich die **Listeriome** in allen Organen einschließlich der Haut. Die Bakterien können in Blut, Liquor und sämtlichen Körpersekreten nachgewiesen werden. Die Letalität liegt dann bei mindestens 50 %. Die überlebenden Kinder entwickeln oft **Spätschäden** – v.a. **zerebral**. Erfolgt die Infektion des Kindes erst im Rahmen der **Geburt** oder direkt danach, entsteht häufig eine **Sepsis**, zumindest aber fast regelmäßig eine **Meningitis**. Dies liegt v.a. daran, dass Listerien sich direkt von Zelle zu Zelle ausbreiten können und dabei auch Epithelien wie die Blut-Hirn-Schranke überwinden.

Diagnostik

Versucht wird der **direkte Erregernachweis** aus Körperflüssigkeiten oder Stuhl. Für den Fall, dass die Kultivierung nicht gelingt, steht ein **PCR**-Test zur Verfügung.

Therapie

Therapiert wird wegen der Unwirksamkeit zahlreicher Antibiotika mit **Antibiotika-Kombinationen** über mindestens 3 Wochen. Verdächtigte Lebensmittelbetriebe werden vom Gesundheitsamt bzw. Lebensmittelüberwachungsbehörden kontrolliert.

Meldepflicht

Die Listeriose ist **meldepflichtig** nach **§ 7 IfSG**, sofern der Erreger direkt aus Blut oder Liquor bzw. aus einem Abstrich vom Neugeborenen nachgewiesen wird. In Deutschland nehmen die Erkrankungen seit 2011 von den bis dahin üblichen 300–400 Meldungen pro Jahr kontinuierlich immer weiter zu. **2016** waren es bereits gut **700 Fälle**, darunter **50** Erkrankungen bei Schwangeren (22) und Neugeborenen (28) sowie einige Fehl- bzw. Totgeburten. Die **Letalität** war mit **7 %** (48 Meldungen) **hoch**. Damit gehört die Listeriose unverändert zu den **meldepflichtigen Erkrankungen** mit der **höchsten Letalität**.

Zusammenfassung

Listeriose

Verursacht durch **Listeria monozytogenes**

Übertragungswege
- oral aus Milch und Milchprodukten (Käse)

Inkubationszeit
- wenige Tage bis zu 6 Wochen

Symptome
- lokale Form: Eiterungen an Haut oder Schleimhäuten
- systemische Form (v.a. bei Schwangeren oder Immunsupprimierten): Symptome eines grippalen Infekts, selten Meningitis

Komplikationen
- Diaplazentare Übertragung führt zum Abort oder zur Sepsis bzw. Meningitis mit bleibenden Schäden beim geborenen Kind.

Diagnostik
- Erregernachweis aus Körperflüssigkeiten bzw. Ausscheidungen

Therapie
- Antibiotika

Impfung
- keine

Meldepflicht
- nach § 7 IfSG (nur bei direktem Nachweis)

Behandlungsverbot
- ja

1.19 Francisellen

1.19.1 Tularämie

Die Tularämie (**Hasenpest**, **Lemming-Fieber**) wird durch **Francisella tularensis** verursacht. Die Erkrankung (= **Zoonose**) ist in Deutschland außerordentlich selten (etwa 10–20 Meldungen/Jahr). **2016** gab es jedoch mit **41 Fällen** die höchste Zahl an Meldungen seit dem Jahr 2001. Allerdings wurde hiervon etwa die Hälfte aus dem Ausland eingeschleppt.

Francisellen sind winzige (0,2–0,7 µm), pleomorphe, gramnegative Stäbchen, die im Tierreich, v.a. bei **Kleinsäugern** weit verbreitet sind – u.a. bei Hasen, Kaninchen, Mäusen und Ratten, bei denen ein pestähnliches, zumeist tödlich verlaufendes Krankheitsbild entsteht. Die Übertragung zwischen den Tieren erfolgt über Zecken und Mücken oder aus **Erde** bzw. **Wasser**, wo Francisellen ebenfalls gefunden werden können. Der Keim wächst fakultativ intrazellulär und bildet dadurch in den befallenen Organen **Granulome**.

In erster Linie werden Menschen infiziert, die in **ländlichen Gebieten** wohnen oder **Tierkontakte** pflegen (Landwirte, Jäger). Die Übertragung erfolgt durch **direkten Kontakt**, aus **Lebensmitteln** (unzureichend erhitztes Fleisch, Wasser) oder durch **Mücken** und **Zecken**. Selbst eine **Inhalation** aus Aerosolen oder Staub ist möglich. Eine Mensch-zu-Mensch-Übertragung ist dagegen nicht bekannt.

Francisella tularensis ist **hochkontagiös**, kann eventuell sogar die intakte Haut durchdringen. Sehr viel wahrscheinlicher allerdings ist die Aufnahme über kleinste Hautwunden. Einige wenige Keime (50) genügen bei direktem Kontakt zur Infektion, während bei oraler Aufnahme > 10^8 (100 Millionen) Bakterien erforderlich sind.

Symptomatik

Nach einer **Inkubationszeit** von **2–5 (–14) Tagen** bildet sich an der Eintrittsstelle eine **Papel**, die in der Folge zu einem schlecht heilenden **Geschwür** zerfällt. Es kommt zu **Fieber**, **Kopf-** und **Gliederschmerzen** und einer Schwellung der **regionären Lymphknoten**, die eitrig einschmelzen können (= **kutano-glanduläre Form**). Papel bzw. Ulkus und Lymphknotenschwellung werden analog Syphilis oder Tuberkulose als **Primärkomplex** bezeichnet. Auch eine **okuloglanduläre Form** (mit Konjunktivitis) und eine **oropharyngeale** bzw. **oral-glanduläre Form** (Aphthe als Primäraffekt) sind möglich.

Die seltene **generalisierte Tularämie** (durch Inhalation der Erreger, Streuung aus einem Primärkomplex oder durch orale Aufnahme) kann **sämtliche Organe** einschließlich der Lunge (15 %) betreffen. Manchmal kommt es zu einem septischen, Typhus-ähnlichen Bild mit hohem Fieber und einer Letalität zwischen 2 und 10 % (unbehandelt bis 60 %). 2016 gab es in Deutschland keine Todesfälle.

MERKE
Das klinische Bild der Tularämie ist häufig sehr unspezifisch. Wegweisend sind Ulzera in Verbindung mit Lymphknotenschwellungen.

Diagnostik und Therapie

Der (schwierige) Nachweis erfolgt **serologisch**, über **Spezialnährböden** oder im **Tierversuch**. Therapeutisch gibt man **Antibiotika**.

Meldepflicht

Meldepflicht besteht nach **§ 7 IfSG**.

1

Zusammenfassung

Tularämie

Nur selten auf den Menschen übertragene Zoonose, verursacht durch **Francisella tularensis**

Übertragungswege
- Staubinhalation
- Tierkontakte (über kleinste Hautwunden)
- oral (Fleisch, Wasser)

Inkubationszeit
- 2–5(–14) Tage

Symptome
- lokale (kutano-glanduläre) Form mit ulzerierender Papel und regionärer Lymphadenopathie
- alternativ je nach Eintrittspforte Konjunktivitis oder Aphthen der Schleimhäute
- nach Inhalation der Erreger typhusähnliches Bild mit möglicher Beteiligung sämtlicher Organe und hoher Letalität

Diagnostik
- Serologie
- Anzüchtung auf Spezialnährböden
- Tierversuch

Therapie
- Antibiotika

Impfung
- keine

Meldepflicht
- nach § 7 IfSG

Behandlungsverbot
- ja

1.20 Pseudomonas

Pseudomonaden sind gramnegative, bewegliche, obligat aerobe, **Toxin** bildende Stäbchen, die aufgrund ihrer Widerstandsfähigkeit und Anspruchslosigkeit ungemein weit verbreitet sind. Man findet sie im Erdboden, in Wasser, Lebensmitteln, Pflanzen und Tieren, teilweise auch auf der Haut oder im Darm des Menschen, v.a. bei Schwächen des Immunsystems. Ihr wesentlicher Vertreter ist **Pseudomonas aeruginosa**.

1.20.1 Infektionen durch Pseudomonas aeruginosa

Im Krankenhaus stellt Pseudomonas aeruginosa einen der bedeutendsten **Problemkeime** und Verursacher **nosokomialer** (im Krankenhaus erworbener) **Infektionen** dar. Er findet sich in Blumentöpfen, Leitungswasser, Luftbefeuchtern, Waschbecken, Infusions- und Inhalationsgeräten, Nahrungsmitteln, Medikamenten sowie teilweise sogar in **Desinfektionsmitteln**! Wegen seiner **Resistenz** und **ubiquitären Verbreitung**, v.a. in allen erdenklichen Wasseransammlungen, wird Pseudomonas, gemeinsam mit den Legionellen und Enterobakterien (Escherichia coli u.a.) zu den **Nass- und Pfützenkeimen** gerechnet.

Die Übertragung von Pseudomonas aeruginosa erfolgt entweder über die beschriebenen **Gegenstände** bzw. Gerätschaften oder als **Schmierinfektion** z.B. durch Händedruck oder aus **Lebensmitteln**, wodurch der Keim in den Darm gelangt, sich vermehrt und, bei Abwehrschwäche, in den Körper eindringt.

Die **opportunistische Vermehrung** der Keime auf der Basis einer lokalen oder systemischen **Immunschwäche** zeigt sich nicht nur an der Häufung seiner Infektionen bei Krankenhauspatienten, u.a. als Infektion von **Verweilkathetern**, sondern auch beispielsweise daran, dass sie mit großer Regelmäßigkeit in den Atemwegen von **Mukoviszidose-Patienten** anzutreffen sind.

Symptomatik

Aufgrund seiner weiten Verbreitung ist der Keim häufig an Infektionen von **Brandwunden** beteiligt. Weitere durch Pseudomonas verursachte Erkrankungen sind **Pneumonie**, **Harnwegsinfekte**, **Otitis media** und **externa**, Infektionen der **Haut** sowie **Sepsis**. Die durch Pseudomonas verursachten **Eiteransammlungen** erhalten häufig eine **blau-grünliche** Färbung (➤ Abb. 1.69). Daraus ergab sich die früher übliche, teilweise noch im Gebrauch befindliche Bezeichnung als **Pyocyaneus-Bakterium** (pyocyaneus = blaugrüner Eiter).

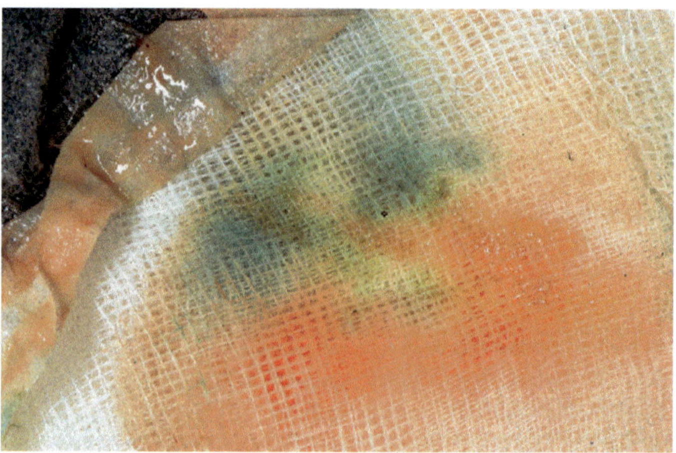

Abb. 1.69 Wundverband bei Infektion mit Pseudomonas aeruginosa mit dem typisch blaugrünen Eiter [F452-2]

Therapie

Die Pseudomonas-**Sepsis** hat von allen septischen Zuständen die **höchste Letalität**, weil der Keim nicht nur in der **Umwelt besonders resistent** ist, sondern auch gegenüber nahezu allen **Antibiotika**. Die (antibiotische) Therapie einer jeden Pseudomonas-Erkrankung ist also ungewöhnlich **schwierig**, bei nosokomialen Infektionen inzwischen auch zunehmend häufig **unmöglich**. Dies entspricht der Situation bei MRSA und weiteren multiresistenten Bakterien.

Meldepflicht

Für Pseudomonaden gibt es **keine** Meldepflicht und **kein** Behandlungsverbot.

1.20.2 Rotz

Während Pseudomonas aeruginosa überwiegend bei abwehrgeschwächten Menschen Erkrankungen verursacht, gilt **Pseudomonas mallei** als **obligat pathogen**. Der Keim verursacht v.a. bei **Pferden** und **Eseln** den Rotz (Malleus). Über das Bronchialsekret der Tiere kann er auf den Menschen übertragen werden **(Anthropozoonose)**.

Symptomatik

Der Rotz verursacht analog zu den Erkrankungen beim Tier auch beim Menschen **Ulzerationen** der **nasopharyngealen Schleimhäute** oder sogar eine **Pneumonie**. Häufiger entstehen allerdings nach einer Inkubationszeit zwischen 1 und 5 Tagen **Abszesse der Oberhaut**. In Europa kommt die Erkrankung praktisch nicht mehr vor.

Zusammenfassung

Pseudomonaden

Pseudomonas aeruginosa, Pseudomonas mallei (Verursacher des Rotz; zoonotisch bei Pferden und Eseln)

Übertragungswege
- Aerosole
- Schmierinfektion über medizinisches Personal

Inkubationszeit
- 1–5 Tage, beim Rotz auch wesentlich länger

Symptome von Pseudomonas aeruginosa
- Wundinfektionen mit blaugrünem Eiter
- Otitis media und externa
- Pneumonie
- Harnwegsinfektionen (durch Dauerkatheter)
- Sepsis (hohe Letalität)
- wegen seiner Resistenz und weiten Verbreitung („Nass- und Pfützenkeim“) nosokomialer Problemkeim, betrifft überwiegend nur immungeschwächte Menschen

Symptome von Pseudomonas mallei
- beim Menschen Eiterungen an Haut, Schleimhaut und Lunge

Diagnostik
- Kultur aus Abstrichmaterial oder Körperflüssigkeiten

Therapie
- Antibiotikakombinationen nach Antibiogramm

Impfung
- keine

Meldepflicht
- nein

Behandlungsverbot
- nein

1.21 Haemophilus-Bakterien

Haemophilus-Bakterien sind winzige, unbewegliche, gramnegative Stäbchen, deren Gestalt teilweise veränderlich ist und die deswegen als **pleomorph (vielgestaltig)** bezeichnet werden. Die Stäbchen erscheinen häufig auch als kokkoid. Im typischen Fall aber besitzen sie eine Größe von 1 × 0,3 µm. Es sind bis heute nur menschenpathogene Arten bekannt, wobei zwei Arten im Vordergrund stehen – Haemophilus influenzae und Haemophilus ducreyi. Die Anordnung der Bakterien im mikroskopischen Bild erscheint teilweise „fischzugartig“ oder kettenförmig (➤ Abb. 1.70).

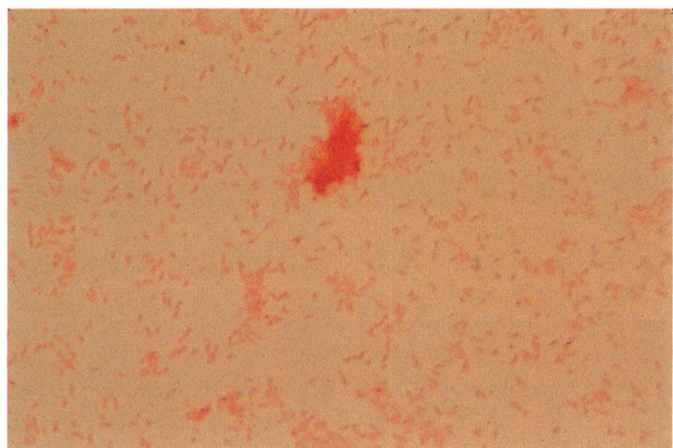

Abb. 1.70 Haemophilus influenzae [E497]

1

1.21.1 Haemophilus influenzae

Die Namensgebung von Haemophilus influenzae rührt zum einen daher, dass man den Keim früher für den Verursacher der „echten" Grippe (Influenza) gehalten hat, und zum anderen, dass er besondere Nährstoffansprüche stellt (hämophil = Blut liebend).

Ein weiteres Charakteristikum besteht darin, dass die Bakterien teilweise **Polysaccharid-Kapseln** ausbilden, wodurch die Phagozytose erschwert bzw. die Virulenz des Keimes erhöht wird. Es werden nach den Kapselpolysacchariden **6 Serotypen** unterschieden, die mit den Buchstaben a–f bezeichnet werden. Der wesentliche Keim ist **Haemophilus influenzae b (Hib)**.

Symptomatik

Hinsichtlich der durch Hib verursachten Erkrankungen kann man differenzieren, dass die **nicht bekapselten Arten** auf den Schleimhäuten der Atemwege **physiologischerweise** anzutreffen sind (bei > 50 % aller Erwachsenen). Von dort aus werden sie durch **Tröpfchen-** oder **Kontaktinfektion** (Sekret oder kontaminierte Gegenstände) auf **Kinder** übertragen und verursachen lokale (Schleimhaut-)Infektionen. Dies sind v.a. eine **Sinusitis**, **Otitis media**, **Epiglottitis** und **Pneumonie**. Während Otitis media und Epiglottitis (bei 2- bis 6-Jährigen) durch Hib nur im Kleinkindesalter vorkommen, können von der **Pneumonie** oder **Sinusitis** auch **Erwachsene** betroffen sein. Selbst als Verursacher einer **Adnexitis** können sie gefunden werden. Die Pneumonie durch unbekapselte Hib ist bei Erwachsenen immerhin die **zweithäufigste Form** (nach den Pneumokokken) einer Pneumonie. Auch eine chronische Bronchitis ist möglich.

Dagegen besiedeln die **bekapselten Arten** über eine Bakteriämie bevorzugt entfernte Organe und verursachen besonders häufig bei Säuglingen und Kleinkindern eine **Meningitis** oder **Osteomyelitis**, evtl. auch **Arthritis**. Ganz pauschal sind von den bekapselten Hib-Bakterien v.a. Kinder bis zum 6. Lebensjahr betroffen. Bei Erwachsenen sind diese Formen selten. Die Erkrankungen werden bei den zugehörigen Fächern besprochen.

HINWEIS PRÜFUNG

Die Unterscheidung in bekapselte und unbekapselte Arten bzw. die Frage, welcher dieser Typen lokale und welcher systemische Infektionen verursacht, hat im Hinblick auf die Prüfung nicht die geringste Bedeutung.

Impfung

Seit etlichen Jahren ist die **Hib-Impfung** Teil des empfohlenen Impfprogramms (STIKO). Dadurch wurde die Zahl an kindlichen Epiglottitiden, Meningitiden und weiteren Erkrankungen entscheidend verringert, in den USA um den Faktor 100. Impfgegner sollten bedenken, dass die Hib-Meningitis eine Letalität von 5–10 % besitzt und bei jedem 2. überlebenden Kind zu Folgeschäden wie Schwerhörigkeit und weiteren Behinderungen führt. Zu beachten ist, dass sich der Schutz der Impfung nur auf die **Kapselanteile** des besonders häufigen Serotyps **b** erstreckt, die weiteren Serotypen und die unbekapselten Bakterien also nicht erfasst werden.

Therapie

Die Therapie erfolgt antibiotisch – z.B. durch **Amoxicillin** oder **Erythromycin**. Wie nicht anders zu erwarten, nehmen auch bei Hib die Resistenzen zu.

Meldepflicht

Eine Meldepflicht für Hib besteht nach § 7 IfSG nur bei **direktem Erregernachweis** aus Blut oder Liquor. Seit dem Jahr 2007 (< 100 Fälle) steigen die gemeldeten invasiven Hämophilus-Erkrankungen kontinuierlich bis auf **aktuell** (2016) **622 Fälle/Jahr** an. Die dominierenden Erkrankungen sind **Pneumonie** und **Sepsis**. Betroffen sind in 75 % **alte Menschen** (Median 2016: 80 Jahre) und zu knapp 25 % Kleinkinder und Säuglinge.

2016 kam es zu **25 Todesfällen**, darunter 2 Kleinkinder, von denen eines ungeimpft war. Bemerkenswert an der Entwicklung ist der prozentual inzwischen weit überwiegende Anteil an Hämophilus-Bakterien, die **nicht** dem Serotyp **b** entsprechen, von der Impfung also **nicht erfasst werden.**

Zusammenfassung

Haemophilus influenzae

Übertragungswege
- Tröpfcheninfektion
- Kontaktinfektion

Inkubationszeit
- wenige Tage

Symptome
- Otitis media und Epiglottitis (nur bei Kleinkindern)
- Pneumonie, Sinusitis, Meningitis oder Osteomyelitis (auch bei Erwachsenen)

Diagnostik
- direkter Erregernachweis aus Körperflüssigkeiten
- Blutagarplatte

Therapie
- Antibiotika

Impfung
- 4-mal im 1. Lebensjahr, Auffrischimpfungen (STIKO)

Meldepflicht
- nach § 7 IfSG (nur bei direktem Erregernachweis)

Behandlungsverbot
- ja

1.21.2 Ulcus molle

Das Ulcus molle **(weicher Schanker)**, verursacht durch **Haemophilus ducreyi**, gehört zu den ehemaligen klassischen Geschlechtskrankheiten. Es kommt in Europa nur noch vereinzelt vor, doch ist in einigen westlichen Ländern, z.B. in den USA, seit einigen Jahren wieder eine deutliche Zunahme der Erkrankung zu verzeichnen.

Symptomatik

Nach einer Inkubationszeit von **1–6 Tagen** entwickeln sich an **Penis** bzw. **Schamlippen** zumeist mehrere **Papeln**, die sich in den folgenden Tagen in rundliche, **weiche**, im Gegensatz zum harten Schanker **schmerzhafte Geschwüre** umwandeln (➤ Abb. 1.71), wobei allerdings infizierte Frauen oft symptomlos bleiben. In zumindest der Hälfte der Fälle entsteht eine schmerzhafte **Entzündung der regionären Lymphknoten** in der Leiste, die ohne Therapie **eitrig einschmelzen** und in der Folge evtl. zu einem **sekundären Lymphödem** der unteren Extremitäten führen.

Diagnostik

Die Diagnose erfolgt aus **Abstrichpräparaten** aus den unterminierten Randbereichen der Geschwüre. Eine serologische Diagnostik ist nicht möglich.

Therapie

Zur Therapie gibt man **Antibiotika**. Rezidive sind wegen **fehlender Immunisierung** jederzeit möglich.

Meldepflicht

Es besteht **keine** Meldepflicht, jedoch ein **Behandlungsverbot** nach § 24 IfSG.

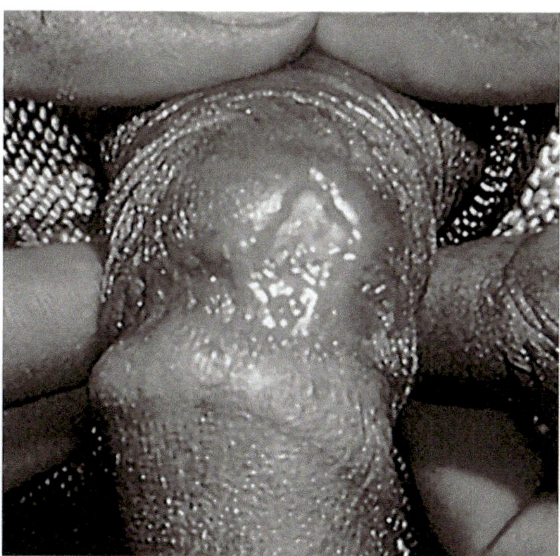

Abb. 1.71 Ulcus molle mit multiplen Ulzera [G160]

Zusammenfassung

Ulcus molle

Verursacht durch **Haemophilus ducreyi**

Übertragungswege
- sexuelle Kontakte

Inkubationszeit
- 1–6 Tage

Symptome
- geschwürig zerfallende genitale Papeln
- weiche und schmerzhafte Ulzera (weicher Schanker)
- eitrig einschmelzende Leistenlymphknoten
- sekundäres Lymphödem der Beine als mögliche Folge

Diagnostik
- direkter Erregernachweis aus Abstrichen
- Züchtung auf Spezialmedien

Therapie
- Antibiotika

Impfung
- keine

Meldepflicht
- nein

Behandlungsverbot
- nach § 24 IfSG

KAPITEL

2 Virale Infektionen

Tab. 2.1 Bedeutung der viralen Infektionen im Hinblick auf die Prüfung

Besonders prüfungsrelevant	Prüfungsrelevant	Wenig bis nicht prüfungsrelevant
• Masern (➤ Kap. 2.1) • Influenza (➤ Kap. 2.2) • virale Gastroenteritis durch Rota- und Noroviren (➤ Kap. 2.5) • virusbedingtes hämorrhagisches Fieber durch Arboviren (➤ Kap. 2.6) – Ebolafieber (➤ Kap. 2.6.2) • Virushepatits (➤ Kap. 2.7) • Röteln (➤ Kap. 2.8) • Windpocken (➤ Kap. 2.12) • HIV bzw. AIDS (➤ Kap. 2.18)	• Tollwut (➤ Kap. 2.3) • Denguefieber (➤ Kap. 2.6.3) • Hantafieber (➤ Kap. 2.6.4) • Zika-Infektion (➤ Kap. 2.6.5) • Ringelröteln (➤ Kap. 2.9) • Mumps (➤ Kap. 2.10) • infektiöse Mononukleose (➤ Kap. 2.13) • Herpes simplex (➤ Kap. 2.15) • FSME (➤ Kap. 2.17)	• Poliomyelitis (➤ Kap. 2.4) • Gelbfieber (➤ Kap. 2.6.1) • Marburgfieber (➤ Kap. 2.6.2) • Zytomegalie (➤ Kap. 2.14) • Exanthema subitum (➤ Kap. 2.16) • SARS (➤ Kap. 2.19) • MERS (➤ Kap. 2.20) • Adenoviren (➤ Kap. 2.11)

In ➤ Tab. 2.1 sind die viralen Infektionen nach Prüfungs- und Praxisrelevanz eingestuft.

2.1 Masern (Morbilli)

Das **Masernvirus** gehört – gemeinsam mit den Mumps-, Parainfluenza- und RS-Viren – zur Gruppe der **Paramyxoviren**. Dabei handelt es sich um große **RNA-Viren** mit einem Durchmesser von 150–200 nm, die in Schleimschichten (Myxa = Schleim) einzudringen vermögen. Das Virus ist weltweit verbreitet. Es kommt nur beim **Menschen** vor; einzige Ansteckungsquelle ist also der sichtbar oder inapparent (sehr selten) an Masern erkrankte Mensch. Das Virus ist **kontagiös** *und* **virulent** wie kaum ein anderer Erreger. Der Kontakt zu einem Masernkranken führt nahezu ausnahmslos, in > 95 % der Fälle **(Kontagionsindex > 0,95)** zur Infektion **und** zur Erkrankung **(Manifestationsindex > 0,95)**.

Krankheitsentstehung

Die Übertragung erfolgt durch direkten Kontakt bzw. üblicherweise durch **Tröpfcheninfektion** bzw. **aerogen** (Aer = Luft), also bereits über einige Entfernung (bis zu 8 m) „durch die Luft". Dies wird auch als **fliegende Infektion** bezeichnet. Masernviren besitzen allerdings keine Flügel. Auch die aerogene Übertragung ist eine Tröpfcheninfektion, wobei die Sputumtröpfchen mit den enthaltenen Viren etliche Meter weit durch die Luft geschleudert werden. Dies sowie die nachfolgende Infektion ist deshalb möglich, weil für die Übertragung der Masern bereits **einige wenige Viren**, eingepackt in besonders kleine und deshalb besonders weit durch die Luft segelnde Tröpfchen, ausreichen, während für andere virale oder bakterielle Infektionen in der Regel Zahlen von tausenden bis hin zu etlichen Millionen Erregern erforderlich sind. Das Masernvirus ist also besonders **kontagiös**.

Dies bedeutete in früheren Jahren, dass die Durchseuchung der Bevölkerung spätestens bis zum 10. Lebensjahr abgeschlossen war. Masern gelten deshalb als typische **Kinderkrankheit**. In Deutschland hat sich die Krankheit allerdings infolge der konsequenteren Durchimpfungsrate bei Kleinkindern, bei gleichzeitig bestehenden Impflücken junger Erwachsener, teilweise ins Erwachsenenalter verschoben. Jeweils rund **ein Drittel** der Erkrankungsfälle betrifft inzwischen

- Säuglinge und Kleinkinder,
- ältere Kinder und Jugendliche (10–19 Jahre) sowie
- die Altersgruppe zwischen 20 und 40 Jahren.

MERKE

Wegen dieses Zusammenhangs empfiehlt die STIKO für **junge Erwachsene** mit unzureichendem Impfschutz eine **einmalige (Auffrisch-)Impfung**.

Die wenigen inapparent Erkrankten sind – entsprechend jeder systemischen Infektion – genauso kontagiös wie die manifest Erkrankten schon gegen Ende ihrer Inkubationszeit (während der letzten beiden Tage), da sich das Virus bis zu diesem Zeitpunkt bereits kräftig vermehrt hat. Der **Häufigkeitsgipfel** der Masern lag in früheren Jahrzehnten definitionsgemäß im Winterhalbjahr, doch werden die meisten Fälle inzwischen im **Frühsommer** registriert – mit Beginn im Frühjahr und einem Maximum im Mai und Juni.

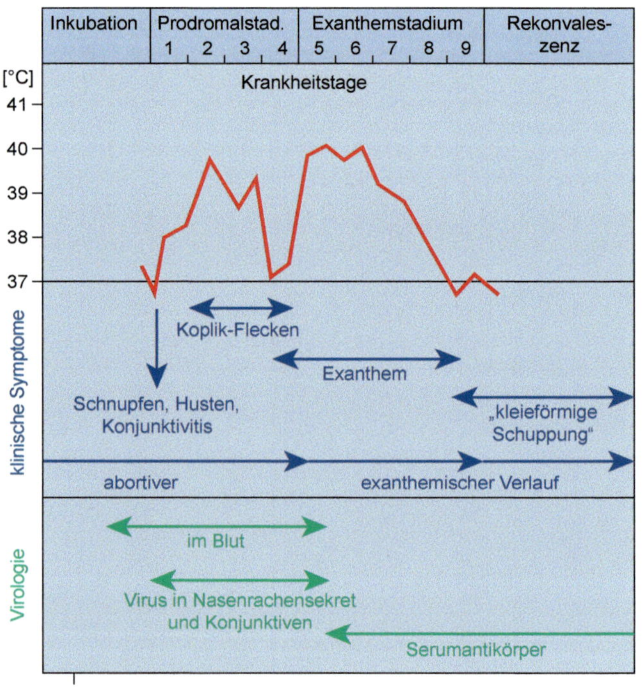

Abb. 2.1 Stadien und Verlauf der Masernerkrankung [L231]

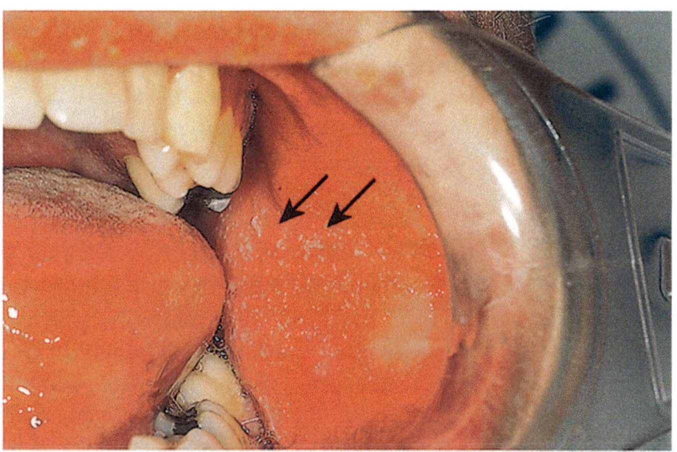

Abb. 2.2 Koplik-Flecken auf der Wangenschleimhaut bei Masern [E527]

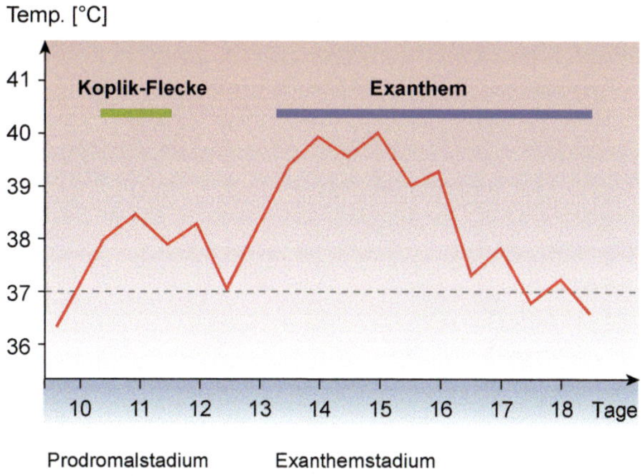

Abb. 2.3 Biphasischer Fieberverlauf bei Masern [L157]

Die **Inkubationszeit** beträgt **8–14 Tage**. In dieser Zeit kommt es neben einer lokalen Vermehrung auf den Schleimhäuten von Nasen-Rachen-Raum und Bronchialsystem auch zur Virämie. Dabei gelangt das Virus bevorzugt in **Haut** und **Meningen** (Hirn-**Haut**) sowie in Zellen des Immunsystems **(T-Lymphozyten)** (➤ Abb. 2.1). Im Mittelpunkt der sich entwickelnden Symptome stehen Fieber, eine Entzündung der Atemwege und ein sehr typisches Exanthem.

Symptomatik

Prodromalstadium

Die manifeste Erkrankung beginnt als Prodromalstadium bzw. **katarrhalisches Stadium** mit mäßigem **Fieber**, **Pharyngitis**, **Husten**, **Schnupfen** und einer **Konjunktivitis**, die regelmäßig von einer erheblichen **Lichtscheu** begleitet wird, was auf eine gewisse Beteiligung der **Kornea** hinweist. Die Gaumentonsillen können anschwellen. Das Fieber klingt nach etwa 3 Tagen wieder ab. Im Blut findet man eine Leukopenie – v.a. **Lymphopenie** mit relativer Neutrozytose. Dies kann bei einer **viralen** Infektion, die zumeist eine *Lymphozytose* verursacht, als **Besonderheit** gewertet werden. Ursache ist der **Befall der T-Lymphozyten** durch das Virus. Damit im Zusammenhang steht die allgemeine Immunschwäche in den Wochen während und im Anschluss an die Erkrankung, die z.B. an bakteriellen Superinfektionen oder auch am Negativwerden eines zuvor positiven Tuberkulintests erkennbar wird (s. unten). Teilweise ist im weiteren Verlauf zusätzlich, analog zur Rötelnerkrankung, eine vorübergehende **Thrombopenie** zu beobachten. Dies ist eher den häufigen Gefäßwandschäden (s. unten) als einer direkten Wirkung geschuldet.

Ein sehr typisches und für die **Frühdiagnose** besonders wertvolles Symptom sind kleine, weißliche, „kalkspritzerartige" Flecken mit rotem Hof auf der Wangenschleimhaut, die sog. **Koplik-Flecken** (➤ Abb. 2.2).

Exanthemstadium

Etwa 4–5 Tage nach Beginn der sichtbaren Erkrankung beginnt zeitgleich mit einem **erneuten Fieberanstieg** (➤ Abb. 2.3) das **Masern-Exanthem** im **Gesicht** und **hinter den Ohren** (➤ Abb. 2.4),

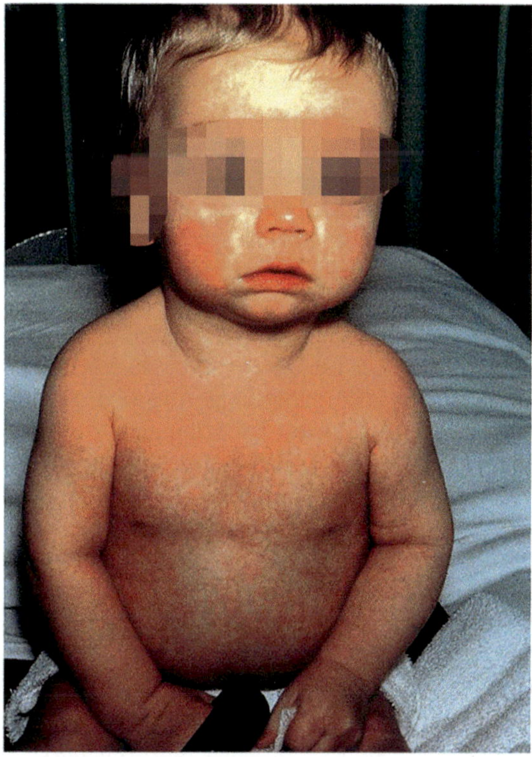

Abb. 2.4 Das Masern-Exanthem beginnt im Gesicht und hinter den Ohren, die Patienten sehen „verheult, verrotzt, verquollen" aus. [G161]

von wo es sich in den Folgetagen **nach kaudal** auf den ganzen Körper ausbreitet. Im Gegensatz zum Scharlach handelt es sich um ein **grobfleckiges Exanthem** (+ **Enanthem**), das **überwiegend** (v.a. im Gesicht und am oberen Thorax) **konfluiert**, teilweise aber noch unveränderte Haut zwischen den einzelnen Flecken zeigt (➤ Abb. 2.5). Ebenfalls im Gegensatz zum Scharlach sind die einzelnen Flecken oft etwas über das Hautniveau erhaben (**makulopapulöses** Exanthem) und manchmal aufgrund von Gefäßwandschäden auch **hämorrhagisch**. Handflächen und Fußsohlen bleiben in der Regel ausgespart. *Juckreiz* besteht **nicht**. Die Koplik-Flecken sind zu diesem Zeitpunkt bereits wieder verschwunden, können die Diagnose also nicht mehr erleichtern.

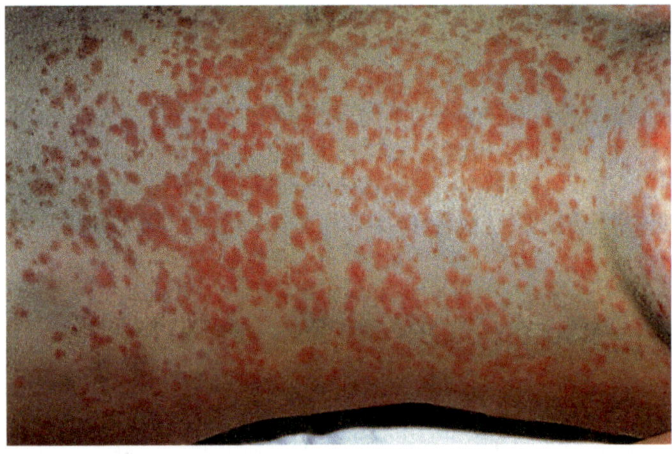

Abb. 2.5 Grobfleckiges makulopapulöses Masern-Exanthem am Stamm [R132]

Das mit dem Exanthemausbruch oft sehr hohe Fieber fällt nach wenigen Tagen, zügig und parallel zum Abklingen des Exanthems wieder ab (lytische – teilweise sogar kritische Entfieberung), falls es nicht aufgrund sekundärer Komplikationen hoch bleibt oder erneut ansteigt (➤ Abb. 2.3).

Das **Exanthem** persistiert für **4** bis maximal **7 Tage**. Sobald es voll ausgeprägt, also **an den Füßen angekommen** ist (spätestens 3–4 Tage nach Beginn), ist der Erkrankte **nicht mehr kontagiös**. Die **Ansteckungsfähigkeit** besteht also ab etwa 2 Tage vor Ausbruch der Erkrankung (= 5–6 Tage vor Beginn des Exanthems) für einen Zeitraum von insgesamt rund 10 Tagen und ist am Übergang vom katarrhalischen zum Exanthemstadium am größten. Nach **Abklingen** des Exanthems bildet sich unter **Aussparung von Händen und Füßen** eine leichte, **kleieartige Schuppung** der Haut. Während der Scharlach seine (groblamelläre!) Schuppung also mit Betonung von Handflächen und Fußsohlen zeigt, bleiben gerade diese Lokalisationen bei den Masern frei.

Regelmäßig bestehen spätestens ab dem Exanthemstadium **Kopfschmerzen**, die durch die virale **Meningitis** verursacht werden. Die Kinder erscheinen verquollen und schwer krank (➤ Abb. 2.4). Häufig entwickeln sich eine virale **Otitis media** und virale **Pneumonie**. Otitis und Pneumonie können zusätzlich durch **bakterielle Superinfektion** kompliziert werden.

Bei Kleinkindern kommt es manchmal zum Symptom eines **Pseudokrupps**. Teilweise entstehen in der Folge der Nekrosenbildung in den Atemwegen und des **anhaltenden Hustens** (irreversible) **Bronchiektasen**. Möglich ist auch eine begleitende **Gastroenteritis**.

Mitigierte Masern

Sporadisch kommt es zu **leichten** und **unspezifischen** Verläufen („mitigierte Masern“), evtl. sogar ohne deutliches Exanthem – etwa bei Säuglingen mit einer Restimmunität durch mütterliche Antikörper oder bei Geimpften, bei denen keine ausreichende Immunität aufgebaut worden war oder wegen fehlender Zweitimpfung wieder abgenommen hat.

Anergie

Auffallend ist der **Ausfall der zellulären Immunität** (Anergie) während der Erkrankung bzw. für einen Zeitraum von insgesamt 6 Wochen, was z.B. zu einem Negativwerden des Intrakutantestes (Tuberkulin-Testes) führt, aber auch eine schlummernde **Tuberkulose** aktivieren kann. Ursache ist der regelmäßige **Mitbefall der T-Lymphozyten**, die in Aktivität und Teilungsfähigkeit behindert werden.

Komplikationen

Die folgenschwerste Komplikation der Masern ist die postinfektiöse **Enzephalitis** mit Beginn in der 2. oder 3. Krankheitswoche, die ebenfalls durch das Virus selbst verursacht wird. Es kommt zu Einblutungen oder Demyelinisierungen. Die **Letalität** dieser Komplikation ist mit 15–20 % sehr hoch. Die Überlebenden zeigen häufig (30 %) Defekte wie **Lähmungen**, eine **Epilepsie** oder **Persönlichkeitsveränderungen**. Nach Angaben des Robert Koch-Instituts (RKI) kommt auf 1000 Masern-Erkrankungen 1 Masern-Enzephalitis (0,1 %). Dies ist ein Durchschnittswert, der in einzelnen Jahren deutliche Abweichungen zeigen kann. So waren bei den 166 im Jahr 2012 erkrankten Personen gleich 2 Enzephalitiden aufgetreten (> 1 %).

Vor allem bei Kleinkindern bis zum 3. Lebensjahr sowie bei Erwachsenen nimmt die Erkrankung einen schwereren Verlauf. Insgesamt liegt die **Letalität** bei **0,1–0,2 %**. Die Zahl an Defektheilungen beträgt ein Vielfaches davon. Ohne Impfung wären in Deutschland rund 700.000 Erkrankungen/Jahr zu erwarten – mit mehr als **1.000 Sterbefällen** und einem Vielfachen an Defektheilungen. In den Entwicklungsländern liegt die Letalität zwischen 1 und 10 % – teilweise angeblich noch höher.

Insgesamt starben noch in den 1990er-Jahren weltweit Jahr für Jahr bis zu **1 Million** Menschen an den Masern, überwiegend Kinder in den armen Regionen Afrikas. Dank der zunehmend ausgeweiteten **Impfprogramme der WHO** gab es im Jahr **2000** noch **547.000 Todesfälle**, die bis zum Jahr **2016** kontinuierlich auf etwa **115.000** reduziert werden konnten. Diese Zahl ist deswegen noch so hoch, weil immer noch nicht alle Bevölkerungsgruppen erreicht werden. Zusätzlich erhalten selbst von den Geimpften nur etwa 50 % die empfohlene Zweitimpfung. Dennoch sollte dieser dank Impfung ganz erhebliche Rückgang beachtet werden, wenn man über den Sinn einer Masern-Impfung oder über den Besuch von „Masern-Partys“ diskutiert. Zusätzlich addieren sich zu diesem überdeutlichen Gewinn der Impfung noch die vielen tausend Kinder, die von anhaltenden Folgeschäden verschont geblieben sind.

Diagnostik

Im typischen Fall wird die Diagnose aus dem **klinischen Bild** heraus gestellt. In Zweifelsfällen kann sie **serologisch** (IgM bzw. Anstieg des IgG in aufeinander folgenden Serumproben) bestätigt werden. Auch ein direkter Nachweis der Virus-RNA ist möglich. An die **Lymphopenie** sei nochmals erinnert.

Impfdiskussion

Die **1. Aktivimpfung** gegen Masern erfolgt nach dem Impfkalender (STIKO) bevorzugt im 12.–15. Lebensmonat (= mit 11–14 Monaten). Bis dahin sind die von der Mutter übertragenen Antikörper mit Sicherheit vollständig aus dem Blut verschwunden, sodass sie das überimpfte Virus nicht blockieren und unwirksam machen können. Benutzt wird ein **Lebendimpfstoff** aus abgeschwächten Viren – in aller Regel gemeinsam mit den weiteren Lebendimpfungen gegen Mumps, Röteln und Varizellen (MMR + V). Die dringend empfohlene **Zweitimpfung** soll noch vor dem Ende des 2. Lebensjahres verabfolgt werden (als MMRV). Damit ist die Grundimmunisierung abgeschlossen. **Auffrischimpfungen** sind **nicht erforderlich**.

Schon länger ist bekannt, dass **Säuglinge** bereits ab einem Alter von **9–10 Monaten** bei einem Masernkontakt **sehr gefährdet** sind, weil die mütterlichen Antikörper zu diesem Zeitpunkt vollständig oder nahezu vollständig verschwunden sind, während andererseits die Regelimpfung noch nicht durchgeführt wurde.

MERKE

Seit August 2015 wird dieser Zusammenhang nun endlich von der STIKO berücksichtigt, indem sie eine **offizielle Impfempfehlung** für diese Säuglinge nach **vermutetem** oder auch bereits prophylaktisch **vor** einem **möglichen Kontakt** zu Infizierten herausgegeben hat. Dies gilt es beispielsweise zu beachten, wenn ein Säugling in diesem Lebensabschnitt in die Kita aufgenommen wird. Wird ein Säugling bereits im **7.–8. Lebensmonat** geimpft, vorrangig nach einem direkten Masernkontakt, werden wegen der unsicheren Wirkung dieser Impfung aufgrund noch vorhandener mütterlicher Antikörper insgesamt **3 Impfungen** empfohlen.

Mögliche **Nebenwirkungen** sind in der 2. Woche nach der Impfung **mildes Fieber** oder sogar ein leichtes **Exanthem**. Ernsthafte Nebenwirkungen sind **extrem selten**. Auch die bei der Masern-Erkrankung bei zumindest jedem Zweiten feststellbaren **Veränderungen im EEG** (Messung der Hirnströme), die teilweise sogar auf Dauer persistieren, gibt es bei den Impfmasern **genauso wenig wie eine SSPE** (s. unten). Impfmasern erscheinen nicht auf den Schleimhäuten; es kann sich also niemand an einem Impfling infizieren. Da die Masernerkrankung selbst eher schwerer verläuft als in früheren Jahren, ist das Impfschema der STIKO dringend zu empfehlen. Dieser Zusammenhang erhellt sich ansatzweise auch daraus, dass gerade in Berlin mit seiner vergleichsweise geringeren Impfrate die in Relation zur Bevölkerungszahl mit Abstand **häufigsten Erkrankungsfälle** zu verzeichnen sind.

Bis zu 5 % der Impflinge entwickeln nach der **Erstimpfung keine Antikörper** (Nonresponder), reagieren jedoch überwiegend wenigstens auf die Auffrischimpfung. Der **Schutz** durch eine einmalige Impfung ist auch abgesehen davon längst nicht so perfekt wie durch die Erkrankung selbst. Ab und zu erkrankten Menschen, meist Erwachsene, trotz vorangegangener Impfung, weshalb vor etlichen Jahren von der STIKO eine **Auffrischimpfung** spätestens bis zum Ende des 2. Lebensjahres eingeführt wurde. Dagegen liegt die **Immunität** nach durchgemachter Erkrankung bei **100 %**. Eine zweite Masernerkrankung gibt es nicht.

Die **Durchimpfungsrate** für die **Erstimpfung** liegt in Deutschland bei **95 %** – also dem Minimalwert, der von der WHO angestrebt wird, um eine beliebige Erkrankung durch Impfung weitgehend aus einer Bevölkerung zu eliminieren. Jedoch erhalten nur **92 %** der Schulanfänger nach aktuellem Stand (2016) eine **Auffrischimpfung**. Dadurch kommt es immer wieder zu kleineren Epidemien mit Dutzenden oder sogar Hunderten von Erkrankungsfällen. **2012** gab es lediglich **166 Meldungen**, während 2013 mehr als 2.000 Fälle registriert wurden. Diese enormen **Schwankungen** werden bereits **seit vielen Jahren** beobachtet und setzen sich bis in die Gegenwart fort. So kam es im Jahr **2015** zu rund **2.500** Meldungen, **2016** lediglich zu **326**. Für 2017 wird wieder mit bis zu 2.000 Fällen gerechnet, nachdem bereits in den ersten 7 Monaten fast 900 Meldungen gezählt wurden.

Ursache sind wiederholte kleinere oder größere Epidemien durch aus dem Ausland **eingeschleppte Fälle**, die aber nur in einer Bevölkerung möglich sind, die erhebliche Impflücken aufweist. Dadurch werden Erkrankungen einzelner Patienten auf sämtliche unzureichend geimpften Kontaktpersonen übertragen. Das Problem dabei ist nicht nur die beachtliche Zahl an Impfgegnern, welche die mögliche Dramatik einer Masernerkrankung einfach nicht in die korrekte Relation zur Häufigkeit von Impfkomplikationen setzen wollen, sondern auch die Tatsache, dass zahlreiche junge Erwachsene in ihrer Kindheit nur 1-mal geimpft wurden, weil man damals noch vom ausreichenden Schutz einer 1-maligen Impfung ausgegangen war.

Die WHO hat sich die Ausrottung der Masern zum Ziel gesetzt, doch ist dieses Ziel offensichtlich noch nicht einmal in den westlichen Ländern erreichbar. Es kommt deshalb in Deutschland seit wenigen Jahren eine zaghafte Diskussion in Gang, ob man nicht gerade bei den Masern eine Impfpflicht einführen solle, wie dies zwischenzeitlich in weiteren europäischen Ländern durchgesetzt wurde. So betreffen die **gemeldeten Fälle** in rund zwei Dritteln **ungeimpfte Kinder**. Und lediglich sporadische Einzelfälle werden bei 2-mal geimpften Kindern dokumentiert, wobei es sich dabei mehrheitlich um Kinder mit angeborenen Immundefekten handeln dürfte. Andererseits waren rund ein Drittel aller Erkrankungsfälle bei Säuglingen und Kindern entstanden, die um das Ende des 1. Lebensjahres herum **noch nicht geimpft waren** und gleichzeitig ihren Schutz der mütterlichen Antikörper verloren hatten. Dies weist darauf hin, dass die STIKO den Termin ihrer Impfempfehlung vielleicht doch endlich um 1 oder 2 Monate nach vorne verlagern sollte, denn die mütterlichen Antikörper sind bereits im Alter von **10 Monaten** mit einiger Sicherheit **verschwunden** – zumindest aber so weitgehend reduziert, dass sie den **Impferfolg**, v.a. auch unter Berücksichtigung der nachfolgenden Zweitimpfung, **nicht mehr gefährden würden**.

In **Finnland** wurde in den Jahren ab 1982 ein konsequentes und sehr exakt dokumentiertes Impfprogramm verwirklicht, das über eine zweimalige Impfung mit dem MMR-Impfstoff (Mumps-Masern-Röteln) auch die Masern erfasste. Dieses Programm wird erwähnt, weil es auch heute noch als **Modell** dienen kann, welches beispielhaft und stellvertretend für die Situation in anderen westlichen Ländern eine perfekte **Diskussionsgrundlage** unter Beteiligung der **Impfgegner** liefert – immer vorausgesetzt, dass Impfgegner überhaupt an wirklichem Wissen interessiert sind! Die Durchimpfungsraten lagen bereits damals bei > 95 %. Seit 1996 gibt es in Finnland, mit Ausnahme von 6 aus dem Ausland eingeschleppten Fällen, weder Mumps noch Röteln. Seit dem Jahr 2000 sind auch

keine Masernfälle mehr aufgetreten. **Impfnebenwirkungen** waren, abgesehen von zu erwartenden Reaktionen wie Fieber, selten. Gemeldet wurden in den 14 Jahren zwischen 1982 und 1996 bei 1,8 Millionen Impflingen und über 3 Millionen Impfungen 173 schwere Erkrankungen im zeitlichen Zusammenhang mit der Impfung. Bei 78 Meldungen wurde ein anderer Zusammenhang belegt. Die Rate an Impfschäden liegt damit bei etwa einem Fall auf 19.000 Impfungen. Am häufigsten wurden schwere allergische Reaktionen, Fieberkrämpfe, Meningitis, Enzephalitis, Orchitis, Diabetes mellitus oder eine idiopathische Thrombozytopenie registriert. Abgesehen von allergischen Reaktionen (z.B. gegen das Hühnereiweiß der Impfung) sind alle diese Impfschäden auch und erst recht und in weit größerem Umfang **Bestandteil der Originalkrankheiten**!

Ein 13 Monate alter Junge starb 8 Tage nach der Impfung. Dafür wurden gegenüber den Jahren vor Einführung des Impfprogramms pro Jahr bis zu 1.000 Mumps-Enzephalitiden und -Orchitiden, 50 Rötelnembryopathien sowie 350 Enzephalitiden in Folge der Masernerkrankung mit mehreren hundert toten oder verstümmelten Kindern vermieden.

Neben Ländern wie Finnland sind die Masern auch in den **USA**, nach etwa 1 Million Erkrankungen in den Epidemiejahren (alle 2–5 Jahre) der „Vorimpf-Ära", **ausgerottet**. Die Durchimpfungsrate liegt bei > 95 %. Seit **2015** ist der **gesamte amerikanische Kontinent masernfrei** – als erster Kontinent überhaupt. Zur Fußball-WM 2006 wurde in den USA wegen der Masernepidemie in Nordrhein-Westfalen eine **Reisewarnung für Deutschland** ausgegeben. Das durfte man sich damals auf der Zunge zergehen lassen.

Therapie

Eine **ursächliche** Therapie der Masernerkrankung ist **nicht möglich**. Bettruhe ist selbstverständlich. Bakterielle Komplikationen werden antibiotisch behandelt. Schwer verlaufende Krankheitsfälle bei immungeschwächten Kindern können eventuell mit dem Virustatikum Ribavirin behandelt werden, doch liegen dazu noch keine Studienergebnisse vor.

In den ersten 4–5 Tagen der **Inkubationszeit** kann man mit einer **Passiv-** oder sogar **Aktivimpfung** (sog. **Inkubationsimpfung**) einen Krankheitsausbruch verhindern oder zumindest abschwächen, weil die Immunantwort auf die Impfmasern dann noch rechtzeitig erfolgt und vor dem Wildvirus schützt.

Meldepflicht

Meldepflichtig ist nach **§ 6** IfSG bereits der **Masern-Verdacht**. Seit Einführung der Meldepflicht 2001 werden in Deutschland mehrere hundert bis hin zu wenigen tausend Fällen pro Jahr registriert (s. oben).

SSPE

Eine als sog. **Slow-Virus-Infektion** („langsam entstehende Virusinfektion") definierte Erkrankung stellt die **subakute sklerosierende Panenzephalitis** (SSPE) dar, die durchschnittlich **6–12 Jahre** (1–30 Jahre) nach einer Masernerkrankung beginnt und nach einem Verlauf über 1–3 Jahre zum **sicheren Tod** führt.

Ursache ist die Persistenz des Masernvirus im ZNS, besonders häufig nach einer Masernerkrankung in den ersten beiden Lebensjahren oder bei Immungeschwächten. In früheren Jahrzehnten ging man bei der SSPE von einer äußerst seltenen Komplikation aus, sodass sie damals nicht als wirkliche Bedrohung empfunden wurde. Seither wurden die Zahlen ständig nach oben korrigiert und inzwischen hat man nach den Ergebnissen einer neueren Studie **1 Erkrankungsfall** auf **3.300 infizierte Kinder** errechnet, sofern die Infektion bis zum 5. Lebensjahr stattgefunden hatte. Im Sommer 2006 waren allein in Nordrhein-Westfalen 6 Menschen an einer SSPE erkrankt.

Die Symptome bestehen u.a. in **Wesensänderungen**, **Lähmungen** und **epileptischen Anfällen**. Betroffen sind überwiegend Kinder und Jugendliche. Therapiemöglichkeiten existieren nicht.

Zusammenfassung

Masern

Verursacht durch das **Masernvirus**

Übertragungswege

- Tröpfcheninfektion („aerogen" bzw. „fliegende Infektion")
- theoretisch auch Kontaktinfektion

Inkubationszeit

- 8–14 Tage

Kontagionsindex

- > 0,95

Manifestationsindex

- > 0,95

Symptome

- biphasischer Verlauf
- katarrhalisches Stadium (3–4 Tage): mäßiges Fieber, Pharyngitis, Konjunktivitis mit Lichtscheu, Husten, Schnupfen und Koplik-Flecken
- Exanthemstadium (1 Woche): hohes Fieber, konfluierendes grobfleckiges Exanthem (Beginn: Gesicht und retroaurikulär), nach Abklingen kleieartige Schuppung, Meningitis mit Kopfschmerzen
- teilweise: virale Otitis media, virale Bronchitis und Pneumonie, abdominelle Symptome mit Diarrhö
- mitigierte Masern bei Teilimmunität

Komplikationen

- bakterielle Superinfektion (Otitis, Pneumonie)
- Pseudokrupp bei Kleinkindern
- Bronchiektasen
- virale Enzephalitis (2.–3. Krankheitswoche) mit hoher Letalität

- Gesamtletalität 1(–2)/1.000 Krankheitsfälle (gesamte EU: 3/1.000)
- nach ca. 8 Jahren SSPE (selten)

Diagnostik

- klinisches Bild – v.a. Koplik-Flecken, Exanthem und Aspekt (verheult, verrotzt, verquollen)
- Lymphopenie
- Antikörper (IgM, Anstieg IgG)
- direkter Virusnachweis (PCR)

Therapie

- symptomatisch
- Antibiotika bei Superinfektionen
- Passiv- oder evtl. Aktivimpfung nach Kontakt zu Erkrankten (Inkubationsimpfung)

Impfung

- Lebendimpfung im Alter von 11–14 Monaten, 1 Auffrischimpfung vor dem Ende des 2. Lebensjahres (STIKO)
- Vorverlegung der 1. Impfung bei Säuglingen im Alter von 9–10 Monaten, sofern ein wahrscheinlicher oder auch nur möglicher Kontakt zu Infizierten bestand bzw. in Frage kommt
- Falls ein Säugling, z.B. nach gesichertem Kontakt zu einem Masernkranken, bereits im 7.–8. Lebensmonat geimpft wurde, sollen insgesamt 3 Impfungen durchgeführt werden.
- abhängig vom Impfstatus: 1 Auffrischimpfung bei jungen Erwachsenen

Meldepflicht

- nach § 6 IfSG

Behandlungsverbot

- ja

2.2 Influenza

Influenzaviren sind mittelgroße (80–120 nm) **RNA-Viren** mit Hülle (➤ Abb. 2.6), die in den **3 Serotypen A**, **B** und **C** vorkommen. Sie gehören zu den **Orthomyxoviren**. Ihre äußere Form ist pleomorph (mehrgestaltig), gleicht aber am häufigsten einem Ei. Sie verursachen die Grippe (Influenza), wobei es sich hier um die **echte Grippe** handelt und nicht um den sog. grippalen Infekt, der vom Laien häufig als „Grippe" bezeichnet wird. Grippale Infekte werden von vergleichsweise harmlosen Viren (Rhino-, Adeno-, *Para*influenza-, Coxsackie-, Corona-, Metapneumo- und RS-Viren) verursacht, während es sich bei der Virusgrippe um eine **schwere Infektionskrankheit** handelt, an der z.B. 1918/1919 (sog. spanische Grippe) weltweit mindestens 25 Millionen Menschen verstorben sind. Unabhängig von solchen Pandemiejahren sterben alljährlich weltweit mehrere 100.000 Menschen an der Influenza.

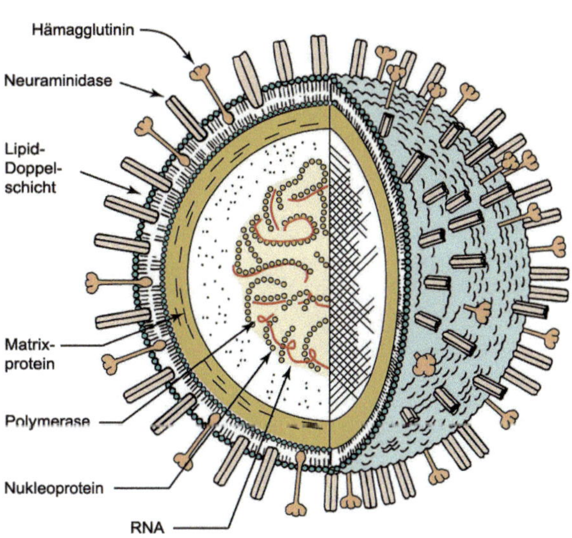

Abb. 2.6 Schematischer Aufbau des Influenzavirus [E315]

Antigenwandel

Eine Besonderheit der Influenzaviren besteht in ihrem Antigenwandel, der besonders den **Typ A** betrifft. Dabei treten in sehr variierenden Abständen von etwa 10–40 Jahren umfangreiche **Veränderungen des viralen Genoms** auf, die eine Immunisierung nach früherer Grippeerkrankung vollständig unterlaufen und zu **Neuinfektionen** führen. Kleinere Abwandlungen, die nicht zu völlig neuen Subtypen führen, erscheinen in wesentlich kürzeren Abständen.

MERKE

Der große Antigenwandel wird als **Antigenshift** bezeichnet, die kleineren als **Antigendrift**.

Zwischen den großen **Pandemien** (1918/19, 1957/58, 1968/69, 1977/78 und 2009/10) kommt es alle 2–3 Jahre zu **kleineren Epidemien** bei Nichtimmunisierten oder aufgrund von begrenzten Virusmutationen (Antigendrift). Inzwischen kennt man von den beiden wesentlichen Hüllantigenen **H** und **N** des A-Virus (**H = Hämagglutinin, N = Neuraminidase**) 15 bzw. 9 Subtypen. Aktuell (seit 1977) zirkulieren v.a. **H1N1** und **H3N2.**

Antigenshift

Der Antigenshift erfolgt in **Vögeln** oder auch im **Schwein,** weil dieses Tier sowohl von artspezifischen als auch von vogel- oder menschenpathogenen Influenzaviren befallen wird und dadurch Übertragungen (Vermischungen) zwischen verschiedenen Virustypen verursacht. Von dort aus kommt dann jeweils eine neue Pandemie durch den Typ A in Gang, die im Verlauf der folgenden Jahre bis zu 70 % der Weltbevölkerung erfasst.

Aviäre Influenza

Der **Typ A** wird u.a. auch bei Pferden, Möwen und Enten gefunden. Vor allem bei **Hühnern** führen abweichende Serotypen (seit 1997 **H5N1**) zur **Vogelgrippe** (= **Geflügelpest** bzw. **aviäre Influenza**)

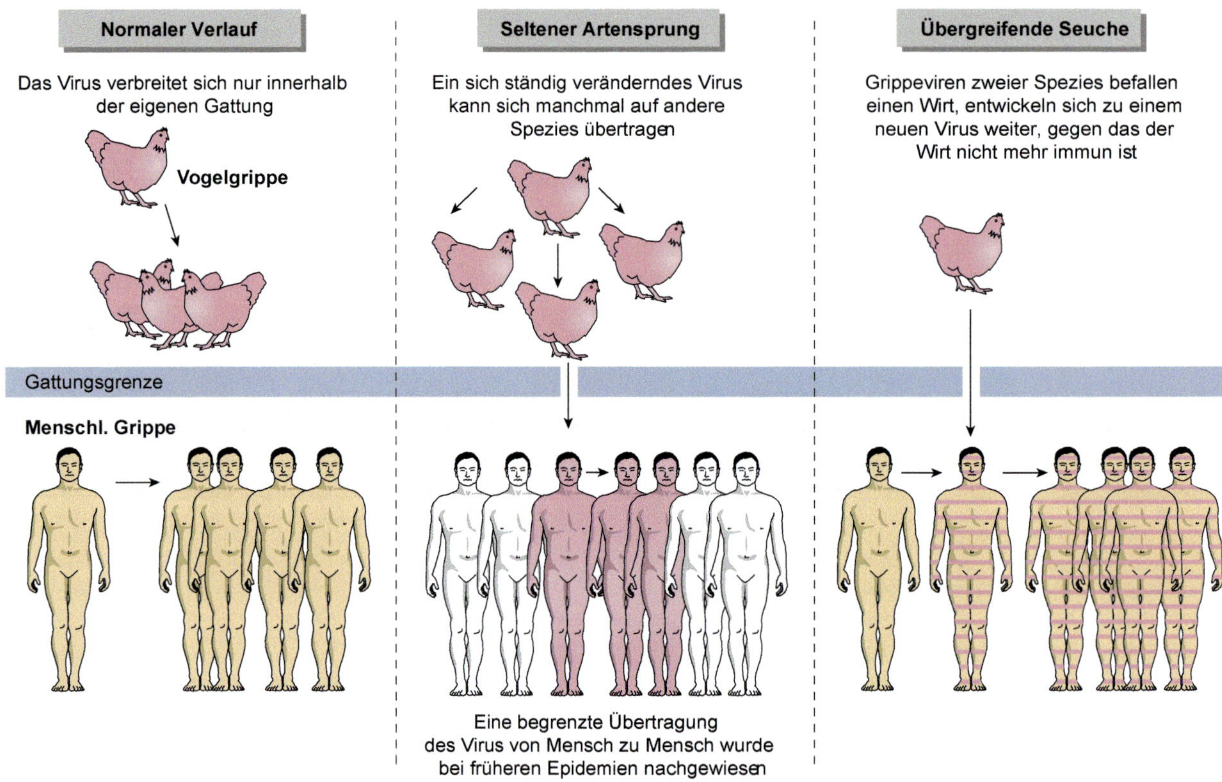

Abb. 2.7 Artensprung bei der Übertragung der Vogelgrippe [L157]

mit **extrem hoher Letalität**. Diese Serotypen können mit hoher Kontagiosität **Zugvögel** und **Schweine**, **selten auch Menschen** infizieren („Artensprung"; ➤ Abb. 2.7) und (extrem selten!) von Mensch zu Mensch weitergetragen werden. In der Folge scheint ein Antigenshift auch im Menschen möglich, sofern eine gleichzeitige Infektion mit humanen Serotypen stattfindet.

Befänden sich also in einem menschlichen Wirt sowohl menschen- als auch vogelspezifische Influenzaviren, könnten sich die jeweils 8 RNA-Segmente (➤ Abb. 2.6) beliebig zu einem neuen Virus zusammensetzen. Sollte dieses neue Virus so kontagiös sein wie H3N2 und so aggressiv wie H5N1 (annähernd 100 % Letalität unter den Vögeln, ca. 50 % beim Menschen), wäre eine neuerliche Pandemie mit Millionen von Toten kaum noch zu vermeiden. Glücklicherweise ist eine derartige Übertragung bisher nicht geschehen, was hauptsächlich daran liegt, dass sich bis heute insgesamt nur sehr wenige Menschen am Vogel infiziert haben.

Von Südostasien aus erreichte die Vogelgrippe 2005 Russland und Kasachstan, wo es unter Hühnern und Enten zu einem Massensterben kam. Im Winter 2005/06 wurde Europa erreicht. In Deutschland kam es im Februar 2006 zu ersten Erkrankungen bei Zugvögeln auf der Insel Rügen. Dass bald darauf und bis heute (2017) anhaltend die Gefahr gebannt wurde, weist auf eine sehr beeindruckende Weise auf die überragende Effektivität moderner Gesundheitssysteme unter Führung der WHO hin, ein in diesem Zusammenhang überaus positiver Aspekt der Globalisierung. Während es noch in der 1. Hälfte des 20. Jahrhunderts mit einer gewissen Wahrscheinlichkeit zur pandemischen Ausbreitung mit Millionen von Sterbefällen gekommen wäre, führten die harmonisierten weltweiten Anstrengungen zu einer vollständigen Eindämmung des Geschehens.

Schweinegrippe

2009 wurde die Angst vor der Vogelgrippe von der Angst vor der Schweinegrippe („neue Grippe") abgelöst, die aus einer neuerlichen Mutation des H1N1-Virus in mexikanischen **Schweinen** hervorging und **auf den Menschen übertragen** wurde. Von Mexiko aus kam es infolge hoher Kontagiosität des Subtyps innerhalb kurzer Zeit zur **Pandemie.** Diese Form eines Grippevirus stellte allerdings nichts anderes dar als das, was an Drift und Shift ohnehin seit vielen Jahrzehnten neu entsteht. Noch dazu verlief die Erkrankung eher milder als zahlreiche Varianten zuvor und hätte die Hysterie selbst in der Fachwelt, die zur Empfehlung einer breiten Durchimpfung der Bevölkerung führte, keinesfalls gerechtfertigt. So war es denn auch weniger die damals registrierte Virulenz des Virus, die Sorgen bereitete, sondern mehr die Befürchtung, das Virus könne erneut mutieren und an Gefährlichkeit zulegen.

Allerdings hat sich in der Folge gezeigt, dass die „neue Grippe" ihre relative Harmlosigkeit beibehielt, sodass heute niemand mehr über diese Variante spricht. Gleichzeitig jedoch entstand damals die Überlegung, ob man nicht aufgrund ihrer besonderen Gefährdung auch die Schwangeren in das Impfprogramm aufnehmen sollte. Die Umsetzung dieser prophylaktischen Maßnahme im Jahr 2010 gilt als **Impfempfehlung für alle Schwangeren** unverändert bis heute.

Krankheitsentstehung

Das Influenzavirus ist außerhalb seines Wirtes – im Gegensatz zu nahezu allen weiteren Viren – **sehr stabil** und kann deshalb auch über **Gegenstände** übertragen werden. Nach der Bindung an die Zielzelle **(Adsorption)** wird es über Endozytose **(Penetration)** in die Zelle eingeschleust. Das Virus benutzt für die **Adsorption** das **Hämagglutinin** seiner Hülle und für die **Ausschleusung** bzw. Ablösung von der Wirtszelle das Enzym **Neuraminidase** als weiteren Bestandteil seiner Hülle, das die Neuraminsäure menschlicher Zellmembranen spaltet. Bereits 4 Stunden nach der Aufnahme in die Zelle sind in die Membran der Wirtszelle neue Virushüllen eingebaut, die von den Nukleokapsiden im Zuge ihrer Ausschleusung (➤ Abb. 2.8) als Hülle verwendet werden. Die Wirtszelle geht wegen der gestörten zelleigenen Synthese anschließend zugrunde.

Die Influenza ist eine Erkrankung, deren **Kontagiosität** längst **nicht so extrem** ist wie diejenige der Masern, Kinderlähmung oder Windpocken. Man schätzt den **Kontagionsindex** je nach Subtyp auf **0,2–0,5**. Die Kontagiosität eines Erkrankten besteht in der Regel vom Ende der Inkubationszeit bis zu maximal 7 Tage nach Ausbruch der Erkrankung.

Der **Häufigkeitsgipfel** liegt definitionsgemäß im **Winterhalbjahr**, aber eigentlich v.a. im **Frühjahr**, mit Beginn im Januar oder Februar. Die Übertragung erfolgt üblicherweise durch **Tröpfcheninfektion**, seltener auch durch **Schmierinfektion**. Die **Inkubationszeit** ist mit **1–4 Tagen** recht kurz. **Inapparente** Verläufe sind mit schätzungsweise 30–50 % der Infizierten **häufig**. Befallen werden typischerweise die **Schleimhäute** des gesamten **Bronchialbaums**. Das Epithel der Bronchien wird nekrotisch, wodurch **bakterielle Superinfektionen** entstehen. Die **bakterielle Bronchopneumonie** gilt als **häufigste Todesursache** – v.a. bei geschwächten bzw. alten Menschen. Daneben findet man im Gefolge der Influenza des Öfteren **Bronchiektasen** (auch nach Masern und ganz besonders Keuchhusten).

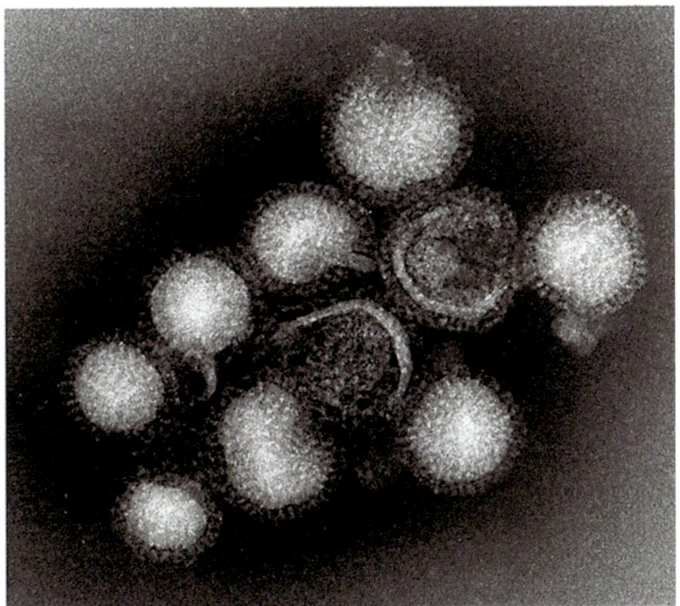

Abb. 2.8 Aussprossen von Influenzaviren aus einer infizierten Zelle (elektronenmikroskopische Aufnahme) [G162]

Symptomatik

Die Grippe beginnt **abrupt** mit **hohem Fieber** und **Schüttelfrost**, **Kopf-**, **Glieder-** und **Muskelschmerzen** sowie **allgemeiner Schwäche**. Dieser heftige Beginn aus vollständigem Wohlbefinden heraus kann als wichtiges diagnostisches **Unterscheidungskriterium** gegenüber einem der üblichen **grippalen Infekte** gewertet werden. Bald darauf kommt es zur viralen Bronchitis mit **heftigem (trockenem) Husten**, der durch eine **Tracheitis** rau und **schmerzhaft** wird. *Schnupfen* tritt eher **nicht** auf. Teilweise kommt es zur begleitenden **Myokarditis**, eventuell mit **relativer Bradykardie** oder **Rhythmusstörungen**, die bei Herzkranken zur Todesursache werden kann. Die manchmal zu beobachtende **Hypotonie** dürfte in Verbindung mit der Myokarditis stehen. Manchmal sieht man in den ersten Krankheitstagen ein **flüchtiges Exanthem** (und Enanthem), das an Masern oder Scharlach erinnern kann. Möglich ist die Beteiligung weiterer Organe und Gewebe (z.B. Leber, Darm) mit **Übelkeit** und **Durchfällen**. Der (häufige) Befall der Riechschleimhaut, evtl. unter Einschluss der Nasennebenhöhlen, führt zu **Störungen des Geruch- und Geschmacksempfindens**.

ACHTUNG

Der Therapeut sollte immer daran denken, dass das zu zahlreichen Krankheiten gehörende „hohe Fieber" auch einmal fehlen kann. Besonders häufig betroffen vom Wegfall dieses oft als typisch und wegweisend angenommenen Symptoms sind Säuglinge, alte Menschen und Atopiker wegen deren Mangel an Prostaglandin E_2 im hypothalamischen Temperaturzentrum. Im Zusammenhang weist also ein abrupter Beginn mit Schwäche, Kopfschmerzen, ausgeprägtem Krankheitsgefühl und den Symptomen der Atemwege selbst bei weitgehend fehlender Temperaturerhöhung auf die korrekte Diagnose. Von Bedeutung ist hierbei, dass man sich anamnestisch der meist bekannten, langjährigen Fieberfreiheit des Patienten vergewissert und die richtigen Schlüsse zieht.

HINWEIS DES AUTORS

Es hat sich bewährt, bei Patienten, die grundsätzlich nicht fiebern können und zusätzlich atopische Stigmata bzw. entsprechende anamnestische Hinweise bieten, den IgE-Serumspiegel zu überprüfen. Die angemessene **ursächliche Therapie** führt auch bei sehr hohen Spiegeln nicht nur zum Abklingen atopischer Erscheinungen, sondern gleichzeitig auch zum bedeutsamen therapeutischen Ziel einer **physiologischen Fieberreaktion**. Besprochen werden Zusammenhang und Therapie im ➤ Fach Immunologie.

Komplikationen sind **Meningitis**, **Otitis media** und **Pseudokrupp** bei Kleinkindern sowie auch eine **virale Pneumonie** oder **Enzephalitis**. Die **virale** Pneumonie ist nicht allzu häufig, verläuft aber von allen Pneumonien **am schwersten** (hohe Letalität). Die Grippe besitzt auch insgesamt eine **hohe Letalität**, die man in Deutschland in früheren Jahrzehnten mit bis zu 20.000 Todesfällen/Jahr, weltweit bis 500.000 veranschlagen konnte. Ganz besonders davon betroffen sind auch heute noch ältere oder geschwächte Menschen.

2

Dank der relativ breit genutzten Impfung ist die Zahl an Influenzaerkrankungen wie auch an Todesfällen in den westlichen Ländern rückläufig. Andererseits hängen Zahl und Schwere der Erkrankung doch sehr vom jeweiligen Subtyp bzw. der Frage ab, wie lange der vorherrschende Typ in einer Bevölkerung bereits grassiert. Man wird deshalb auch künftig starke Schwankungen beobachten können. Beispielsweise kam es 2012 zu 12.000 Influenza-Meldungen (mit 26 Todesfällen), während die 46.000 Erkrankungen 2011 nur noch von der Pandemie im Jahr 2009 übertroffen wurden. Aktuell wurden **65.000 (2016)** bzw. **80.000 Erkrankungen** (2015) gemeldet, mit einem Schwerpunkt (⅔ der Fälle) bei Kindern und Jugendlichen. Allerdings wird mit einer **überaus hohen Dunkelziffer** gerechnet, weil die Meldung nur für den **direkten Virusnachweis** gilt – und der wird im medizinischen Alltag üblicherweise nur bei besonderen Konstellationen bzw. in der Klinik versucht. Sofern man also die zahlreichen inapparent oder sehr mild verlaufenden Infektionen auch noch in diese Überlegungen miteinbezieht, kann man wohl von einer jährlichen **Untergrenze** von etwa **1 Million Infektionen** allein in Deutschland ausgehen. Man darf deshalb auch die Zahl der Todesfälle nicht in Bezug zur Zahl an Meldungen setzen, weil sich diese nahezu ausschließlich auf schwere Fälle konzentrieren, die dann auch überwiegend nicht nur stationär behandelt, sondern dort eben auch sorgfältiger abgeklärt werden. So wurden die **152 Todesfälle** im Jahr **2016** überwiegend bei stationären Patienten registriert.

In unkomplizierten Fällen dauert die Grippe **7–10 Tage**, wobei aber noch etliche Wochen bis zur völligen Wiederherstellung vergehen können. Dieses Intervall ist v.a. bei älteren Menschen oftmals sehr ausgedehnt, wobei dann **Schwäche** und **Müdigkeit** im Vordergrund stehen (sog. **Postinfluenza-Asthenie**). Die Ursache hierfür ist unbekannt, doch könnte man sich vorstellen, dass der weit verbreitete und gerade bei alten Menschen besonders häufige, evtl. latente Mangel an essenziellen Nährstoffen und Vitaminen aufgrund der umfangreichen Zellerneuerungen verstärkt und deshalb symptomatisch wird.

B- und C-Virus

Die Grippe durch das **Influenza-B-Virus**, das ebenso wie der Typ C und im Gegensatz zum Typ A **nur beim Menschen** vorkommt, verläuft **weniger typisch** und **weniger heftig**. Sie wird dadurch (noch) seltener diagnostiziert, obwohl die Durchseuchung in der Bevölkerung hoch ist. Bei den Meldungen entfällt nur ein Anteil von etwa 25 % auf das B-Virus. Das **Influenza-C-Virus** verursacht lediglich **inapparente** oder mit **milden** Symptomen verlaufende Infektionen.

Es ist möglich, dass das **Reye-Syndrom** der Kinder, das üblicherweise in Verbindung mit ASS gebracht wird (➤ Fach Pharmakologie), überwiegend durch das **B-Virus** verursacht wird.

Diagnostik

Die Diagnose der Grippe wird in Zweifelsfällen **serologisch** durch den Anstieg spezifischer Antikörper zwischen 2 Blutentnahmen erbracht. Als alleinige Bestimmung ist die Serologie nicht geeignet. Die **Virusisolierung** gelingt aus Rachenabstrichen oder aus dem Stuhl, inzwischen auch mit der **PCR**-Methode.

Im Blut besteht eine **Leukopenie** mit **relativer Lymphozytose**, wie dies für die Mehrzahl systemischer **viraler** Infektionen **typisch** ist. Eine eventuelle **CRP**-Erhöhung deutet auf eine **bakterielle Superinfektion** (➤ Fach Immunologie).

Bei typischen Symptomen im zeitlichen Zusammenhang mit einer akuten Epidemie ist bei zuvor gesunden Erwachsenen ein Labornachweis nicht unbedingt erforderlich und wird deshalb auch überwiegend nicht durchgeführt (s. oben). Allerdings gibt es **Schnellteste** für niedergelassene Ärzte, die als **direkter Nachweis** im Hinblick auf eine Meldung nach § 7 IfSG anerkannt werden.

Impfung

Die v.a. für **ältere** (ab 60 Jahren) oder **gefährdete** Menschen (z.B. bei kardiopulmonalen Vorerkrankungen, Diabetes mellitus, Immuninsuffizienz) von der STIKO **empfohlene** Schutzimpfung besteht aus einem **Totimpfstoff** (nur Hüllproteine), der laufend dem Antigenwandel angepasst werden muss, z.B. seit 2010 auch gegen die „Schweinegrippe" wirksam ist. Dadurch werden **regelmäßige (jährliche) Wiederimpfungen** erforderlich, die allerdings nur von etwa einem Drittel der über 60-Jährigen genutzt wird. Ursächlich für das Erfordernis regelmäßiger Auffrischimpfungen ist neben dem Antigenwandel auch die relativ **schwache Immunantwort** auf Influenzaviren, die v.a. **Antikörper** gegen das Hämagglutinin der Hülle beinhaltet, aber kaum die zellvermittelte Abwehr. Die Wirksamkeit der Impfung ist trotzdem recht gut: Etwa 70 % der Geimpften erkranken im Verlauf einer Epidemie gar nicht, die restlichen 30 % eher leicht und unspezifisch.

Zur seltenen Ausnahme von dieser Regel kam es im Winterhalbjahr 2014/15. Die WHO legt jeweils im Frühjahr anhand der aktuell im Umlauf befindlichen Erreger diejenigen Subtypen fest, gegen welche der Impfstoff der nachfolgenden Saison wirksam sein soll, damit den Impfstoffherstellern ausreichend Zeit für Entwicklung und Produktion nebst der bei Impfstoffen überaus strengen Kontrollen verbleibt. Dabei kam es ausnahmsweise nachträglich zu Mutationen eines der enthaltenen Subtypen, wodurch die Impfung nur gegenüber den weiteren Serotypen eine ausreichende Wirksamkeit aufwies. Die nachfolgende Grippewelle in Deutschland (und weiteren europäischen Ländern), mit Beginn in Süddeutschland, war entsprechend weit ausgeprägter als in üblichen Jahren. Dies mag nun Wasser auf die Mühlen der Impfgegner darstellen, **belegt** jedoch als Ausnahme eher die **Regel**.

MERKE

Man sollte den Geimpften mitteilen, dass sie kaum noch ernsthaft an der Grippe, aber jederzeit an einem **grippalen Infekt** erkranken können, um den üblichen Missverständnissen zuvorzukommen.

Die üblichen **trivalenten Impfstoffe** enthalten neben den beiden jeweils vorherrschenden A-Varianten (H1N1 und H3N2) auch ein Antigen des **B-Virus**. Inwieweit dies jenseits des Kindesalters sinnvoll ist, muss offenbleiben, weil sich das B-Virus praktisch nicht verändert und die Durchseuchung der Bevölkerung überwiegend bereits im Kindesalter abgeschlossen ist.

Seit 2010 gilt die **Impfempfehlung** der STIKO für **alle Schwangeren** (bevorzugt im **2. Trimenon**). Dies ist ein bis heute (2017) immer noch einmaliger Vorgang, weil man gerade in der Schwangerschaft hinsichtlich jeglicher Medikation besonders zurückhaltend ist. Andererseits ist die Schwangerschaft aufgrund der hormonellen Situation (z.B. hoher Cortisolspiegel) mit einer gewissen **Immundefizienz** verbunden, sodass man die Empfehlung durchaus akzeptieren sollte.

MERKE

In der Schwangerschaft sind **Lebendimpfungen** grundsätzlich **kontraindiziert**, weil sich „Lebendiges" vermehren und damit potenziell auch die Plazentarschranke überwinden kann. Dagegen sind Totimpfstoffe prinzipiell erlaubt, gerade weil hier eine Vermehrung von Keimen und dadurch auch Bedrohung des Kindes unmöglich ist.

Die Grippeimpfung ist üblicherweise hervorragend verträglich. Nun wurde 2015 öffentlich, dass in der Folge der Impfung gegen die „Schweinegrippe" im Jahr 2009 mit dem damaligen Impfstoff Pandemrix® bis heute mehr als 50 Fälle einer **Narkolepsie** gemeldet wurden. Weltweit sind mehrere Hundert Fälle dokumentiert. Betroffen waren sowohl Kinder als auch Erwachsene. Die Zeitspanne von der Impfung bis zu den ersten Symptomen lag weitgehend übereinstimmend bei etwa 6 Monaten. Dies wirft nun kein besonders gutes Licht auf Impfungen allgemein und auf die Grippeimpfung im Besonderen. Noch mehr gilt dies möglicherweise für die Zuordnung und Erfassung als **Impfschaden**, die **immer noch nicht vollzogen ist**, obwohl vor allem der feste Abstand zur Impfung in Verbindung mit dem Auftreten bei Kindern zumindest den Charakter eines Indizienbeweises besitzt.

Andererseits ist die Sachlage doch ziemlich komplex und liefert durchaus auch dem Impfstoffhersteller gute Argumente. Dazu gehört u.a. die relative Häufigkeit der Narkolepsie, mit geschätzt rund 40.000 Betroffenen allein in Deutschland (mit hoher Dunkelziffer) und einer entsprechenden Zahl jährlich neu auftretender Fälle ohne Zusammenhang mit irgendeiner fassbaren Ursache. Angesichts der großen Zahl geimpfter Menschen kann man also davon ausgehen, dass ein vergleichsweise sehr kleiner Anteil hiervon irgendwann eine Narkolepsie entwickeln wird. Zusätzlich beginnt die Erkrankung häufig schleichend, sodass der eigentliche Beginn im Rückblick oft unklar bleibt. Dies weist einmal mehr auf die Schwierigkeit, einen vermuteten bzw. möglichen Impfschaden auch tatsächlich zu beweisen.

PATHOLOGIE

Narkolepsie

Die **ursächlich ungeklärte** „Schlafkrankheit" drückt sich in wiederholten unwillkürlichen, nicht beeinflussbaren **Schlafattacken** aus – auch z.B. beim Autofahren oder beim über die Straße Gehen, sowie meist einem davon getrennten rezidivierenden, **anfallsartig** einsetzenden **Verlust der Muskelspannung**, sodass es zu **Stürzen** kommt. Der nächtliche Schlaf ist gestört, sein Rhythmus verändert. Die eigentliche Störung der nervalen Tätigkeit befindet sich in Hypothalamus und limbischem System und beginnt in aller Regel im jungen Erwachsenenalter, nur sehr selten bereits im Kindesalter. Geht dem kurzzeitigen Verlust des Muskeltonus ein emotionales Ereignis voraus, wird dieses Symptom als **Kataplexie** bezeichnet. Auch eine ausgeprägte Tagesmüdigkeit, besonders häufig gerade bei der Narkolepsie, vermag die Anfälle zu triggern.

Favorisiert wird heute die Erklärung der Narkolepsie als **Autoimmunkrankheit**, die besonders das hypothalamische Schlaf-Wach-Zentrum mit seinem Neurotransmitter Orexin (= Hypocretin) betrifft, einschließlich dessen Zielstruktur im limbischen System. Gestützt wird diese These durch tierexperimentelle Studien sowie durch das vorherrschende HLA-Muster der Betroffenen. Der mögliche Zusammenhang mit der Impfung wird darin vermutet, dass eines der verimpften Influenza-Antigene eine Identität zu dem noch unbekannten Erreger (sowie der betroffenen Region im Hypothalamus) aufweisen könnte, sodass die gebildeten Antikörper dieselbe hypothalamische Struktur angreifen. Allerdings klingt eine Autoimmunreaktion aufgrund der Tätigkeit der regulatorischen T-Zellen üblicherweise ab, sobald sich das verursachende Fremdantigen nicht mehr im Körper befindet.

Behandelt wird die Narkolepsie mit verhaltenstherapeutischen Maßnahmen (klingt besser als „Auflistung von Verhaltensregeln"), Stimulanzien (z.B. Modafinil) und Antidepressiva. Gezielter wirkende Medikamente sind in der Entwicklung.

Therapie

Eine orale Therapie existiert in der Form von **Neuraminidasehemmern** wie Zanamivir und Oseltamivir (**Tamiflu®**) und ist auch für Kinder geeignet. Die beste Wirkung wird bei Einnahme in den ersten Krankheitsstunden bzw. (bevorzugt) **prophylaktisch** erzielt. Allerdings erkennt man bei einer Sichtung der Datenlage, dass sich die Wirksamkeit dieser Therapie im Wesentlichen darin erschöpft, Schwere und Verlauf der Influenza lediglich **minimal abzumildern** bzw. abzukürzen. Eine Therapie mit Tamiflu® ist also höchstens bei schweren Vorerkrankungen angezeigt, sofern sie umgehend bzw. bereits prophylaktisch begonnen werden kann. Andererseits sollten gerade solche Patienten sinnvollerweise geimpft sein.

Üblicherweise wird die Grippe lediglich **symptomatisch** bzw. bei den häufigen Superinfektionen **antibiotisch** therapiert.

Meldepflicht

Die Influenza ist **meldepflichtig** nach **§ 7 IfSG**, aber nur bei **direktem Erregernachweis** (z.B. über PCR). Seit 2007 existiert zusätzlich die Meldung nach **§ 6** für die Ansteckung am Vogel **(aviäre Influenza)**, weil diese Form ein ungleich größeres Gefährdungspotenzial für die gesamte Bevölkerung besitzt. Vorübergehend galt eine Meldepflicht bereits bei Verdacht auch im Jahr 2009 für die Neue Grippe H1N1 („Schweinegrippe").

2016 wurde aus der „aviären Influenza" eine **zoonotische Influenza**, erfasst also seither neben der Ansteckung am Vogel auch ganz pauschal **Übertragungen von Säugetieren** (meist Schweine) auf den Menschen.

ACHTUNG

Es ist also nun jeglicher **Verdacht** einer menschlichen Ansteckung an beliebigen **Tieren** meldepflichtig nach **§ 6 IfSG**.

Zusammenfassung

Virusgrippe (Influenza)

Verursacht durch das **Influenzavirus**

Übertragungswege

- Tröpfcheninfektion
- Schmierinfektion

Inkubationszeit

- 1–4 Tage

Kontagionsindex

- 0,2–0,5 (abhängig von Subtyp und Resistenz)

Manifestationsindex

- ca. 0,6

Symptome

- abrupter Beginn mit hohem Fieber und Schüttelfrost
- Kopf- und Gliederschmerzen
- Schwäche
- schmerzhafter, trockener Husten
- Myokarditis mit Rhythmusstörungen, relative Bradykardie
- weitere Organbeteiligungen (z.B. Exanthem, Diarrhö, Otitis, Sinusitis)
- Pseudokrupp bei Kleinkindern
- Meningitis, Meningoenzephalitis
- bakterielle Superinfektionen (Bronchopneumonie) als Haupttodesursache

Diagnostik

- Virusisolierung oder PCR (Rachenabstrich, Stuhl)
- Antikörperanstieg

Therapie

- symptomatisch, bei gefährdeten Patienten (wenig wirksame) Neuraminidasehemmer (Tamiflu®), Antibiotika bei Superinfektionen

Impfung

- Menschen > 60 Jahre, Schwangere (→ 2. Trimenon) und Patienten jeden Alters mit kardiopulmonalen oder sonstigen ernsthaften Vorerkrankungen (STIKO)
- jährliche Auffrischimpfung wegen möglichen Drift bzw. Shift und ganz besonders aufgrund unzureichender Reaktionsweise (gesunder) Immunsysteme auf das Virus

Meldepflicht

- nach § 7 IfSG (nur bei direktem Erregernachweis)
- zusätzlich nach § 6 IfSG für die zoonotische Influenza (Ansteckung z.B. an Vogel oder Schwein)

Behandlungsverbot

- ja

2.3 Tollwut (Lyssa, Rabies)

Das **Tollwutvirus** (Rabiesvirus, Lyssavirus) gehört zu den behüllten **RNA-Viren** und dort zur Familie der **Rhabdoviren**. Seine Form erinnert an eine **Patrone** mit einem Querdurchmesser von 70 nm und einer Länge von 175 nm (➤ Abb. 2.9). Damit entspricht die Form des Virus sozusagen den tödlichen Folgen einer Infektion.

Die Tollwut-Erkrankung stellt eine **Zoonose** dar. Natürliche **Wirte** der Viren sind **Füchse** und **Dachse**. Von ihnen kann das Virus über den **Speichel** auf **Hunde**, Katzen und weitere Tiere übertragen werden. Auch **Fledermäuse** kommen als Infektionsquelle in Frage – in Europa z.B. als **Aerosolinhalation** in Fledermaushöhlen oder durch Vampir-Fledermäuse in Amerika. Für die europäischen Fledermäuse gelten Insekten als wesentliche Infektionsquelle. Weltweit stellen **Hunde** für den Menschen die **Hauptinfektionsquelle** dar (99 % aller Infektionen). In Zentraleuropa sind es **Füchse**, in den USA stehen **Fledermausbisse** im Vordergrund.

Krankheitsentstehung

Die Infektion des Menschen erfolgt üblicherweise durch den **Biss** eines Tieres. Eine Ansteckung an infektiösem **Tierspeichel** ist aber auch über kleine Hautwunden oder über unverletzte Schleimhäute möglich. Dabei ist jedoch die Übertragungswahrscheinlichkeit nicht sehr groß. Man schätzt sie auf durchschnittlich nur etwa 10 % (Kontagionsindex 0,1).

Die Viren erscheinen erst kurz vor der manifesten Erkrankung im Speichel des Tieres. Wenn also z.B. nach einem Hundebiss das entsprechende Tier innerhalb der folgenden 7 Tage (maximal 10) noch keine Symptome einer Tollwuterkrankung zeigt, kann es den gebissenen Menschen auch nicht infiziert haben.

Tollwutviren vermehren sich nach erfolgter Übertragung zunächst lokal in der **Muskulatur** und gelangen dann über die zugehörigen motorischen Endplatten bzw. über die Muskel- und Sehnenspindeln in die **Nervenendungen**. Ähnlich wie das Tetanustoxin wandern sie daraufhin retrograd mit einer Geschwindigkeit von 3 mm/h ins Rückenmark und weiter ins **Gehirn**, wo sie sich in den Nervenzellen vermehren. Gelangen Viren beim Tierbiss in die Blutbahn, kann das ZNS auch direkt erreicht werden. Schließlich verlas-

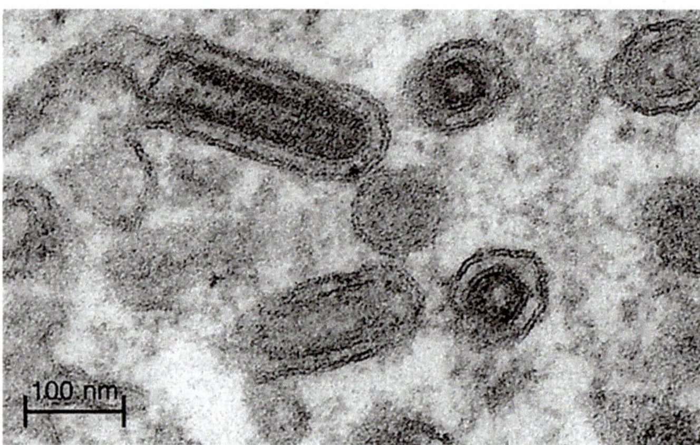

Abb. 2.9 Tollwutviren im Elektronenmikroskop [R132]

sen die Tochterviren das ZNS zentrifugal über die **vegetativen Nerven** und gelangen zu peripheren **Drüsen** wie **Speichel-, Tränen- und Schweißdrüsen** oder auch zum **Pankreas**.

Die **Inkubationszeit** vom erfolgten Biss bis zum Ausbruch der Erkrankung beträgt **10 Tage bis 10 Monate** (selten bis zu mehr als 1 Jahr) – im Durchschnitt etwa **3–8 Wochen**. Sie ist abhängig von der Menge an übertragenem Virus, der Tiefe und Größe der Verletzung sowie v.a. auch von der **Entfernung** zwischen Bissstelle und Rückenmark bzw. Zerebrum.

Symptomatik

Prodromalstadium

Vorboten der Erkrankung (= Prodromalstadium) sind ausgeprägte **lokale Schmerzen** oder **Parästhesien** und eine **Rötung** im Bereich der Wunde bzw. zurückgebliebenen Narbe, **Kopfschmerzen**, **Fieber**, **Appetitlosigkeit** und ein allgemeines **Krankheitsgefühl**. Dieses Stadium dauert 1–4 Tage.

Schmerzen und Sensibilitätsstörungen entstehen nicht aufgrund einer lokalen Entzündung. Dies wäre bei einer seit Wochen oder Monaten abgeheilten Verletzung auch nicht mehr vorstellbar. Ursache ist vielmehr die entstehende Enzephalitis, mit Beginn in den zum Verletzungsareal gehörenden zerebralen Zentren. Die eventuell erscheinende Rötung kann als Ausfall der lokalen Sympathikusinnervation durch Schädigung der Zentren in Grenzstrang, Seitenhorn oder Hirnstamm angesehen werden.

Exzitationsstadium

Anschließend kommt es zum Exzitationsstadium („rasende Wut") mit **Angstgefühlen**, **Unruhe** und **vermehrtem Speichelfluss**. Die dabei einsetzende **Enzephalitis** führt zu Lähmungen, Krampfanfällen, Verwirrtheit, Halluzinationen, Doppeltsehen und Wesensänderungen wie z.B. einer Streitlust oder Wutanfällen. Als erstes spezifisches Syndrom kann man **Krämpfe der Schluck- und Atemmuskulatur** beobachten. Die ausgeprägte Speichelbildung führt im Verein mit dem Unvermögen zu schlucken zu **„Schaum vor dem Mund"** sowie zur **Exsikkose**. Die Temperatur steigt auf Werte um 40 °C.

Häufig wechseln geistige Verwirrtheit und Phasen völliger Bewusstseinsklarheit einander ab. Auffallend sind eine **Überempfindlichkeit** gegenüber **Licht**, **Geräuschen** und **Berührungen** sowie eine **„Wasserscheu"** (Hydrophobie): Allein die optische oder akustische Wahrnehmung von Wasser führt beim Menschen in einem Teil der Fälle zu generalisierten Krämpfen.

Paralysestadium

Erst wenige Stunden vor dem Tod lassen Unruhezustände und Krämpfe nach (Paralysestadium = „stille Wut"). Der Patient fällt ins **Koma** und stirbt dann an **generalisierten Lähmungen** sowie dem **Ausfall des Atemzentrums**. Ursache ist eine ausgedehnte Zerstörung der zerebralen Nervensubstanz. In den Nervenzellen findet man häufig die **Negri-Körperchen** (➤ Abb. 2.10), Einschlusskörperchen von bis zu 27 µm Größe, die Ablagerungen viraler Nukleokapside darstellen. Es handelt sich also um nahezu fertig gestellte Viren, die die Ausschleusung aus den Zellen nicht mehr geschafft haben. Das muss nicht unbedingt Mitleid hervorrufen.

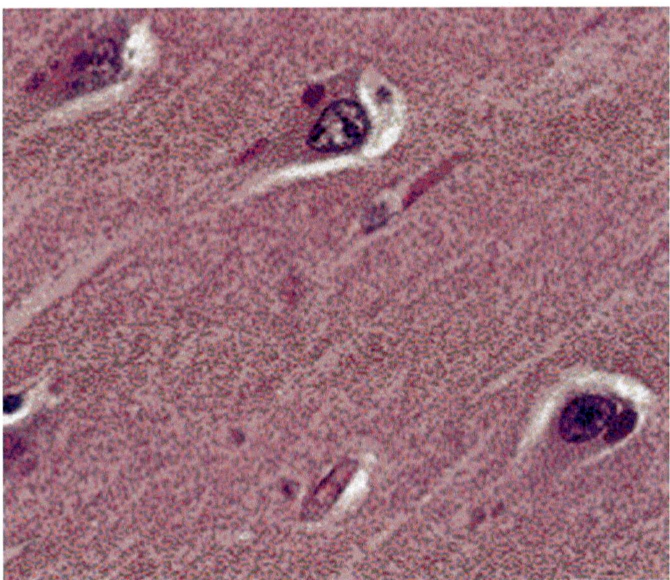

Abb. 2.10 Negri-Körperchen in zerebralen Neuronen bei Tollwut [E355]

Zwischen den ersten Krankheitssymptomen und dem **sicheren Tod** liegen 1 bis maximal 2 Wochen. Sehr vereinzelt soll es allerdings in den vergangenen Jahrzehnten zu Heilungen gekommen sein. So sind in der Literatur unter insgesamt Millionen von betroffenen Patienten **3 Einzelfälle** beschrieben, die unter einer virustatischen Therapie mit eher geringen Folgeschäden **überlebt** haben. Das ist eigentlich nicht wirklich der Rede wert und ändert prozentual auch nichts am **sicheren** Tod.

In Peru scheint es Stämme zu geben, die gegenüber der Tollwut eine **natürliche Resistenz** aufweisen.

Diagnostik

Die Diagnose wird **klinisch** aus den Symptomen und der Anamnese gestellt, postmortal aus den zerebralen Veränderungen einschließlich Negri-Körperchen. Möglich ist auch eine PCR-Diagnostik aus dem Liquor.

Therapie und Impfung

Die Erkrankung selbst kann nach ihrem Ausbruch nicht behandelt werden. Die einzig mögliche Therapie besteht also in der **Prophylaxe**. Hierfür gibt es seit vielen Jahren einen gut wirksamen und gut verträglichen **Totimpfstoff** aus menschlichen Zellkulturen, der wegen der zunächst lokalen Virusvermehrung und der zumeist langen Inkubationszeit in der Regel noch wirksam ist, wenn er **gemeinsam** mit einer **Passivimpfung (= Simultanimpfung)** direkt im Anschluss an die Verletzung verimpft wird. (Nur) die **Aktivimpfung** mit dem Totimpfstoff wird in der Folge mehrmals **wiederholt**. Bereits in den Neuronen befindliches Virus kann allerdings nicht mehr neutralisiert und an seiner Vermehrung gehindert werden.

2

MERKE

Die **Simultanimpfung** stellt die **obligatorische Therapie** bei jedem Biss durch ein möglicherweise infiziertes Tier dar – letztendlich also auch bei Hundebissen, bei denen ein Tollwutverdacht des betreffenden Tieres nicht mit Sicherheit ausgeschlossen werden kann. Seit 2008 gilt diese Vorgabe nur noch für Auslandsreisen, weil Deutschland – abgesehen von Fledermäusen – als **tollwutfrei** gilt.

Eine gewisse Prophylaxe nach einem Hundebiss kann durch **Auswaschen der Wunde** mit **Seifenlösung** (bei tiefen Wunden evtl. mittels Katheter) und nachfolgende **Desinfektion** (Alkohol) erfolgen, weil das Virus dadurch inaktiviert wird. Zusätzlich kann man die Wunde mit der **Passivimmunisierung umspritzen.**

Seit Mitte der 1980er-Jahre bis ins aktuelle Jahrhundert hinein erfolgte eine überaus erfolgreiche **Immunisierung der Füchse** durch **impfstoffhaltige Köder** (Lebendimpfung). Zuletzt gab es in Deutschland im Jahr **2005** 4 Meldungen einer Tollwut beim **Tier**. Danach trat keine Neuerkrankung mehr auf, sodass **Deutschland** seit Sommer **2008** erstmals als **tollwutfrei** eingestuft wird. Auch bei den zwischen 2001 und 2016 insgesamt **6 Meldungen** menschlicher Tollwut (zuletzt 2007) handelte es sich ausschließlich um im Ausland erworbene Fälle. Allerdings werden ganz unverändert Subtypen des Tollwutvirus bei **Fledermäusen** gefunden, weshalb Personen, die beruflich oder privat in Kontakt mit Fledermäusen kommen, **prophylaktische Impfungen** empfohlen werden. Der übliche Impfstoff besitzt offensichtlich trotz dieser genetisch abweichenden „Fledermaus-Viren“ eine vollkommen ausreichende Wirksamkeit.

Die wesentliche Gefährdung ergibt sich heute durch Hundekontakte bei Reisen nach Osteuropa, Südamerika, Ostafrika und Südostasien. Selbst südeuropäische Länder wie Italien, Spanien oder Griechenland gelten noch nicht als tollwutfrei. Rund die Hälfte der jährlichen **60.000** menschlichen **Todesfälle** werden aus Indien gemeldet.

Hinsichtlich der Mehrzahl der Reiseländer ist zu beachten, dass die postexpositionelle Impfung teilweise noch mit dem billigeren und nebenwirkungsreicheren Impfstoff aus Schafshirn oder Entenembryonen durchgeführt wird. Bei Reisen in solche Länder könnte man also eine **prophylaktische Impfung vor Reiseantritt** in Erwägung ziehen. Dies dürfte v.a. für Indien gelten. Der Schutz moderner Aktivimpfungen (an den Tagen 0, 7, 28, 365) hält 5–10 Jahre an.

Meldepflicht

Die **Meldepflicht** entsteht nach **§ 6 IfSG** bereits infolge der **Berührung** eines **möglicherweise infizierten** Tieres oder Tierkörpers („tollwutkrankes, tollwutverdächtiges oder tollwutansteckungsverdächtiges Tier“). Eine Impfung wird jedoch nur dann empfohlen, wenn sich ein Kontakt von Tierspeichel (oder auch beschädigten Impfködern) mit Hautverletzungen oder (unverletzten) Schleimhäuten ergeben hat.

Zusammenfassung

Tollwut (Lyssa, Rabies)

Verursacht durch das **Tollwutvirus**

Übertragungswege
- Tierspeichel (Wunden, Schleimhaut)
- Aerosolinhalation (Fledermaushöhlen)

Inkubationszeit
- 3–8 Wochen (10 Tage – 10 Monate)

Kontagionsindex
- 0,1

Manifestationsindex
- 1,0

Symptome
- Prodromalstadium (1–4 Tage):
  - lokale Schmerzen, Rötung und Parästhesien im Bereich der Wunde bzw. Narbe
  - Krankheitsgefühl mit Kopfschmerzen, Fieber und Appetitlosigkeit
- Exzitationsstadium (1 Woche):
  - Angst, Unruhe, Verwirrtheit
  - vermehrter Speichelfluss
  - Enzephalitis mit Krämpfen der Schluck- und Atemmuskulatur, Lähmungen, Wesensänderungen (Streitlust, Wutanfälle), Halluzinationen und Krampfanfällen
  - hohes Fieber, Exsikkose
  - Überempfindlichkeit gegenüber sensorischen Reizen (Licht, Geräusche, Berührungen), „Wasserscheu“ (Hydrophobie)
- Paralysestadium (Stunden):
  - generalisierte Lähmungen
  - Zerstörung des Atemzentrums
  - Koma und Tod

Diagnostik
- klinischer Aspekt und Anamnese
- Liquordiagnostik (PCR)

Therapie
- nach Tierkontakt Simultanimpfung, nach Erkrankungsausbruch symptomatisch

Impfung
- zur Therapie und prophylaktisch bei Bedarf (Jäger, Auslandsreisen)

Meldepflicht
- nach § 6 IfSG

Behandlungsverbot
- ja

2.4 Poliomyelitis

Das **Poliovirus** gehört zu den **Picornaviren** (➢ Abb. 2.11), aus deren Namen Pico-RNA bereits zu entnehmen ist, dass es sich um kleine (= pico) **RNA-Viren** handelt. Zu dieser Gruppe gehören Coxsackie-, Entero-, Echo- und Rhinoviren sowie die Viren der Hepatitis A. Rhinoviren sind die Hauptverursacher der banalen Erkältungskrankheiten. Die **Enteroviren**, zu denen das Poliovirus gehört, haben als gemeinsames Merkmal ihre bevorzugte Vermehrung in den Zellen des Dünndarms (Enteron).

Die **Kinderlähmung** (Poliomyelitis) wird durch **3 verschiedene Typen des Poliovirus** verursacht, die man als Typ 1–3 bezeichnet. Die Krankheit war vor Einführung der Schutzimpfung weit verbreitet und so gefürchtet, dass die Eltern (auch in Deutschland!) ihre Kinder im Sommerhalbjahr aus Angst vor einer Infektion nicht mehr ins Schwimmbad ließen. Inzwischen ist das Virus, das **nur beim Menschen** (und Affen) vorkommt, weitgehend vom attenuierten Impfvirus verdrängt worden. In Amerika und Europa gibt es seit Anfang der 1990er-Jahre keine Polio-Fälle mehr. Die Impfprogramme der WHO haben sogar dazu geführt, dass es derzeit (2016) nur noch in Pakistan, Afghanistan und Nigeria vereinzelt zu Polio-Infektionen mit Lähmungsfällen kommt, während vor Einführung der Impfungen weltweit pro Jahr rund **600.000 Kinder** gelähmt oder getötet wurden.

Krankheitsentstehung

Die Hauptübertragungszeit der Polioviren sind die **Sommer-** und **frühen Herbstmonate**. Das Virus vermehrt sich auf den **Schleimhäuten** in **Rachen** und **Dünndarm** und wird in großen Mengen mit dem **Stuhl ausgeschieden**. Die Übertragung erfolgt fäkal-oral durch **Schmierinfektion** – v.a. über verunreinigte Hände oder Gebrauchsgegenstände, aber auch durch Fliegen oder Wasser (einschließlich Schwimmbad). Da die Viren im Zuge ihrer Vermehrung im Speichel erscheinen, ist eine Übertragung durch **Tröpfcheninfektion** jederzeit möglich.

Die **Kontagiosität** des Virus ist so **groß**, dass Infektionen innerhalb der Familie auch unter guten hygienischen Bedingungen praktisch nicht zu vermeiden sind. Deshalb war auch die Durchseuchungsrate, ähnlich wie bei Masern und Windpocken, noch im Kindesalter weitgehend vollständig und abgeschlossen, was früher auch für das Impfvirus gegolten hatte.

Symptomatik

Im Gegensatz zum Masernvirus ist die **Virulenz** des Erregers eher **klein:** Über 95 % der Infizierten entwickeln keine, 4–5 % nur minimale Symptome mit Zeichen eines **grippalen Infekts** und **Übelkeit**. Bei einem sehr kleinen Teil der Infizierten (1 %) kommt es allerdings zu ernsteren Symptomen wie einer **Meningitis** oder, noch seltener (0,1 %), einer **Meningoenzephalitis** mit schlaffen Lähmungen, die sich teilweise nicht mehr zurückbilden und im Einzelfall auch Atemlähmung und Tod verursachen (paralytische Poliomyelitis). Eine seltene Komplikation ist eine Myokarditis mit Herzversagen. Man rechnet also, obwohl durch die üblichen inapparenten

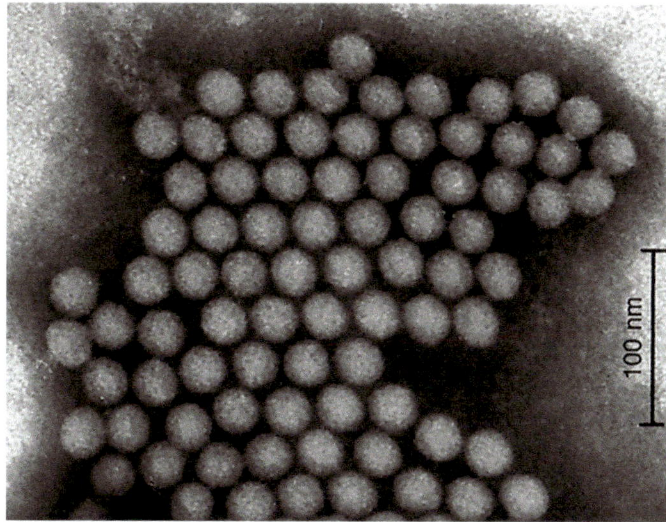

Abb. 2.11 Picornaviren [R132]

Verläufe keine genauen statistischen Zahlen bekannt sind, bei etwa 1000 Infizierten mit einem Lähmungsfall (0,1 %).

Initialstadium

Nach einer Inkubationszeit von **5–14 Tagen**, in der sich die Viren auf den Schleimhäuten des **Rachenraums** und **Dünndarms** vermehren sowie nach Durchbrechen der regionalen Lymphknoten auch eine Virämie verursachen, beginnt bei den erkennbar Erkrankten die Polio mit **Fieber**, **Kopf-** und **Halsschmerzen**, **Übelkeit** mit Erbrechen und weiteren unspezifischen **Infektzeichen** wie Gliederschmerzen und Inappetenz. In der Mehrzahl der Fälle klingen diese Symptome wieder ab, ohne dass jemand auf die zugrunde liegende Infektion gekommen wäre. Auffallen könnte höchstens die häufige **Obstipation** – als Gegensatz zur üblichen Diarrhö eines grippalen Infekts mit Darmbeteiligung. Im Falle einer begleitenden **Meningitis** stehen neben der Obstipation **Kopfschmerzen** und **Blasenentleerungsstörungen** für wenige Tage im Vordergrund.

Paralysestadium

Nach dem Initialstadium beginnt im eigentlichen Erkrankungsfall die **Hauptkrankheit** (Paralysestadium) mit **Meningoenzephalitis** und beginnenden **schlaffen Lähmungen**. Hier steigt auch das Fieber wieder an, sodass der **Fieberverlauf** der Kinderlähmung eine typische **biphasische Kurve** zeigt (➢ Abb. 2.12). Zweigipflige Fieberkurven gibt es u.a. auch bei der Weil-Krankheit (➢ Kap. 1.11.5) und bei den Masern (➢ Kap. 2.1).

Im Zuge der Virämie hat das Virus die Blut-Hirn-Schranke überwunden und sich u.a. auch in den **motorischen Vorderhornzellen** eingenistet, wo es Nekrosen verursacht, die dann in der Peripherie zu schlaffen Lähmungen führen. Als Vorstadien für diese Lähmungen bestehen neben dem Meningismus auch **Blasenentleerungsstörungen** und eine **Kraftlosigkeit u.a. in der Halsmuskulatur**, die es bei einer üblichen Meningitis nicht gibt: Die Kinder können den Kopf nicht mehr von der Unterlage heben. In der Folge sind alle möglichen Lähmungen zu beobachten – vom Betroffensein einzelner Muskeln bevorzugt an den unteren Extremitäten über Paraplegie oder Tetraple-

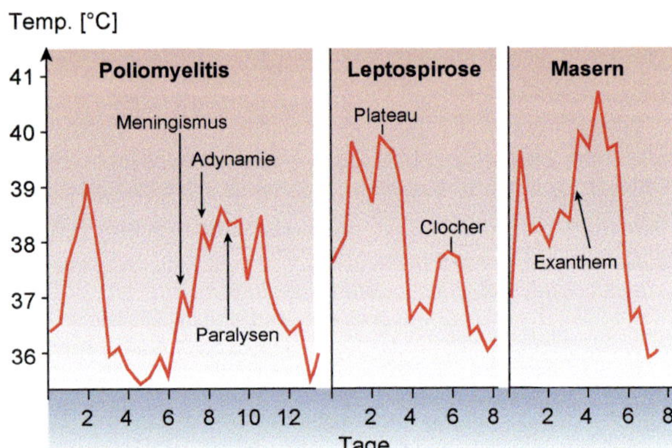

Abb. 2.12 Biphasische Fieberkurven bei Poliomyelitis, Leptospirose (Weil-Krankheit) und Masern [L157]

gie bis hin zur Lähmung der Atemmuskulatur. Die Lähmungen bilden sich v.a. bei Kindern, sofern sie überleben, häufig wieder zurück.

MERKE

Typisch für das Paralysestadium der Poliomyelitis ist die während eines fieberhaften Infektes hochakut auftretende schlaffe Lähmung an Extremitäten und multiplen weiteren Muskelgruppen (typischerweise asymmetrisch) bis hin zur Atemlähmung (Zwerchfell und Hilfsmuskulatur).

Komplikationen

Als mögliche Komplikation kommt es in seltenen Fällen zu einem frühen Befall von Zentren, die Atmung und Kreislauf steuern (sog. **bulbäre Form**), wodurch manchmal innerhalb weniger Stunden der Tod eintreten kann. Die Letalität der Patienten, die das Stadium der Hauptkrankheit erreichen, liegt bei 5 %.

Diagnostik

Die Diagnose der Kinderlähmung wird durch Nachweis des Virus aus **Stuhl** oder **Rachenspülwasser** versucht. Auch im Liquor sowie vorübergehend im Blut ist das Virus vorhanden. Eine serologische Diagnostik ist möglich, aber nicht sehr beweisend. Inzwischen kann die virale RNA auch mit dem hochempfindlichen **PCR-Test** nachgewiesen werden.

Impfung

Die Impfung war in früheren Jahrzehnten auf **zwei Arten** möglich, wobei in jedem Fall eine **trivalente**, also gegen alle 3 Subtypen gerichtete **Vakzine** verwendet wurde.

1. Der **Totimpfstoff** (inaktivierte Poliovakzine; **IPV**) wird **i.m.** injiziert. Dies ist in Deutschland seit der Umstellung 1998 der einzig verbliebene Impfstoff. Er gilt als sicher und weitestgehend nebenwirkungsfrei. Da das inaktivierte Impfvirus nicht über die Schleimhäute in den Körper gelangt, wird wenig IgA gebildet. Dadurch kann eine spätere Infektion mit Polioviren zwar keine Lähmungen mehr verursachen, doch vermehren sich die Viren auf den Schleimhäuten und können jederzeit weitergegeben werden.
2. Die **Sabin-Lebendvakzine** besteht aus abgeschwächten Erregern. Sie wurde im 1. Lebensjahr als **Schluckimpfung** durchgeführt und führte dadurch zu einer Immunantwort, die neben IgM und IgG auch **IgA** einschloss, sodass ein guter **Schleimhautschutz** entstand. Die Nebenwirkungsrate war mit 1 Impfpolio auf etwa 2,5 Millionen Impflinge sehr gering. Andererseits ist selbst diese minimale Komplikationsrate poliofreien Ländern nicht mehr zuzumuten, sodass der Lebendimpfstoff aktuell nur noch in einzelnen Entwicklungsländern genutzt wird.

Die Impfviren der **Lebendvakzine** werden ebenso weitergegeben wie die Wildviren, wodurch auch Nichtgeimpfte (und Impfgegner) „in den Genuss einer Impfung kommen". Mit aus diesem Grund ist das Wildvirus aus Europa, Australien und Amerika seit 30 Jahren vollständig verschwunden, doch birgt diese Übertragung auch das **Risiko**, bei immungeschwächten **Kontaktpersonen der Impflinge** eine **echte Poliomyelitis** zu erzeugen. Offensichtlich kam es vereinzelt auch zu Rückmutationen der attenuierten Impfviren. Die 1–3 Polioerkrankungen, die jährlich in Deutschland zu verzeichnen waren, entstanden durch solche Übertragungen oder aber bei geimpften Säuglingen, bei denen eine angeborene Immunschwäche noch nicht erkannt worden war. Aus diesem Grund wird nun eben seit 20 Jahren nur noch die **inaktivierte Polio-Vakzine** (IPV) verwendet.

Auffrischimpfungen im Erwachsenenalter werden von der STIKO seit vielen Jahren nicht mehr bzw. nur bei besonderen Konstellationen für notwendig erachtet. So könnte man dies beispielsweise bei einer Reise in die letzten 3 noch nicht poliofreien Länder (s. oben) in Erwägung ziehen.

Nach durchgemachter Poliomyelitis wie auch nach einer inapparenten Infektion besteht wie bei Masern und Windpocken **lebenslange Immunität**. Das weist auf eine ausreichende antigene Übereinstimmung zwischen den 3 Subtypen hin.

Therapie

Eine spezifische Therapie gibt es nicht. Patienten mit beginnenden Lähmungen mussten überwacht werden, weil sich die Atemlähmung sehr schnell entwickeln konnte.

Post-Polio-Syndrom

Eine seltene Komplikation der Krankheit war das Post-Polio-Syndrom, bei dem Jahre bis Jahrzehnte nach durchgemachter Krankheit (mit erlittener Lähmung) **zunehmende Lähmungen** auftraten. Ursache war eventuell eine Viruspersistenz im ZNS, doch ging man mehr von einer Überlastung und „Erschöpfung" der verbliebenen Neurone aus. Eine Viruspersistenz ist allein schon deswegen weitgehend ausgeschlossen, weil es sich um RNA-Viren handelt – ohne Möglichkeit einer Integration in die DNA des Wirtes.

Meldepflicht

Meldepflicht besteht für die Kinderlähmung nach § 6 IfSG bereits bei **Verdacht**, wobei nach dem Gesetzestext **jede nichttraumatische, akute schlaffe Lähmung** diesen Verdacht begründet: Das ist genau genommen eine ziemlich unsinnige Formulierung, denn nach dem vollständigen Aussterben der Polio in den westlichen Ländern ist nun ersatzweise jeder Botulismus, nahezu jede der extrem häufigen Fazialisparesen, z.B. im Rahmen einer Borreliose, und jede weitere der ungezählten, teilweise idiopathischen schlaffen Lähmungen **als Polio** an das Gesundheitsamt **zu melden**. Das muss man nicht zwingend verstehen.

Die letzte in Deutschland erworbene Polio gab es 1990. Selbst aus dem Ausland eingeschleppte Fälle wurden seit 1992 nicht mehr erfasst.

Zusammenfassung

Polio (Kinderlähmung)

Verursacht durch das **Poliovirus** Typ 1–3, letzte Infektion in Deutschland im Jahr 1990

Übertragungswege
- fäkal-oral (Schmierinfektion, Wasser)
- Tröpfcheninfektion

Inkubationszeit
- 5–14 Tage

Kontagionsindex
- > 0,95

Manifestationsindex
- 0,01–0,001

Symptome

Biphasischer Verlauf:
- Initialstadium: Zeichen eines grippalen Infekts
- Paralysestadium: Hauptkrankheit mit Meningoenzephalitis, Fieber und Schweißausbrüchen, Kopfschmerzen, Schwäche, Blasenentleerungsstörungen und schlaffen, asymmetrischen Lähmungen bis hin zur Para- oder Tetraplegie, Atemlähmung (bulbäre Form)

Diagnostik
- Virusnachweis (PCR) aus Körperflüssigkeiten oder Stuhl

Therapie
- symptomatisch

Impfung
- 4-mal im 1. Lebensjahr (IPV), keine Auffrischimpfungen im Erwachsenenalter (STIKO)

Meldepflicht
- bereits bei Verdacht nach § 6 IfSG, in Verbindung mit einer etwas unglücklichen Formulierung hinsichtlich der Verdachtsfälle

Behandlungsverbot
- ja

2.5 Virale Gastroenteritis

Durchfallerkrankungen sind v.a. bei **Kleinkindern** und **Säuglingen** weltweit eine der **häufigsten Todesursachen**. Die jährliche Letalität wird derzeit noch auf etwa **1,5 Millionen** geschätzt, nach mehr als 4 Millionen noch bis in die 1980er-Jahre hinein. Auch in den westlichen Ländern gehören die mehrheitlich **viral verursachten** Durchfallerkrankungen zu den häufigsten Erkrankungen überhaupt. Die wesentlichen viralen Erreger sind **Rota-** und **Noroviren** sowie, deutlich seltener, einzelne Stämme von Adeno-, Astro- und Coronaviren.

Die Übertragung erfolgt zumeist **fäkal-oral** (Kontaktinfektion, kontaminierte Lebensmittel incl. Wasser), da z.B. Rotaviren in riesigen Mengen (bis zu 10^{11}/g Stuhl) ausgeschieden werden und an der Umwelt sehr resistent sind. Zusätzlich kommen Übertragungen durch **Aerosole** besonders bei Rota- und Noroviren ebenfalls vor – im Gegensatz zu *bakteriell* verursachten Durchfallerkrankungen. Die viralen Durchfallerreger werden teilweise auch bei Tieren nachgewiesen, doch bildet der infizierte Mensch das Hauptreservoir.

2.5.1 Rotaviren

Rotaviren sind mittelgroße (75 nm) **RNA-Viren**, die zur Familie der **Reoviridae** gerechnet werden. Die Namensgebung erfolgte aufgrund ihres radspeichenartigen Aussehens (Rota = Rad). Bisher sind 9 Serotypen bekannt, von denen allerdings nur 4 häufiger vorkommen und ein einziger für 75 % aller Infektionen „zuständig ist".

Rotaviren stellen weltweit die häufigste Ursache einer **Gastroenteritis** bei Kindern dar, wobei in erster Linie **Säuglinge** und **Kleinkinder** (6 Monate bis 2 Jahre) betroffen sind. Spätestens bis zum Alter von 3 Jahren ist jedes Kind mindestens einmal durch Rotaviren infiziert worden, wobei in den westlichen Ländern eine Häufung im **Winterhalbjahr** zu beobachten ist.

Auch Erwachsene, besonders Familienangehörige betroffener Kinder, Bewohner von Altenheimen und weiteren Gemeinschaftseinrichtungen oder im Krankenhaus (nosokomial) können sich jederzeit infizieren. Hinsichtlich der **Reisediarrhö**, die überwiegend von Escherichia coli (ETEC) verursacht wird, vermutet man einen Rotavirus-Anteil von bis zu 10 %. In Deutschland wurden im Jahr 2012, dem letzten Jahr ohne STIKO-Impfempfehlung, etwa 39.000 Erkrankungen gemeldet, was gegenüber früheren Jahren einen deutlichen Rückgang bedeutet. So kam es 2008 und 2009 noch zu jeweils > 100.000 gemeldeten Erkrankungen. Wie bei den weiteren Durchfallerkrankungen auch kann wegen der großen Anzahl inapparenter Infektionen und der üblichen Dunkelziffer von einer wesentlich größeren Zahl an Infektionen ausgegangen werden. Da jedoch die Dunkelziffer für alle üblichen Durchfallerkrankungen in derselben Größenordnung liegen dürfte, und in Deutschland sämtliche häufiger vorkommenden Diarrhöen meldepflichtig sind, kann man nach der Zahl an Meldungen eine stimmige Rangordnung erstellen. Danach liegt die Rotaviren-Erkrankung aktuell an **3. Stelle** hinter den Gastroenteritiden durch **Noroviren** und **Campylobacter**-Bakterien.

Durchfallerkrankungen in Deutschland nach Häufigkeit **(Meldungen 2016)**:
1. Noroviren (85.000)
2. Campylobacter (82.000)
3. Rotaviren (23.000)
4. Salmonellen (13.000)
5. Yersinien (2.800)
6. EHEC (1.800)

Der **deutliche Rückgang** in den letzten Jahren bei den Rotaviren ist das Resultat der seit 2008 zunehmend wahrgenommenen **Impfung**. Und seit im Jahr **2013** die Impfung von der STIKO auch **offiziell empfohlen** wird, hat sich dieser Rückgang nochmals ganz erheblich beschleunigt. So kam es nach 33.000 Fällen 2015 im Jahr **2016** nur noch zu **23.000 Meldungen**. Von den erkrankten Kindern war die überwiegende Mehrzahl **nicht geimpft**.

Weltweit rechnet man pro Jahr mit rund 500 Millionen Erkrankungen durch Rotaviren, bei **450.000 kindlichen Todesfällen** – weit überwiegend in Entwicklungsländern.

Auffallend ist in Deutschland der **hohe Anteil alter Menschen** (70+) an den gemeldeten Fällen. So entfielen von den knapp 23.000 Meldungen im Jahr 2016 annähernd 6.000 Erkrankungen (25 %) auf diese Altersgruppe. Das dürfte auf die im Alter zunehmende Immundefizienz, den Abfall schützender Antikörper sowie die häufige Dehydratation zurückzuführen sein, möglicherweise in Verbindung mit einem Mangel an essenziellen Nahrungsfaktoren. Die Dehydratation mag deshalb mit hineinspielen, weil sie aus einer harmlosen Durchfallerkrankung eine schwere Erkrankung macht, die abgeklärt und deswegen schließlich auch gemeldet wird.

Symptomatik

Ein Großteil der Infektionen verläuft **inapparent** oder **subklinisch** mit nur geringer Symptomatik. Häufig aber kommt es nach einer Inkubationszeit von **1–3 Tagen** sehr **abrupt** für 2–6 Tage zu einer teilweise schwer verlaufenden Erkrankung mit **Fieber** bis 39 °C, wässrigen oder wässrig-schleimigen **Durchfällen** und **Erbrechen**.

Begleitend bestehen nicht so selten **Atemwegssymptome**, weil die Viren vorübergehend auch in den Atemwegen erscheinen und über deren Sekrete ausgeschieden werden. Dadurch bedingt ist neben der üblichen **fäkal-oralen** Infektion auch eine Übertragung durch **Tröpfcheninfektion** möglich. Allgemein ist die **Kontagiosität sehr hoch** – bereits 10 Viren reichen aus, um ein Kind zu infizieren. Nach Abklingen der Infektion kann das Virus noch über mehrere Wochen mit dem Stuhl ausgeschieden werden. Nach Erkrankung entsteht eine weitgehend vollständige, allerdings nur **typspezifische Immunität**.

Die **Letalität** ist in den westlichen Ländern mit durchschnittlich 0,01 % **sehr gering**. Bei den 9 Todesfällen im Jahr 2016 (Deutschland) handelte es sich ausschließlich um alte Menschen (im Mittel 85 Jahre).

Diagnostik

Die Diagnose erfolgt durch Nachweis eines Kapsidbestandteils aus dem **Stuhl**.

Impfung

Seit 2006 ist ein **oraler Lebendimpfstoff** auf dem Markt (Rota Teq®, Rotarix®), der nach positiven Erfahrungen im Jahr 2013 in den STIKO-Impfkalender übernommen wurde. Vorgesehen ist eine 2- oder 3-malige Impfung (abhängig vom verwendeten Impfstoff) ab der vollendeten **6. Lebenswoche** und abgeschlossen bis (spätestens) zum 6. Lebensmonat. Weitere Auffrischimpfungen sind nicht vorgesehen, ergäben allerdings angesichts der vollständigen Durchseuchung der Bevölkerung mit Rotaviren auch keinen Sinn. Die **Impfrate** liegt derzeit bei gut **70 %**.

2015 wurde von ernstzunehmenden **Impfkomplikationen** berichtet. Danach kam es in der 1. Woche v.a. nach der Erstimpfung bei mehreren Dutzend Säuglingen zu **Invaginationen** des Dünndarms (➤ Fach Verdauungssystem), die nicht in allen Fällen ohne Folgeschäden behoben werden konnten und vereinzelt sogar zu Todesfällen führten. Betroffen waren allerdings **weit überwiegend** Säuglinge, die ihre Erstimpfung **nicht zeitgerecht** erhalten hatten. Das RKI weist deshalb ausdrücklich darauf hin, dass die Kinder **möglichst frühzeitig** im Anschluss an die **6. Lebenswoche** geimpft werden sollten.

EXKURS

Man könnte nun aufgrund dieser möglichen (extrem seltenen) Komplikation Zweifel am Sinn der Impfung anmelden – auch deswegen, weil es aufgrund der medizinischen Versorgung in den westlichen Ländern so gut wie keine Todesfälle durch die Originalkrankheit gibt. Andererseits muss ein beachtlicher Anteil derjenigen Säuglinge und Kleinkinder, die apparent erkranken, v.a. wegen notwendig werdender Infusionen in der Klinik therapiert werden, was mit entsprechenden Ängsten aller Beteiligter und im Einzelfall auch psychischen Folgen für die Kinder verbunden sein kann.

Was jedoch für die tatsächliche Risikoeinschätzung durch die Impfung sehr viel hilfreicher ist, ist ein Vergleich mit der Anzahl an **Invaginationen** im ersten Lebensjahr, die **ohne vorangehende Impfung** auftreten. Diese Zahl liegt in den ersten 3 Lebensmonaten bei einem von 5.200 Säuglingen und bei zeitgerecht in diesem Abschnitt durchgeführten Impflingen bei einem von 4.800 Säuglingen. Dies bedeutet umgerechnet, dass gegenüber der im ersten Lebensjahr ohnehin nicht so ganz seltenen Invagination (häufigste Ursache eines Ileus in diesem Lebensabschnitt!) durch die Impfung **1 zusätzliche** Invagination auf **60.000** Kinder zu erwarten ist. Dieses theoretisch vorhandene, sehr geringe Risiko relativiert sich allerdings ein weiteres Mal, wenn man die Ursache kindlicher Fälle betrachtet: Danach ist – abgesehen von der vorherrschenden **idiopathischen** Genese – eine **erhöhte Darmmotilität** die **häufigste fassbare Ursache** einer Invagination.

Eine orale Lebendimpfung stellt eine (sehr milde) Infektion des Dünndarms dar, einschließlich einer Zunahme seiner Motilität, allerdings weit geringer als im Fall einer Infektion durch das Wildvirus, das ohne Impfung unweigerlich nachgefolgt wäre. Auf dieser Basis ließe sich nun sogar schlussfolgern, dass die Impfung möglicherweise eher vor Invaginationen schützt als dieselben auszulösen, denn die im Vergleich geringe Zahl an Kindern, die mit einer Invagination reagieren, hätten dies dann wohl bei einer Gastroenteritis durch Rotaviren mit ihrer sehr ausgeprägten Steigerung der Darmmotilität erst recht erlitten. Selbstverständlich geht das über eine reine Annahme nicht hinaus, könnte jedoch als folgerichtig verstanden werden.

Therapie

Die Therapie besteht aus der Zufuhr von **Flüssigkeit** und **Elektrolyten**, um die Verluste auszugleichen. Dies gilt für nahezu alle Durchfallerkrankungen.

Meldepflicht

Die Gastroenteritis durch Rotaviren ist **meldepflichtig** nach **§ 7 IfSG**. Zu beachten ist, dass nach **§ 34 IfSG** Kinder unter 6 Jahren, die an einer (beliebigen!) infektiösen Gastroenteritis erkrankt oder dessen verdächtig sind, keine Gemeinschaftseinrichtung (z.B. Kindergarten) besuchen dürfen, weshalb Durchfallerkrankungen in dieser Altersgruppe **grundsätzlich** und unabhängig vom Erreger unter das **Behandlungsverbot** fallen.

2.5.2 Noroviren

Die Viren gehören einschließlich nahe verwandter Arten zur Familie der **Caliciviren**, sehr kleinen, durchschnittlich nur 30 nm großen, unbehüllten **RNA-Viren** (➤ Abb. 2.13). Während man früher, auch im IfSG, von der Gruppe der Norwalk-ähnlichen Viren (Norwalk-like-Viren) sprach, werden die beiden menschenpathogenen Vertreter seit 2006 als Noroviren und Sapoviren bezeichnet. Sapoviren haben allerdings keine nennenswerte Bedeutung.

Die **Durchseuchungsrate** mit Noroviren ist weltweit sehr wahrscheinlich **vollständig**. In Deutschland wurden 2006 75.000 Infektionen durch Noroviren gemeldet. 2008 und 2009 waren es bereits rund 250.000, womit die Norovirus-Erkrankung der Enteritis durch Rotaviren endgültig den Rang abgelaufen hatte und seither die mit weitem Abstand **häufigste Durchfallerkrankung** und gleichzeitig auch die **häufigste meldepflichtige** Erkrankung überhaupt darstellt. Dies gilt unverändert bis heute, obwohl in den letzten Jahren die Zahl der Meldungen kontinuierlich zurückging. 2015 waren es noch 90.000 und **2016** „nur noch" **85.000 Fälle**. Dies ist im Bevölkerungsdurchschnitt ziemlich genau 1 (gemeldeter) Erkrankungsfall/1.000 Personen/Jahr. Dabei gilt jedoch unverändert, dass die weit überwiegende Mehrzahl an Durchfallerkrankungen ursächlich überhaupt nicht abgeklärt wird, sodass das **RKI** von einer Größenordnung von **1 Million Erkrankungen pro Jahr** ausgeht. Damit würde dann jedes Jahr mindestens eine von 100 Personen erkranken – mit einer Häufung bei **Kindern** bis zum 5. Lebensjahr, gefolgt von **alten Menschen**.

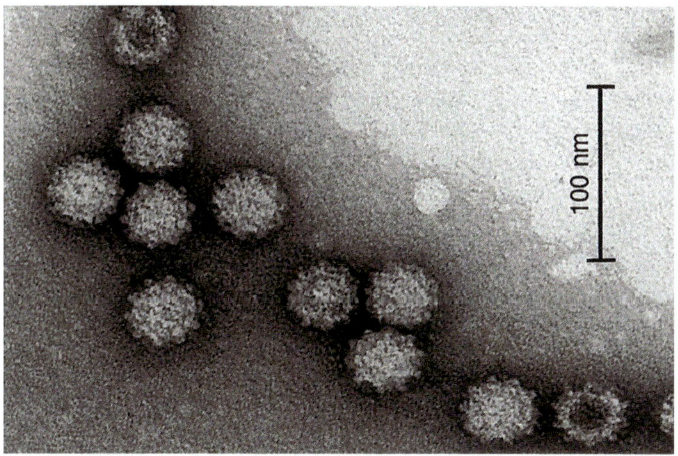

Abb. 2.13 Noroviren [R132]

Wesentliche Ursache für die allgemein **sehr hohe Dunkelziffer** bei Durchfallerkrankungen ist zum einen der diagnostische Aufwand, der v.a. zum Nachweis viraler Erreger betrieben werden müsste (wirtschaftlicher Aspekt) und zum anderen die in aller Regel völlig **fehlende therapeutische Konsequenz**, die sich aus dem konkreten Nachweis des Erregers ergeben würde.

Entsprechend den Rotaviren findet sich eine **Häufung im Winterhalbjahr** – evtl. auch deswegen, weil Noroviren an der Sonne sehr schnell inaktiviert werden. Wie resistent das Virus an der Umwelt ungeachtet dieser Definition dennoch sein kann, erhellt sich daraus, dass sich vor wenigen Jahren mehrere Tausend Personen an *importierten* Erdbeeren infizierten. Auch eine Temperatur von 60 °C scheint zumindest den humanen Subtypen nichts anzuhaben.

Man findet Noroviren auch im Tierreich, doch stellt für die menschenpathogenen Subtypen der Mensch der **einzige Wirt** dar. Der Übertragungsmodus ist **fäkal-oral** als indirekte oder direkte **Schmierinfektion** von Mensch zu Mensch (auch über Erbrochenes) oder über **kontaminierte Lebensmittel** wie u.a. Salate, Krabben, Früchte oder verunreinigtes **Trinkwasser**. Auch eine **aerogene** Übertragung in der Folge **schwallartigen Erbrechens** kommt in Frage, weil sich Noroviren nicht nur im Stuhl, sondern auch im Erbrochenen in hoher Konzentration nachweisen lassen.

Die **Kontagiosität** des Virus ist **sehr hoch** – eine Übertragung von lediglich 10–100 Viren genügt zur Ansteckung. Vor allem kleinere Epidemien, z.B. in **Gemeinschaftseinrichtungen** wie Alten-, Pflege- und Kinderheimen, zunehmend auch im Krankenhaus (**nosokomial**) gehen auf sein Konto. Man schätzt, dass bei älteren Kindern zumindest ⅓ und bei Erwachsenen etwa **50 % aller infektiösen Durchfallerkrankungen** von Noroviren verursacht werden.

MERKE

Bei der Betreuung von Erkrankten ist neben einer peniblen allgemeinen Hygiene einschließlich Isolierung der Patienten auch zu beachten, dass eine Reihe üblicher **Desinfektionsmittel** auf alkoholischer Basis **nicht zuverlässig wirksam** sind. Es sollten deshalb nur solche gewählt werden, die mit Bezug auf ihre viruziden Eigenschaften auch bei **unbehüllten** Viren positiv getestet wurden. Dies ist in den Listen vermerkt. Daneben müssen die Einwirkzeiten streng beachtet werden. Möglicherweise kontaminierte Wäsche ist bei 90 °C zu waschen.

Betroffen sind also überwiegend **ältere Kinder** und **Erwachsene**, doch nimmt man auch bei Säuglingen und Kleinkindern an, dass Noroviren nach den Rotaviren die zweithäufigste Ursache von Durchfallerkrankungen darstellen. Obwohl man histologisch zum Teil erhebliche entzündliche Veränderungen in der Dünndarmmukosa beobachten kann, verlaufen die Erkrankungen in der Regel **mild** mit sehr geringer Letalität. 2016 kam es beispielsweise zu 22 Todesfällen (= 0,03 % – weit überwiegend alte Menschen).

Symptomatik

Nach einer Inkubationszeit von **1–2 Tagen** beginnt die Erkrankung im typischen Fall **sehr abrupt** mit **Übelkeit** und **heftigem, schwallartigem Erbrechen**, **Bauchkrämpfen** und starken **Durchfällen**. Die Temperatur ist nur **mäßig erhöht** auf Werte um 38 °C. **Kopfschmerzen**, **Myalgien** und ein **ausgeprägtes Krankheitsgefühl** sind häufig, doch klingen die Symptome bereits nach **1** bis **2**, **spätestens 3 Tagen** wieder ab. Auch mildere oder asymptomatische Verläufe kommen vor. Eine möglichst perfekte Hygiene sollte nach der Genesung weitergeführt werden, weil die Viren noch über mindestens 2 Wochen mit dem Stuhl ausgeschieden werden können.

Impfung

Selbst nach überstandener **Erkrankung** ist die **Resistenz** gegenüber einer neuerlichen Infektion wegen wiederholter genetischer Veränderungen der häufigeren Serotypen **sehr unvollständig**. Aus diesem Grund und auch wegen der großen Zahl an unterschiedlichen Genotypen ist die Entwicklung eines Impfstoffs höchstwahrscheinlich **sinnlos**. Ungeachtet dieser Zusammenhänge wird an Impfstoffen geforscht.

Therapie

Eine Therapie über Bettruhe und **Flüssigkeits-** bzw. **Elektrolytzufuhr** hinaus ist nicht möglich, aber auch nicht erforderlich.

Meldepflicht

Die ehemals „Norwalk-ähnlichen Viren" sind inzwischen auch im IfSG als **Noroviren** gelistet. Es besteht **Meldepflicht** nach **§ 7 IfSG**.

Im Alltag wird die Erkrankung aufgrund der hohen Kontagiosität des Virus und dem dadurch üblichen endemischen oder epidemischen Auftreten in Wohneinheiten überwiegend auch nach **§ 6** IfSG gemeldet.

Zusammenfassung

Virale Gastroenteritis

Verursacht v.a. durch **Rotaviren** und **Noroviren**

Übertragungswege
- fäkal-oral (Schmierinfektion, Wasser)
- Tröpfcheninfektion bzw. über Aerosole

Inkubationszeit
- 1–2 Tage (Noroviren), 1–3 Tage (Rotaviren)

Kontagionsindex
- > 0,95

Manifestationsindex
- > 0,5

Symptome
- abrupter Beginn mit wässrigen Durchfällen
- mäßiges (Noroviren) bis hohes Fieber (Rotaviren)
- Übelkeit mit Erbrechen (bei der Infektion durch Noroviren schwallartig)
- Bauchschmerzen
- Krankheitsgefühl, besonders ausgeprägt eher bei Noroviren
- Bei Rotaviren sind die Atemwege beteiligt
- Symptome nur für 1–2 (Noro) bzw. bis zu 6 Tage (Rota); häufig mild oder inapparent

Diagnostik
- Nachweis aus dem Stuhl (Elektronenmikroskop, PCR)

Therapie
- Bettruhe, Ersatz von Flüssigkeit und Elektrolyten

Impfung
- Lebendimpfung (Schluckimpfung) gegen Rotaviren im frühen Säuglingsalter (STIKO), erste Impfung überhaupt (ab der 6. Woche)
- gegen Noroviren ist keine Impfung möglich

Meldepflicht
- nach § 7 IfSG, bei Norovirus-Erkrankungen nur bei direktem Erregernachweis (Elektronenmikroskop oder PCR)

Behandlungsverbot
- ja

2.6 Zoonotische Viren, Arboviren und virusbedingtes hämorrhagisches Fieber

Es existiert eine Vielzahl von Viren (> 500 Arten), die im Tierreich verbreitet sind und von denen ein Teil (> 100 Arten) sporadisch oder mit einer gewissen Regelmäßigkeit auch auf den Menschen übertragen werden kann. Die humanpathogenen Arten führen häufig zu schweren, teilweise letalen Erkrankungen und treten nicht so selten in kleinen oder auch größeren Epidemien auf. Die Klassifizierung dieser Viren ist noch nicht abgeschlossen. Noch mehr gilt dies für die Entwicklung wirksamer Therapien einschließlich prophylaktisch wirksamer Impfungen.

Man kennt inzwischen mehr als 7 Virenfamilien, die aufgrund ihrer bevorzugten Verbreitung in bestimmten Wirtstieren und Vektoren sowie den daraus folgenden Übertragungsmechanismen auf den Menschen zu zwei großen Gruppen zusammengefasst werden können:
- Arboviren
- durch Nagetiere übertragene Viren

Die Einteilung ist allerdings etwas willkürlich und wohl eher vorläufig, denn die Grenzen sind fließend, weil etliche Viren aus den beiden Gruppen in mehreren Wirtstieren endemisch sind und auf unterschiedliche Weise übertragen werden können. **Alle humanpathogenen zoonotischen Viren** werden deshalb im Folgenden pauschal unter dem Begriff der **Arboviren** zusammengefasst.

Die Namensgebung leitet sich von dem Begriff *ar*thropode-*bo*rne ab. **Arthropoden** sind **Gliederfüßer**, zu denen u.a. **Stechmücken** und **Zecken** gehören. Mit dem Begriff der Arboviren werden demnach Viren bezeichnet, die in Gliederfüßern endemisch verbreitet sind und von dort aus auch auf den Menschen durch Stich oder Biss übertragen werden können. Stechmücken erwerben ihre Viren an einem infizierten Wirtstier. Nach erfolgter Virämie erscheinen die Viren später auch in den Speicheldrüsen und können so bei der nächsten Blutmahlzeit weitergetragen werden. Häufig stellen **Vögel**, **Nagetiere, Affen** oder **Fledermäuse** bzw. **Flughunde** die eigentlichen **Wirtstiere** dar. In vielen Fällen dienen **Nagetiere** (v.a. Ratten) nicht nur als **Wirtstiere**, sondern auch als zusätzliche **Ansteckungsquelle** – durch kontaminierte Nahrungsmittel, direkten Kontakt oder in der Form von **Aerosolen** über ihre Ausscheidungen (Inhalation von kontaminiertem Staub). Abgesehen von einzelnen Erkrankungen wie z.B. Gelbfieber oder Denguefieber können infizierte Menschen die Krankheiten dann ohne Vektoren durch direkten oder indirekten Kontakt (Schmierinfektion) oder über ihre Ausscheidungen (fäkal-oral) weitertragen, wodurch epidemische Verläufe möglich werden.

EXKURS

Aerosole sind in einem Gas, üblicherweise **Luft** (= Aer), gelöste (**Sol**utio = Lösung) feste *oder* flüssige **Teilchen**. Das Gas Luft vermag im eigentlichen Sinn keine kleineren oder größeren Moleküle zu lösen. Gemeint ist deshalb mit dem Begriff des Aerosols als medizinischer Infektionsquelle der Zustand, bei dem – abgesehen von Wassertröpfchen (= Nebel) – auch feinste **Sputumtröpfchen** mit z.B. enthaltenen Masern-Viren oder Tuberkelbakterien **oder** feinste **Staubpartikel** mit getrockneten, erregerhaltigen tierischen Ausscheidungen über bewegte Luft mitgetragen werden und auf menschliche Schleimhäute gelangen. Die Tröpfcheninfektion stellt demnach einen Teilaspekt einer Übertragung durch Aerosole dar. Bei der Infektion mit Noroviren entstehen die erregerhaltigen Aerosole aus dem schwallartigen Erbrechen.

Arboviren sind v.a. in tropischen, teilweise auch subtropischen Regionen (**Afrika**, **Südostasien** und **Südamerika**) endemisch und lösen dort beim Menschen sporadische Erkrankungen oder auch kleinere, selten größere Epidemien aus. Reisende können sich infizieren und die entsprechenden Krankheiten bei uns einschleppen. Gemein ist diesen Erkrankungen ihre **hohe Letalität**. In den afrikanischen Endemiegebieten gibt es allein vom Lassa-Fieber etwa 100.000 Infektionen pro Jahr mit rund 5.000 Todesfällen.

In Europa sah man früher nur vereinzelt Arbovirus-Erkrankungen, v.a. durch Hantaviren. Seit einigen Jahren steigen nicht nur die Krankheitsfälle insgesamt an, es sind nun auch bei uns Erkrankungen endemisch oder jedenfalls dabei, endemisch zu werden, die früher ausschließlich aus dem Ausland eingeschleppt wurden. Eine Ursache dafür besteht darin, dass infolge der Klimaerwärmung Vektoren (einzelne Mücken) heimisch wurden, die es eben in Mitteleuropa früher nicht gab.

Viren, die als zoonotische Viren verbreitet sind, besitzen übereinstimmende Merkmale. So erkranken üblicherweise weder ihre natürlichen Wirtstiere (z.B. Vögel, Fledermäuse und Ratten) noch die übertragenden Vektoren (Stechmücken, Zecken). Des Weiteren unterliegen diese Viren einer ständigen **genetischen Evolution**, wodurch sie **neue Eigenschaften** erhalten. Mit aus diesem Grund sind zahlreiche Erkrankungen, die sie beim „Zufallswirt Mensch" verursachen können, neueren Datums, traten also erstmals vor wenigen Jahren oder Jahrzehnten auf.

Da die Viren häufig, neben hohem Fieber und Myalgien, **Blutungen** in Haut und innere Organe verursachen, fasst man die Erkrankungen auch unter dem Begriff des **virusbedingten hämorrhagischen Fiebers** (teilweise mit renalem Syndrom) zusammen. Wichtige **Virenfamilien** mit ihren weltweit und besonders auch im Hinblick auf sporadische Erkrankungsfälle in Europa bekanntesten Vertretern sind (Viren besonderer Bedeutung im Fettdruck):

- Arenaviren
  - **Lassa-Virus**
- Bunyaviren
  - **Hanta-Virus**
    - Hantaan-Virus (Asien)
    - Puumala-Virus (Europa!)
  - Rift-Tal-Virus (Rift-Valley-Virus)
  - Krim-Kongo-Virus
- Flaviviren
  - Gelbfieber-Virus
  - **Dengue-Virus**
  - West-Nil-Virus
  - **Zika-Virus**
  - **FSME-Virus** (➤ Kap. 2.17)
- Filoviren
  - **Ebola-Virus**
  - **Marburg-Virus**
- Togaviren
  - **Chikungunya-Virus**

Unter dem Begriff des **virusbedingten hämorrhagischen Fiebers** ist die gesamte Gruppe im **IfSG** nach **§ 6** bereits bei Verdacht meldepflichtig und wird darüber hinaus nach **§ 30** unter **Quarantäne** gestellt, soweit die Viren **von Mensch zu Mensch** übertragen werden können. Vor allem diejenigen Vertreter, die in Europa Bedeutung besitzen, werden dann im **§ 7** auch **namentlich erwähnt**. Dies bedeutet, dass der Laborarzt gehalten ist, beim Verdacht eines virusbedingten hämorrhagischen Fiebers grundsätzlich eine exakte Spezifizierung des verursachenden Virus anzustreben. Dafür werden in der Regel Speziallaboratorien benötigt. Allerdings bilden dieselben sozusagen eine Einheit mit den wenigen deutschen **Kompetenzzentren**, die auf die Behandlung derartiger Erkrankungen spezialisiert sind und über, den Quarantänevorschriften genügende, **Isoliereinrichtungen** verfügen. Diese Kliniken befinden sich aktuell ausschließlich in folgenden Städten:

- Berlin
- Düsseldorf
- Frankfurt (Main)
- Hamburg

2

- Leipzig
- München
- Münster
- Saarbrücken
- Stuttgart
- Würzburg

Abgesehen von Infektionen durch Dengue- und Hantaviren kommt es in Deutschland seit Jahren nach der Zahl der Meldungen lediglich zu vereinzelten Erkrankungen. So gab es laut RKI vom Rift-Tal-Fieber im Jahr 2008 einen Fall, 2006 ebenfalls einen einzigen Fall eines Lassafiebers und 2009 zwei Meldungen eines Krim-Kongo-Fiebers. Vom Ebolafieber wurden zuletzt im Jahr 2014 3 Fälle registriert. 2016 erschien mit 222 gemeldeten Fällen erstmals die **Zikavirus-Erkrankung**. Lediglich das **Chikungunya-Fieber** erscheint mit rund **10–50 Meldungen/Jahr** mit einer gewissen Regelmäßigkeit, erworben meist in Indien oder Ostafrika. **2015** kam es zu **110 Meldungen** und 2014 waren es sogar 162 Fälle. Affen und Nager bilden das Reservoir, übertragen wird das Virus durch die **asiatische Tigermücke**.

Die Mücke ist im Zuge der Klimaerwärmung inzwischen auch **in Europa heimisch** geworden – bereits seit mehr als 10 Jahren in Italien und Südfrankreich, seit wenigen Jahren vereinzelt auch in **Deutschland**. Man kann deshalb davon ausgehen, dass mit dem Chikungunya-Fieber in den kommenden Jahrzehnten neben dem Hantafieber eine weitere Erkrankung aus der Gruppe der Arbovirosen bei uns einziehen wird. Inzwischen wurden in **Süddeutschland** Populationen von **Aedes albopictus**, einem potenziellen Überträger von **Dengue-**, **Chikungunya-** und **Zikaviren** nachgewiesen, sodass selbst Denguefieber und die Zikavirus-Erkrankung mittelfristig bei uns heimisch werden könnten.

Symptomatik

Die einzelnen Erkrankungen und ihre Symptome und Prognosen sind teilweise immer noch unzureichend erforscht und klassifiziert. Zahlreiche Infektionen scheinen **inapparent** oder sehr milde zu verlaufen, mit hoher Durchseuchung z.B. der afrikanischen Bevölkerung. Entstehen Krankheitszeichen, ist pauschal davon auszugehen, dass Arboviren nach **Inkubationszeiten** von **3 Tagen** bis zu **3 Wochen** in wechselnder Ausprägung v.a. die folgenden Symptome verursachen können: **hohes Fieber** – zum Teil mit biphasischem Verlauf (Gelbfieber, Denguefieber u.a.), ausgeprägte **Kopf-**, **Muskel-** und **Gelenkschmerzen**, **Übelkeit** mit **Erbrechen** und **Durchfällen**, **Exantheme**, **Meningitis** bzw. **Enzephalitis** und (teilweise) **Hämorrhagien**. Obwohl diese Symptome häufig gemeinsam im Krankheitsverlauf auftreten, kann man sie auch in **4 Gruppen** aufteilen, die bei bestimmten Virenstämmen oder abweichenden Subtypen dieser Stämme zumindest zunächst im Vordergrund stehen:

- hohes Fieber und massive Myalgien, meist in Verbindung mit Kopf- und Gliederschmerzen (Arthralgien, keine Arthritis), Übelkeit und Erbrechen. Dies ist die mit weitem Abstand häufigste Gruppe.
- Arthritis und Exanthem
- Enzephalitis
- hämorrhagisches Fieber (hohes Fieber und Einblutungen)

Daneben gibt es unterschiedliche Zielorgane der einzelnen Viren, die besonders schwer geschädigt werden. Dies sind beim Gelbfieber Leber und Niere, beim Hantavirus Niere und eventuell (bei den asiatischen Subtypen) die Lunge, in anderen Fällen nur die Niere. Dagegen gehören Symptome wie Husten und Schnupfen üblicherweise nicht zum Krankheitsbild, wodurch eine erste differenzialdiagnostische Abgrenzung gegenüber Krankheiten wie z.B. einer Influenza möglich wird.

Hämorrhagien entstehen längst nicht in allen Fällen einer Arbovirus-Infektion. *Wenn* es zu Einblutungen in Haut, innere Organe und Körperhöhlen kommt, ist die wesentliche Ursache eine Schädigung der Gefäßendothelien, wodurch diese brüchig werden und einreißen. Teilweise kommt es zur **Verbrauchskoagulopathie** mit **Thrombozytopenie**. Das **„innere Verbluten"** mit begleitendem **Schock** stellt dann die eigentliche Todesursache dar.

Diagnostik

Die Diagnose erfolgt über den **Virusnachweis** (meist als PCR aus Serum, Ausscheidungen oder Liquor) oder durch **IgM-Antikörper**. Für etliche Krankheiten gibt es inzwischen sogar Schnellteste, die eine Diagnose innerhalb weniger Stunden erlauben.

Impfung

Bisher sind, abgesehen vom Gelbfieber, **keine** Impfungen erhältlich. Gegen Ebola ist seit 2014/2015 eine Impfung in der Entwicklung, die eventuell 2018 auf dem Markt erscheint.

Meldepflicht

Die **Meldepflicht** entsteht nach **§ 6 IfSG** bereits bei **Verdacht** – allerdings nur dann, wenn **Einblutungen** beobachtet werden (→ „hämorrhagisches Fieber"). Über die Labormeldepflicht nach **§ 7** IfSG werden allerdings sämtliche Arboviren erfasst, sofern bei vorhandenen Hinweisen eine Abklärung durch den behandelnden Arzt angestrebt wird.

MERKE

Die Erkrankungen dieser Gruppe gehören nach **§ 30** IfSG zu den **Quarantänekrankheiten** (gemeinsam mit der Lungenpest), sofern sie **von Mensch zu Mensch übertragbar** sind. Nicht betroffen vom § 30 sind also z.B. Gelbfieber (➤ Kap. 2.6.1) und Hantafieber oder auch der überwiegende Anteil der Dengue-Patienten. Die Zikavirus-Erkrankung fällt ebenfalls nicht unter den § 30, weil sie sehr wahrscheinlich nur sexuell übertragen werden kann.

HINWEIS PRÜFUNG

Die nachfolgend besprochenen Erkrankungen sind inzwischen zumindest prinzipiell allesamt prüfungsrelevant, während in früheren Jahren ausschließlich das Gelbfieber in der Prüfung auftauchte. Danach wird nun seit etlichen Jahren nicht mehr gefragt, weil es bei uns keine Meldungen mehr gibt.

Inzwischen haben weltweit, teilweise auch in Europa etliche Arbovirus-Erkrankungen größte Bedeutung erlangt, die aus diesem Grund nun auch in der Prüfung präsent sind. Ganz besonders gilt dies für die epidemischen

Ausbrüche größeren Umfangs durch einzelne Vertreter dieser Gruppe. Tatsächlich erschien dann auch nach dem großen Ausbruch 2014/15 in Westafrika erstmals eine recht detaillierte Prüfungsfrage zum Ebolafieber. Dies darf nach dem epidemischen Ausbruch in Südamerika 2015/16 auch für das Zikavirus erwartet werden. Das Hantafieber besitzt in Deutschland ohnehin längst große Bedeutung.

2.6.1 Gelbfieber

Das **Gelbfieber-Virus**, ein kleines (50 nm) behülltes RNA-Virus aus der Familie der **Flaviviren**, hat ein breites Wirtsspektrum – neben dem Menschen u.a. auch Affen, Schlangen, Vögel und Fledermäuse, wobei allerdings **Affen**, gemeinsam mit den **Vektoren (Mücke)**, das entscheidende Erregerreservoir darstellen. Endemisch ist das Gelbfieber in Afrika sowie Süd- und Mittelamerika. Dort besteht auch häufig Impfpflicht für Einreisende. Die Durchseuchungsrate unter der Bevölkerung ist hoch, ebenso die Letalität: Man rechnet pro Jahr mit 200.000 Erkrankungen und 30.000 Sterbefällen.

Übertragen wird das Gelbfieber-Virus durch den **Stich** der **Mücke Aedes aegypti** (➤ Abb. 2.14). Die Mücke kann sich ihre Viren zuvor am **infizierten Menschen** (= **urbaner Zyklus** bzw. **klassisches Gelbfieber**) oder am **Tier** (= **sylvatischer Zyklus** bzw. **Buschgelbfieber**) geholt haben. Die Mücke kann die Viren allerdings auch über die **Eier** an ihre Nachkommen weitergeben, sodass es keiner Zwischenwirte bedarf. Aedes aegypti ist auch der wesentliche Vektor für die Viren des **Denguefiebers**.

Symptomatik

Während der Inkubationszeit von **3–6 Tagen** vermehrt sich das Virus in zahlreichen Körper-**Makrophagen** sowie in den **Endothelien** der Gefäße. Anschließend kommt es zur sekundären Virämie mit Besiedelung von **Leber**, **Niere**, **Gelenken**, **Muskulatur** und **Haut**.

Hauptsymptome sind über einen Zeitraum von 3–4 Tagen zunächst **hohes Fieber**, **Kopf-** und **Muskelschmerzen** sowie **Erbrechen**. Die Beteiligung des Herzens zeigt sich in einer **relativen**, später auch **absoluten Bradykardie**. In der Mehrzahl der Fälle heilt die Erkrankung danach aus.

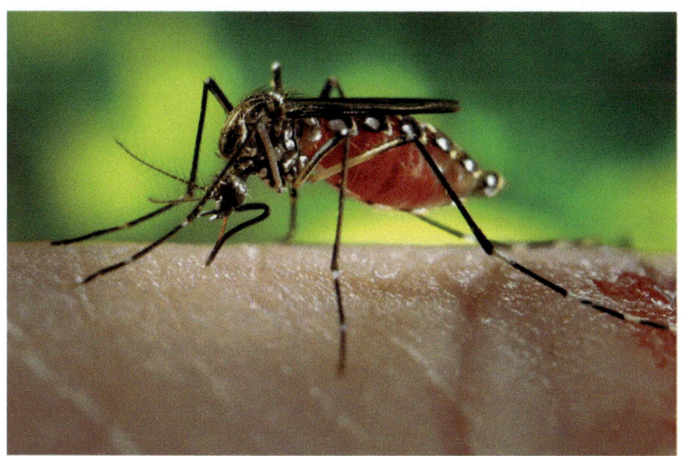

Abb. 2.14 Die Mücke Aedes aegypti überträgt Gelbfieber und Denguefieber. [G171]

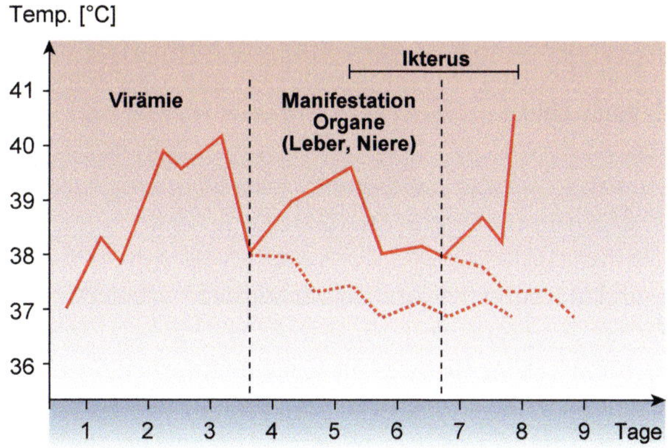

Abb. 2.15 Biphasischer Krankheitsverlauf des Gelbfiebers [L157]

Bei gut 15 % entsteht jedoch unter erneutem Fieberanstieg (→ biphasischer Verlauf) die sog. **toxische Phase** mit **Hepatitis** und **Ikterus** (*Gelb*fieber) (➤ Abb. 2.15). Aufgrund der Leber- und Endothelschädigung kommt es zu **Blutungen** – z.B. als **Darmblutung**, **Kaffeesatzerbrechen** (Hämatemesis bzw. „Vomito negro") oder **Hämoptyse**. Auch in der Niere entstehen Einblutungen und eine **Proteinurie**. Der Puls verlangsamt sich bis auf 40/min. Rund 50 % der Patienten versterben in dieser Phase am **Leber-** und/oder **Nierenversagen**. Im Durchschnitt beträgt die Letalität 15 %. Andererseits gibt es aber auch asymptomatische oder symptomarme Verläufe, besonders bei Kindern.

Diagnostik und Therapie

Die Diagnose kann heute mit der **PCR-Methode** bereits in den ersten Krankheitstagen gestellt werden. Eine spezifische Therapie gibt es nicht.

Impfung

Die Schutzimpfung wird subkutan mit einem gut verträglichen **Lebendimpfstoff** durchgeführt. Sie erfolgt wegen einer perfekt einzuhaltenden Kühlung des Impfstoffs **(Kühlkette)** nur in bestimmten **Zentren** und schützte nach früherer Einschätzung für mindestens 10 Jahre. Seit **2015** werden nun Auffrischimpfungen im 10-Jahres-Rhythmus als überflüssig erachtet, weil nach neuen Erkenntnissen bereits die **einmalige Impfung** einen **lebenslangen Schutz** gewährt. Diese **lebenslange Immunität** gilt selbstverständlich und erst recht für eine überstandene, auch inapparente **Erkrankung**.

Meldepflicht

Meldepflicht besteht nach **§ 6 IfSG** bei **Krankheitsverdacht**, wobei sich dieser Verdacht auf die gesamte Gruppe eines virusbedingten hämorrhagischen Fiebers bezieht. Die letzte **Meldung** eines Gelbfiebers datiert in Deutschland aus dem Jahr **2001**.

Das Gelbfieber gehört **nicht** zu den *Quarantänekrankheiten*, weil es nicht direkt von Mensch zu Mensch übertragen werden kann (s. oben). Nur über eine Bluttransfusion wäre eine Übertragung theoretisch vorstellbar.

2.6.2 Ebola- und Marburgfieber

Ebola- und Marburgviren sind die wichtigsten Vertreter der **Filoviren**. Da die Symptomatik der menschlichen Infektion weitgehend übereinstimmt, können sie gemeinsam besprochen werden. Das Marburgfieber erhielt seinen Namen 1967, als durch aus Uganda eingeführte *Grüne Meerkatzen* in der deutschen Stadt Marburg eine kleine Epidemie mit 31 Erkrankten entstand, bei der das Virus erstmals beschrieben wurde.

Filoviren sind behüllte, fadenförmige RNA-Viren (Filum = Faden) mit einer Länge von bis zu 1 µm. Da sie jedoch gleichzeitig sehr dünn sind, können sie ungeachtet dieser, vielen Bakterien entsprechenden Länge im Lichtmikroskop **nicht** dargestellt werden. Sofern mehrere der Viren beieinander liegen, erscheinen sie im Elektronenmikroskop wie ein „Teller Spaghetti" (➤ Abb. 2.16). Das tierische **Reservoir** bilden in den **afrikanischen Endemiegebieten** (**Zentralafrika** von der Ost- bis zur Westküste) sehr wahrscheinlich **Fledermäuse** bzw. die etwas größeren **Flughunde** (➤ Abb. 2.17). Grundsätzlich ist eine Ansteckung mit Filoviren auch an infizierten Zwischenwirten wie Affen oder Antilopen möglich. Die Betroffenen bilden dann den Ausgangspunkt für nachfolgende epidemische Krankheitsausbrüche.

Die Übertragung erfolgt beim **Ebolavirus** durch **direkten Kontakt**, z.B. im Rahmen einer Jagd bzw. dem Verzehr von **unzureichend erhitztem** Fleisch infizierter Tiere. Infizierte Haustiere, z.B. einzelne Hunde mit nachgewiesenen Antikörpern, scheinen nicht kontagiös zu sein. Insgesamt ist das Wissen um die Verbreitung bei Wild- sowie im Einzelfall auch Haustieren immer noch äußerst lückenhaft.

Im Anschluss an die Erstinfektion werden **Marburgviren** mit **hoher Kontagiosität und hoher Letalität von Mensch zu Mensch** weitergetragen, u.a. über **Aerosole**. Dagegen besitzen **Ebolaviren** ungeachtet des massiven epidemischen Krankheitsausbruchs 2014/15 in westafrikanischen Ländern eine eher **geringe Kontagiosität** in Bezug auf **übliche** Übertragungswege. Sie bedürfen (s. oben) eines **direkten Körperkontakts** zu manifest **Erkrankten** oder auch bereits **Verstorbenen** bzw. Kontakt zu deren **Körperflüssigkeiten** (einschließlich Schweiß, Sperma, Speichel und Urin). Indirekte Übertragungen über **kontaminierte Gegenstände** kommen in geringerem Umfang ebenfalls in Frage. Die Kontagiosität bleibt bis zu mehreren Tagen nach vollständigem Abklingen der Symptome erhalten, bei sexuellen Kontakten zumindest beim Ebolavirus auch sehr viel länger, weil man das Virus inzwischen nach längst überstandener Krankheit im Sperma entdeckt hat. In noch größerem Umfang gilt dies im Zusammenhang mit einer Uveitis für das Kammerwasser, das sehr wahrscheinlich bei zahlreichen Rekonvaleszenten noch über längere Zeiträume vermehrungsfähige Viren enthalten kann. Allerdings scheint nach bisherigen Erfahrungen eine sexuelle Übertragung eher selten aufzutreten und Patienten mit einer Uveitis sind ohnehin nicht kontagiös, weil die Tränenflüssigkeit frei von Viren ist. Dennoch kommt es seit Januar 2016 aus diesem Gesamtzusammenhang heraus und ungeachtet der Tatsache, dass die betroffenen Länder von der WHO zu diesem Zeitpunkt für ebolafrei erklärt wurden, immer noch sporadisch zu einzelnen Krankheitsfällen. Sporadische Fälle gab es andererseits bereits in zurückliegenden Jahren.

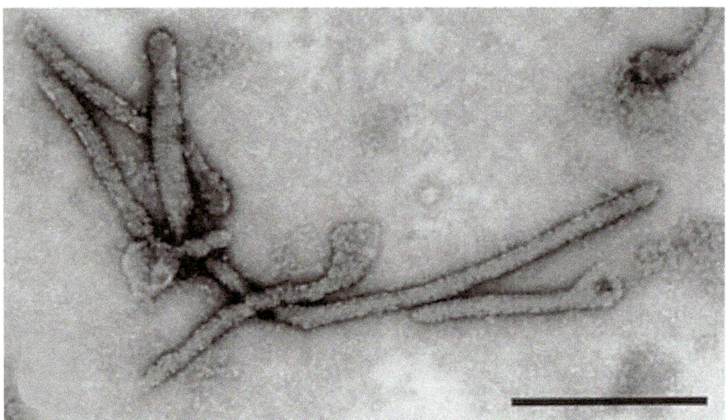

Abb. 2.16 Filoviren (Marburgviren) [F590]

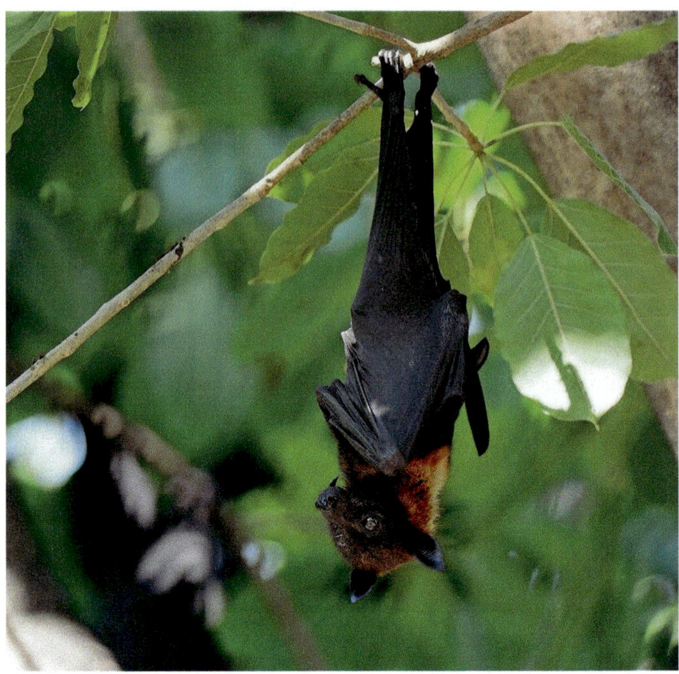

Abb. 2.17 Flughund [J787-009]

Die **Eintrittspforte** für die Infektion bilden die Schleimhäute oder auch winzigste, kaum erkennbare Hautdefekte. Dagegen ist im Gegensatz zu sich pandemisch verbreitenden Erregern weder eine Infektion über Aerosole (z.B. Tröpfcheninfektion) noch durch den Kontakt zu Frischinfizierten **ohne Krankheitsausbruch** möglich. **Infizierte** bilden demnach während ihrer gesamten Inkubationszeit **keine Infektionsquelle** für Kontaktpersonen. **Epidemische Ausbrüche** in entwickelten Ländern kann man wegen dieser Besonderheiten des Ebolavirus weitgehend **ausschließen**.

Nach Deutschland eingeschleppt werden Einzelfälle einer Filovirus-Erkrankung von Reisenden aus afrikanischen Endemiegebieten. Allerdings sind in Deutschland seit etlichen Jahren keine Krankheitsfälle mehr beobachtet worden. Selbst in Afrika kam es vor dem Dezember 2013 nur sehr sporadisch zu eng begrenzten Epidemien.

Von Dezember **2013** bis zum Dezember **2015** entstand eine gänzlich neue Situation, indem in einigen **westafrikanischen Staaten** (v.a. Sierra Leone, Liberia und Guinea) zunehmend eine sehr breite epidemische Durchseuchung mit dem **Ebolafieber** zu verzeichnen war. Die Situation wurde als derart bedrohlich eingestuft, dass unter Leitung der WHO weltweite Vorsorgemaßnahmen ergriffen wurden. Dazu gehörten u.a. auch Flugverbote aus und in die betroffenen Länder, zumindest jedoch eine Kontrolle auf Krankheitssymptome an den Flughäfen. Grenzen zu den Nachbarstaaten wurden vorübergehend geschlossen. Während in den früheren Epidemiejahren 1995, 2000 und 2007 jeweils rund 230 Menschenleben zu beklagen waren, schnellte die **Zahl der Opfer** vom Gesamtjahr **2014** bis zum vollständigen Abklingen der Epidemie im **Dezember 2015** laut WHO auf über **11.300**, bei einer Infektionsrate von etwa 28.600 Personen. Die **Letalität** lag damit bei rund **40 %.** Allerdings geht die WHO von einer in ihrer Dimension unklaren Dunkelziffer sowohl bei den Infizierten als auch bei der zugehörigen Letalität aus. Ursache ist das vollkommen unzureichende Gesundheitssystem in den vorrangig betroffenen Staaten, worunter die Versorgung der Infizierten ebenso litt wie die Erfassung der Gesamtsituation. Dies gilt auch mit Bezug auf Todesopfer, die im Rahmen der Epidemie sozusagen als „Kollateralschaden" zu beklagen waren, weil u.a. zahlreiche an Malaria erkrankte Personen (mit zunächst sehr ähnlichen Symptomen!) aus Angst medizinische Hilfe verweigerten. Die WHO rechnet in den Epidemiegebieten mit gegenüber den Vorjahren zusätzlichen > **11.000 zusätzlichen Malaria-Toten**.

EXKURS

Der Mechanismus, den das Ebolavirus benutzt, um das Immunsystem der Infizierten zu überlisten, wurde 2014 entschlüsselt. Danach kodiert die virale RNA für ein Protein („VP24"), das den **Transport** menschlichen Interferons in den Kern der Zelle **unterbindet**. Dies bedeutet, dass die vielfältigen Abwehrmechanismen befallener Zellen, die interferonstimuliert in Gang gesetzt werden, nicht mehr möglich sind.

Symptomatik

Nach einer **Inkubationszeit** von **7–10 Tagen** (3–16 Tage) beim Marburgfieber und durchschnittlich **11 Tagen** (2 Tage bis zu **maximal 3 Wochen**) beim **Ebolafieber** beginnen die Erkrankungen wie bei der Gruppe des hämorrhagischen Fiebers üblich **sehr abrupt** mit mehrheitlich **hohem Fieber** (zumindest > 38,5 °C), heftigen **Kopf- und Muskelschmerzen** und **Erbrechen**. Bald darauf kommt es zu **Durchfällen** und **Hustenattacken** mit begleitendem Thoraxschmerz. Es besteht ein **schweres Krankheitsgefühl**. Der Krankheitsbeginn ähnelt also einer Influenza, sodass ohne labormedizinische Abklärung keine Unterscheidung möglich ist. Dies gilt auch für die Abgrenzung gegenüber einer Malaria, der häufigsten Alternative in den betroffenen Regionen. Die Inkubationszeit von maximal 3 Wochen hat dazu geführt, dass Kontaktpersonen zu Erkrankten über diese Zeitspanne beobachtet und isoliert werden.

Ab dem 5. Krankheitstag entwickelt sich ein **makulopapulöses Exanthem** sowie (häufig) **Einblutungen** in Haut und Schleimhäute einschließlich der Konjunktiven. Weitere Symptome sind Ödeme, Bauchschmerzen und eine **Hepatomegalie**, evtl. mit **Ikterus**. Im Endstadium kommt es zur Beteiligung zahlreicher Organe und zum Schock. Bei den Überlebenden sieht man nach dem 10.–12. Krankheitstag eine nachlassende Symptomatik mit allmählicher Genesung. Die **Letalität** liegt bei 40 % (teilweise **bis zu 80 %**).

Diagnostik, Therapie und Meldepflicht

Diagnostik (Virusnachweis über PCR) und **Therapie** (rein symptomatisch) entsprechen den weiteren Viren der Gruppe. Dies gilt auch für die **Meldepflicht** und gerade bei diesen beiden Erkrankungen in extrem hohem Ausmaß für die **Quarantäne** nach **§ 30 IfSG**. Selbst der **Transport** in eines der Kompetenzzentren erfolgt minutiös geregelt und von der Umgebung abgeschirmt.

Die therapeutische Hilflosigkeit kann man u.a. daran ablesen, dass im Rahmen des epidemischen Ausbruchs 2014/15 **nicht zugelassene**, in einem ersten Schritt bis dahin lediglich im Tierversuch erprobte **Medikamente** eingesetzt wurden. Dazu gehörten beispielsweise auch in Versuchstieren erzeugte spezifische Antikörper. Der therapeutische Erfolg war durchwachsen, gab aber immerhin Hoffnung im Ausblick auf künftige Entwicklungen. Besonderes Augenmerk dürfte auf der Entwicklung von Medikamenten liegen, mit denen sich das virale Protein VP24 (s. oben) blockieren lässt. Immerhin hat die weltweite Angst vor einer pandemischen Ausbreitung der Seuche dazu geführt, dass im Jahr 2015 wirksame **Impfstoffe** entwickelt worden sind, soweit dies aus ersten kleinen Studien geschlossen werden kann. Mit der Markteinführung ist eventuell bis 2018 zu rechnen.

Post-Ebola-Syndrom

Auffallend bei einer großen Zahl an Überlebenden der aktuellen Seuche ist, dass nach dem Abklingen der Symptome und Krankenhausentlassung **bleibende Schäden** entstehen, die bei der geringen Zahl Betroffener früherer Ausbrüche noch nicht aufgefallen waren. Im Vordergrund stehen in jedem 4. Fall Störungen der **Sehkraft** bis hin zur **Blindheit**, allgemeine **Schwäche** über Monate, **Depressionen**, multiple **Arthritiden** in der Hälfte der Fälle, **Hauterscheinungen** und teilweise auch **Hörverlust**. Vergleichbare Nachwirkungen kannte man bereits von Überlebenden des **Lassafiebers**, bei denen u.a. anhaltende nervale Schädigungen mit Hörverlust auftreten.

Die zugrunde liegenden Zusammenhänge waren zunächst vollkommen unklar. Nun wurden allerdings bis zum Herbst 2015 vereinzelt bei betroffenen Patienten mit längst überstandener Erkrankung Ebolaviren isoliert – bisher aus **Kammerwasser** (Punktion der vorderen Augenkammer), aus **Hoden** und **Plazenta**. Unklar bleibt, ob sich das Virus auch in anderen Kompartimenten wie z.B. den Gelenken dem Zugriff des Immunsystems entziehen kann. Anlass für die intensivierte Suche gab ein Krankheitsfall, der im Sommer 2015 in Liberia auftrat, nachdem die WHO das Land 3 Monate zuvor als frei von Ebolafieber erklärt hatte – im Herbst 2015 dann ein weiteres Mal bei einer schottischen Krankenschwester, die 9 Monate zuvor als vollständig geheilt diagnostiziert worden war. Inzwischen weiß man, dass das Post-Ebola-Syndrom in erster Linie bei Patienten mit besonders ausgeprägten Symptomen während der Erkrankungsphase auftritt. Dies könnte dann auch auf das zeitweilige oder anhaltende Überleben des Virus in einzelnen, immunologisch privilegierten Körperregionen zutreffen. Nicht zur Theorie von durch das Virus selbst verursachten Symptomen passt, dass bisher **echte Krankheitsrezidive** eine **Rarität** darstellen, während das Post-Ebola-Syndrom mit seinen unterschiedlichen Symptomen ungemein häufig ist.

2.6.3 Denguefieber

Das Denguevirus gehört zu den Flaviviren. Es ist in zahlreichen tropischen und subtropischen Ländern endemisch. Als Wirtstiere kommen wie beim Gelbfieber zahlreiche Wirbeltiere in Frage. Übertragen wird es durch verschiedene, überwiegend tagaktive Stechmücken. Im Vordergrund stehen die Mücken **Aedes aegypti** (= Stegomyia aegypti = **ägyptische Tigermücke**) und **Aedes albopictus** (= Stegomyia albopicta = **asiatische Tigermücke**), wobei v.a. Erstere auch den Vektor für das Gelbfieber bildet. Besonders die asiatische Tigermücke wird seit Jahren zunehmend auch in **Europa** angetroffen, doch beherbergen die europäischen Mücken offensichtlich **bisher** noch **keine** Dengue- und auch keine Zikaviren.

Obwohl das Denguefieber demnach **nur im Ausland** erworben werden kann, kommt es in Deutschland Jahr für Jahr zu mehreren hundert Krankheitsfällen. **2016** gab es mit **956 Meldungen** die höchste bisher je registrierte Zahl an Erkrankungen. Weitaus die meisten Infektionen werden in **Thailand** erworben, gefolgt von Indien und Indonesien. Gut 75 % der Meldungen entfallen auf asiatische Länder, 15–20 % auf Süd- und Mittelamerika und lediglich 2–4 % auf Afrika.

Sporadische Ansteckungen erfolgen laut RKI in **europäischen Ländern**! So war 2014 als Folge eines endemischen Ausbruchs auf Madeira erstmals ein „europäisches Reiseland" betroffen. Madeira gehört zwar zu Portugal, liegt jedoch im Atlantik vor der nordafrikanischen Küste! 2016 gab es laut RKI weitere Meldungen aus *„europäischen Ländern"*, wobei es sich um *Überseeterritorien* handelte! Was für ein Glück, dass die meisten „echten" europäischen Länder ihre Kolonien längst in die Selbstständigkeit entlassen haben, weil der europäische Kontinent andernfalls auch die Tropen und Subtropen umfassen würde, einschließlich deren Erkrankungen und Tierarten. Immerhin hätten wir dann Elefanten in freier Wildbahn (die sog. europäischen Elefanten als dritte Art neben den afrikanischen und indischen) und bräuchten sie nicht in Zoos zu halten.

Derlei Verlautbarungen des RKI erinnern ein wenig an die Referenzdefinitionen des Instituts, wonach beispielsweise vor 2015 eine gemeldete akute Hepatitis B nur dann als gemeldete akute Hepatitis B erfasst und „gewertet" wurde, wenn der Erkrankte „richtig" und nicht nur „ein bisschen krank" war. Denn ein bisschen krank war in den Referenzdefinitionen nicht vorgesehen. Das musste man wie so vieles beim RKI ebenfalls nicht zwingend verstehen.

Symptomatik

Nach einer **Inkubationszeit** von **2–8 Tagen** beginnt die Erkrankung **sehr abrupt** mit **hohem Fieber**, ausgeprägten **Muskel-, Kopf- und Gliederschmerzen** und Übelkeit mit **Erbrechen**. Die **Schmerzen** in Rücken und Muskulatur sind **dermaßen heftig**, dass man das Dengue-Fieber auch als *„Knochenbrecherfieber"* bezeichnet hat. In etwa zeitgleich mit einem Fieberabfall am 3. oder 4. Tag erscheint ein **makulopapulöses Exanthem**, das an Masern erinnern kann. Retroorbitale Schmerzen, Nasenbluten (Epistaxis) und petechiale Hautblutungen sind häufig. Wenige Tage danach erfolgt ein erneuter Fieberanstieg, sodass die Erkrankung entsprechend dem Gelbfieber einen **biphasischen Verlauf** nimmt. Trotz des von den Symptomen her schweren Verlaufs ist die Letalität eher gering. So befand sich unter den im Jahr 2016 auf Deutschland bezogen knapp **1.000 Erkrankten** kein Sterbefall.

Eine Besonderheit beim Denguefieber besteht darin, dass Rezidive bzw. **Neuinfektionen** mit **nahe verwandten Serotypen** nicht nur möglich sind, sondern im Gegensatz zu allen weiteren Infektionskrankheiten **problematischer** verlaufen können als die Erstinfektion, nun im eigentlichen Sinn als **hämorrhagisches Fieber** oder sogar als **Dengue-Schocksyndrom**, mit deutlich **ansteigender Letalität**. Ursache sind kreuzreagierende **Gedächtniszellen** und Antikörper, die aufgrund ihrer schwachen Affinität nicht neutralisieren, sondern **die Reaktion verstärken**. Im Zusammenspiel von T-Lymphozyten (Gedächtniszellen) und Makrophagen werden große Mengen an Zytokinen (u.a. TNF α) sezerniert, welche zu Mikrothrombenbildungen und erhöhter Kapillardurchlässigkeit nach dem Muster eines septischen Schocks führen. **Rezidive** zeichnen sich also dadurch aus, dass in einem Teil der Fälle **Einblutungen** und eventuell sogar ein **septischer Schock** entstehen. Diese Maximalvarianten werden in den Endemiegebieten, wo alljährlich Millionen von Denguefieber-Erkrankungen entstehen, mehrere tausend Mal/Jahr beobachtet. Bei Europäern wäre dieser Mechanismus nur bei wiederholten Reisen in die Endemiegebiete möglich bzw. (RKI) bei Reisen nach Europa.

Der **Labornachweis** erfolgt wie üblich über die Antikörper oder den direkten Virusnachweis. Allerdings ist es erst seit 2016 möglich, das Virus **spezifisch** über seine **Antikörper** nachzuweisen, während es zuvor aufgrund teilweise übereinstimmender Antigene nicht zuverlässig von den weiteren Flavi-Viren abzugrenzen war. Die **häufige Leberbeteiligung** erkennt man am erhöhten **Transaminasen**-Serumspiegel.

Meldepflicht

Das Denguefieber ist grundsätzlich meldepflichtig nach **§ 7 IfSG**. Dagegen entsteht die Meldepflicht nach **§ 6** nur bei **hämorrhagischem Verlauf!** Dies ist in Deutschland eher selten der Fall und steht dann eben für Reisende mit Zweitinfektionen (**2016: 4 Meldungen**). Der **§ 30** IfSG findet **keine Anwendung**, weil das Denguefieber nicht von Mensch zu Mensch übertragbar ist.

2.6.4 Hantafieber

Die diversen Serotypen der Hantaviren gehören zur Familie der Bunyaviren. **Nagetiere** (Ratten und Mäuse) bilden das **Erregerreservoir**, wobei als Ausnahme unter den Bunyaviren ausschließlich direkte oder indirekte Übertragungen **ohne Vektoren** als Zwischenwirte stattfinden. Als weitere Besonderheit gegenüber nahezu allen sonstigen Erregern eines hämorrhagischen Fiebers ist das Vorkommen des Virus bei **einheimischen Mäusen** (v.a. **Rötelmaus**) zu erwähnen, sodass die gemeldeten **Infektionen** tatsächlich nahezu ausschließlich in **Deutschland** erworben werden, mit Schwerpunkt auf den **süddeutschen Ländern** und **Nordrhein-Westfalen**. Ein Endemiegebiet befallener Mäuse bildet z.B. die Schwäbische Alb. Im Jahr 2012 erfolgten **2.822 Meldungen**, während es 2011 lediglich **305** waren. Dieselbe extreme Schwankungsbreite gilt auch für weitere Zeiträume. So kam es **2016** zu **281** Krankheitsfällen, während allein in den ersten **7 Monaten 2017** bereits etwa **1.200 Fälle** gemeldet wurden.

Die Übertragung erfolgt überwiegend durch **Aerosole** aus **getrockneten Ausscheidungen** der Nager, selten auch über **Bisse** oder kleine **Hautwunden** durch kontaminierten Staub. Eine Infektion am erkrankten **Menschen** ist **nicht möglich**. Der **Erkrankungsgipfel** liegt entsprechend den Übertragungsmodalitäten im **Sommerhalbjahr**.

Symptomatik

Das Hantafieber gehört zur Gruppe des „**hämorrhagischen Fiebers mit renalem Syndrom**". Dieser Begrifflichkeit entsprechend gilt eine **Nierenfunktionsstörung** als **Leitsymptom** der Erkrankung, das bei zumindest zwei Dritteln der Patienten angetroffen wird. Nach einer **Inkubationszeit** von **2–3 Wochen** beginnt die Hantavirus-Erkrankung **abrupt** mit **hohem Fieber**, Kopf-, Glieder- und Bauchschmerzen mit **Durchfällen** und **Erbrechen**. An der Haut kommt es neben einem **Exanthem** zu kleinfleckigen **Einblutungen**. Gegen Ende der 1. Krankheitswoche erscheint die Nierenbeteiligung mit **Proteinurie und Hämaturie**, die in der Folge in ein **Nierenversagen** übergehen kann. Während die Letalität bei den in Asien vorherrschenden Subtypen (Hantaan-Virus) mit bis zu 30 % sehr hoch ist, verläuft die europäische Erkrankung mit dem als **Puumala-Virus** bezeichneten Subtyp überwiegend mild und mit **sehr geringer Letalität**. So gab es selbst 2012 bei der extremen Zahl von fast 3.000 Meldungen lediglich 1 Todesfall, 2016 keinen.

Diagnostik, Therapie und Meldepflicht

Die **Diagnose** kann serologisch gestellt werden (IgM), die **Therapie** erfolgt überwiegend symptomatisch, die **Meldepflicht** entspricht der gesamten Gruppe des virusbedingten hämorrhagischen Fiebers (§ 6 und 7). Der **§ 30** IfSG kommt allerdings **nicht** zur Anwendung, weil das Virus nicht von Mensch zu Mensch übertragen wird.

2.6.5 Zikavirus-Erkrankung

Betroffen von der Infektion sind weltweit **tropische Regionen** sowie direkt angrenzende Gebiete. Erstmals wurde sie 1947 in Afrika diagnostiziert (zunächst bei Affen), später auch in **Südostasien. 2015** kam es zum ersten epidemischen Ausbruch in **Mittel- und Südamerika**, mit einem Schwerpunkt in Brasilien, wo viele tausend Fälle registriert wurden. So gab es allein im Winterhalbjahr 2015/16 über 6.500 Mikrozephalien bei Neugeborenen. Vorübergehend stand damals sogar in der Diskussion, ob man die olympischen Spiele 2016 verlegen solle.

Übertragen wird das Zikavirus, ein kleines RNA-Virus aus der Familie der Flaviviren, durch die Mücke **Aedes aegypti** und weiteren Aedes-Arten wie die **asiatische Tigermücke**, doch kann es im weiteren Verlauf auch zu Übertragungen **von Mensch zu Mensch** kommen – weit überwiegend, eventuell auch ausschließlich durch **sexuelle Kontakte**. Dies erfolgte bisher überwiegend vom infizierten Mann auf die Frau, doch sind auch einzelne Fälle einer Übertragung von der infizierten Frau auf den Mann bekannt geworden. Das Virus scheint nach abgeklungener Erkrankung noch für etliche Monate im Sperma überleben zu können. Das erinnert an das Ebolavirus. Man findet es während der Erkrankung und für wenige Wochen danach aber auch in Speichel und Urin. Inwieweit davon eine Infektionsgefahr ausgehen könnte, ist bisher (2017) noch nicht geklärt.

Symptomatik

Die Infektion verläuft in aller Regel **inapparent** oder mit **milden grippalen Symptomen** wie mäßigem Fieber, Kopf- und Gliederschmerzen sowie einer Konjunktivitis. Teilweise sieht man ein makulopapulöses **Exanthem**. Zwei mögliche **Komplikationen** erregten 2015 weltweites Aufsehen:

- Vergleichsweise häufig kam es im Anschluss an die Erkrankung zu einem **Guillain-Barré-Syndrom** mit Lähmungen (➤ Fach Neurologie).
- Schwerer wiegt die häufige Übertragung des Virus in der **Schwangerschaft** auf den Feten, woraus Schädel-Hirn-Missbildungen (v.a. eine **Mikrozephalie**) resultieren. Auch **Aborte** bzw. Totgeburten sind möglich. Die **WHO** empfand die Situation als so bedrohlich, dass sie im Februar 2016 einen *„öffentlichen Gesundheitsnotstand internationalen Ausmaßes"* ausrief. Wenige Monate später wurde das Virus in Deutschland meldepflichtig nach § 7 IfSG.

Diagnostik und Therapie

Die Infektion wird **serologisch** oder mittels **PCR** aus Blut **oder Urin** diagnostiziert. Eine Therapie ist nur **symptomatisch** möglich, erübrigt sich jedoch weitgehend außerhalb der Schwangerschaft. Eine Impfung ist noch nicht erhältlich.

Meldepflicht

Seit **2016** existiert eine Meldepflicht nach **§ 7 IfSG**, doch erfolgten die ersten beiden Meldungen bereits zum Jahresende 2015. 2016 kam es dann zu insgesamt **222 Meldungen**, von denen **221** Fälle aus dem amerikanischen Raum **eingeschleppt wurden** (Mittel- und Südamerika, Karibik, Süden der USA) und 1 Erkrankungsfall in Deutschland im Anschluss an eine Reise sexuell übertragen wurde. Das **RKI** geht aufgrund der häufig inapparent oder sehr mild verlaufenden Infektionen von einer **hohen Dunkelziffer** aus. Schwere Erkrankungen befanden sich 2016 nicht unter den gemeldeten Fällen, auch keine kindlichen Missbildungen und kein Guillain-Barré-Syndrom.

Zusammenfassung

Virusbedingtes hämorrhagisches Fieber

Verursacht durch **Arboviren** bzw. **zoonotische Viren**, die durch Nager und Fledermäuse übertragen werden

Übertragungswege
- Vektoren (Mücken, Zecken)
- Nagetiere, Fledermäuse (direkter Kontakt oder über Aerosole aus den Ausscheidungen)
- kontaminierte Nahrungsmittel
- teilweise auch von Mensch zu Mensch (Kontakt, Tröpfcheninfektion)

Wichtige Erkrankungen
- Gelbfieber (Mücke Aedes aegypti)
- Ebolafieber (Fledermäuse und Flughunde, direkter Kontakt zu Infizierten)
- Marburgfieber (Fledermäuse und Flughunde, Tröpfcheninfektion durch Infizierte)
- Denguefieber (Stechmücken, v.a. asiatische Tigermücke)
- Hantafieber (Aerosol mit getrockneten Ausscheidungen der Rötel-Maus)
- Zika-Infektion (Aedes-Mücken – v.a. Aedes aegypti)

Inkubationszeit
- 3 Tage–3 Wochen

Symptome
- hohes Fieber
- Meningitis bzw. Enzephalitis
- massive Kopf-, Muskel- und Gelenkschmerzen
- Übelkeit mit Erbrechen
- Durchfall
- Organschäden v.a. in Leber, Niere und Lunge
- Exanthem
- Hämorrhagie mit Einblutungen in Haut und innere Organe
- beim Zikavirus nur milde Symptome, aber häufige diaplazentare Übertragung (→ Mikrozephalie) und Gefahr eines Guillain-Barré-Syndroms

Diagnostik
- Virusnachweis (PCR)
- Serologie

Therapie
- überwiegend rein symptomatisch

Impfung
- bisher nur gegen Gelbfieber möglich, demnächst zusätzlich gegen Ebola

Meldepflicht
- häufig nach § 6 und in jedem Fall nach § 7 IfSG, Quarantäne nach § 30 IfSG (außer z.B. bei Gelbfieber, Dengue-, Zika- und Hantafieber)

Behandlungsverbot
- ja

Gelbfieber

Verursacht durch das **Gelbfieber-Virus**

Übertragungswege
- Stich der Mücke Aedes aegypti

Inkubationszeit
- 3–6 Tage

Symptome
- biphasischer Verlauf
- 1. Phase (3–4 Tage): hohes Fieber, Kopfschmerzen, Erbrechen, Myokarditis mit relativer Bradykardie; danach Ausheilung oder
- toxische Phase: hohes Fieber, Hepatitis mit Ikterus (*Gelb*fieber), Einblutungen in Darm, Niere und weitere Organe, absolute Bradykardie, hohe Letalität

Diagnostik
- Virusnachweis aus Körperflüssigkeiten (PCR)

Therapie
- symptomatisch

Impfung
- Lebendimpfung (nur in bestimmten Zentren) bei Bedarf, von einzelnen Reiseländern vorgeschrieben, lebenslanger Schutz einer einzelnen Impfung

Meldepflicht
- nach § 6 IfSG

Behandlungsverbot
- ja

2.7 Virushepatitis

Unter einer Virushepatitis versteht man ein Krankheitsbild, bei dem Viren **ausschließlich eine Infektion der Leber** verursachen, höchstens sekundär weitere Organe schädigen. Die zahlreichen Viren, die im Rahmen einer Allgemeininfektion (z.B. infektiöse Mononukleose, Zytomegalie und Arbovirosen) eine Hepatitis auszulösen vermögen, gehören nicht dazu.

Die Hepatitis-Viren bzw. die von ihnen verursachte Hepatitis wurden in der Reihenfolge ihrer Entdeckung mit Buchstaben belegt. Man unterscheidet heute unter den spezifischen **Hepatitiden A bis E**. Das **F**-Virus wurde wieder **aufgegeben**, später auch das Virus der „Hepatitis **G**"; es gibt demnach aktuell weder eine Hepatitis F noch G.

Sämtliche spezifischen **Hepatitisviren** kommen **nur beim Menschen** vor (Ausnahme: HEV). Die infektiöse Hepatitis ist nicht nur weltweit verbreitet, sondern auch eine der **häufigsten viralen Erkrankungen** überhaupt: Bei uns folgt sie in ihrer Häufigkeit bereits auf die Erkältungskrankheiten (grippale Infekte), die echte Grippe (Influenza) sowie die typischen Kinderkrankheiten wie Masern, Röteln, Mumps und Windpocken. Allerdings ist bei den Hepatitiden seit Jahren ein kontinuierlicher Rückgang zu verzeichnen, was mit den Impfungen, einer weiter verbesserten Hygiene und dem gewachsenen Problembewusstsein zusammenhängt.

Symptomatik

Die Symptome einer (apparent verlaufenden) Hepatitis sind, ungeachtet ihrer Ursache bzw. des jeweiligen Erregers, in wechselnder Ausprägung **stets die gleichen:**

- **Hepatomegalie** – evtl. mit **Druckgefühl** oder **Schmerzen** im rechten Oberbauch
- **Übelkeit** mit **Inappetenz**
- **mäßiges Fieber**
- in ausgeprägten Fällen **Ikterus** mit **braun verfärbtem Urin** und **hellem Stuhl**
- eventuell **Durchfall, Arthralgien** oder **Exantheme**
- **Erhöhung der Transaminasen** im Serum als Hinweis auf die Leberzellnekrosen

Druck und Schmerzen sind das Ergebnis der gespannten Leberkapsel. Übelkeit und Erbrechen entstehen grundsätzlich bei einer jeden Reizung oder Entzündung des Bauchfells – in diesem Fall durch Übergreifen auf das der Leber aufliegende Peritoneum. Der intrahepatische Ikterus resultiert aus der eingeschränkten Leberfunktion, in deren Folge das Bilirubin des Milzvenenblutes nicht mehr vollständig verarbeitet und über die Galle ausgeschieden werden kann.

Meldepflicht

Alle Formen der **akuten** Virushepatitis sind nach **§ 6 IfSG** meldepflichtig bereits bei **Verdacht**. Dies hat grundsätzlich eine zusätzliche Meldung nach **§ 7 IfSG** zur Folge, weil der Verdacht verifiziert oder ausgeschlossen werden muss.

2.7.1 Hepatitis A

Das **Hepatitis-A-Virus (HAV)** gehört zu den kleinen unbehüllten **Picornaviren**. Es bleibt außerhalb des menschlichen Körpers über mindestens 4 Wochen infektiös, ist also **sehr resistent** gegen **Umwelteinflüsse** und wegen des Fehlens einer Hülle auch gegenüber **Desinfektionsmitteln**. Selbst Temperaturen von > 60 °C werden gut toleriert. Erst 5-minütiges Erhitzen auf 100 °C zerstört das Virus mit Sicherheit.

Krankheitsentstehung

Da das HAV von Infizierten mit dem **Stuhl ausgeschieden** wird, kommen als Ansteckungsquelle hauptsächlich **verunreinigtes Trinkwasser** oder **kontaminierte Lebensmittel** in Frage. In Ländern, in denen Abwässer noch ungeklärt ins Meer laufen, sind es häufig **Muscheln** oder auch Fische. Eine Übertragung durch direkte oder indirekte **Schmierinfektion** ist nicht so selten, dadurch auch Ansteckungen innerhalb der Familien (im Gegensatz zur Polio aber **nur bei mangelhafter Hygiene**). Eine Infektion über Transfusionen oder verunreinigte Spritzen (z. B. bei akut infizierten Drogenabhängigen) ist denkbar, geschieht aber extrem selten und stellt damit **keinen** anerkannten Übertragungsweg dar. Tröpfcheninfektionen kommen nicht vor, weil das Virus auf den Schleimhäuten des Nasen-Rachen-Raums nicht erscheint.

MERKE
Ähnlich wie bei den Salmonellen kann man sagen, dass man das Hepatitis-A-Virus „entweder isst oder trinkt" (**alimentärer** bzw. **fäkal-oraler** Übertragungsmodus).

Die Hepatitis A wurde früher als **Hepatitis epidemica** bezeichnet, weil sie über verunreinigtes Wasser kleinere oder größere Epidemien auslösen kann. Entsprechend der Polio kommen selbst verunreinigte Schwimmbäder in Frage. Die Durchseuchungsrate liegt in Entwicklungsländern nahe bei 100 %. In der deutschen Bevölkerung ging die Durchseuchungsrate von ehemals deutlich über 50 % stetig weiter zurück und ist heute, zumindest bei Personen bis zu einem Alter von etwa 40 Jahren, verschwindend gering. Hauptursache für diesen erheblichen Rückgang ist der erreichte Hygienestandard.

Die Hepatitis A wurde dementsprechend für etliche Jahre zu einer typischen **Reisekrankheit**, die noch bis in die 1990er-Jahre hinein nach Durchfallerkrankungen und Atemwegsinfekten bereits an 3. Stelle stand. Inzwischen ist diese Form einer Hepatitis allerdings dank breiter Aufklärung und konsequenterer Impfprophylaxe in den westlichen Ländern insgesamt selten geworden. Auch der Hygienestandard typischer Reiseländer hat sich massiv verbessert.

In Deutschland wurde, nach dem angesprochenen kontinuierlichen Rückgang über Jahrzehnte, etwa ab dem Jahr 2010 ein **Plateau** erreicht, das sich mit kleinen Schwankungen bei rund **800 Meldungen/Jahr** eingependelt hat. So waren es 2015 beispielsweise 850 und **2016** rund **740 Meldungen**. Damit wandelte sich die **ehemals häufigste Form** unter den spezifischen Hepatitiden A, B, C und E zur weitaus **seltensten**.

2

Zahl der Meldungen im Jahr **2016**:
- Hepatitis **A: 736**
- Hepatitis **B: 3.006**
- Hepatitis **C: 4.368**
- Hepatitis **E: 1.991**

An Reiseländern, in denen die Hepatitis A erworben wird, stehen z.B. Spanien, die Türkei und Ägypten im Vordergrund, doch finden die **meisten Ansteckungen** (knapp 70 %) längst wieder in **Deutschland** statt, weil sich Reisende üblicherweise durch Hygienemaßnahmen und Impfung schützen.

Symptomatik

Die **Inkubationszeit** der Hepatitis A liegt bei **2–7**, zumeist bei **4 Wochen**. Nach der oralen Aufnahme gelangt das Virus über eine Virämie in die **Leber** (einschließlich deren Kupffer-Zellen), teilweise aber auch in **Milz** und **Lymphknoten**. Vor allem bei **Kindern** gibt es **zahlreiche inapparente Verläufe** ohne Krankheitssymptome oder gar Ikterus. Insgesamt jedoch wird die eher harmlose Hepatitis A häufiger symptomatisch als die potenziell schwerer verlaufende Hepatitis B.

Es entstehen für wenige Wochen ein zumeist **mäßiges Fieber**, **Inappetenz**, **Bauchschmerzen** und **Übelkeit** sowie in einem Teil der Fälle auch ein **Ikterus**. Selten kommt es zu protrahierten Verläufen über Monate mit allerdings zumeist guter Prognose. Eine **chronische Form** der Hepatitis A **gibt es nicht**. Auch sonstige Spätfolgen entstehen so gut wie nie. Die Letalität ist sehr gering (ca. 0,1 %). 2016 wurden allerdings 2 Todesfälle, beide bei alten Menschen (75 und 85 Jahre) gemeldet. Die **Immunität** nach durchgemachter Erkrankung ist **perfekt**; es gibt **keine Zweiterkrankung**. Dies gilt für **alle** spezifischen Virushepatitiden.

Die in der Mehrzahl der Fälle nur leichten **Nekrosen** in der Leber entstehen nicht durch das Virus selbst, sondern durch spezifisch **aktivierte T-Killerzellen**, die „auftragsgemäß" die infizierten Zellen angreifen und zerstören. Auch dies gilt prinzipiell für sämtliche Hepatitiden.

Die **Kontagiosität** eines Erkrankten entsteht weit überwiegend gegen **Ende der Inkubationszeit**, in den **letzten 10–14 Tagen**, nachdem sich das Virus bis dahin bereits kräftig in der Leber vermehrt hat und nun über die Galle in den Darm ausgeschieden wird. Es kann (von Speziallaboratorien) in großen Mengen aus dem Stuhl isoliert werden. Kurz nach dem Beginn der sichtbaren Erkrankung, spätestens aber **nach 1–2 Wochen**, ist keine Kontagiosität mehr gegeben.

Diagnostik

Die Diagnose wird üblicherweise aus dem **Serum** gestellt, weil bereits am Beginn der sichtbaren Erkrankung IgM- und wenig später IgG-Antikörper nachgewiesen werden können (➤ Abb. 2.18).

Therapie

Eine **spezifische** Therapie ist wie bei den meisten Viruserkrankungen **nicht möglich**. **Bettruhe** und eine **symptomatische Behandlung** nach Bedarf, z.B. gegen die Übelkeit, reichen aber in aller Regel auch vollkommen aus.

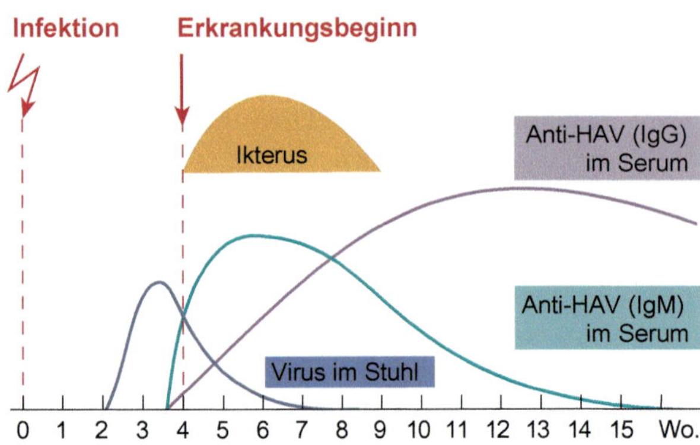

Abb. 2.18 Serologie der Hepatitis-A-Infektion [M135]

Impfung

Für Auslandsreisen gibt es sowohl die Möglichkeit einer **Passivimmunisierung** mit antikörperhaltigen Seren als auch diejenige einer **Aktivimpfung mit Totimpfstoff**. Die Impfungen sind sehr gut wirksam und sehr gut verträglich. Die Aktivimpfstoffe werden auch in der Kombination mit Hepatitis B oder Typhus abdominalis angeboten. Die grundsätzliche Wirksamkeit lässt sich daran ablesen, dass mehr als 95 % der aktuellen Krankheitsfälle bei **Ungeimpften** entstehen.

Von der STIKO wird die Aktivimpfung empfohlen vor Auslandsreisen in Länder mit hoher Durchseuchung (v.a. für „Rucksacktouristen" oder Entwicklungshelfer) sowie für Personal von medizinischen Einrichtungen und Laboratorien, Arbeiter in Klärwerken, homosexuell aktive Männer und Kontaktpersonen zu Erkrankten (sog. **Riegelungsimpfung**). Es sollte selbstverständlich sein, dass man eine Passivimmunisierung, deren Schutz bereits nach wenigen Wochen wieder abgeklungen ist, nur dann in Erwägung zieht, wenn eine z.B. geschäftlich verursachte Auslandsreise sehr überraschend bereits in den Folgetagen angetreten werden muss. In solchen Fällen kommt die Aktivimpfung zu spät.

Meldepflicht

Meldepflicht besteht nach **§ 6 IfSG** bereits bei **Krankheitsverdacht**.

Zusammenfassung

Hepatitis A

Verursacht durch das **Hepatitis-A-Virus** (HAV)
- sehr **resistent** an der Umwelt
- **Übertragungswege:** fäkal-oral (alimentär, Schmierinfektion)
- **Inkubationszeit:** 2–7 Wochen (zumeist 4 Wochen)
- **Symptome:** entsprechend den Symptomen einer jeden Hepatitis oder, v.a. bei Kindern, inapparent
- **Diagnostik:** spezifische Antikörper

- **Therapie:** symptomatisch
- **Impfung:** Aktiv- oder Passivimpfung bei Bedarf (berufliche oder private Gefährdung, Auslandsaufenthalt)
- **Meldepflicht:** nach § 6 IfSG
- **Behandlungsverbot:** ja

2.7.2 Hepatitis B

Auslöser der Hepatitis B ist ein behülltes, kompliziert aufgebautes **DNA-Virus** aus der Gruppe der **Hepadna-Viren**. Entsprechend den Picornaviren, zu denen das HAV gehört, weist der Name dieser Viren-Familie auf Zusammensetzung und verursachte Krankheit hin: *Hepa*titis-*DNA*-Viren.

Nach der Infektion einer Wirtszelle durch das **Hepatitis-B-Virus (HBV)** wird die DNA in das Genom der Wirtszelle integriert. Dies geschieht über die Zwischenstufe einer RNA, die danach wie beim HI-Virus mittels einer Reverse Transkriptase in DNA „rückübersetzt" wird. Erst am integrierten Provirus findet dann die Replikation neuer Viren statt. Auch dies erinnert an die Situation beim HI-Virus (2.18). Vergleichbar ist dementsprechend nun die hieraus entstehende Problematik, indem vorübergehend **ruhende Proviren** als integrale Zellbestandteile therapeutisch **nicht angreifbar** sind und damit eine vollständige Ausheilung der chronisch gewordenen Infektion verhindern. Dies gilt gleichermaßen für die Gruppe der Herpes-Viren, dem HBV entsprechend ebenfalls mit DNA als Erbinformation. **Herpes-** und **HI-Viren** verbleiben aus diesem Zusammenhang heraus nach ihrer Erstinfektion ausnahmslos und **lebenslang** in menschlichen Zellen, während das **HBV** wenigstens während der Akutphase bei einem Teil der Patienten **eliminiert** werden kann.

In der **Virushülle** ist ein **Antigen** enthalten (**H**epatitis **B** **s**urface **a**ntigen = **HBsAg**), das für den serologischen Nachweis einer akuten oder persistierenden **Infektion** große Bedeutung besitzt (➤ Abb. 2.19). Die zugehörigen **Antikörper (anti-HBs)** zeigen nicht nur die immunologische Reaktion auf die **Erkrankung** an, sondern dienen auch dem Nachweis eines ausreichenden **Impfschutzes**. Ursache ist, dass das HBsAg für die Impfung benutzt wird (s. unten).

Der **Innenkörper** des Virus (Nukleokapsid bzw. Core) enthält als wesentliches **Protein** seines **Kapsids** das Core-Antigen **HBcAg**. Dagegen ist das **HBeAg** ein offensichtlich fehlerhaftes **Umwandlungsprodukt** dieses Core-Proteins, das für die Virus-Replikation wertlos ist und deshalb von der Wirtszelle ins Serum ausgeschieden wird. Da also HBeAg sozusagen ein **Abfallprodukt** darstellt, das ausschließlich im Rahmen einer **ausgeprägten Virusvermehrung** im Serum erscheint, zeigt es damit gleichzeitig die **vorhandene Krankheitsaktivität** beim Patienten an. Besondere Bedeutung erlangt der Nachweis dieses Proteins, weil es bei einer chronischen Infektion, abgesehen vom Virusnachweis selbst, den einzigen Parameter darstellt, der sowohl auf die **hohe Kontagiosität** des Patienten als auch auf seine **dringende Therapiebedürftigkeit** hinweist (s. unten).

Der evolutionäre Sinn, der hinter der Produktion von „Abfall" (HBeAg) steckt, besteht darin, dass dieses im Serum zirkulierende Protein, das in weiten Teilen mit dem **HBcAg** des intakten Virus **identisch ist**, die vom Immunsystem gebildeten **Antikörper (Anti-HBc)** abfängt und damit **unschädlich macht**. Es handelt sich demnach um eine raffinierte „Beschäftigungstherapie" für Teile des Immunsystems, die das Überleben des HBV sichert.

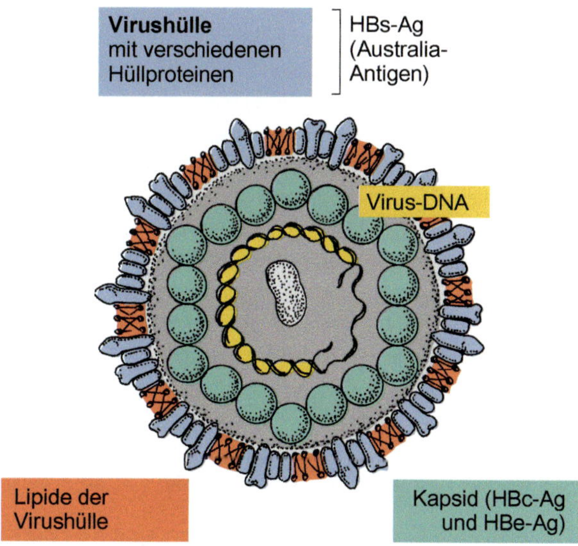

Abb. 2.19 Aufbau des Hepatits-B-Virus mit Lokalisation der diagnostisch wichtigen Antigene [L190]

Man kennt heute 8 verschiedene Genotypen und mehrere HBsAg-Subtypen des HBV. Wichtig ist, dass das Virus an der Umwelt, entsprechend dem HAV, sehr **stabil** und auch gegenüber Desinfektionsmitteln vergleichsweise **resistent** ist. Am sichersten erfolgt eine Inaktivierung durch Erhitzen von virushaltigem Material auf > 80° C.

Epidemiologie

Das **HBV** kommt nur beim **Menschen** vor. Ansteckungsquelle sind sichtbar oder inapparent Infizierte einschließlich derjenigen, die das Virus über Jahre oder zeitlebens mit sich tragen. Weltweit rechnet man mit etwa **300 Millionen** Menschen, die **chronisch** an einer Hepatitis B erkrankt sind. Dies sind **4 % der Weltbevölkerung**. Laut WHO haben mehr als 2 Milliarden Menschen eine HBV-Infektion durchgemacht, erkennbar an ihren Antikörpern. Die weltweite **Durchseuchungsrate** liegt dementsprechend bei **30 %** – in den Entwicklungsländern nochmals höher. Die **Letalität** an Erkrankungen, die sich direkt aus einer chronischen Hepatitis B entwickeln (Leberzirrhose, Leberzellkarzinom), beträgt weltweit bis zu **1 Million Menschen** pro Jahr.

In **Deutschland** betrug die Durchseuchungsrate vor Einführung der Impfung rund 6 % der Bevölkerung. Der aktuell gültige Bestand an **chronisch Infizierten** wird auf knapp 400.000 geschätzt. Das sind immerhin **0,5 % der Gesamtbevölkerung**. Damit ist die Hepatitis B eine der **häufigsten Infektionskrankheiten** überhaupt. Dank der Impfung ist in den letzten Jahren ein deutlicher Rückgang der akuten Infektionen zu verzeichnen: In den Jahren bis 2006 kam es (entsprechend der Hepatitis A) noch zu mehr als 1.000 gemeldeten

Fällen/Jahr. 2007 wurde diese Zahl erstmals unterschritten und zwischen 2008 und 2014 verharrte die Zahl an Neuerkrankungen bei rund **700 Fällen/Jahr** und damit in der Größenordnung der Hepatitis A. **Seit 2015** (knapp 2.000 Fälle) haben sich nun die Meldungen vervielfacht **(2016: 3.000)**, was zum geringeren Teil den Migrationsbewegungen dieser Jahre, zum größeren Teil jedoch den **geänderten Meldekriterien** geschuldet ist (s. unten).

In der Gruppe der Kinder, Jugendlichen und jungen Erwachsenen, die seit 1995, dem Jahr der von der STIKO neu empfohlenen Impfung, geboren wurden, gibt es insgesamt sehr wenig Erkrankte. Trotzdem findet man selbst unter den ausreichend (mindestens 3-mal) Geimpften etwa **1 % Impfdurchbrüche**. **2016** traf dies auf **26** (von 3.000) Meldungen zu.

HINWEIS DES AUTORS

Erstaunlich bei der Zählweise der jährlich akut auftretenden Infektionen war bis einschließlich 2014, dass die gemeldeten Fälle nur dann in die Statistik eingingen, wenn die Infizierten auch bezüglich ihres Krankheitsbildes die „Referenzdefinitionen" erfüllten. So gab es 2012 insgesamt **mehr als 1.600 Meldungen**, bei denen die akute Hepatitis B **labormedizinisch** eindeutig nachgewiesen war – **2011** sogar beinahe **2.000** –, doch wurden davon nur die gut 40 % „gewertet", die gleichzeitig sozusagen „richtig krank" waren. Der überwiegende Rest der Infizierten hatte also irgendwie keine Hepatitis B. Aber was hatten sie dann?
Nun wurden im Jahr 2015 vom RKI die Kriterien an die eigentliche Situation angepasst. Infiziert sind seither die Infizierten. Zusätzlich erhöhte sich die Zahl an Meldungen aufgrund der Asylsuchenden aus Entwicklungsländern mit höherer Durchseuchungsrate (s. oben).

Krankheitsentstehung

Übertragen wird das HBV entweder durch **Blut** und **Blutprodukte** oder, inzwischen weit häufiger (⅔ der Fälle), durch **Geschlechtsverkehr** oder auch nur einen **Kuss**, weil es in **allen Körpersekreten** (Speichel, Sperma, Vaginalsekret, Muttermilch, Tränenflüssigkeit, Urin) zu finden ist, wenn auch in deutlich geringerer Konzentration als im Blut. Dies entspricht der Situation bei HIV. Da jedoch die **Kontagiosität** des HBV ungleich **größer** ist als diejenige des HI-Virus, ist sogar eine Übertragung durch gemeinsam benutzte **Zahnbürsten** oder **Rasierapparate** möglich, wenn auch sehr selten. **Piercing**, **Tätowieren** oder **Ohrlochstechen** kann bei unsachgemäßer Handhabung ein **Risiko** darstellen.

Vor allem beim Blut reicht bereits eine Menge zur Infektion, die selbst im Mikroskop kaum noch zu sehen ist. Die in **1 ml Blut** enthaltenen Virusmengen liegen während der akuten Krankheitsphase in einer Größenordnung von Millionen bis hin zu **mehreren Milliarden**. Eingetrocknete Blutreste bleiben länger als 1 Woche infektiös. Das Infektionsrisiko bei einer versehentlichen Verletzung durch eine **infizierte Nadel** beträgt **bis zu 30 %** (bei HIV 0,3 %), abhängig von der aktuellen Viruskonzentration im Blut. Man geht davon aus, dass eine Übertragung erst ab einer Grenze von maximal 10.000 Viren/ml Blut unwahrscheinlich wird.

Die **diaplazentare Übertragung** von einer infizierten Mutter auf ihr Kind ist häufig, geschieht aber überwiegend erst direkt vor bzw. **unter der Geburt**. In der Dritten Welt stellt sie immer noch einen der Hauptübertragungswege dar. Dabei ist die Wahrscheinlichkeit der perinatalen Übertragung abhängig von der Viruslast der Mutter. Bei **Anwesenheit** von **HBeAg** und demzufolge auch hohen Viruszahlen in Blut und weiteren Körperflüssigkeiten steigt sie bis auf **95 %**, sofern das Kind nicht umgehend therapiert wird.

Tröpfcheninfektionen kommen wie bei der Hepatitis A nicht vor – wohl weil die übertragenen Virusmengen für das Angehen einer Infektion nicht ausreichen. Allerdings findet man ungeachtet dieser Einschätzungen nicht so selten endemische **Häufungen in Wohngemeinschaften**, und dies eben auch ganz ohne sexuelle Kontakte oder Drogenmissbrauch. Im Kindesalter sind wohl Übertragungen durch z.B. Kratzen oder Beißen nicht so ganz selten.

Durch den in früheren Jahren häufigsten Übertragungsweg durch Blut und Blutprodukte wurde die Hepatitis B damals auch als Serumhepatitis oder Transfusionshepatitis bezeichnet. Seit der peniblen Überprüfung von Blut und Blutprodukten ist dieser Übertragungsweg in den westlichen Ländern selten geworden.

Risikogruppen sind heute überwiegend Drogenabhängige, Dialysepatienten, Homosexuelle, Prostituierte und Sexualpartner von Infizierten, aber auch immer noch z.B. Beschäftigte auf Dialyse- und Intensivstationen, Zahnärzte, Ärzte und Heilpraktiker, soweit sie nicht durch Impfungen geschützt sind.

Symptomatik

Nach einer durchschnittlichen Inkubationszeit von **2–3 Monaten** (Spanne: **1–6 Monate**) beginnt die Erkrankung mit höchstens **leichtem Fieber**, **Bauchschmerzen** und **Übelkeit**, **Inappetenz** und **Schwindel**, also ähnlicher Symptomatik wie bei der Hepatitis A. Einige Tage danach entsteht für die Dauer von 2–4 Wochen ein **Ikterus** mit **braunem Urin** und aufgrund der verminderten Ausscheidung von Bilirubin mit der Galle in den Dünndarm **hellem Stuhl**. Die Leber ist in diesen Fällen derb angeschwollen. Der Ikterus kann bei längerem Bestand **Juckreiz** verursachen. In einem Teil der Fälle kommt es zu **rheumatoiden Beschwerden** mit **Myalgien** und **Arthralgien** und zu **Exanthemen**, die an Scharlach oder Masern erinnern können.

Die **Letalität** dieser akuten Form liegt bei knapp **1 %**. Dies gilt ganz besonders für die **fulminante Form** der akuten Hepatitis, die innerhalb weniger Tage zum **Leberversagen** führen kann. Andererseits gibt es bei der Hepatitis B zahlreiche inapparent verlaufende Infektionen (etwa ⅓ aller Infektionen), bei denen also keinerlei Symptome erkennbar werden. Bei einem weiteren Drittel der Infektionen ist mit dem beschriebenen ikterischen Verlauf zu rechnen, während das letzte Drittel eine milde, anikterische und evtl. sogar unspezifische Erkrankung zeigt.

Verlauf der akuten Hepatitis B, in **jeweils ⅓ der Fälle:**

- **inapparent**
- **mild** und anikterisch, evtl. **unspezifisch**
- **ausgeprägter Verlauf** über etliche Wochen mit
  - Fieber
  - vergrößerter Leber mit Ikterus, Übelkeit und Schmerzen
  - Myalgien und Arthralgien
  - eventuell Exantheme
  - eventuell Glomerulonephritis

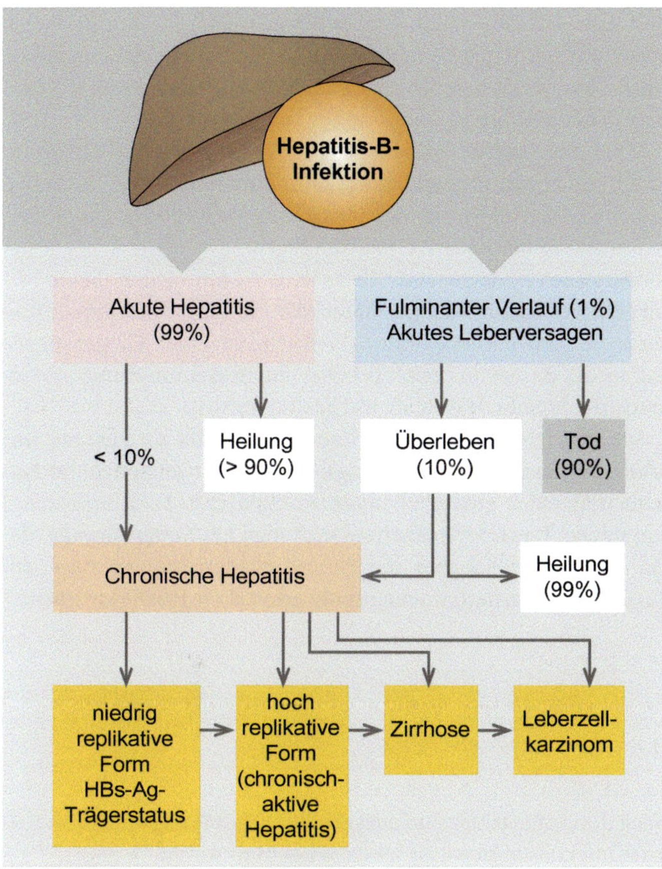

Abb. 2.20 Verlaufsmöglichkeiten der HBV-Infektion [L157]

Entsprechend der Hepatitis A sind auch bei der Serumhepatitis die T-Zellen für die Nekrosen der Leberzellen verantwortlich. Dies bedeutet, dass ein besonders effektiv reagierendes Immunsystem eher zu ausgeprägten Krankheitssymptomen führt, was man in diesem Zusammenhang als positiv deuten kann. Die ebenfalls erscheinenden **Immunglobuline** führen in etlichen Krankheitsfällen zu einer begleitenden **Arthritis**, zu **Exanthemen** oder sogar zu einer **Glomerulonephritis**. Es handelt sich dabei um eine **allergische Reaktion vom Typ III** (Immunkomplex-Allergie, Serumkrankheit), bei der die sich in den Gefäßendothelien ablagernden Antigen-Antikörperkomplexe über eine Komplementaktivierung Schäden verursachen.

Chronische Hepatitis B

Bei **5–10 %** der Erkrankten geht die Hepatitis B in ein chronisches Stadium über (Hepatitis C: > 70 %; Hepatitis A: nie) (➤ Abb. 2.20). Dabei muss unterschieden werden zwischen der **chronisch persistierenden** Form, bei der bei ansonsten gesunden Menschen lediglich das Virus in geringen Mengen im Blut nachweisbar bleibt, und der **chronisch aktiven (aggressiven)** Form, bei der Krankheitssymptome bestehen. Die aktive Form kann sich nach einer Latenzphase oder direkt aus der akuten Erkrankung heraus entwickeln.

Besonders häufig betroffen vom Übergang in die chronische Form sind **immundefiziente** Menschen, u.a. also auch Drogenabhängige oder Dialysepatienten, sowie aus demselben Grund Säuglinge und Kleinkinder. Während im Kleinkindesalter **jede zweite** Hepatitis B in ein **chronisches Stadium** übergeht, beträgt die Rate bei **Neugeborenen**, die sich unter der Geburt infiziert haben, ohne Therapie **nahezu 100 %.**

Die **Letalität** der chronisch aktiven Form ist höher als bei der akuten Hepatitis B. Bei 50 % der Patienten entwickelt sich innerhalb von 5 Jahren eine **Leberzirrhose**, sofern auf eine Therapie verzichtet wird. Letalität und Übergang in eine Zirrhose sind abhängig von der im Blut nachweisbaren Zahl an HB-Viren. Bei jedem 4. Patienten entsteht aus der Zirrhose ein primäres **Leberzellkarzinom**. Das Leberzellkarzinom stellt in den westlichen Ländern einen Anteil von ca. 3 % an allen Karzinomen (in Deutschland etwa 8.000 Fälle pro Jahr), in den Entwicklungsländern mit hohem Bestand an chronisch aktiver Hepatitis B und C jedoch bis zu 40 %.

2

MERKE

Eine chronische Hepatitis ist definitionsgemäß eine Hepatitis, die nach **6 Monaten** noch nicht ausgeheilt ist. Die Unterscheidung zwischen der lediglich **persistierenden** und einer chronisch **aktiven** Form gelingt über das **HBeAg** und die zugehörigen Antikörper (Anti-HBe), alternativ über die gemessene **Viruslast** im Blut.

Diagnostik

Die Diagnose der Hepatitis B erfolgt aus dem Serum durch Bestimmung der **Antikörper** sowie durch Nachweis bestimmter Anteile der Viren selbst (**HBs-Antigen, HBc-Antigen, HBe-Antigen**; ➤ Abb. 2.21). Je nach dem Vorhandensein von unterschiedlichen Virusanteilen sowie den entsprechenden Antikörpern kann zwischen abgeheilten und aktiven, kontagiösen Formen sowie „gesunden" Trägern unterschieden werden.

Dabei gilt **HBeAg** (Umwandlungsprodukt des HBcAg) als wichtigster Parameter zum **Nachweis** einer vorhandenen **Krankheitsaktivität**. Dagegen sind **HBe-Antikörper** (Anti-HBe) als prognostisch **günstiges Zeichen** zu werten. Erscheinen sie bei gleichzeiti-

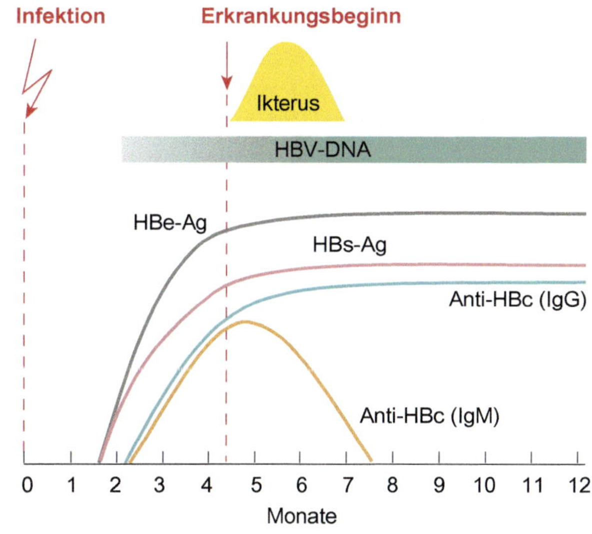

Abb. 2.21 Diagnostik der chronischen Hepatitis B [L157]

gem **Fehlen** von **HBeAg**, kann von einem **genesenen Patienten** ausgegangen werden. **Anti-HBc** persistiert als IgG **lebenslang** und kann zur Bestimmung der Durchseuchungsrate in der Bevölkerung dienen.

HBsAg entspricht der Virushülle. Es erscheint üblicherweise als **erster spezifischer Marker** nach einer Infektion – durchschnittlich 6 Wochen nach der Übertragung des Virus. Es kann auch zum Nachweis einer gegebenen **Kontagiosität** des Patienten dienen. Ist es > 6 Monate nachweisbar, muss von einer chronischen Hepatitis B ausgegangen werden (s. oben). Solche Patienten sind, auch **ohne** den gleichzeitigen **Nachweis von HBeAg**, zumindest **potenziell infektiös**, selbst wenn sie wenige oder keine Symptome zeigen.

Grundsätzlich jedoch wird seit etlichen Jahren bei der Betreuung chronisch infizierter Patienten routinemäßig die **Virus-DNA** (über PCR) **nachgewiesen**. Dies gelingt ab etwa 100 Viren/ml Serum. Die **Viruslast korreliert** mit dem Grad der **Kontagiosität**, sodass die HBe-Konstellation prinzipiell nicht mehr benötigt wird. Es lässt sich also nun sehr einfach (und teuer) in weitgehend genauer Näherung die **Kontagiosität** des Patienten definieren.

In akuten Phasen der Erkrankung sind wie bei jeder Form einer Hepatitis auch die **Transaminasen** (GOT/GPT bzw. ALT/AST) erhöht. Sie erlauben gute Rückschlüsse auf das jeweilige **Ausmaß der aktuellen Leberzellschädigung**, aber selbstverständlich **nicht** auf deren **Ursache**.

MERKE

Da die Hepatitis B in etwa 5 % der Fälle mit einer **Hepatitis D** (➤ Kap. 2.7.3) **kombiniert ist**, die den Verlauf schwerer und komplikationsreicher gestaltet, ist im Zusammenhang grundsätzlich an eine diesbezügliche Abklärung zu denken.

Impfung

Die HB-Impfung mit der gentechnologisch hergestellten **Virushülle (HBsAg)** ist ausgesprochen nebenwirkungsarm und schützt in der Regel wirksam vor der Erkrankung. Seit 1995 gehört sie zu den von der STIKO allgemein empfohlenen Impfungen und wird bereits im 1. Lebensjahr insgesamt 4-mal verimpft. Auffrischimpfungen in späteren Jahren werden vom gemessenen Antikörper-Titer im Serum abhängig gemacht. Bestimmt wird dabei dann das Anti-HBs. Etwa 5 % der Impflinge bilden zunächst kein Anti-HBs **(Nonresponder)**, reagieren aber häufig doch noch auf wiederholte Impfungen. Soweit der anlässlich der Meldungen übermittelte Impfstatus eine Beurteilung zulässt, kann man davon ausgehen, dass bis zu 1 % der 3–4-mal Geimpften keinen ausreichenden Schutz entwickelt hat. Die nicht immer ausreichende Reaktion auf das **HBs** der Hülle entspricht allerdings auch der Situation bei einer akuten Infektion, bei der ebenfalls in einem Teil der Fälle **kein Anti-HBs gefunden wird**.

Bei unklarem Impfstatus kann ein potenzielles Impfresultat problemlos von einer zurückliegenden Infektion abgegrenzt werden: Ist nur Anti-HBs positiv, entspricht dies dem Ergebnis einer erfolgreichen Impfung. Ist dagegen **zusätzlich Anti-HBc** nachweisbar, war der Patient in der Vergangenheit infiziert. Auffrischimpfungen sind dann selbstverständlich überflüssig, weil die **Immunität** nach überstandener Hepatitis **vollständig** ist, auch wenn selbst in diesen Fällen sehr wahrscheinlich ein Teil der Hepatozyten durch HB-Proviren „infiziert" bleibt.

Man sollte aufgrund des nicht ganz zweifelhaften Impferfolgs im Anschluss an die abgeschlossene Grundimmunisierung vorsichtshalber den Anti-HBs-Titer aus dem Serum bestimmen, um die Immunreaktion bei Bedarf vervollständigen zu können. Das gilt besonders auch für angehende Therapeuten! Man wird in diesen Fällen gewissermaßen so lange impfen, die Antikörper bestimmen und wieder impfen, bis der Schutz ausreichend ist. Diese Vorsichtsmaßnahme ist ansonsten nur noch bei der **Rötelnimpfung** im Gebrauch, jedenfalls bei Frauen mit Kinderwunsch.

Die sofortige Impfung, **simultan** sowohl **aktiv** als auch mit **Immunglobulinen (Passivimpfung)**, wird für Ungeschützte im Anschluss an einen **entsprechenden Kontakt** (z.B. Nadelverletzung) empfohlen. Dieselbe Maßnahme trifft man bei **Neugeborenen**, deren Mütter im Rahmen der Mutterschaftsrichtlinien nach der **32. Schwangerschaftswoche** positiv getestet (→ HBsAg) wurden.

MERKE

Es ist zu beachten, dass neben der Hepatitis B nur noch bei Tetanus und Tollwut im Verletzungs- bzw. möglichen Ansteckungsfall **Simultanimpfungen** möglich sind und empfohlen werden.

Nach durchgemachter und ausgeheilter Erkrankung besteht wie bei jeder infektiösen Hepatitis **lebenslange Immunität**.

Therapie

Die Therapie der **akuten Hepatitis B** ist rein **symptomatisch**, jedenfalls solange keine fulminant verlaufende Form vorliegt.

Bei der **chronisch aktiven Form** werden, als Monotherapie oder kombiniert mit **Interferon-α**, **virustatisch** wirksame Medikamente wie Lamivudin (Zeffix®) bzw. vor allem die modernen Nachfolgepräparate eingesetzt, die unter jahrelanger Therapie durchaus beachtliche Erfolge zeigen, nach dem Absetzen aber Rezidive zumeist auch nicht verhindern können. Darüber hinaus weisen sie Resistenzentwicklungen auf, wie sie für Antibiotika typisch sind. Insgesamt werden mit den derzeit verfügbaren Nukleotid-Analoga nur in **maximal 10 %** aller Fälle echte **Heilungen** erreicht, sodass diese Therapien in 90 % aller Fälle eher als **Dauertherapie** zu verstehen sind, bei immerhin guter Verträglichkeit. Sofern in Stadien der Zirrhose eine Lebertransplantation erwogen wird, muss diese medikamentös gezielt vorbereitet werden, weil andernfalls das Transplantat umgehend wieder infiziert wird.

Das Problem einer endgültigen Ausheilung besteht wie erwähnt in den ruhenden **Proviren**, also der in die DNA der Wirtszelle integrierten Virus-DNA. Es kann passieren, dass aus dem Serum weder virale DNA noch HBsAg und HBcAg nachweisbar sind und die Antikörperkonstellation mit Anti-HBc und Anti-HBs zusätzlich die Ausheilung sozusagen beweist. Und dass viele Jahre später, v.a. unter immunsuppressiver Therapie einer malignen Erkrankung, aus diesen Proviren heraus doch wieder ein Rezidiv erscheint.

MERKE

Bei einer **akuten Hepatitis B**, die zügig und komplikationslos ausheilt, ist das HBV zumindest in einem Teil der Fälle wohl tatsächlich aus dem Organismus eliminiert. Zumindest jedoch ist das spezifische Immunsystem so ausgeprägt aktiviert, dass ein späteres Rezidiv weitgehend unmöglich geworden ist.
Dagegen ist bei einer chronischen, aktiven oder persistierenden Hepatitis B, die im Verlauf einer erfolgreich durchgeführten Therapie anhand der Serumparameter ausgeheilt scheint, zumindest theoretisch noch Jahre oder Jahrzehnte später ein **Rezidiv möglich**, auch wenn dies nur sehr selten und nur bei einem desolaten Immunsystem in Frage kommt.

Meldepflicht

Meldepflicht besteht nach **§ 6 IfSG** bereits bei **Verdacht**.

Hepatitis B als Berufskrankheit

Die Hepatitis B wird wie jede Hepatitis bzw. ganz pauschal jede Infektionskrankheit als **Berufskrankheit** bei Personen im Gesundheitsdienst **anerkannt**, sofern eine Übertragung auf diesem Wege möglich ist. Die Erkrankung gilt trotz verfügbarer und auch genutzter Impfung nach wie vor als **wichtigste berufsbedingte Infektionskrankheit** im Gesundheitswesen – vor der Tuberkulose und den Hepatitiden A und C.

Zusammenfassung

Hepatitis B

Verursacht durch das **Hepatitis-B-Virus (HBV)**

Übertragungswege
- Körperflüssigkeiten (sexuelle Kontakte, Blutprodukte, diaplazentar)

Inkubationszeit
- 1–6 Monate (zumeist 2–3 Monate)

Symptome
- ⅓ inapparent
- ⅓ mild oder unspezifisch
- ⅓ ikterische Form – evtl. mit zusätzlichen Symptomen wie Arthritis, Exanthemen oder Glomerulonephritis

Komplikationen
- akute Letalität knapp 1 %
- Übergang in die chronische Form (5–10 %)

Diagnostik
- akute Form: anti-HBc (als IgM), HBsAg und Transaminasen
- chronisch aktive Hepatitis B: virusspezifische Antigene – v.a. HBeAg (> 6 Monate)
- Messung der Viruslast im Serum

Therapie
- Akutfall: rein symptomatisch
- chronische Form: Virustatika

Impfung
- 4-mal im 1. Lebensjahr, Auffrischimpfungen, später nach Antikörpertiter (STIKO), Simultanimpfung bei Bedarf (Neugeborene, Nadelverletzung)

Meldepflicht
- nach § 6 IfSG (nur die akute Erkrankung)

Behandlungsverbot
- ja

2.7.3 Hepatitis D

In einem kleinen Teil der Fälle von **Hepatitis B** (weltweiter Anteil ca. 5 %) kommt es zu einer **zusätzlichen Infektion** (gleichzeitig oder später) mit einem kleinen RNA-Virus, das für sich alleine **nicht infektiös** ist, weil es das HBV für seine eigene Replikation benötigt (➤ Abb. 2.22). Dieses stellt ihm gewissermaßen die **Hülle** zur Verfügung. Die Übertragungswege entsprechen dem HBV.

Diese **Superinfektion** wird als **Hepatitis D** bezeichnet. Sie **verstärkt die Symptome** der Hepatitis B. Akute Sterbefälle und Übergänge in eine chronisch aktive Form werden sehr viel häufiger, ebenso die Ausbildung einer Leberzirrhose und in der Folge eines Karzinoms. Nach der Zahl der Meldungen kommt es in Deutschland lediglich zu rund 20 Fällen pro Jahr (bis 2006). Ab 2008 waren es sogar nur noch jeweils 7 Meldungen. Inzwischen ist die Infektion wieder häufiger. So gab es im Jahr 2012 44 gemeldete Fälle, von denen allerdings analog zur Meldesituation bei der Hepatitis B nur die 18 Fälle statistisch erfasst wurden, die „so krank waren, dass sie die Referenzdefinition erfüllten".

HINWEIS DES AUTORS

Es ist nicht notwendig, dass dies irgendjemand versteht. Im Jahr 2015 wurde es jedoch analog z.B. zur Hepatitis B auch für das RKI unverständlich, sodass seither Falldefinitionen gelten, die der **eigentlichen Situation entsprechen**.

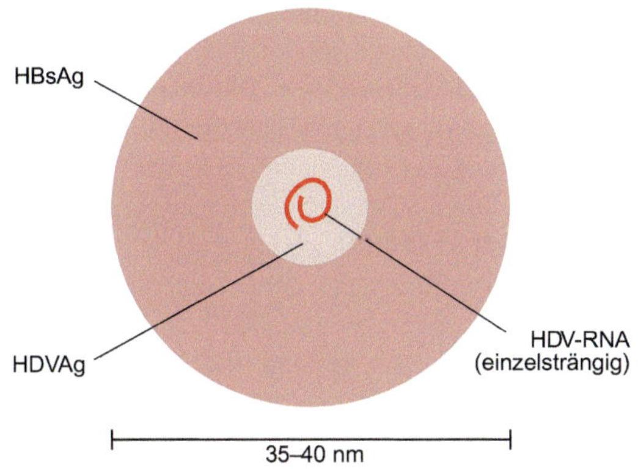

Abb. 2.22 Hepatitis-D-Virus mit HBsAg der Hülle [L112]

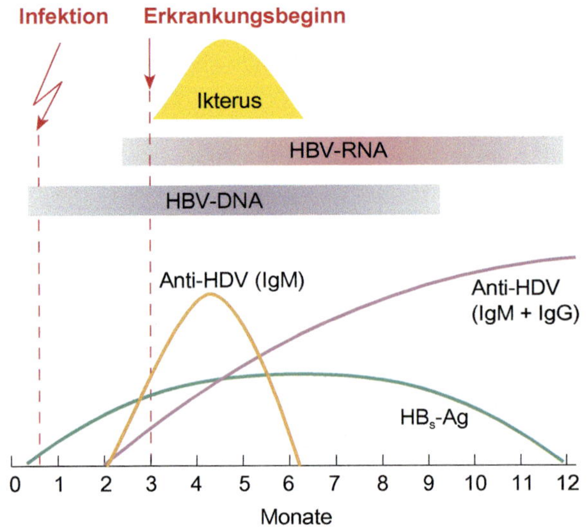

Abb. 2.23 Diagnostik der Hepatitis D [L157]

Seit 2015 stimmen also nun zahlenmäßig Erkrankte und Gemeldete überein. Danach gab es 2015 **21** und 2016 **33 Meldungen** einer Hepatitis D. Es handelt sich damit unverändert um die mit Abstand **seltenste Form** einer spezifischen Hepatitis des Menschen, was wohl mit ihrer Koexistenz zur Hepatitis B zusammenhängt.

MERKE

Die Hepatitis D gibt es ausschließlich auf dem Boden einer bereits bestehenden Hepatitis B. Damit schützt die HBV-Impfung auch vor einer HDV-Infektion.

Diagnostik und Therapie

Die Diagnostik ergibt sich aus ➤ Abb. 2.23. Therapiert wird die zugrunde liegende Hepatitis B (➤ Kap. 2.7.2).

2.7.4 Hepatitis C

Das Virus der Hepatitis C **(HCV)** kommt nur beim **Menschen** vor. Seine Erbanlage besteht aus RNA. Übertragen wird es auf denselben Wegen wie das B-Virus, primär also bei **Transfusionen** (häufigste Form der Transfusions-Hepatitis) oder über **unsterile Geräte**, seltener auch durch **Geschlechtsverkehr**. Die **diaplazentare Übertragung** ist mit ca. 3 % Wahrscheinlichkeit weniger häufig als bei der Hepatitis B, führt dann aber nahezu immer zu einer chronischen Hepatitis des Kindes. Durch Stillen entsteht ein nur minimales Risiko.

Die **Kontagiosität** ist deutlich **geringer** als beim B-Virus. Trotzdem liegt die Durchseuchungsrate der Bevölkerung in Deutschland inzwischen bei > **1 %** – mit bis zu **5.000** gemeldeten **Neuerkrankungen** pro Jahr und einem Bestand von ca. **500.000 chronisch Infizierten**. In den letzten 3 Jahren gab es einen Rückgang an Meldungen von knapp 6.000 (2014) über knapp 5.000 (2015) auf aktuell **(2016)** noch etwa **4.400 Fälle**. Trotzdem stellt die Hepatitis C immer noch die **häufigste Hepatitis-Form** überhaupt dar, was hauptsächlich in der fehlenden Impfmöglichkeit begründet sein dürfte. Auch die chronische Hepatitis C ist demzufolge längst häufiger als die B. Immerhin hat die inzwischen erfolgreiche Therapie dazu beigetragen, dass auch der Bestand trotz der Neuinfektionen rückläufig ist. Inwieweit dies mit der aktuell rückläufigen Zahl an Meldungen zusammenhängt, bleibt abzuwarten.

Die WHO rechnet weltweit mit etwa **150 Millionen** Menschen, die **chronisch** infiziert sind, in der EU mit 8 Millionen. Die **Risikogruppen** entsprechen denen der **Hepatitis B**, passend zu den **identischen Übertragungsmodalitäten**.

HINWEIS DES AUTORS

Hinsichtlich der Zahl der gemeldeten Fälle und der zugrunde liegenden Referenzdefinitionen ist festzuhalten, dass im Gegensatz zur Hepatitis B auch die inapparent erkrankten, „lediglich" infizierten Personen (75 %!) in die Meldestatistik aufgenommen wurden. Die Neubewertung der Falldefinitionen im Jahr 2015 betrifft jedoch auch die Hepatitis C insofern, als seither **alle** Meldungen den Referenzstatus erfüllen, die anhand der Antikörper bei einem Patienten **erstmals** übermittelt wurden. Das bedeutet, dass sich auch Patienten darunter befinden, die bereits länger infiziert sind und erst jetzt auffällig wurden. Doch dürfte sich das deshalb ausgleichen, weil zahlreiche Erstinfizierte aktueller Jahre ebenfalls erst in Folgejahren registriert werden.

MERKE

Die Relation zwischen akut entstandenen Hepatitiden C und B liegt in Deutschland derzeit (2016) annähernd bei 1:1, mit „leichten Vorteilen" für die C. Dies dürfte sich in den kommenden Jahren noch weiter zur Hepatitis C verschieben, weil es für diese Form keine Impfung gibt und weil die Zahl an Asylsuchenden, die den Anstieg bei der B mitverursacht hatten, geringer wird.

Symptomatik

Die **Inkubationszeit** liegt mit 2 Wochen bis zu 6 Monaten **(durchschnittlich 1–2 Monate)** im Bereich der Hepatitis B bzw. zwischen der A (1 Monat) und der B (2–3 Monate). Die akute Erkrankung verläuft zumeist recht milde. Besonders bei der Hepatitis C gibt es eine **große Zahl** an Infektionen (75 %!), die **inapparent** oder lediglich als leichter „grippaler Infekt" verlaufen. Die akute Letalität liegt bei < 1 % der Infizierten.

Die Krankheit heilt nur bei etwa 25 % der (sichtbar oder inapparent) Infizierten vollständig aus. Wesentlich bei der Hepatitis C ist also die **ungewöhnlich häufige Entstehung der chronischen Form:** Etwa **75 %** aller Infizierten entwickeln eine chronische Hepatitis C, wobei zumeist über viele Jahre nur sehr leichte und unspezifische oder – bei 30 % – gar keine Krankheitserscheinungen bestehen!

Die **Erhöhung der Transaminasen** ist in der Regel nur **wenig ausgeprägt** oder sie fehlt über lange Zeiträume sogar ganz; zumindest überschreiten sie in diesen Fällen nicht den wie üblich sehr weit gefassten Referenzbereich. Dies hat allerdings **keine prognostische Bedeutung** hinsichtlich des Ausgangs: Mindestens 20 % aller Infektionen durch das HCV münden nach einem Zeitraum von ca. 15–20 Jahren bei fehlender Therapie in eine **Leberzirrhose. Leberzellkarzinome** sind häufig.

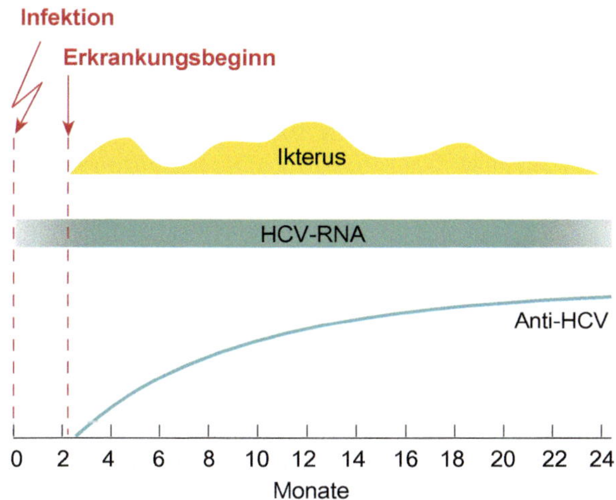

Abb. 2.24 Diagnostik der Hepatitis C [L157]

Diagnostik

Die Diagnose erfolgt über die **Serumantikörper** sowie die **Virus-RNA**, wobei keine Laborparameter zur Verfügung stehen, die zur schnellen Abgrenzung der chronischen von der akuten Form dienen könnten. Zusätzlich besteht ein **diagnostisches Fenster** bei einem Teil der Infizierten, weil die Antikörper erst 3–4 Monate nach der Infektion nachweisbar werden (➤ Abb. 2.24). Die Problematik der unzuverlässigen Unterscheidung zwischen akut und chronisch Infizierten führt dazu, dass auch chronisch Infizierte in der Meldestatistik auftauchen, sofern der Labornachweis erstmals erfolgte (s. oben).

Impfung

Eine Impfung gegen Hepatitis C ist **nicht erhältlich** (bisher nur gegen Hepatitis A und B). Die wesentliche Ursache hierfür ist darin zu sehen, dass das Virus leicht mutiert und in nicht weniger als 6 Geno- und zahlreichen Subtypen vorkommt. In Deutschland dominiert der Genotyp I.

Therapie

Über mehrere Jahrzehnte führte die Behandlung chronischer Fälle durch **α-Interferon** nur bei einem Teil der Betroffenen zu einer vorübergehenden Besserung. Später kombinierte man für 6–12 Monate Interferon mit Ribavirin, einem **Virustatikum** (mit teilweise erheblichen Nebenwirkungen), wodurch erstmals wenigstens in gewissem Umfang anhaltende Heilungen möglich wurden.

Neuerdings stieg bei den modernen Präparaten wie z.B. **Sofosbuvir** die Erfolgsrate auf über 90 %, bei der akuten Infektion sogar auf 98 %. Die aktuellen Therapieregime sind so effektiv, dass man ganz ohne Interferone und trotz deutlich verkürzter Therapiedauer auf etwa 2–3 Monate und besserer Verträglichkeit **dauerhafte Heilungsraten von ca. 96 %** erreicht – überwiegend selbst bei Patienten mit bereits manifester Leberzirrhose. Die Fortschritte der Medizin auf vielerlei Gebieten sind tatsächlich überaus faszinierend für Therapeuten, die seit Jahrzehnten in das Geschehen eingebunden sind und die früheren Hoffnungslosigkeiten miterleben mussten.

Allerdings hat auch diese Medaille eine Kehrseite: Die Kosten für die modernen Kombinationstherapien stiegen auf eine Größenordnung von 200.000 Euro pro Patient (beispielsweise kostet eine einzige Tablette Sofosbuvir 700 Euro), sodass das Gesundheitssystem in Verbindung mit ähnlich teuren Therapien z.B. bei malignen oder autoimmunen Erkrankungen finanziell selbst in den westlichen Ländern zunehmend überfordert ist. Manchen erscheint es so, als teste die Pharmaindustrie derzeit die finanzielle Belastbarkeit der Gesellschaften westlicher Länder aus. Für die Zukunft ist immerhin damit zu rechnen, dass die Kosten ganz erheblich sinken werden, sobald die Patente ausgelaufen sind bzw. die Hersteller ihre enormen Entwicklungskosten eingespielt haben.

Zu beachten ist, dass die **Immunität** nach ausgeheilter Erkrankung wie bei allen Virus-Hepatitiden **vollständig** ist, sich in diesem Fall jedoch nur auf den betreffenden **Subtyp** bezieht. Es ist von daher zumindest theoretisch möglich, **mehrmals** an einer **Hepatitis C** zu erkranken!

Meldepflicht

Meldepflicht besteht nach **§ 6 IfSG** bereits bei **Verdacht**.

Zusammenfassung

Hepatitis C

Verursacht durch das **Hepatitis-C-Virus** (HCV), in Deutschland nach der Zahl der Meldungen häufigste Form einer Hepatitis

Übertragungswege

- Körperflüssigkeiten (sexuelle Kontakte, Blutprodukte, diaplazentar)
- entsprechend dem HBV, aber mit deutlich geringerer Kontagiosität

Inkubationszeit

- 2 Wochen bis 6 Monate (zumeist 1–2 Monate)

Symptome

- meist inapparenter Verlauf (75 %)
- nur in 25 % Symptome einer Hepatitis

Komplikationen

- in ¾ aller Fälle Übergang in die chronische Form

Diagnostik

- akute Form: anti-HCV und Transaminasen
- chronische Hepatitis C: Nachweis der Viruspersistenz, mit oder ohne Transaminasenerhöhung

Therapie

- bei der akuten und chronischen Form Virustatika-Kombinationen
- ungewöhnlich hohe Ausheilungsrate von > 95 %

Impfung

- keine

Meldepflicht

- nach § 6 IfSG

Behandlungsverbot

- ja

2.7.5 Hepatitis E

Auslöser ist ein kleines unbehülltes RNA-Virus, das in etlichen Eigenschaften **große Ähnlichkeiten** mit dem **Virus der Hepatitis A** zeigt. Vom Übertragungsweg **(alimentär)** über die Verursachung von Epidemien (bekannt zunächst für Indien, Afrika und Mexiko) bis hin zu Verlauf und dem (üblicherweise) **Fehlen chronischer Verlaufsformen** bestand in früheren Jahren, als man die wahre Bedeutung dieser Hepatitis noch nicht kannte, Übereinstimmung. Auch die **Inkubationszeit** ist mit etwa **2–8 Wochen** (im Durchschnitt **6 Wochen**) weitgehend identisch. Insofern erschien die Hepatitis E gewissermaßen (früher als Merksatz geeignet) als „indisch-mexikanische Hepatitis A" – mit lediglich etwas **höherer Letalität.**

Das Virus wurde erst 1983 entdeckt, weshalb man bei der Hepatitis E lange von einer neu aufgetretenen Erkrankung ausging. Erst aktuell hat man in retrospektiven Untersuchungen festgestellt, dass es bereits in den Jahren nach dem 2. Weltkrieg zu **großen epidemischen Ausbrüchen** in verschiedenen Ländern kam, u.a. in Indien und China.

Aktuell geht man nun davon aus, dass einheimische Infektionen mit dem Hepatitis-E-Virus **(HEV)** weit überwiegend (2016: in 85 %) **in Deutschland selbst** erworben werden, das HEV also in den westlichen Ländern **endemisch verbreitet** ist. Man rechnet nach Erhebungen in verschiedenen Ländern (Bestimmung der Antikörper) in Europa einschließlich Deutschland mit einer **Durchseuchungsrate** von **mindestens 15 %**. Jeder 6. Deutsche soll demnach im Verlauf seines Lebens eine Infektion erleiden. Damit ist aus heutiger Sicht die **Infektion** mit dem HEV **häufiger als jede weitere Infektion** durch spezifische Hepatitisviren!

Ursache ist das Vorkommen des Virus **auch im Tierreich** – u.a. bei Haus- und Wildschweinen, Kaninchen und Rotwild mit gegenüber dem menschlichen Virus identischem Subtyp. Allerdings gilt dies nur für die Infektionen in den westlichen Ländern, während die in Asien, Afrika oder z.B. Mittelamerika vorherrschenden Subtypen (Genotyp 1 und 2) menschenspezifisch zu sein scheinen – mit einem dem HAV entsprechenden Infektionsweg (fäkal-oral). Nochmals abweichende Subtypen lassen sich bei einer Vielzahl weiterer Tierarten nachweisen, u.a. auch bei Ratten, Rindern, Füchsen, Vögeln und Fledermäusen, doch spielt dies hinsichtlich menschlicher Infektionen wahrscheinlich keine Rolle.

Die Aufnahme des HEV in den menschlichen Wirt erfolgt in **Deutschland** über **Tierkontakte** (nachgewiesen für Schweine) bzw. sehr wahrscheinlich **überwiegend alimentär**, im Gegensatz zur Hepatitis A **unabhängig** von **menschlichen** Verunreinigungen und mit einem Schwerpunkt auf unzureichend erhitztem Fleisch vom **Haus- oder Wildschwein.** Beispielsweise sind **3 %** aller **Schweine** zum Schlachtzeitpunkt **akut infiziert.**

Nur eine vergleichsweise geringe Anzahl der Infektionen wird im Ausland als **Reisekrankheit** erworben. Noch seltener erfolgt die Infektion über **Bluttransfusionen.** Die **diaplazentare Übertragung** scheint in den westlichen Ländern nicht allzu häufig zu sein, gefährdet dann jedoch Mutter und Kind. Grundsätzlich möglich ist natürlich auch in den westlichen Ländern eine Infektion analog zur Hepatitis A direkt oder indirekt über kontaminierte Nahrungsmittel **am HEV-Infizierten**, weil das Virus mit dem Stuhl ausgeschieden wird. Damit gilt letztendlich für das **HEV** dieselbe **alimentäre Übertragung** wie für das **HAV** – mit dem Unterschied, dass das HAV menschenspezifisch ist und das HEV eine **Zoonose** darstellt.

Eine Übertragung von HEV im Rahmen einer **Transfusion** ist nur im zeitlichen Zusammenhang mit einer akuten Infektion des Spenders möglich, weil es bei gesunden und immunkompetenten Spendern praktisch **keine chronischen Verläufe** gibt. Ungeachtet dieser Voraussetzung wurden bei einer groß angelegten englischen Untersuchung in **0,03 %** aller Blutproben **HE-Viren nachgewiesen**, sodass eine Infektion auf diesem Weg möglicherweise keine Rarität darstellt. Dies ist natürlich **kein Hinweis** auf die Existenz **chronischer** Verläufe, denn ein Virusnachweis in **3 von 10.000 Blutproben** entspricht ja auf akute Infektionen umgerechnet eher der hohen Durchseuchung der Menschen auch in den westlichen Ländern. Dass Blutproben trotzdem nicht routinemäßig auf das HEV kontrolliert werden, wird mit der **geringen Virulenz** des Virus begründet. Andererseits sind gerade die Patienten, die auf Transfusionen angewiesen sind, nicht so selten immun*in*kompetent und deshalb durchaus gefährdet. Ergänzt werden soll, dass Blut*produkte* wegen ihrer Aufbereitung davon nicht betroffen sind.

Übertragungswege:

- Tierkontakte (v.a. Haus- und Wildschweine)
- alimentär aus unzureichend erhitztem Fleisch (Innereien, Mett, Rohwurst) überwiegend vom Schwein (Hauptweg)
- direkter oder indirekter Kontakt (fäkal-oral) zu menschlichen Infizierten
- Blut und Blutprodukte (wahrscheinlich sehr selten)
- diaplazentar (besonders häufig in Entwicklungsländern)

MERKE

Der in den westlichen Ländern endemische Subtyp des HEV stellt als **Zoonose** die große **Ausnahme** unter den menschlichen Hepatitiden dar, die ansonsten allesamt menschenspezifisch sind, also nur direkt oder indirekt am Menschen erworben werden können.

Symptomatik

Die Mehrzahl aller Infektionen verläuft **inapparent** oder so **mild**, dass mangels ausreichender Hinweise keine Diagnostik erfolgt. **Spezifische Symptome** entstehen bei rund **⅓ der Infizierten** und entsprechen einschließlich **Ikterus** denjenigen einer jeden Hepatitis. Allerdings scheint das Virus zusätzlich eine gewisse Affinität zu neurologischem Gewebe aufzuweisen, weil sporadisch unterschiedliche **neurologische Symptome** entstehen – besonders auffallend auch ein **Guillain-Barré-Syndrom.** Dieser mögliche Zusammen-

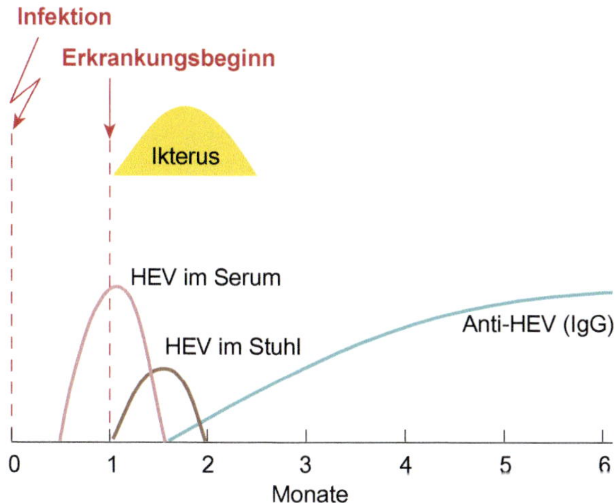

Abb. 2.25 Diagnostik der Hepatitis E [L157]

hang ist besonders wegen der neu erkannten Häufigkeit der Hepatitis E im Zusammenhang mit der unbekannten Ätiologie dieses Syndroms hochinteressant.

MERKE

Überproportional von einer apparenten Hepatitis E betroffen sind **Männer in der 2. Lebenshälfte**. Dies mag mit deren Vorliebe für Schweinefleisch zusammenhängen.

In Deutschland stieg die Zahl gemeldeter Fälle seit den Jahren vor 2006 (ca. **50 Meldungen/Jahr!!**) beständig immer weiter an. 2012 wurden 387 Erkrankungen (mit 1 Todesfall) registriert. **2014** kam es dann gegenüber 2012 beinahe zu einer Verdoppelung der Meldungen auf **670 Fälle**. **2015** waren es bereits **1.246** und aktuell **(2016)** wurden **2.000 Fälle** registriert. Laut RKI sind die zunehmenden Meldungen jedoch **nicht** auf eine **Zunahme** der Erkrankungen zurückzuführen, sondern auf die **zunehmende Sensibilisierung** der Ärzteschaft. Das Institut weist deshalb ausdrücklich darauf hin, bei der Abklärung einer Hepatitis auch an das HEV zu denken und nicht nur an HAV, HBV und HCV, wie dies lange Jahre üblich war.

Der Zusammenhang scheint weltweit noch ausgeprägter zu gelten als für Europa, denn nach neuesten Zahlen geht die WHO davon aus, dass die Hepatitis E zu den **weltweit häufigsten Formen einer akuten viralen Hepatitis** gehört – mit jährlich > 20 Millionen Infektionen, von denen außerhalb der westlichen Länder 15 % apparent verlaufen. In den asiatischen und afrikanischen Ländern herrschen andere Subtypen des HEV mit etwas höherer Apparenz und Letalität (2 %) als in den westlichen Ländern vor, doch betreffen die weltweit über 65.000 Todesfälle/Jahr in den asiatischen und afrikanischen Endemiegebieten überwiegend **Schwangere und Immunsupprimierte**. Auch in den westlichen Ländern einschließlich Deutschland kann man davon ausgehen, dass es lediglich bei **Vorerkrankungen der Leber** oder bei einer allgemeinen **Immuninsuffizienz** (einschließlich HIV) zu dramatischeren Folgen wie einer massiven Hepatitis bis hin zum akuten Leberversagen und entsprechend erhöhter Letalität kommt.

Besonders gefährdet sind **Schwangere** mit einer extremen Letalitätsrate von bis zu 20 %. Ursächlich dürfte neben den hohen Cortisolspiegeln die gesteigerte Belastung der Leber in der Schwangerschaft sein. **Schwere Verläufe** mit nennenswerter oder sogar (Schwangerschaft) extremer Letalität, teilweise auch als **Besonderheit** der Übergang in eine **chronische Hepatitis E** (bis hin zur Leberzirrhose), finden sich also vor allem bei:

- Vorerkrankungen der Leber
- Menschen mit Immunsuppression, z.B. HIV oder nach Organtransplantation
- Schwangeren

Unter den **2016** registrierten **7 Todesfällen** befanden sich weder Schwangere noch immunologisch auffällige Patienten, sondern hauptsächlich Männer in der 2. Lebenshälfte ohne an das RKI übermittelte Besonderheiten.

Diagnostik, Impfung, Therapie und Meldepflicht

Diagnostik (➤ Abb. 2.25), Therapie und Meldepflicht **entsprechen der Hepatitis A**. Dies gilt auch für den Virusnachweis (mittels PCR) aus dem Stuhl bereits gegen Ende der Inkubationszeit und bis nach dem Abklingen der Symptome anhaltend. Bei schweren oder auch chronischen Verläufen kann entsprechend der Hepatitis C u.a. mit **Ribavirin** behandelt werden.

Eine **Impfung** ist zumindest in Deutschland immer noch **nicht** erhältlich, obwohl sie angeblich bereits 2013 in klinischer Erprobung war. Die wichtigste **Prophylaxe** besteht neben üblichen Hygienemaßnahmen im **Erhitzen von** v.a. **Schweinefleisch** und Wild auf > **70 °C** für mindestens 20 min.

Zusammenfassung

Hepatitis E

Verursacht durch das **Hepatitis-E-Virus** (HEV); alle wesentlichen Parameter entsprechen der Hepatitis A – mit Ausnahme der zusätzlichen Verbreitung des Virus im Tierreich (= Zoonose).

- **Übertragungswege:** fäkal-oral (alimentär, Schmierinfektion), alimentär überwiegend aus tierischen Nahrungsmitteln wie Schwein und Wildschwein, Ansteckung im Ausland vergleichsweise selten
- **Inkubationszeit:** 2–8 Wochen (zumeist 6 Wochen)
- **Symptome:** entsprechend jeder akuten Hepatitis bzw. mehrheitlich inapparent, Letalität sehr gering – bei Immunschwäche oder Vorerkrankungen der Leber bis 3 %, Schwangerschaft bis 20 %, bei Immunschwäche möglicher Übergang in eine schwere **chronische Form**
- **Diagnostik:** Serologie
- **Therapie:** symptomatisch
- **Impfung:** nein
- **Meldepflicht:** nach § 6 IfSG
- **Behandlungsverbot:** ja

2

2.7.6 „Hepatitis G"

Das GB-Virus C wurde in früheren Jahren als Hepatitis-G-Virus bezeichnet. Man ging davon aus, dass es in der Art einer Superinfektion an das **HCV**, seltener an das **HBV** gebunden ist. Das Virus wurde 1995 bei HIV-Patienten entdeckt und später nach den Initialen des Erstinfizierten in **GB-Virus C** umbenannt bzw. zunächst zusätzlich zu **HGV** ergänzt. Vor einigen Jahren erkannte man nun, dass das Virus weder leberspezifisch ist noch für sich alleine überhaupt irgendwelche erwähnenswerten Infektionen erzeugt, obwohl es weltweit in hoher Prävalenz vorzukommen scheint. In Deutschland rechnete man zunächst mit einer Durchseuchungsrate von 1–2 %, später mit 20 % und inzwischen mit 60 %. Da es jedoch überaus **harmlos** ist, offensichtlich keine einzige bekannte Erkrankung auslöst – schon gar keine spezifische Hepatitis – wurde die Definition einer *Hepatitis G* wieder **aufgegeben**.

Bei **HIV-Patienten** hat man in den späten 1990er-Jahren einen **schützenden Effekt** nachgewiesen: Der Übergang vom symptomatischen Stadium ins finale Stadium AIDS erfolgte desto später, je mehr GB-Virus-C im Blut nachzuweisen war. Dementsprechend führte das HI-Virus schneller ins Stadium AIDS und zum Tod bei Patienten, die nicht gleichzeitig mit GB-Virus-C infiziert waren. Der Grund könnte darin bestehen, dass die beiden Viren auf dieselben Wirts-Moleküle angewiesen sind. Noch in den 1990er-Jahren gab es ernsthafte Überlegungen, ob man nicht HIV-Patienten „therapeutisch" mit dem GB-Virus C infizieren solle.

MERKE

In Deutschland werden seit der Herausnahme aus den spezifischen Hepatitis-Viren **keine Erkrankungsfälle** mehr registriert und es gibt auch **keine Meldungen**. Selbst der Labortest zum Nachweis spezifischer Antikörper wurde mangels Interesse wieder vom Markt genommen. Damit erlitt das G-Virus dasselbe Schicksal wie das F-Virus. Es ist nicht bekannt, wie es damit umgeht.

Zusammenfassung

„Hepatitis G"

Wurde scheinbar verursacht durch das (ehemalige) „*Hepatitis-G-Virus*" bzw. das **GB-Virus C** (GBV-C)

- **Übertragungswege:** Körperflüssigkeiten (sexuelle Kontakte, Blutprodukte, diaplazentar)
- **Inkubationszeit:** unbekannt
- **Symptome:** wahrscheinlich keine
- **Diagnostik:** keine Serologie möglich
- **Therapie:** nicht erforderlich
- **Impfung:** keine
- **Meldepflicht:** nein
- **Behandlungsverbot:** nein

2.7.7 Autoimmunhepatitis

In seltenen Fällen kann es **nach** oder **im Rahmen** einer **Virushepatitis**, v.a. beim Vorliegen von **HLA-B8, DR3** oder **DR4**, zu einer Autoimmunhepatitis kommen, bei der verschiedenste **Autoantikörper gegen Lebergewebe** nachweisbar werden. Betroffen sind überwiegend **junge Frauen**. Häufig sind weitere Organe (Schilddrüse, Gelenke) gleichzeitig betroffen. Die Unterscheidung dieser Leberschädigungen von den virusverursachten ist wichtig, weil (nur) in diesen Fällen eine immunsuppressive Therapie möglich und sinnvoll ist, um die Entstehung einer Zirrhose zu vermeiden.

Symptomatik und Prognose

Die Symptome erscheinen zumeist nur sporadisch während einzelner Krankheitsschübe und entsprechen dann denjenigen einer jeden chronischen Hepatitis. Es kommt zu einem **Druckgefühl** oder milden Schmerzen im rechten Oberbauch, zu **Müdigkeit** und **Krankheitsgefühl**, **Übelkeit** mit Erbrechen und **Appetitlosigkeit**. Ein Ikterus ist möglich.

Wie jede chronische Hepatitis geht auch die autoimmune Form ohne Therapie in eine Leberzirrhose und, in weiterer Folge, in ein Leberzellkarzinom über.

Diagnostik

Die Abgrenzung gegenüber den Virushepatitiden erfolgt über die **Autoantikörper** und den fehlenden Virusnachweis, im Zweifelsfall durch eine **Leberbiopsie**.

Therapie

Autoimmunkrankheiten werden mangels geeigneter Alternativen üblicherweise mit **Immunsuppressiva**, u.a. Glukokortikoiden behandelt. Die Prognose ist unter dieser Therapie günstig, muss allerdings lebenslang durchgeführt werden.

Meldepflicht

Für Autoimmunkrankheiten gibt es grundsätzlich weder eine Meldepflicht noch ein Behandlungsverbot.

2.8 Röteln

Die Röteln (**Rubella**, **Rubeola**) sind eine Erkrankung des **Frühjahrs**. Auslöser sind kleine (60 nm) **RNA-Viren** aus der Familie der **Togaviren**. Die Erkrankung kommt nur beim **Menschen** vor. Etwa die **Hälfte** der Infektionen verläuft **inapparent** (Manifestationsindex 0,5). Für die Übertragung ist ein **sehr enger Kontakt** zu einem Infizierten erforderlich (Kontagionsindex etwa 0,5). Sie geschieht dann durch **Tröpfchen-** oder **Schmierinfektion** über die Schleimhäute des Nasen-Rachen-Raums.

Der Kontagionsindex ist also längst nicht so groß wie z.B. bei den Masern. Entsprechend ist auch die Durchseuchungsrate bei Nichtgeimpften keineswegs bereits in der Kindheit abgeschlossen. In früheren Jahren besaßen etliche Erwachsene keine Antikörper, waren also nicht geimpft und nie erkrankt. Dieser Anteil ist dank besserer Aufklärung mit höheren Impfraten v.a. bei jungen Frauen zwischen 18 und 30 Jahren auf einen Anteil von < 1 % reduziert. Schätzungen zufolge gab es in Deutschland noch in den 1990er-Jahren jährlich bis zu 75.000 Rötelnerkrankungen, die sich kontinuierlich immer weiter reduzierten.

Aufgrund der **2013** neu eingeführten **Meldepflicht** können die seitherigen Schätzungen nun konkretisiert werden, soweit die Referenzdefinitionen des RKI dies zulassen. Danach wurden 2015 **21 Erkrankungsfälle** registriert und im Jahr 2016 **30**. In Wahrheit gab es aber z.B. **2016** jenseits dieser 30 Fälle zusätzlich mehr als **100 labordiagnostisch nachgewiesene Rötelninfektionen**, die vom RKI nicht in die Statistik aufgenommen werden konnten, weil „das klinische Bild entweder nicht erfüllt oder unbekannt war". Es steht jedem frei, sich dazu eine eigene Meinung zu bilden. **Rötelnembryopathien** treten seit 2001 nur noch **sehr vereinzelt** auf. Zwischen 2014 und 2016 erfolgten **keine Meldungen**, noch nicht einmal solche, die man nicht werten konnte.

HINWEIS DES AUTORS

Immerhin aber werden vom RKI seit 2015 **Mütter** von Neugeborenen mit einer **Rötelnembryopathie** selbst dann „klinisch-epidemiologisch erfasst, wenn sie selbst keine klinischen Kriterien für die Röteln aufweisen". Bei den Müttern rötelngeschädigter Neugeborener werden demnach nun in der Schwangerschaft durchgemachte Röteln selbst dann anerkannt, wenn sie es versäumen, einen hieb- und stichfesten Nachweis darüber zu führen. Dies kann man mit Bezug auf das RKI nur als revolutionären Schritt, besser als **Quantensprung** bezeichnen.

Symptomatik

Die sichtbare Erkrankung (50 % der Infektionen) beginnt nach einer **Inkubationszeit** von **2–3 Wochen** mit den Zeichen eines **grippalen Infekts**, also Schnupfen, leichtem Fieber um 38 °C, Kopfschmerzen und einer **Konjunktivitis**. Hinweisend auf die Röteln sind ab diesem Stadium neben den Schwellungen der zervikalen Lymphknoten auffallend dicke **Lymphknoten nuchal** bzw. **okzipital** und **retroaurikulär**, später auch generalisiert, wie man dies ansonsten nur noch bei der infektiösen Mononukleose findet. Im Blut besteht eine **Leukopenie** mit **relativer Lymphozytose**. Die Leukopenie (als **Granulozytopenie**) entspricht einer Eigenschaft des Virus und kann (sehr selten) sogar nach der Impfung beobachtet werden. Dies gilt auch für die ebenfalls seltene **Thrombopenie**.

Nach etwa **2 Tagen** (Scharlach nach 1–2, Masern nach 4 Tagen) beginnt das **Rötelnexanthem** im **Gesicht** (+ **Enanthem** des Rachens), um sich von dort aus auf den Körper auszubreiten. Die rosaroten Fleckchen sind größer als beim Scharlach, aber kleiner als bei den Masern (➤ Abb. 2.26). Sie **konfluieren nicht** und sind auch **nicht erhaben** wie bei den Masern.

In seiner Intensität und Ausbreitung ist das Rötelnexanthem in der Regel deutlich **milder** und **flüchtiger** – teilweise kaum erkennbar. Innerhalb von 2–3 Tagen ist es bereits wieder verschwunden. Da es insgesamt weniger typisch ist als die Exantheme bei Masern oder Scharlach und gleichzeitig weitere Viren oder z.B. Arzneimittel ähnliche Exantheme verursachen können, wird es im Alltag nicht so selten **verwechselt**. In unsicheren Fällen sollte man also seine Diagnose durch Bestimmung der spezifischen Antikörper untermauern, auch wenn bereits die typischen Lymphknotenschwellungen die Diagnose wahrscheinlich machen. Seit Einführung der Meldepflicht muss eigentlich in jedem Fall ein ergänzender Labornachweis angestrebt werden, denn ein gemeldeter Verdachtsfall nach § 6 IfSG bedarf der Bestätigung nach § 7, erst recht bei einer Erkrankung, die so häufig fehldiagnostiziert wird wie gerade die Röteln. Dabei könnten Anamnese und/oder Impfausweis eine wertvolle Hilfestellung geben. Eine erinnerliche Rötelnerkrankung oder eine 2-malige Impfung (= Grundimmunisierung) schließen eine aktuelle Erkrankung weitestgehend aus:

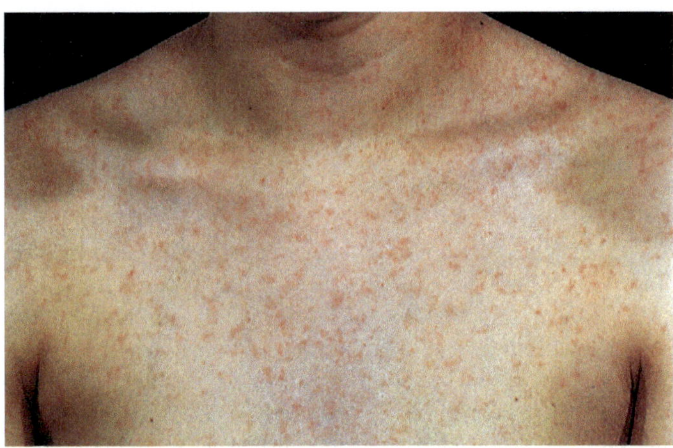

Abb. 2.26 Rötelnexanthem [R132]

MERKE

Etliche Jahrzehnte ging man bei den Röteln von möglichen Rezidiven aus. Heute gilt die **Immunität** nach durchgemachter Erkrankung (auch inapparent) als **vollständig**, eine Zweiterkrankung **wird ausgeschlossen**.

Insgesamt verläuft die Rötelnkrankheit fast immer **sehr mild** und frei von wesentlichen Belastungen. Eine leichte **Splenomegalie** kann bei jedem Zweiten beobachtet werden. Seltener kommt es, v.a. bei erwachsenen Patienten, zu **Arthralgien**, einer **Karditis**, **Bronchitis**, **Thrombopenie**, eventuell **Pneumonie** oder sogar zu einer **Enzephalitis** mit hoher Letalität.

Die **Kontagiosität** der Röteln beginnt in der Inkubationszeit etwa 2 Tage vor Ausbruch der Erkrankung. Spätestens nach dem Abklingen des Exanthems ist eine Ansteckungsfähigkeit nicht mehr gegeben. Offiziell wird die Zeit der Kontagiosität jedoch mit **„7 Tage vor bis 7 Tage nach Auftreten des Exanthems"** angegeben. Diese beliebte Definition birgt reichliche Reserven.

Diagnostik

Die Diagnose erfolgt aus dem Serum (IgM, Anstieg des IgG) oder (selten) durch direkten Virusnachweis mittels PCR. Sie ist wegen der neu eingeführten Meldepflicht zwar sinngemäß erforderlich, wird jedoch nach wie vor sehr häufig nicht erbracht.

Therapie

Eine Therapie erübrigt sich bei den Röteln, würde aber ohnehin nicht zur Verfügung stehen.

Rötelnembryopathie

Die Rötelnembryopathie ist eine Komplikation, die den eigentlich harmlosen Röteln zu ihrem zweifelhaften Ruhm verholfen hat. Infiziert sich eine Schwangere ohne Röteln-Antikörper (auch inapparent) in den **ersten 3–4 Monaten einer Schwangerschaft**, kann das Virus auf den Embryo übertragen werden. Dort führt es zur Infektion, wodurch wahrscheinlich über eine Behinderung der Zellteilungen (durch Interferon) Schäden entstehen (➤ Abb. 2.27). Das Risiko für eine **Embryopathie** beträgt im 1. Schwangerschaftsmonat mindestens 60 %. Danach fällt es bis zum 4. Monat kontinuierlich auf ca. 10 % ab. In Deutschland gibt es seit etlichen Jahren nur noch sehr vereinzelte Rötelnembryopathien (s. oben). 2016 wurde allerdings eine Fehlgeburt registriert.

Symptomatik

Falls es nicht zum **Abort** kommt, entstehen Folgen wie **Retinopathie, Katarakt** oder **Glaukom, Taubheit, Mikrozephalie, Herzfehler** (v.a. offener Ductus botalli), **Anämie** und **verminderte Körperlänge** bei der Geburt. Weitere Schäden sind in Abhängigkeit vom Infektionszeitpunkt möglich.

MERKE
Die klassische **Trias** aus **Katarakt, Taubheit** und **Herzfehler** (Septumdefekt, offener Ductus Botalli) wurde früher als **Gregg-Syndrom** bezeichnet.

Procedere nach Kontakt bzw. bei Infektion

Bei einer akuten **Rötelninfektion in den ersten 3 Monaten einer Schwangerschaft** wurde früher sogar ein **Abbruch** empfohlen. Bei Erkrankung nach dem 4. Schwangerschaftsmonat ist das Risiko für das Kind nicht mehr sehr groß. Manchmal kommt es zu Hörstörungen bis hin zur Taubheit. Eine pränatale Diagnostik kann über den Virusnachweis, z.B. aus Amnionflüssigkeit, erfolgen.

Nach dem **Kontakt** zu einem an Röteln Erkrankten während der ersten Schwangerschaftsmonate wird bei Frauen ohne ausreichenden Antikörpertiter eine **Passivimmunisierung** durchgeführt, welche die Rötelnembryopathie zuverlässig verhindert, sofern sie **umgehend** erfolgen kann. Es wird seit vielen Jahren anlässlich der **ersten Schwangerschaftsuntersuchung** auch eine Bestimmung der **Röteln-Antikörper** durchgeführt, um eventuelle Risiken bei einem späteren Kontakt zu Röteln-Infizierten zu erkennen.

Nachfolgekrankheiten

Extrem selten kommt es Jahre bis Jahrzehnte nach konnataler oder frühkindlicher Rötelnerkrankung, ähnlich der SSPE nach den Masern, zu einer **progressiven Enzephalitis** mit **sehr schlechter Prognose.** Die Erkrankung wird entsprechend der SSPE als Slow-Virus-Infektion angesehen. Diese Zuordnung ist höchstwahrscheinlich fehlerhaft, weil es sich um ein RNA-Virus handelt.

Impfung

Die Schutzimpfung wurde 1974 wegen der damals häufigen Rötelnembryopathie eingeführt. Sie besteht aus einem **attenuierten** (abgeschwächten) **Lebendimpfstoff**, der gut verträglich ist. Allerdings

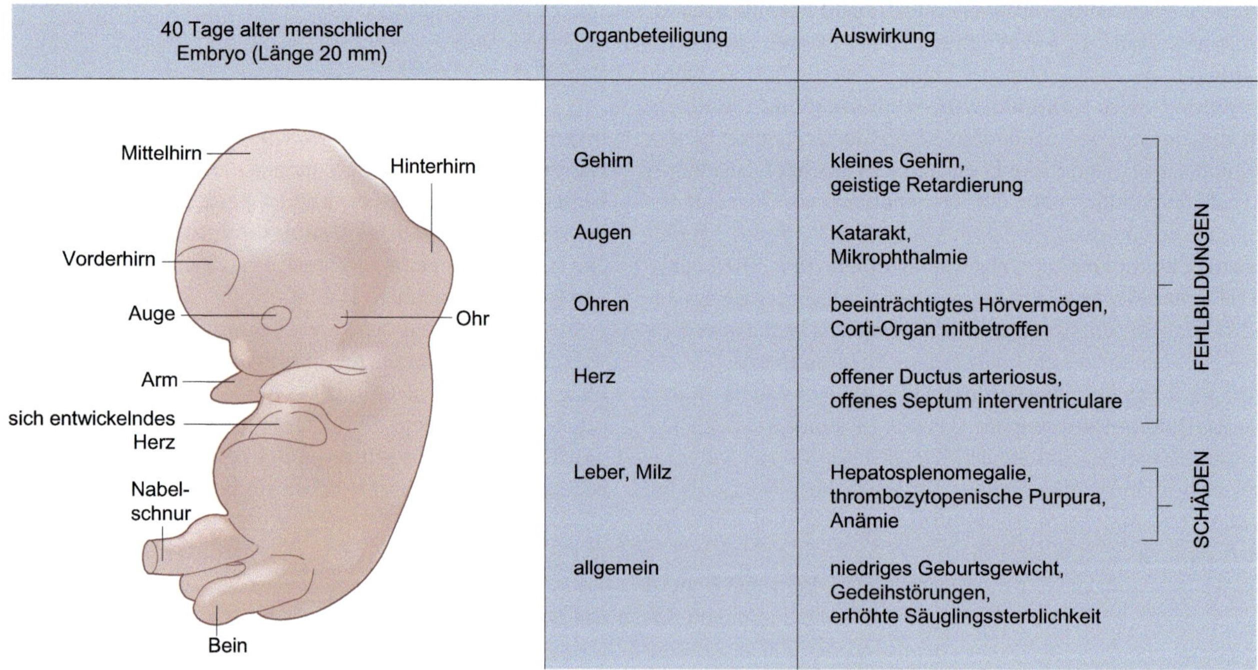

Abb. 2.27 Symptome der Rötelnembryopathie [L157]

entsteht sehr selten, analog zum Wildvirus der Rötelnerkrankung, eine meist reversible Thrombopenie (s. oben).

Im Allgemeinen erfolgt die Impfung gemeinsam mit Masern, Mumps und Varizellen (**MMRV** bzw. getrennt als MMR+V) im **12.–15. Lebensmonat**. Seit etlichen Jahren **muss** die Impfung sogar gemeinsam als MMR erfolgen, weil die Einzelimpfungen gegen Röteln, Masern oder Mumps nicht mehr im Handel sind. Dies ist im Hinblick auf die eventuell nicht benötigten Teilimpfungen unkritisch, erzeugt höchstens einen zusätzlichen Booster-Effekt. Da der Schutz einer einmaligen Impfung vor allem gegenüber Röteln und Masern unzureichend ist, wird seit vielen Jahren eine Auffrischimpfung **vor dem Ende des 2. Lebensjahres** empfohlen (STIKO). Versäumte Impfungen sollten so bald wie möglich nachgeholt werden. Für **Mädchen** wurde früher eine weitere Auffrischimpfung in der **Pubertät** empfohlen, die aber inzwischen als **überflüssig** angesehen wird, jedenfalls bei gut dokumentierter vollständiger Grundimmunisierung.

ACHTUNG

Die Aktivimpfung ist in der Schwangerschaft streng kontraindiziert, obwohl man mit großer Sicherheit weiß, dass das attenuierte Impfvirus keine Embryopathie verursacht. Diese **Kontraindikation** für eine Impfung in der Schwangerschaft betrifft grundsätzlich **alle Lebendimpfstoffe**, während Totimpfstoffe zwar nur bei strenger Indikation angewendet werden sollten, dann aber unproblematisch sind. Hinsichtlich der Influenza besteht dafür sogar eine Empfehlung.

Meldepflicht

(Nichtnamentliche) Meldepflicht bestand bis 2012 nicht für die Rötelnerkrankung, sondern nach § 7 IfSG ausschließlich für die Embryopathie. Dies hat sich nun im Jahr 2013 geändert, weil das von der WHO gesteckte, durchaus anspruchsvolle Ziel, die Röteln mittels aufwendiger Impfprogramme (ursprünglich bis zum Jahr 2015) zumindest in den westlichen Ländern vollständig auszurotten, zuverlässiger Rückmeldungen der Länder bedarf. Aus diesem Grund sind nun auch die Röteln nach **§ 6 IfSG** bereits bei **Verdacht** (Erkrankung und Tod) **meldepflichtig** geworden. Damit wurde gleichzeitig aus der bisher nichtnamentlichen Meldung nach § 7 für die Rötelnembryopathie eine **namentliche Meldung** nach den **§§ 6** (Ärzte und Heilpraktiker) und **7 IfSG** (Laborarzt).

Zusammenfassung

Röteln

Verursacht durch das **Röteln-Virus** (Rubella-Virus)

Übertragungswege
- Tröpfcheninfektion (enger Kontakt)
- Schmierinfektion

Inkubationszeit
- 2–3 Wochen

Kontagionsindex
- 0,5

Manifestationsindex
- 0,5

Symptome
- „grippaler Infekt“
- retroaurikuläre und nuchale Lymphadenopathie, eventuell auch generalisiert mit Splenomegalie
- ab dem 3. Krankheitstag flüchtiges, blasses, nicht konfluierendes Exanthem

Komplikationen
- Thrombopenie
- diaplazentare Übertragung
- Enzephalitis (extrem selten)

Diagnostik
- klinischer Aspekt (nicht immer zweifelsfrei)
- vorsichtshalber, auch wegen der Meldepflicht, spezifische Serologie

Therapie
- symptomatisch

Impfung
- Lebendimpfung 12.–15. Monat, 1 Auffrischimpfung im 2. Lebensjahr (STIKO)

Meldepflicht
- nach § 6 IfSG für Röteln und Rötelnembryopathie

Behandlungsverbot
- ja

2.9 Ringelröteln

Verursacher der (harmlosen) Ringelröteln (**Erythema infectiosum acutum**, sog. 5. Krankheit) ist ein Virus aus der Gruppe der **Parvoviren**. Manchmal kommt es über Tröpfcheninfektionen zu kleineren Epidemien im **Frühjahr** oder **Herbst**. Inapparente Verläufe sind allerdings häufig. Betroffen sind überwiegend ältere Kinder bis zur Pubertät. Die Durchseuchung in den westlichen Ländern ist hoch (bis 80 %).

Symptomatik

Nach einer Inkubationszeit von **1–2 Wochen** kommt es zu **Fieber**, **Krankheitsgefühl** und einem **Erythem**, das zunächst **schmetterlingsförmig** im **Gesicht** (➤ Abb. 2.28) und in der Folge **ring-** bzw. **girlandenförmig** an den **Extremitäten**, schließlich auch am **Rumpf** (➤ Abb. 2.29) in Erscheinung tritt. **Teilweise** besteht **Juckreiz**.

MERKE

Im Gegensatz zu den meisten sonstigen viralen Systemerkrankungen sind weder die Schleimhäute noch die Lymphknoten mitbeteiligt.

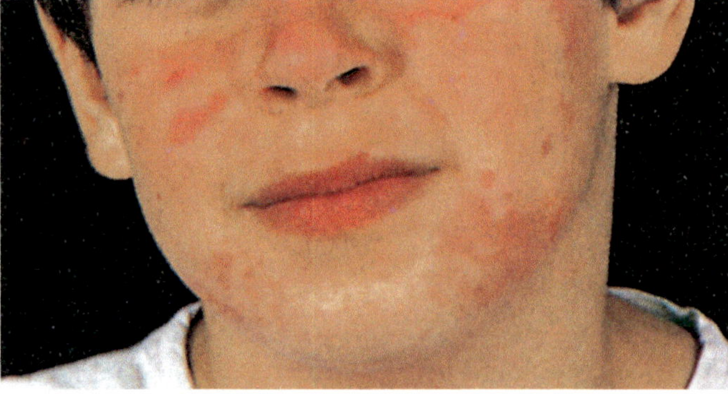

Abb. 2.28 Schmetterlingsförmiges Erythem im Gesicht bei Ringelröteln [R132]

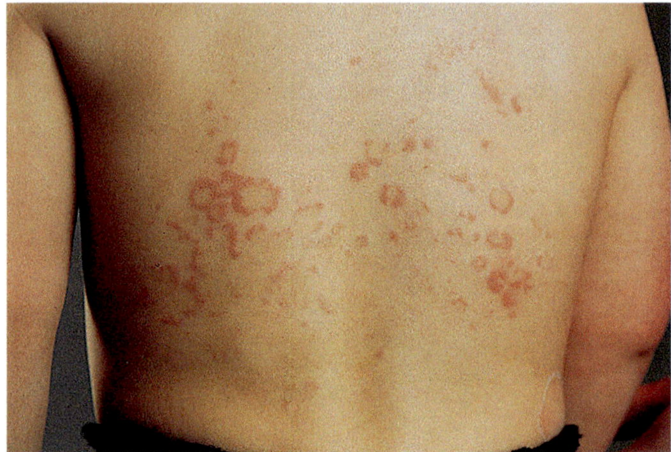

Abb. 2.29 Ring- bzw. girlandenförmiges Exanthem bei Ringelröteln [M552]

Komplikationen

Bei Erkrankung in der **Schwangerschaft** kann als wesentliche Komplikation der Ringelröteln ein **Morbus haemolyticus fetalis** mit möglichem **Abort** entstehen.

Diagnostik

Der Nachweis erfolgt über spezifische Antikörper oder direkten Virusnachweis. Da das Virus eine Affinität zum **Knochenmark** besitzt, kommt es regelmäßig zur vorübergehenden **Anämie** (mit Abfall der Retikulozyten), **evtl.** in Verbindung mit **Leukopenie** und **Thrombopenie**.

Meldepflicht

Es bestehen **keine** Meldepflicht und **kein** Behandlungsverbot. Eine Impfung ist **nicht** erhältlich.

Zusammenfassung

Ringelröteln

Verursacht durch ein Virus aus der Gruppe der **Parvoviren**

Übertragungswege
- Tröpfcheninfektion

Inkubationszeit
- 1–2 Wochen

Symptome
- Fieber
- Krankheitsgefühl
- Exanthem – an Extremitäten und Rumpf girlandenförmig, im Gesicht schmetterlingsförmig
- kein Enanthem
- keine Lymphknotenschwellungen

Komplikationen
- Morbus haemolyticus fetalis (diaplazentare Übertragung)

Diagnostik
- Serologie, meist Anämie, evtl. Thrombopenie

Therapie
- symptomatisch

Impfung
- keine

Meldepflicht
- nein

Behandlungsverbot
- nein

2.10 Mumps

Der Erreger des Mumps (**„Ziegenpeter"**, **Parotitis epidemica**) gehört gemeinsam mit Masern- und Parainfluenzaviren zu den schon recht großen **Paramyxoviren**. Der Mensch ist der **einzige Wirt**, sodass eine Infektion ausschließlich an Erkrankten oder inapparent Infizierten erfolgen kann. Das Virus ist allerdings mit einem Kontagionsindex von 0,4 längst nicht so kontagiös wie z.B. das Masern-Virus. Der **Kontakt** zum Infizierten muss wie bei den Röteln **relativ eng** sein, wobei die Übertragung dann ebenfalls durch **Tröpfcheninfektion** oder über das Nasensekret als **Schmierinfektion** erfolgt. Der Zeitraum der Ansteckungsfähigkeit ist definiert mit **7 Tagen vor bis 9 Tage nach** dem Auftreten der **Parotisschwellung**.

Obwohl rund die **Hälfte** der Infektionen **inapparent** verläuft, kam es in Deutschland in der Vorimpfära v.a. bei Jugendlichen und jungen Erwachsenen wiederholt zu endemischen oder sogar epidemischen Häufungen. Jungen waren häufiger betroffen als Mädchen. Die **Durchseuchungsrate** lag bei **80 %**, was auf die deutlich geringere Kontagiosität im Vergleich zu Masern oder Windpocken hinweist. **Jahreszeitliche Gipfel** gibt es beim Mumps **nicht**, im Gegensatz zu Masern (Winter), Röteln (Frühjahr), Poliomyelitis (Sommer) und zahlreichen weiteren Erkrankungen.

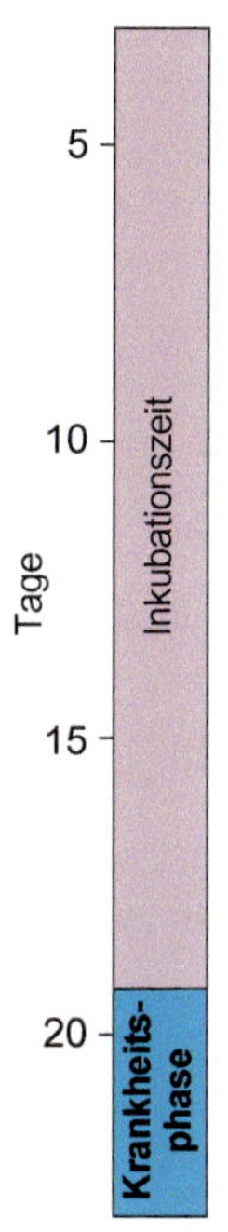

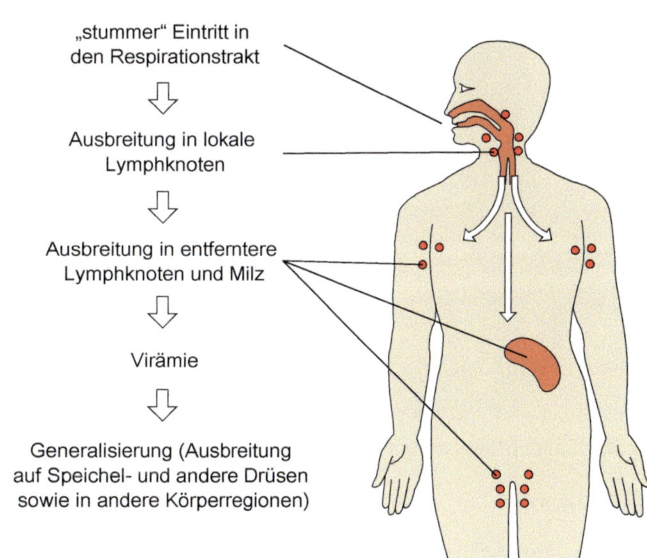

Abb. 2.30 Ausbreitung des Mumps-Virus [L157]

Der Mumps ist eine **Erkrankung** überwiegend **exokriner Drüsen**, soweit dieselben aktiv sind. Die **Inkubationszeit** beträgt **2–3 Wochen**, in der Regel 16–18 Tage. Das Virus vermehrt sich auf den Schleimhäuten und gelangt über Blut und Lymphe in die verschiedensten **Drüsen** (➤ Abb. 2.30). So gut wie immer betroffen sind die **Parotis** (→ Parotitis epidemica) und weitere **Speicheldrüsen**, häufig **Pankreas** und **Schilddrüse** sowie ab der Pubertät auch **Hoden**, **Ovarien** und **Brustdrüse**. In etwa 10 % der Fälle werden die **Meningen** befallen.

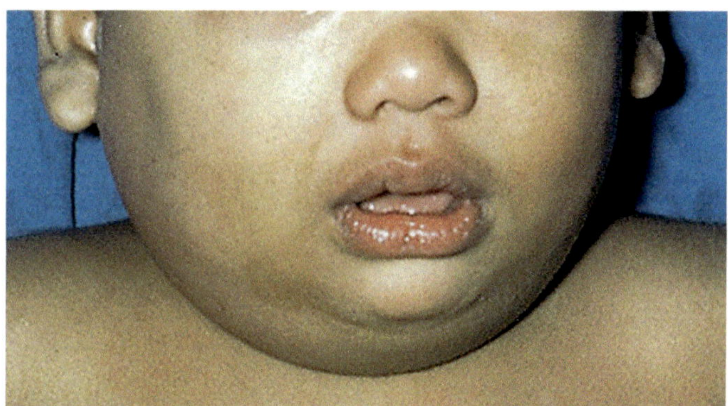

Abb. 2.31 Schwellung der linken Ohrspeicheldrüse (Parotitis) bei Mumps [E325]

Symptomatik

Der Mumps beginnt, sofern die Infektion nicht inapparent verläuft, mit teilweise **hohem Fieber** und einer zunächst **einseitigen Schwellung der Ohrspeicheldrüse** (➤ Abb. 2.31). Die Parotis der Gegenseite folgt meist 2–3 Tage später nach. An der Mündung des Ausführungsgangs in die Wangenschleimhaut entsteht eine Rötung (sog. **Papillitis**; ➤ Abb. 2.32).

Ein typisches Zeichen des Mumps besteht im **Abstehen der Ohrläppchen**, bedingt durch begleitende ödematöse Schwellungen retroaurikulär. **Geschwollen** sind auch die **regionären Lymphknoten** an Hals und Kieferwinkel.

Jedes 10. Kind entwickelt in der 2. Krankheitswoche eine **Meningitis** mit Kopfschmerzen, die aber im Vergleich mit der Masern-Meningitis **harmlos** ist. Extrem selten kommt es zu einer **Meningoenzephalitis**, die Folgeschäden bis hin zur **Taubheit** nach sich ziehen kann.

Die **Pankreasbeteiligung** ist in der Kindheit nicht allzu häufig. Wenn sie (v.a. beim Erwachsenen) auftritt, kommt es zu Übelkeit und Erbrechen. Manchmal entsteht in der Folge ein insulinpflichtiger Diabetes mellitus.

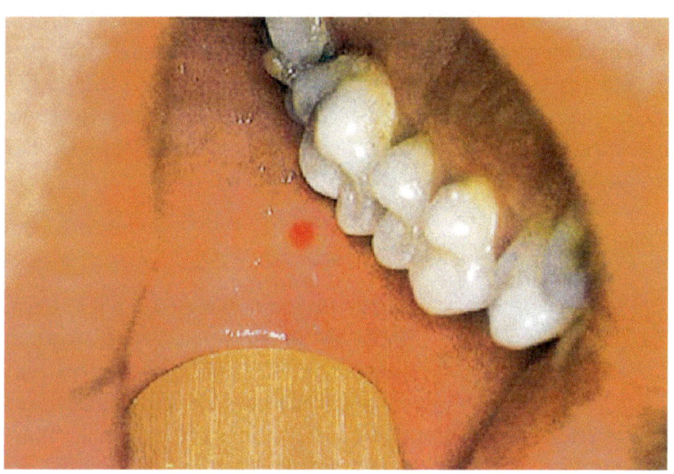

Abb. 2.32 Papillitis bei Mumps [E397]

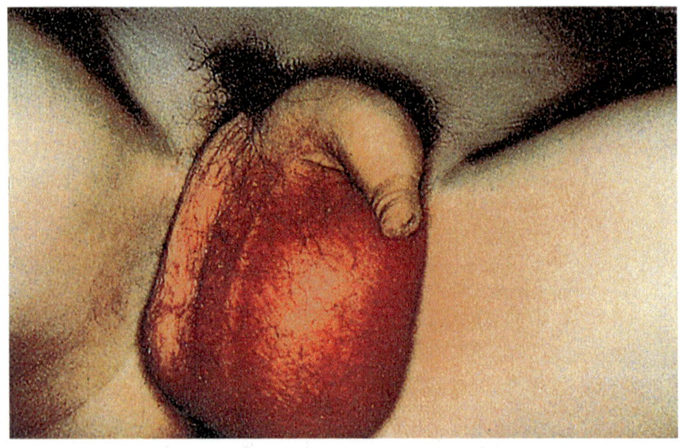

Abb. 2.33 Mumps-Orchitis bei einem 12-jährigen Jungen [R132]

Komplikationen

In 20 % der Mumpsfälle beim Erwachsenen bzw. Jugendlichen ab der Pubertät kommt es zur Entzündung von Hoden (**Orchitis**; ➢ Abb. 2.33) oder Ovarien **(Ovariitis)**, seltener auch zur **Mastitis**. Die Mumps-Orchitis stellt die **häufigste Form** einer Orchitis dar. Sie mündet, wenn sie beidseitig auftritt, ohne Behandlung in eine **Infertilität**. Die Entzündung der Eierstöcke hingegen bleibt üblicherweise ohne Folgen.

Ein Mumps in den ersten 3 Monaten der Schwangerschaft kann zum **Abort** führen.

Die Parotitis epidemica ist also im Kindesalter recht harmlos, ab der Pubertät aber mit möglichen Komplikationen behaftet, sodass die Schutzimpfung durchaus einen Sinn ergibt. Der im Erwachsenenalter schwerwiegendere Verlauf gilt im Übrigen für fast alle Kinderkrankheiten.

Diagnostik

Die Diagnose ist in typischen Fällen leicht zu stellen, doch gibt es zahlreiche inapparente Verläufe bzw. selten auch einen Mumps ohne Beteiligung der Parotis. Eine Parotitis kann andererseits auch durch Bakterien (eitrig) oder andere Viren wie Influenza-, Parainfluenza-, Epstein-Barr- oder Coxsackie-Viren verursacht werden. Die Sicherung der Diagnose nach § 7 IfSG wird deshalb aus dem **Serum** (IgM) oder durch **Virusnachweis** gestellt. Begleitend besteht eine mäßige **Neutropenie** mit **relativer Lymphozytose**, wie dies für die meisten systemischen Virusinfektionen typisch ist. Die **α-Amylase** ist erhöht (Parotis + eventuell Pankreas).

Impfung

Die Schutzimpfung wird gemeinsam mit denjenigen gegen Masern, Röteln und Varizellen **(MMR+V)** im Alter von 11–14 Monaten (12.–15. Lebensmonat) subkutan gespritzt und spätestens bis zum Ende des 2. Lebensjahres einmal wiederholt. Sie besteht aus einem attenuierten **Lebendimpfstoff**. Die Mumps-Erkrankung führt **meistens** zu **lebenslanger Immunität**. Dagegen bietet selbst die 2-malige Impfung lediglich eine Schutzwirkung über wenige Jahrzehnte, sofern sie nicht aufgefrischt wurde. Zusätzlich wurde sie nicht im selben Umfang wahrgenommen wie die Impfungen gegen Masern oder auch Röteln. Inzwischen gibt es den Impfstoff allerdings nur noch kombiniert als MMR, sodass die Impfraten ausreichend geworden sind. Durch die Impfsituation früherer Jahre und den nicht immer lebenslang anhaltenden Schutz ist allerdings die Situation entstanden, dass sich der Mumps aus dem Kindesalter ins Erwachsenenalter verschoben hat, mit schwererem Verlauf und den häufigen Komplikationen einer Orchitis. Diese Beobachtung führte neben weiteren Überlegungen zur Begründung der Meldepflicht, indem den Gesundheitsämtern damit u.a. die Möglichkeit für **Riegelungsimpfungen** bei den **Kontaktpersonen** gegeben ist.

Therapie

Eine spezifische Therapie gibt es nicht. Komplikationen wie Orchitis oder Pankreatitis werden bei den zugehörigen Fächern besprochen.

HINWEIS DES AUTORS

Komplikationen wie eine Orchitis können mit Immunstimulanzien, Enzymen und spezifischer Homöopathie gut behandelt werden. Allerdings besteht für den Heilpraktiker ein grundsätzliches Behandlungsverbot.

Meldepflicht

Für den Mumps bestand früher keine Meldepflicht, sondern nach den §§ 24 und 34 IfSG lediglich ein Behandlungsverbot. Erst **2013** wurde eine **Meldepflicht** nach **§ 6** (und 7) **IfSG** eingeführt, um bei den sich häufenden endemischen Ausbrüchen bei jungen Erwachsenen die Möglichkeit zu erhalten, bei Kontaktpersonen den Impfstatus überprüfen und Auffrischimpfungen durchführen zu können. Zu einer **Meldung** bei Krankheiten, zu denen offizielle Impfempfehlungen vorliegen („impfpräventable Krankheiten"), gehört grundsätzlich auch eine Erhebung des **Impfstatus**.

Seit Einführung der Meldepflicht werden in Deutschland rund **700–800 Fälle/Jahr** registriert (2016: **741**, weit überwiegend **Kinder**), mehrheitlich gar nicht oder unzureichend (1-mal) Geimpfte. Allerdings kam es bei etwa 100 Erkrankten offensichtlich zu Impfdurchbrüchen, sodass die **Impfung** gegen Mumps **nicht** ganz so wirksam zu sein scheint wie bei Masern und Röteln.

Zusammenfassung

Mumps

Verursacht durch das **Mumps-Virus**

Übertragungswege

- Tröpfcheninfektion (enger Kontakt)
- Schmierinfektion

Inkubationszeit

- 2–3 Wochen

Kontagionsindex

- 0,4

Manifestationsindex
- 0,5

Symptome
- hohes Fieber
- Schwellung der Parotis und weiterer Speicheldrüsen
- Papillitis
- Abstehen der Ohrläppchen
- Lymphknotenschwellungen
- Splenomegalie (selten)
- Pankreatitis
- ab der Pubertät Orchitis (mit drohender Infertilität) bzw. Ovariitis; wie allgemein bei „Kinderkrankheiten" üblich mit oft schwererem Verlauf im Erwachsenenalter
- Meningitis (teilweise)
- Meningoenzephalitis (extrem selten)
- Abort in der Schwangerschaft

Diagnostik
- klinischer Aspekt
- Serologie
- α-Amylase

Therapie
- symptomatisch

Impfung
- Lebendimpfung 12.–15. Monat, 1 Auffrischimpfung (STIKO)

Meldepflicht
- nach § 6 IfSG

Behandlungsverbot
- ja

2.11 Adenoviren

Adenoviren sind **DNA-Viren** mit einem Durchmesser von 70–80 nm und einem einzigartigen Kapsid: Die 20 Dreiecke (= Ikosaeder; ➤ Fach Mikrobiologie) setzen sich aus sechseckigen Untereinheiten zusammen (➤ Abb. 2.34). An der Spitze eines jeden Dreiecks wird aus dem Sechs- ein Fünfeck, aus dem ein Stiel mit einem endständigen Knöpfchen herausragt.

Man kennt eine große Zahl an Unterarten mit insgesamt mindestens 32 humanpathogenen, nur beim Menschen vorkommenden Serotypen. Infektionen durch Adenoviren sind am häufigsten bei **Kindern**, bei denen sie zu **grippalen Infekten** (Anteil etwa 5 % an allen Atemwegsinfekten) mit starkem **Schnupfen**, teilweise mit abdomineller Beteiligung, selten auch zu einer **Bronchiolitis** oder sogar **Pneumonie** führen.

Die Typen 40 und 41 lösen bei Kindern eine **Gastroenteritis** aus. Die Typen 3 und 7 führen, ebenfalls v.a. bei Kindern, zu einem Symptomenbild mit **Pharyngitis**, **Angina**, **Fieber** sowie einer **Konjunktivitis**, die nach 1–2 Wochen spontan ausheilt. Dieses **Pharyngokonjunktivalfieber** wird meist im **Schwimmbad** erworben. Durch die Typen 8, 19 und 37 entsteht die **Keratoconjunctivitis epidemica**. Diese Typenzuordnungen sind selbstverständlich nicht prüfungsrelevant.

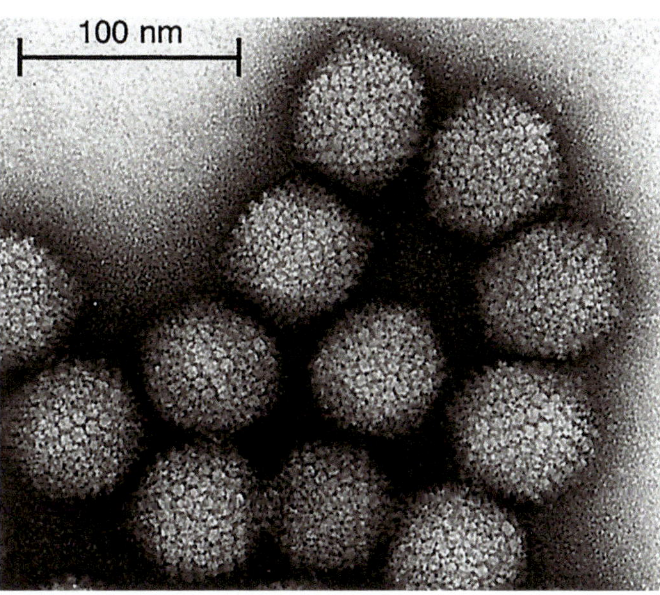

Abb. 2.34 Adenoviren im Elektronenmikroskop [R132]

Die Durchseuchung mit Adenoviren scheint weltweit vollständig zu sein, weil nahezu alle Erwachsenen Antikörper gegen unterschiedliche Serotypen aufweisen. Einzelne Serotypen führen beim **Tier** zu **malignen Erkrankungen**, doch ist beim Menschen bisher kein derartiger Zusammenhang nachgewiesen. Interessant ist, dass jeder dritte **adipöse Mensch** Antikörper gegen den Typ 36 besitzt (normal 11 %). 2007 fand man Adenoviren vom Typ 36 in Stammzellen des Fettgewebes adipöser Menschen. Eventuell erhöhen sie hier die Teilungsrate und führen so zu neuen Fettzellen.

2.11.1 Keratoconjunctivitis epidemica

Die Übertragung erfolgt durch Tröpfchen- oder (häufiger) **Schmierinfektion** – teilweise auch im Rahmen **augenärztlicher Untersuchungen** über unsterile Gerätschaften. Gemeinsam benutzte **Handtücher** und weitere Gebrauchsgegenstände kommen als Infektionsquelle in Frage. Die **Tränenflüssigkeit** Infizierter ist **hochkontagiös**.

Die epidemische Keratokonjunktivitis („Augengrippe") ist weltweit verbreitet. In den westlichen Ländern findet man Häufungen in **Gemeinschaftseinrichtungen**, **nosokomial** bei augenärztlichen Patienten (s. oben) und in Kliniken oder über Menschenansammlungen z.B. als Endemie unter Fabrikarbeitern. In Asien sind besonders häufig Kinder betroffen. Erleichtert wird den Adenoviren ihre Verbreitung, abgesehen von der **hohen Kontagiosität**, auch durch eine ausgeprägte **Resistenz an der Umwelt**.

Nach einer **Inkubationszeit** von **4–10 Tagen** kommt es für die Dauer von **3–6 Wochen** (manchmal auch länger) zu einer **Konjunktivitis** mit **Lidödemen** und **Trübung der Hornhaut** sowie heftigem **Fremdkörpergefühl** mit **Juckreiz**, **Schmerzen** und **Lichtscheu**. Ein allgemeines Krankheitsgefühl ist möglich. Besonders Schmerzen und Lichtscheu weisen auf die Beteiligung der **Hornhaut** (Keratitis).

Die **Therapie** erfolgt überwiegend symptomatisch, weil übliche Virustatika wenig Wirkung zeigen. Die Entzündung heilt in der Regel folgenlos aus, doch kann im Einzelfall ein **Sicca-Syndrom** entstehen.

Impfung

Eine Impfung ist **nicht** erhältlich.

Meldepflicht

Meldepflicht besteht nach **§ 7 IfSG** nicht mit Bezug auf die verschiedenen Adenovirus-Erkrankungen, sondern nur beim **direkten Virusnachweis** aus einem **Konjunktivalabstrich**. In Deutschland kam es in früheren Jahren überwiegend nur zu gut 100 Meldungen/Jahr. Im Jahr 2012 wurde mit 2.145 Meldungen ein neuer und bisher einmaliger „Rekord" aufgestellt. In den Folgejahren blieb das Niveau vergleichsweise hoch. 2015 entstanden 570, **2016** rund **730** gemeldete Erkrankungsfälle.

Zusammenfassung

Adenoviren

Übertragungswege
- Tröpfcheninfektion
- Schmierinfektion
- fäkal-oral (Enteritis)

Inkubationszeit
- wenige Tage (grippale Infekte), 4–10 Tage (Keratokonjunktivitis)

Symptome
- grippale Infekte
- Gastroenteritis
- Konjunktivitis
- Keratoconjunctivitis epidemica

Impfung
- keine

Meldepflicht
- nach § 7 IfSG nur bei direktem Virusnachweis aus den Konjunktiven

Behandlungsverbot
- für Konjunktivitis und Keratokonjunktivitis

2.12 Varicella-Zoster-Virus

2.12.1 Windpocken

Die Windpocken (= **Varizellen**) sind eine Erkrankung des Kindesalters. Auslöser ist das **Varicella-Zoster-Virus**, ein großes **DNA-Virus** aus der **Herpes-Gruppe**. Morphologisch ist es von den Erregern der Mononukleose, Zytomegalie oder des Herpes simplex nicht zu unterscheiden. Die Durchseuchungsrate ist mit > 95 % sehr hoch. Die meisten Menschen erkranken in der **frühen Kindheit** zwischen 2 und 6 Jahren. In Deutschland kam es vor Einführung der Schutzimpfung alljährlich zu **> 700.000 Infektionen**!

Die Übertragung erfolgt durch **Tröpfcheninfektion** oder direkten **(Haut-)Kontakt**. Teilweise wird das Virus ähnlich dem Masernvirus durch den Luftzug **(aerogen)**, verpackt in winzige Sputumtröpfchen, über mehrere Meter übertragen. Diese Infektionsmöglichkeit drückt sich im Namen *Wind*pocken aus. Die **Kontagiosität** ist also **sehr hoch**, entspricht wohl derjenigen der Masern. Sie beginnt 2 Tage vor Ausbruch der sichtbaren Erkrankung und reicht angeblich (Pschyrembel) bis 5 Tage nach Beginn des Exanthems.

Symptomatik

Nach einer **Inkubationszeit** von **1–4 Wochen** (meist 14–16 Tage), in denen sich das Virus über eine Virämie in die Haut und auch z.B. in die Ganglienzellen des Rückenmarks ausgebreitet hat, entstehen auf der Haut, mit Beginn an Stamm und Gesicht, einzelne **Flecken** und **Papeln** unterschiedlicher Größe („makulopapulöses Exanthem"), die sich bald in **Bläschen** umwandeln und aufplatzen können, wodurch sich **Krusten** ausbilden (> Abb. 2.35). Von einigen wenigen Effloreszenzen, die man mit Insektenstichen verwechseln kann, bis hin zu einer disseminierten Aussaat kann man alle Bilder sehen.

Regelmäßig findet man die Bläschen auch auf dem **behaarten Kopf** (> Abb. 2.36) und der **Schleimhaut**, was differenzialdiagnostisch hilfreich sein kann. Hände und Füße bleiben meist frei. Typisch ist der **schubweise Verlauf**. Es sind also an verschiedenen Stellen **Effloreszenzen aller Stadien** zu sehen – von der neu entstandenen Papel bis hin zu verkrusteten Läsionen (sog. **Sternenhimmel** bzw. **Heubner-Sternenkarte**).

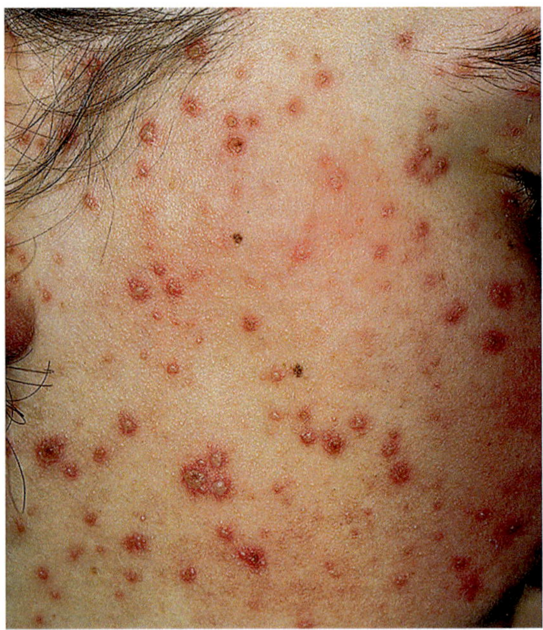

Abb. 2.35 Exanthem bei Varizellen [E385]

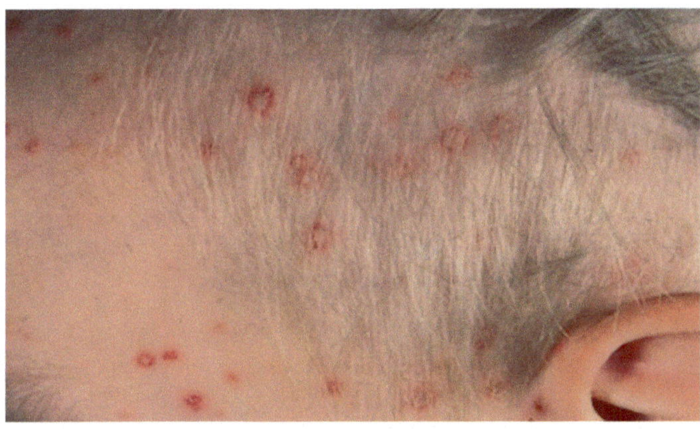

Abb. 2.36 Das Varizellenexanthem findet sich auf dem behaarten Kopf. [R246]

Der **Bläscheninhalt** ist **kontagiös**. Die **Krusten** fallen erst nach 2–3 Wochen ab, sodass die Kontagiosität frühestens zu diesem Zeitpunkt abklingt. In der Regel besteht **heftiger Juckreiz**. Vor allem von Kindern werden die Effloreszenzen häufig zerkratzt und **bakteriell superinfiziert** (impetiginisiert – in der Regel durch Staphylococcus aureus oder A-Streptokokken), wodurch **Narben** entstehen können.

Inapparente Verläufe kommen praktisch nicht vor. Mäßiges **Fieber** und **Krankheitsgefühl** sind in den ersten Krankheitstagen meist vorhanden, können jedoch auch vollständig fehlen. **Rezidive** gibt es entsprechend Masern und Röteln so gut wie **nie**. Eine Erkrankung bei Schwangeren führt selten (1–2 %) zu Schäden beim Kind.

Komplikationen

Bei **Neugeborenen** oder **Immunsupprimierten**, z.B. Patienten unter Zytostatika- oder Kortisoltherapie, kann die Erkrankung zu schweren Komplikationen mit **Pneumonie, Nephritis** oder **ZNS-Beteiligung** (Meningitis, Enzephalitis) führen.

Diagnostik

Die Diagnose ist aus den sehr **typischen Effloreszenzen** leicht zu stellen. Im Zweifelsfall, wenn z.B. bei einer sehr milden Ausprägung eine Verwechslung mit Insektenstichen möglich ist, kann eine serologische Diagnostik (IgM) erfolgen. Aufgrund der Meldepflicht nach § 6 IfSG seit 2013 ist nun allerdings eine Bestätigung der Diagnose nach § 7 IfSG sinnvoll geworden, die abgesehen von der Serologie auch durch direkten Virusnachweis (Kultur, PCR) erfolgen kann.

Impfung

Seit 1995 existiert eine Schutzimpfung aus abgeschwächtem **Lebendimpfstoff**, die von der STIKO bis 2003 nur bei besonderen Indikationen empfohlen wurde. Seit Juli 2004 ist sie nun Bestandteil des offiziellen Impfkalenders. Empfohlen wird sie, am besten gemeinsam mit MMR (= **MMR+V**) ab dem 12. Lebensmonat – mit einmaliger Auffrischung (als **MMRV**) vor Beendigung des 2. Lebensjahres.

Das Impfvirus erzeugt eine Immunantwort, ohne sich offensichtlich mit derselben Regelmäßigkeit in den Ganglienzellen einzunisten. Zumindest soll die **Gürtelrose** bei Geimpften deutlich **seltener** sein als bei denjenigen mit stattgehabter Erkrankung. Diese Behauptung unterstellt ausreichende Erfahrung, doch ist die Impfung erst seit etwa 15 Jahren auf dem Markt, während sich ein Herpes Zoster in aller Regel im vorgerückten Lebensalter (> 60) einstellt. Es könnte theoretisch auch sein, dass sich das Impfvirus überhaupt nicht oder nur selten in den Nervenganglien einnistet, sodass von daher eine Aktivierung unter dem Bild der Gürtelrose (➤ Fach Dermatologie) kaum noch möglich ist. Man wird also die kommenden Jahrzehnte zunächst einmal abwarten müssen.

Therapie

Die Therapie richtet sich v.a. gegen den Juckreiz (bei Kindern mit **Antihistaminika** wie z.B. Fenistil® Tropfen). Äußerlich können **Schüttelmixturen** mit **Gerbstoffen** oder **Zink** die Heilung beschleunigen und den Juckreiz mindern. Homöopathisch würde man am ehesten an **Rhus toxicodendron** denken. Bei Komplikationen, z.B. im Rahmen einer Immundefizienz, ist eine Behandlung mit dem (verschreibungspflichtigen) Virustatikum **Aciclovir** und Immunglobulinen möglich.

Meldepflicht

Für die Windpocken gab es bis 2012 keine Meldepflicht, sondern lediglich ein Behandlungsverbot nach den §§ 24 und 34 IfSG. Obwohl sich die Impfung durchaus bewährt und die Erkrankung selbst ihre relative Gutmütigkeit nicht verloren hat, wurde im Jahr 2013 eine **Meldepflicht nach § 6** (und 7) **IfSG** eingeführt. Als Grund wurde die Situation beim Mumps angeführt, der sich infolge der zunehmenden Durchimpfung im Kindesalter ins Erwachsenenalter verschoben hat, mit schwererem und komplikationsreicherem Verlauf. Die Meldepflicht dient also in erster Linie der peniblen Erfassung aller Erkrankungsfälle, um mögliche Parallelen frühzeitig zu erfassen. Zusätzlich eröffnet sie den Gesundheitsämtern die Möglichkeit, besonders gefährdete **Kontaktpersonen** (Säuglinge, Schwangere) durch eine **postexpositionelle Aktivimpfung** (Säuglinge etwa ab dem 6. Lebensmonat) bzw. **Passivimmunisierung** (Schwangerschaft) zu schützen. Grundsätzlich ist im Rahmen der Meldung auch der **Impfstatus** zu erheben.

2015 wurden knapp 23.000 Erkrankungen gemeldet, **2016** waren es **25.000**. Damit handelt es sich bei den Windpocken um die **vierthäufigste meldepflichtige Erkrankung** und gleichzeitig **häufigste** mit einer Regelimpfung nach dem **Impfkalender**. Betroffen sind weit überwiegend Kinder im Alter bis zu 9 Jahren, mehrheitlich nur 1-mal bzw. (meistens) überhaupt nicht geimpft. Andererseits jedoch wurde unter den im Jahr 2016 gemeldeten 25.000 Fällen ein Anteil von etwa **1.000 Impfdurchbrüchen** bei regulär geimpften Kindern wahrscheinlich gemacht.

2

2

Zusammenfassung

Windpocken (Varizellen)

Verursacht durch das **Varicella-Zoster-Virus**

Übertragungswege
- Tröpfcheninfektion (aerogen)
- Schmier- oder Kontaktinfektion

Inkubationszeit
- 1–4 Wochen (meist 14–16 Tage)

Kontagionsindex
- > 0,95

Manifestationsindex
- > 0,95

Symptome
- stark juckendes Exanthem mit einem Nebeneinander von Flecken, Papeln, Bläschen und Krusten („Heubner-Sternenkarte", „Sternenhimmel")
- auch behaarte Kopfhaut und Schleimhäute befallen, Hand- und Fußsohlen bleiben meist frei
- inkonstant Fieber (mäßig) und Krankheitsgefühl
- Komplikationen bei Immunsuppression und Neugeborenen, z.B. als Meningoenzephalitis, Nephritis oder Pneumonie

Diagnostik
- klinischer Aspekt
- Serologie
- Virusnachweis (Kultur, PCR)

Therapie
- Schüttelmixturen
- Antihistaminika gegen den Juckreiz

Impfung
- Lebendimpfung 12.–15. Monat, 1 Auffrischimpfung (STIKO)

Meldepflicht
- nach § 6 IfSG

Behandlungsverbot
- ja

2.12.2 Gürtelrose

Das **Varicella-Zoster-Virus** bleibt nach durchgemachten Windpocken wie **alle** Herpesviren **lebenslang** im Körper. Es persistiert überwiegend als **Provirus** (in die DNA der Wirtszelle integriert) in den **Spinal-** oder **Hirnnervenganglien** und kann dort bei Immunschwächen, konsumierenden Erkrankungen oder Reizzuständen im zugehörigen **Dermatom** oder **Myotom** jederzeit nach Jahren oder (zumeist) Jahrzehnten **reaktiviert** werden. In diesen Fällen wandert es über die Axone ins zugehörige Dermatom und löst dort die Gürtelrose (Herpes Zoster) aus. Zusätzlich entsteht häufig eine vorübergehende **Virämie**. Die Gürtelrose ist also **keine Neuerkrankung**, sondern lediglich die **Zweiterkrankung** durch ein im Körper schlummerndes Varicella-Zoster-Virus. Bevorzugte Lokalisation sind die Dermatome zwischen Th3 und L3. Im betroffenen Dermatom kommt es zu teilweise **heftigen, brennenden Schmerzen** sowie zu **gruppiert stehenden, verkrustenden Bläschen** (➤ Abb. 2.37). Genauer besprochen wird die Gürtelrose im ➤ Fach Dermatologie.

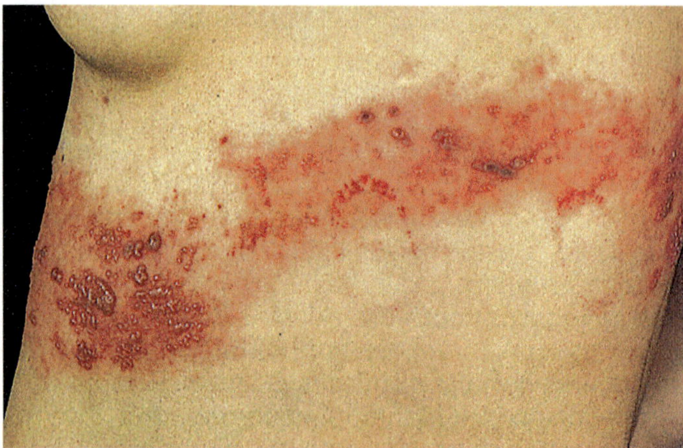

Abb. 2.37 Gruppiert stehende Bläschen bei Herpes Zoster [R132]

Ein Patient mit florider Gürtelrose kann einen Menschen, der noch keine Windpocken gehabt hat, infizieren. Dieser bekommt dann aber keine Gürtelrose, sondern Windpocken. Die Kontagiosität eines Patienten mit Gürtelrose ist allerdings eher gering, weil die aerogene Übertragung (Tröpfcheninfektion) nicht möglich ist, sodass es eines direkten Kontakts zu kontagiösem Bläscheninhalt bedarf.

MERKE
Die Gürtelrose kann nicht durch Ansteckung erworben werden; sie entsteht immer aus dem eigenen Virusreservoir.

Impfung

Seit wenigen Jahren steht für ältere Personen (> 50) speziell zur Prophylaxe vor der Gürtelrose ein **Lebendimpfstoff** zur Verfügung, der **höher dosiert** ist als der Varizellenimpfstoff des Kindesalters. Ausgangspunkt der Entwicklung war die Überlegung, dass mit der Einführung der Varizellenimpfung und dem Wegfall von jährlich mehr als 700.000 Windpockenerkrankungen (in Deutschland) kein Booster-Effekt für die Erwachsenen mehr zur Verfügung steht. Dadurch wird der Antikörpertiter nicht mehr aufgefrischt und sinkt sehr viel ausgeprägter als in früheren Zeiten, wodurch das Auftreten der Gürtelrose im Alter wahrscheinlicher wird. Diese Entwicklung wurde in den USA auch tatsächlich beobachtet.

Die Impfung wird von der STIKO nicht allgemein empfohlen und scheint nach bisherigen Erfahrungen auch deutlich komplikationsreicher zu sein als die Varizellenimpfung des Kindesalters. Solange dies auf der Basis umfangreicherer Erfahrungen noch nicht widerlegt ist, könnte man sich als Erwachsener auch zu einer MMRV-Impfung bzw. der Varizellenimpfung des Kindesalters entschließen bzw. mit dem Hausarzt diskutieren.

Meldepflicht

Im Gegensatz zur Erstmanifestation der Windpocken besteht für die Gürtelrose **keine Meldepflicht**. Trotzdem fällt die Gürtelrose nach § 24 unter das **Behandlungsverbot**, weil hier Bezug nicht auf die Erkrankung (Gürtelrose), sondern auf den in § 7 IfSG genannten Erreger (Varicella-Zoster-Virus) genommen wird.

Zusammenfassung

Gürtelrose (Herpes Zoster)

Verursacht durch das **Varicella-Zoster-Virus**

Übertragungswege
- nicht übertragbar (Zweiterkrankung nach Windpocken)
- häufig als Folge einer lokalen oder systemischen Immunschwäche, u.a. bei malignen Erkrankungen

Inkubationszeit
- Es gibt keine Inkubationszeit im eigentlichen Sinn, lediglich ein Intervall von „Monaten bis zu mehreren Jahrzehnten" zwischen Grund- und Nachfolgekrankheit.

Symptome
- akute, heftige, eventuell brennende Schmerzen in einem beliebigen Dermatom (sog. Zosterneuralgie)
- nachfolgend gruppiert stehende Bläschen und die Verkrustungen der Windpocken
- Krankheitsgefühl
- evtl. Fieber und Gliederschmerzen
- Schwellung der regionären Lymphknoten

Komplikationen
- bei Befall des 1. Trigeminusastes Augenbeteiligung (Zoster ophthalmicus) mit möglichen Hornhautnarben bis hin zur Erblindung
- Ansteckungsgefahr einer ungeimpften Kontaktperson (→ Windpocken)
- manchmal Persistenz der Schmerzen im Dermatom über Monate oder Jahre

Diagnostik
- klinischer Aspekt
- Labornachweis theoretisch möglich (Virusnachweis, Antikörperanstieg)

Therapie
- Aciclovir oral (Virustatikum)
- antiphlogistisch wirksame Analgetika, z.B. Ibuprofen
- evtl. Schüttelmixturen lokal

Impfung
- Die Varizellenimpfung des Kindesalters schützt nicht ausreichend vor dem späteren Ausbruch einer Gürtelrose; aus diesem Grund ist eine spezifische Herpes-Zoster-Impfung für Personen > 50 erhältlich.

Meldepflicht
- nein

Behandlungsverbot
- nach § 24 IfSG

2.13 Infektiöse Mononukleose

Die infektiöse Mononukleose **(Pfeiffer-Drüsenfieber)** wird durch das **Epstein-Barr-Virus** aus der Gruppe der **Herpesviren** übertragen. Die Durchseuchung ist weltweit weitgehend vollständig (> 95 %). In Deutschland erfolgt die Infektion überwiegend bei Jugendlichen und jungen Erwachsenen zwischen 15 und 20 (bis 25) Jahren, deutlich seltener bereits im Kindesalter.

Krankheitsentstehung

Die Übertragung geschieht als **Kontaktinfektion** durch den **Speichel** beim **Küssen („kissing disease"** = „Kusskrankheit"), seltener auch durch **Tröpfcheninfektion**. Eine Übertragung durch **Bluttransfusionen** oder **Organtransplantationen** ist möglich. Das Virus vermehrt sich in den Epithelien des Mund-Rachen-Raums und befällt anschließend zahlreiche Organe und Strukturen, immer auch die **B-Lymphozyten** (Masern: T-Lymphozyten) und die **Ohrspeicheldrüsen**. Von dort aus erfolgt nach einer Infektion bei jedem Vierten über den Speichel eine regelmäßige Ausscheidung auf Dauer, wobei das Virus allerdings auch bei fast allen übrigen wenigstens sporadisch nachweisbar bleibt (➤ Abb. 2.38). Des ungeachtet erscheinen die Erkrankungen mit einem Häufigkeitsgipfel in **Frühjahr** und **Herbst**.

Die meisten Menschen bleiben also zeitlebens infektiös. Bei jedem **Dauerausscheider** ist das Virus auch zeitlebens in einem Teil der B-Lymphozyten nachweisbar.

Symptomatik

Die **Inkubationszeit** beträgt beim **Kind** nur **10–14 Tage**, beim jungen **Erwachsenen** dagegen bis zu **6 Wochen** (laut Pschyrembel pauschal **1–3 Wochen**). Bei jedem Dritten verläuft die Infektion inapparent. Kommt es zur sichtbaren Infektion, können alle Schweregrade gesehen werden.

Zumeist entwickeln sich ein **mäßiges Fieber** und eine flächige **Angina tonsillaris** mit **grau-gelben Belägen** und teilweise **Ulzerationen** auf großen, roten Tonsillen (sog. **Monozytenangina**; ➤ Abb. 2.39). Die **Pseudomembranen** erinnern an die Diphtherie,

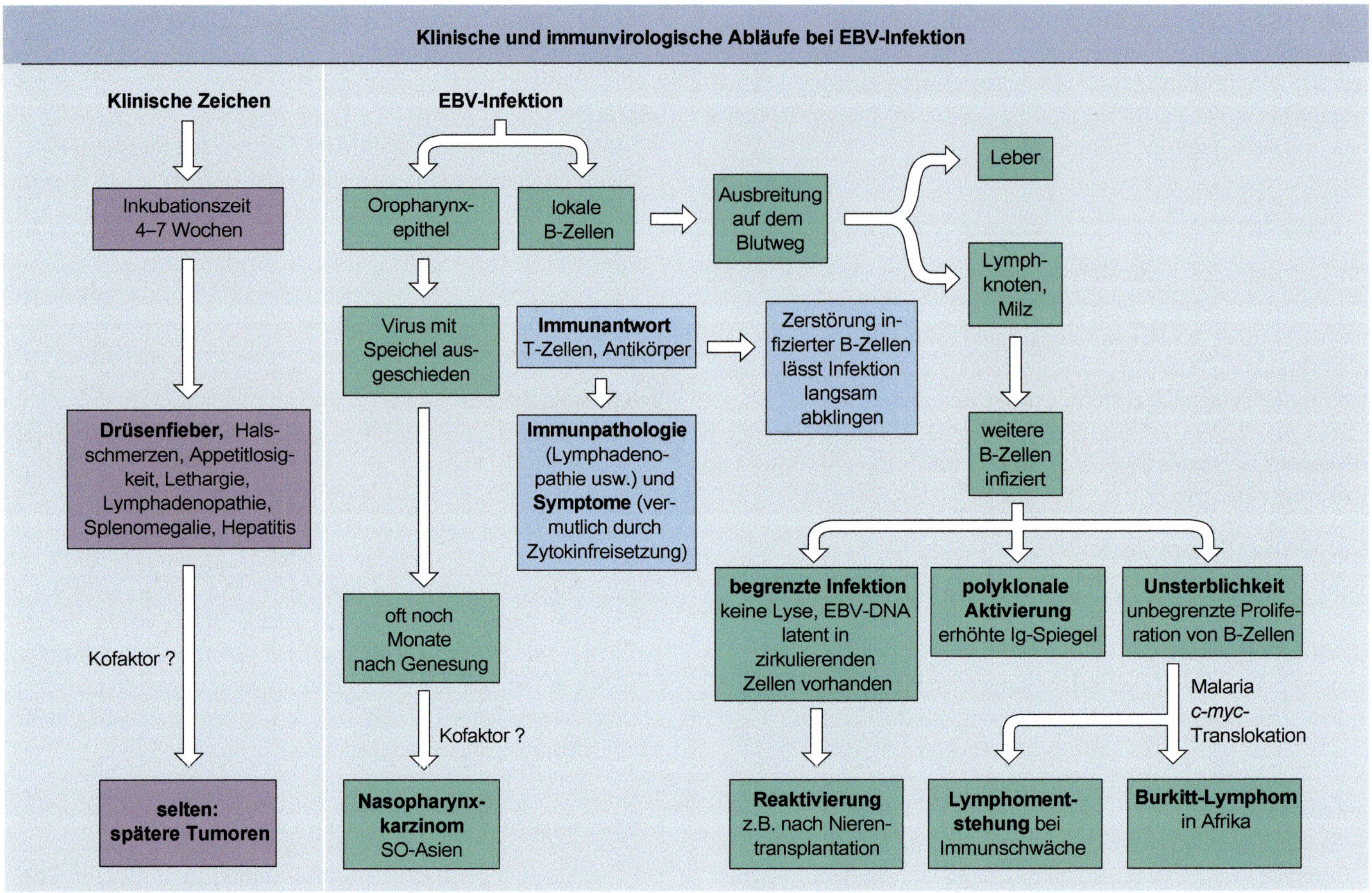

Klinische und immunvirologische Abläufe bei EBV-Infektion

Klinische Zeichen
Inkubationszeit 4–7 Wochen
Drüsenfieber, Halsschmerzen, Appetitlosigkeit, Lethargie, Lymphadenopathie, Splenomegalie, Hepatitis
Kofaktor ?
selten: spätere Tumoren

EBV-Infektion
Oropharynxepithel
lokale B-Zellen
Ausbreitung auf dem Blutweg
Leber
Lymphknoten, Milz
Virus mit Speichel ausgeschieden
Immunantwort T-Zellen, Antikörper
Zerstörung infizierter B-Zellen lässt Infektion langsam abklingen
Immunpathologie (Lymphadenopathie usw.) und **Symptome** (vermutlich durch Zytokinfreisetzung)
weitere B-Zellen infiziert
oft noch Monate nach Genesung
Kofaktor ?
Nasopharynxkarzinom SO-Asien
begrenzte Infektion keine Lyse, EBV-DNA latent in zirkulierenden Zellen vorhanden
polyklonale Aktivierung erhöhte Ig-Spiegel
Unsterblichkeit unbegrenzte Proliferation von B-Zellen
Malaria *c-myc*-Translokation
Reaktivierung z.B. nach Nierentransplantation
Lymphomentstehung bei Immunschwäche
Burkitt-Lymphom in Afrika

Abb. 2.38 Klinische und immunvirologische Abläufe bei EBV-Infektion [L157]

doch bleibt die Umgebung der Tonsillen ausgespart. Die **Lymphknoten** sind **geschwollen**, häufig auch im Nacken oder hinter den Ohren wie bei den Röteln (➢ Abb. 2.40). Auch alle weiteren Lymphknotenstationen können betroffen sein (inguinal, axillär usw.).

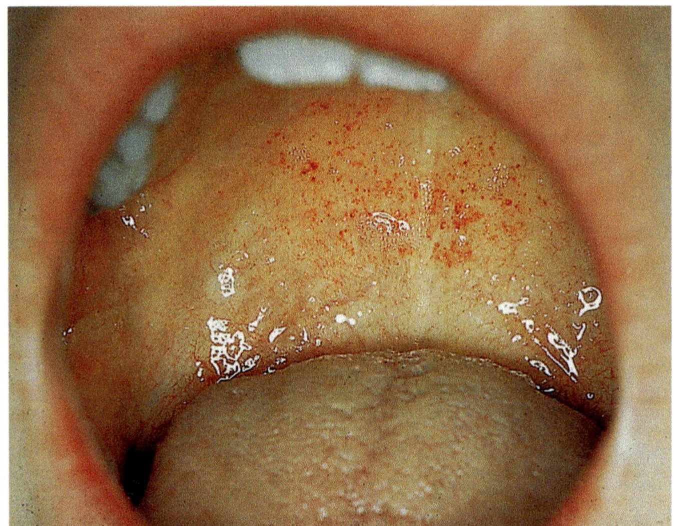

Abb. 2.39 Monozytenangina bei Pfeiffer-Drüsenfieber [E288]

Milz (in 50 %) und Leber (10 %) sind geschwollen (**Hepatosplenomegalie**; ➢ Abb. 2.41). Die Hepatitis führt zu Übelkeit und abdominellen Beschwerden, manchmal auch zum Ikterus.

Meningitis mit Kopfschmerzen und Nervenschmerzen sowie Augensymptome oder **Exantheme** sind nicht so selten. Die Exantheme können dabei alle möglichen Formen annehmen und an Masern oder Röteln erinnern. Besonders ausgeprägt entstehen sie bei einer Fehlbehandlung mit bestimmten Penicillinen (➢ Abb. 2.42). Auch eine **Myokarditis**, **Pneumonie** und **Glomerulonephritis** sind möglich, wenn auch selten.

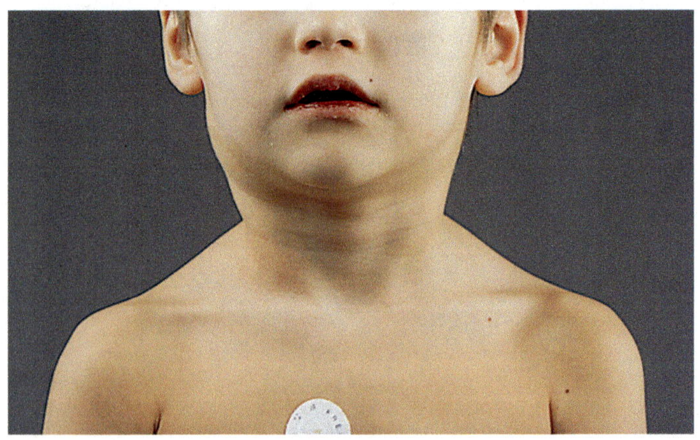

Abb. 2.40 Infektiöse Mononukleose mit zervikaler Lymphadenopathie [M552]

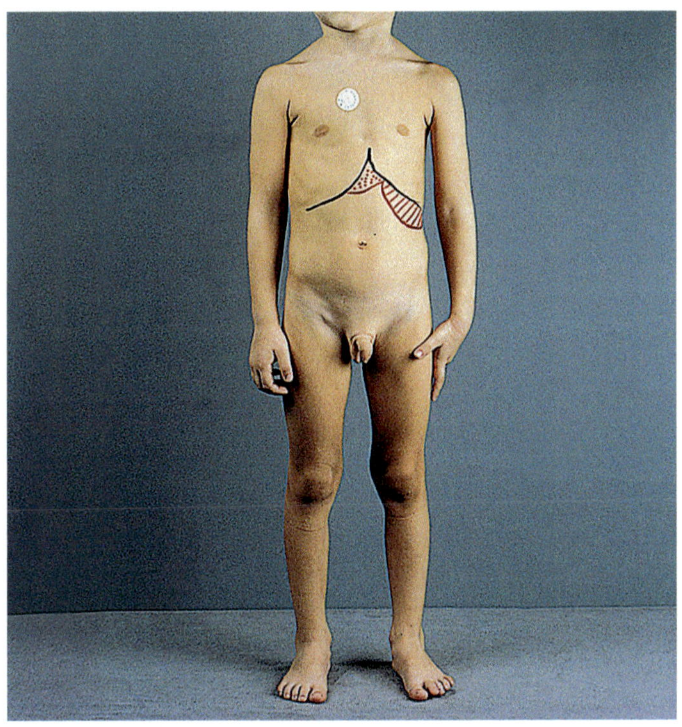

Abb. 2.41 Infektiöse Mononukleose mit Splenomegalie [M552]

Komplikationen

Die Symptome können relativ schnell abklingen, bleiben aber häufiger über mehrere Wochen bestehen. In seltenen Fällen kommt es zu einer **chronisch aktiven Form** mit rezidivierenden **Fieberschüben**, ausgeprägter **Splenomegalie** und **Hepatitis**.

ACHTUNG

Die sehr ausgeprägte **Splenomegalie** mit der (seltenen) Möglichkeit einer **Milzruptur** stellt hinsichtlich der (geringen) Letalität der infektiösen Mononukleose die Hauptgefahr dar. Es ist deshalb bis zur völligen Ausheilung von einer **sportlichen Betätigung abzuraten**.

Diagnostik

Die Diagnose ist im typischen Fall mit Fieber, ulzerierender Tonsillitis mit grau-gelben Belägen, generalisierten Lymphknotenschwellungen („Drüsen-Fieber") und Hepatosplenomegalie einfach zu stellen. Im Zweifelsfall hilft das **Blutbild** weiter, bei dem im Ausstrich eine **Leukozytose** (bis zu 20.000 Leukozyten) mit einer großen Anzahl an Zellen erscheint, die auf den ersten Blick an Monozyten erinnern, aber etwas kleiner sind. Es handelt sich hierbei um aktivierte, **große T-Lymphozyten**, die die zelluläre Abwehr repräsentieren – u.a. auch gegen die virusbefallenen B-Lymphozyten, die dabei teilweise zerstört werden. Diese aktivierten T-Lymphozyten werden als mononukleäre Zellen bzw. als **Pfeiffer Zellen** (Downey-Zellen) bezeichnet (➤ Abb. 2.43). Auch über IgM-Antikörper kann ein Nachweis erfolgen.

Impfung

Eine Impfung ist in der Entwicklung, aber noch **nicht** erhältlich.

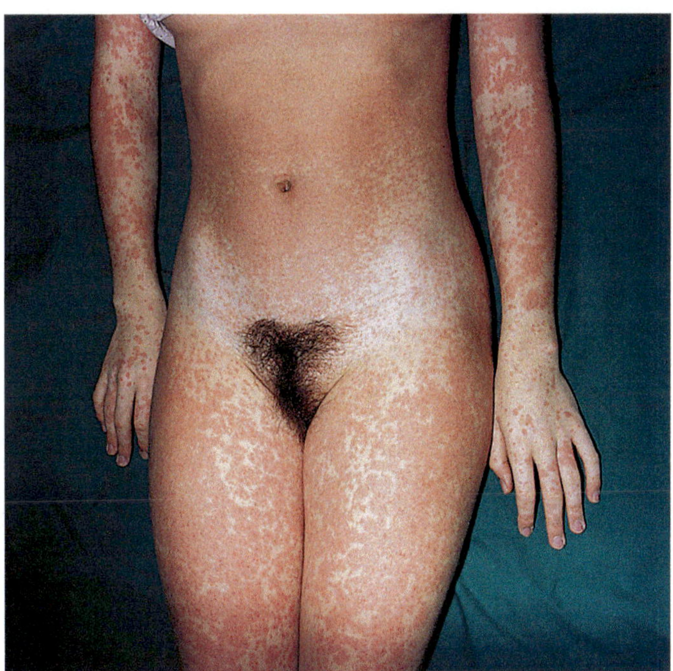

Abb. 2.42 Ampicillin-Exanthem bei Pfeiffer-Drüsenfieber [M552]

Therapie

Die Therapie ist **symptomatisch** wie bei Viruserkrankungen üblich. In schweren Fällen können Mittel wie Aciclovir versucht werden, welche die Virusreplikation hemmen (Virustatika).

Meldepflicht

Es gibt **keine** Meldepflicht und kein Behandlungsverbot.

Folgekrankheiten

Das Epstein-Barr-Virus des Pfeiffer-Drüsenfiebers bleibt wie alle Herpesviren lebenslang im Körper. Eine besondere Bedeutung erhält es durch seine Beteiligung an bestimmten **bösartigen Tumoren**:

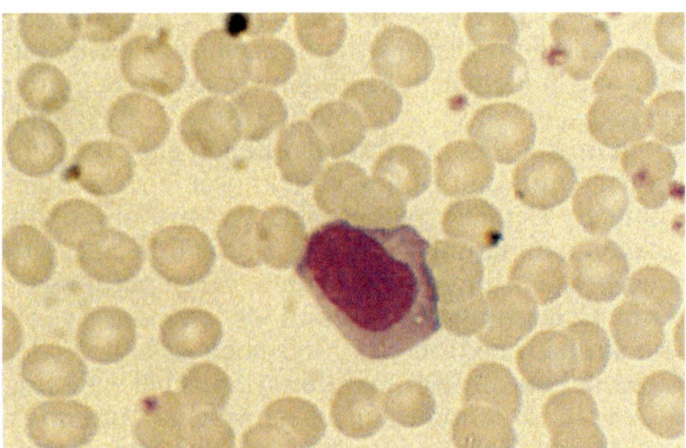

Abb. 2.43 Pfeiffer-Zelle im Blutausstrich [R132]

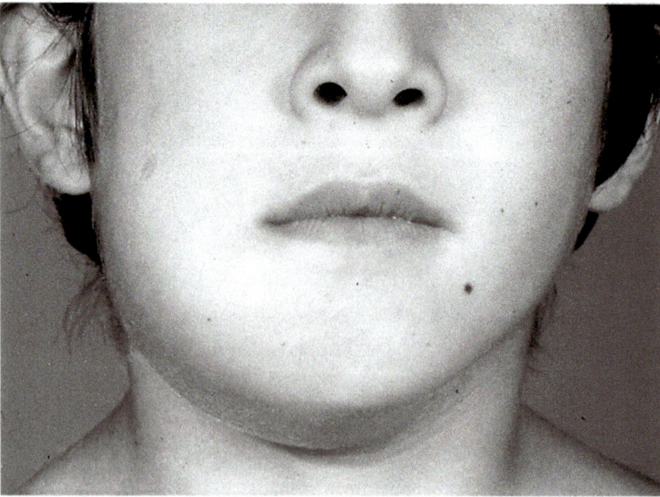

Abb. 2.44 Burkitt-Lymphom [G163]

- Vor allem in den Malaria-Gebieten Afrikas löst das Virus das sog. **Burkitt-Lymphom** (➤ Abb. 2.44) aus, ein dort recht häufiges Malignom, das auch bei uns vorkommt.
- Überwiegend in Asien ist es am **Nasopharynxkarzinom** beteiligt, einem Tumor, der immerhin 4 % aller Malignome im HNO-Bereich ausmacht.
- Eine Beteiligung am **Hodgkin-Lymphom** und weiteren **Lymphomen**, letzteres v.a. bei AIDS-Patienten, ist sehr wahrscheinlich.

Auffallend ist auch der perfekte zeitliche Zusammenhang zwischen der infektiösen Mononukleose und dem Beginn einer **Psoriasis**.

Zusammenfassung

Pfeiffer-Drüsenfieber (infektiöse Mononukleose)

Verursacht durch das **Epstein-Barr-Virus**

Übertragungswege
- Kontaktinfektion (Speichel)
- Tröpfcheninfektion

Inkubationszeit
- 1–3 Wochen

Kontagionsindex
- unbekannt

Manifestationsindex
- > 0,6

Symptome
- Angina tonsillaris (Monozytenangina) mit Pseudomembranen
- Fieber
- generalisierte Lymphadenopathie
- Hepatosplenomegalie mit Gefahr der Milzruptur
- Kopfschmerzen (Meningitis)
- Augenbeteiligung
- Exanthem v.a. nach Fehlbehandlung mit Penicillin
- schwere Verläufe bei Immuninsuffizienz
- im Kindesalter oft inapparent

Diagnostik
- klinischer Aspekt
- Blutausstrich (Pfeiffer-Zellen = Downey-Zellen)
- Serologie

Therapie
- symptomatisch, in schweren Fällen Aciclovir

Impfung
- keine

Meldepflicht
- nein

Behandlungsverbot
- nein

2.14 Zytomegalie

Auch das **Zytomegalie-Virus** (CMV) gehört zu den **Herpesviren**. Die Durchseuchungsrate in den westlichen Ländern liegt irgendwo zwischen 50 und 70 %, erreicht also nicht ganz die Quote der übrigen Herpesviren.

Übertragungsmöglichkeiten gibt es viele: **Tröpfcheninfektion** (häufigster Übertragungsweg), **Schmierinfektion** aus dem Gastrointestinaltrakt, **Geschlechtsverkehr**, **Bluttransfusionen** oder über transplantierte Organe. Das Virus findet sich, häufig lebenslang, in sämtlichen Sekreten des Körpers einschließlich der Muttermilch und der Tränenflüssigkeit.

Symptomatik

99 % aller Infektionen durch das Zytomegalie-Virus verlaufen **inapparent**. Lediglich in 1 % der Fälle entstehen Symptome. Nach einer Inkubationszeit von 3–8 Wochen, in der sich das Virus auf den Schleimhäuten vermehrt und über eine Virämie den ganzen Körper befallen hat, entwickelt sich in seltenen Fällen ein mononukleoseähnliches Bild mit **Fieber**, **Krankheitsgefühl** und einer leichten **Hepatitis**. Eine Lymphadenopathie und Tonsillitis sind möglich, aber seltener als beim Pfeifer-Drüsenfieber. Vor allem bei **Kleinkindern** entsteht teilweise eine **virale Pneumonie** mit Husten und Atemnot. Neben zahlreichen möglichen weiteren Symptomen kommt es, ebenfalls selten, zu einer **viralen Meningoenzephalitis**.

Im Blut besteht die **atypische Lymphozytose** der Mononukleose. Auch sonst ist die Unterscheidung von einer Mononukleose schwierig bis unmöglich, doch ist das Pfeiffer-Drüsenfieber in der Kindheit selten (und verläuft dann auch zumeist inapparent), während für die Zytomegalie das gleiche für das Erwachsenenalter zutrifft.

Bei **Immungeschädigten** erhält das Virus eine besondere Bedeutung, weil die Erstinfektion oder die Reaktivierung aus dem eigenen

Virus-Reservoir zu schweren Krankheitsbildern führen kann. So wird die Zytomegalie-Pneumonie bei 20 % der AIDS-Patienten zur Todesursache.

Diagnostik

Die Diagnose erfolgt **serologisch** durch die Antikörper oder durch **Isolierung** des Virus.

Therapie

Das Zytomegalie-Virus ist für seine Vermehrung offensichtlich auf Prostaglandine angewiesen. Es gibt Hinweise darauf, dass man mit **Prostaglandinsynthesehemmern** (z.B. ASS oder Ibuprofen) die Virusvermehrung begrenzen kann. Ansonsten ist bei Immunkompetenten keine Therapie erforderlich. In der Schwangerschaft sollte nach Exposition eine Passivimpfung durchgeführt werden, sofern die Schwangere seronegativ ist. Bei Immuninsuffizienz (z.B. AIDS) stehen Virustatika zur Verfügung, v.a. moderne Nachfolgepräparate von Aciclovir, z.B. Ganciclovir. Diese Präparate weisen Nebenwirkungen auf und sind selbstverständlich verschreibungspflichtig.

Embryopathie

Die wesentliche Bedeutung der Zytomegalie liegt in der überaus **häufigen pränatalen Infektion** durch das CMV. Bis zu 1 % aller Neugeborenen sind infiziert. Damit ist die Infektion durch das Zytomegalie-Virus die **häufigste** pränatale Infektion überhaupt (vor der Listeriose). 10 % der betroffenen Kinder erleiden Schäden wie **Hör-** und **Sprachstörungen** oder **geistige Retardierung** (➤ Abb. 2.45). Damit ist die pränatale Zytomegalie-Infektion gemeinsam mit der Listeriose auch die derzeit häufigste Ursache für angeborene Missbildungen – sehr weit vor den Röteln oder der Toxoplasmose. Aus diesem Zusammenhang heraus sollte in der Frühschwangerschaft eventuell ein serologischer Status erhoben werden, um nach Kontakt zu einem Infizierten ohne Zeitverlust passiv immunisieren zu können. Besitzt die Schwangere nach früher durchgemachter Infektion Antikörper, besteht keine Gefahr für das Kind.

Auch die **peri-** und **postnatale Infektion** in den Geburtswegen oder über Speichel und Muttermilch ist recht häufig (jede 3. Frau scheidet nach einer früheren Infektion das Virus aus), verläuft aber in der Regel wegen der mütterlichen Leihimmunität **inapparent** und **folgenlos**.

Meldepflicht

Für die Zytomegalie einschließlich der konnatalen Infektion gibt es **keine** Meldepflicht. Nach § 7 IfSG sind nur konnatale Röteln und Toxoplasmose zu melden, Röteln auch nach § 6.

Auch ein **Behandlungsverbot** existiert nach § 24 IfSG nur, wenn das **Virus im Genitalbereich** aufgefunden wird, weil die Infektion dann zu den „sexuell übertragbaren Erkrankungen" gerechnet wird, die für den Heilpraktiker allesamt unter das Behandlungsverbot fallen.

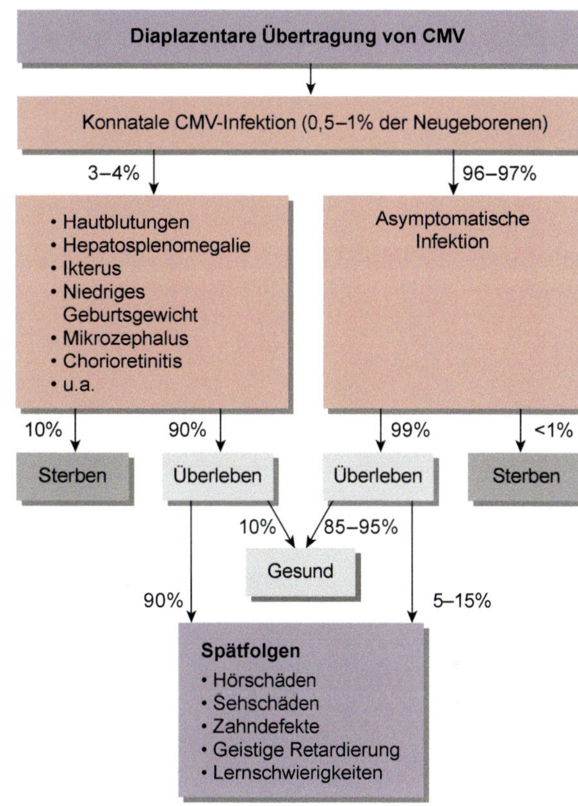

Abb. 2.45 Folgen der diaplazentaren Übertragung des Zytomegalie-Virus [L157/M451]

Zusammenfassung

Zytomegalie

Verursacht durch das **Zytomegalie-Virus**

Übertragungswege
- Tröpfcheninfektion
- Schmierinfektion
- sexuelle Kontakte
- Transfusionen
- Transplantationen
- diaplazentar

Inkubationszeit
- 3–8 Wochen

Kontagionsindex
- unbekannt

Manifestationsindex
- 0,01

Symptome
- meist inapparent (99 %)
- in 1 % mononukleoseähnliches Bild

Komplikation

- diaplazentare Übertragung → häufigste Form einer Embryopathie

Diagnostik

- Serologie zur Abgrenzung gegenüber dem Pfeiffer-Drüsenfieber

Therapie

- symptomatisch, ASS oder Ibuprofen, bei Immundefizienten Virustatika

Impfung

- keine

Meldepflicht

- nein

Behandlungsverbot

- nein (Ausnahme § 24: sexuelle Übertragung)

2.15 Herpes simplex

Herpesviren sind recht große **DNA-Viren** mit einem Längsdurchmesser von etwa 180 nm, die **ausschließlich beim Menschen** vorkommen. Alle Untertypen persistieren nach erfolgter Infektion **lebenslang im Körper**, obwohl jeweils Antikörper sowie aktivierte T-Zellen vorhanden sind.

Zur **Herpes-Gruppe** zählen:

- Herpes simplex (➤ Fach Dermatologie)
- Mononukleose (Epstein-Barr-Virus, ➤ Kap. 2.13)
- Zytomegalie (➤ Kap. 2.14)
- Windpocken (und Gürtelrose; ➤ Kap. 2.12 und ➤ Fach Dermatologie)
- Exanthema subitum (Dreitagefieber)

Verschiedene Vertreter, nicht nur das Epstein-Barr-Virus der infektiösen Mononukleose, werden mit **malignen Tumoren** in Zusammenhang gebracht. Zum Beispiel ist das Herpesvirus vom Typ 8 der Verursacher des Kaposi-Sarkoms (➤ Kap. 2.18.8).

Man unterscheidet beim Herpes-simplex-Virus (HSV) einen Typ 1 von einem Typ 2. Der **Typ 1** verursacht überwiegend Erkrankungen im Bereich des **Mundes**, der **Typ 2** im **Genitalbereich** (= Herpes genitalis). Entsprechend dem Zytomegalie-Virus gilt, dass 99 % aller Infektionen **inapparent** verlaufen (Manifestationsindex 0,01).

Die Durchseuchungsrate mit dem Herpes-simplex-Virus **Typ 1** liegt Schätzungen zufolge weltweit bei etwa 70 % und ist mehrheitlich bereits im Kindesalter abgeschlossen, obwohl die Kontagiosität nicht sehr groß ist (Kontagionsindex 0,5). Die Übertragung erfolgt durch direkten **Schleimhautkontakt**, fraglich auch durch **Tröpfcheninfektion**. Die Verbreitung wird dem Virus dadurch erleichtert, dass etwa 10–15 % aller Menschen den Typ 1 rezidivierend oder auf Dauer über den **Speichel ausscheiden**. Da die Erkrankung nur beim Menschen vorkommt, erfolgt die Infektion ausschließlich am Infizierten oder Dauerausscheider.

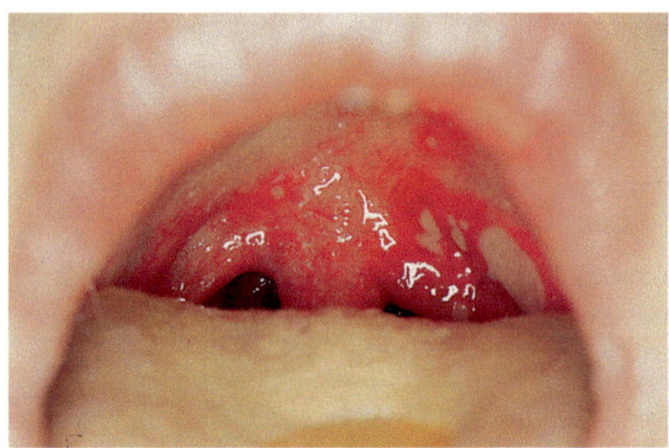

Abb. 2.46 Stomatitis aphthosa [E321]

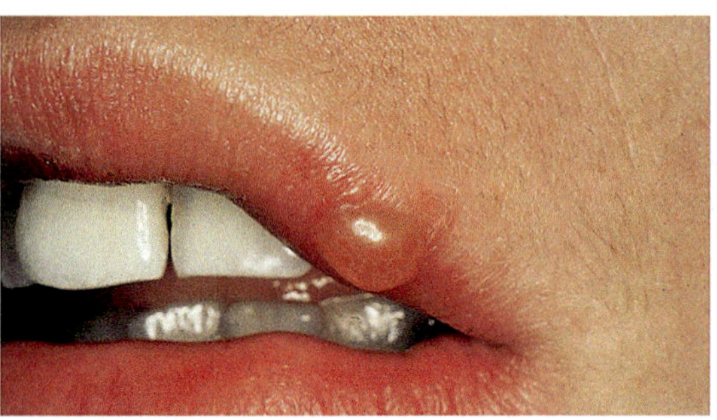

Abb. 2.47 Herpes labialis [E273]

Symptomatik

Stomatitis aphthosa

Die sichtbare Erkrankung (1 % der Infizierten) manifestiert sich beim **Typ 1** zumeist als **Stomatitis** (Gingivostomatitis) **aphthosa** bzw. **herpetica** (sog. **Mundfäule**). Nach einer **Inkubationszeit** von **2–7 Tagen** kommt es zu Entzündungen und **Aphthen**, die außerordentlich schmerzhaft sind und bis zu 3 Wochen persistieren können (➤ Abb. 2.46). Mehrheitlich bestehen **Fieber** und **Schwellungen** der regionären **Lymphknoten**.

Herpes labialis

Spätere **Rezidive** aus dem **eigenen Virusreservoir** erscheinen als Herpes labialis. Die **Lippenbläschen** (**„Fieberbläschen"**; ➤ Abb. 2.47) werden also niemals durch Ansteckung von außen erworben. Sie stellen ausnahmslos eine Aktivierung der körpereigenen, in den Nervenzellen schlummernden Viren dar. Man findet hier also dieselbe Beziehung wie bei den Herpesviren von Windpocken (Varizellen) und Gürtelrose.

Herpes genitalis

Der **Typ 2** wurde früher mit dem Zervixkarzinom der Frau in Zusammenhang gebracht, doch besteht längst Einigkeit darüber, dass dabei HPV-Viren (Warzenviren) den eigentlichen Auslöser darstellen.

Auch beim Herpes genitalis sieht man **gruppiert stehende Bläschen** im Bereich der (genitalen) Haut und Schleimhaut (➤ Abb. 2.48). Die Durchseuchungsrate liegt in den westlichen Ländern unter 20 %, während z.B. in vielen afrikanischen Ländern weit über 50 % der Bevölkerung betroffen sind. Wesentlich ist, dass rezidivie-

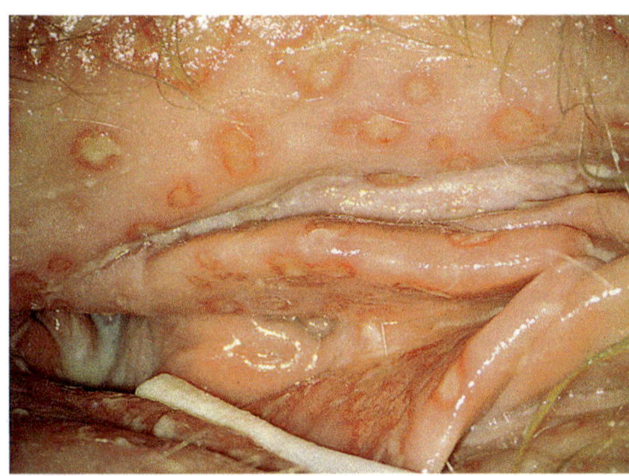

Abb. 2.48 Herpes genitalis [R194]

rende Infektionen (aus dem eigenen Reservoir) ein offensichtlich weit größeres Risiko bedingen, sich im Rahmen sexueller Kontakte mit dem HI-Virus zu infizieren.

Laut WHO entfällt inzwischen rund **ein Viertel** der Genitalherpes-Fälle auf das **HSV-1**, geschätzt weltweit etwa 140 Millionen. Dies gilt besonders für die westlichen Länder, in denen aufgrund der Hygienestandards die Durchseuchung im Kindesalter zurückging, sodass die Erstinfektion dann im jungen Erwachsenenalter über Oralverkehr erfolgt, während eine apparente oder inapparente Infektion im Kindesalter über die gebildeten Antikörper vor dieser Manifestation schützt.

Diagnostik, Therapie und Impfung

Der Herpes recidivans ist leicht aus dem typischen Aspekt der gruppiert stehenden Bläschen zu diagnostizieren. Die Erstmanifestation der Stomatitis aphthosa kann bei Bedarf über die Antikörper bestimmt werden.

Der Herpes labialis wird meist mit lokalen Virustatika (Aciclovir) behandelt. Mindestens gleich gut geeignet ist Virudermin (enthält Zink).

Eine Impfung ist in der Entwicklung, doch dürften bis zur Marktreife noch einige Jahre vergehen. Besonders dringlich wäre sie im Hinblick auf die teilweise lebensbedrohenden HSV-1- und HSV-2-Infektionen bei Immunsupprimierten wie z.B. AIDS-Patienten.

Meldepflicht

Für Erkrankungen durch die Herpes-simplex-Viren existiert **keine Meldepflicht**, jedoch für den **Typ 2** als sexuell übertragbare Erkrankung ein **Behandlungsverbot** nach § 24 IfSG. Hinsichtlich des **Typ 1** muss in Erstmanifestation und Rezidive differenziert werden. Während die **Stomatitis aphthosa** als Erkrankung der Mundhöhle nach dem Zahnheilkundegesetz unter das **Behandlungsverbot** fällt, ist der Herpes labialis der trockenen Lippenaußenseite davon nicht betroffen.

Zusammenfassung

Herpes simplex

Verursacht durch das **Herpes-simplex-Virus** Typ 1 und Typ 2

Übertragungswege
- Speichel
- Tröpfcheninfektion (Typ 1)
- sexuelle Kontakte (Typ 2)

Inkubationszeit
- 2–7 Tage

Kontagionsindex
- 0,5

Manifestationsindex
- 0,01

Symptome
- Erstmanifestation Typ 1 als Stomatitis aphthosa im Kleinkindesalter, in 99 % der Fälle allerdings inapparent; Rezidive aus dem eigenen Reservoir als Herpes labialis
- Manifestation Typ 2 in der Form gruppiert stehender Bläschen oder, als Erstmanifestation, in der Form von Aphthen der genitalen Schleimhaut

Diagnostik
- klinischer Aspekt
- Serologie
- PCR

Therapie
- Virustatika (Aciclovir)
- anästhesierende Externa (Aphthen)

Impfung
- keine (in der Entwicklung)

Meldepflicht
- nein

Behandlungsverbot
- für die Erstmanifestation des Typ 1 (Zahnheilkundegesetz) und für jede Form des Typ 2 (§ 24 IfSG); keine Einschränkung für den Herpes labialis

2.16 Exanthema subitum

Durch **Herpesviren** der Typen 6 und 7 wird das **Dreitagefieber** (Exanthema subitum) verursacht. Das Dreitagefieber wird (selten) auch als **Roseola infantum** bzw. als 6. Krankheit bezeichnet. Betroffen sind fast ausschließlich **Säuglinge** und **Kleinkinder**. Die

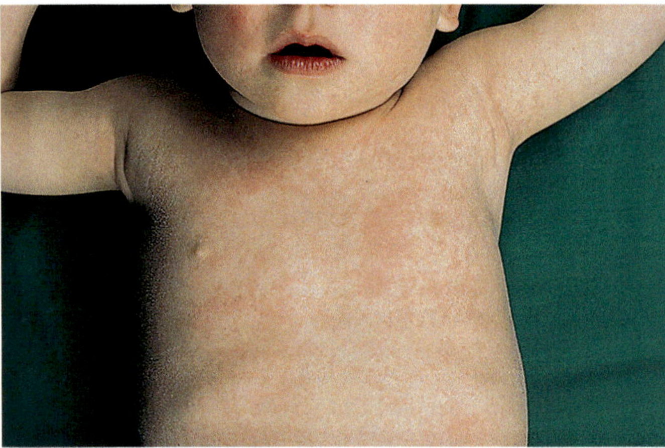

Abb. 2.49 Exanthema subitum [M552]

Durchseuchung der Bevölkerung erscheint weitgehend vollständig. Übertragen wird das Virus durch **Tröpfcheninfektion**.

EXKURS

Vor wenigen Jahrhunderten, als man von infektiösen Partikeln namens Viren noch gar nichts und von weiteren Erregern so gut wie nichts wusste, wurden die **exanthematischen Kinderkrankheiten** in der Reihenfolge ihrer Entdeckung durchnummeriert und als „1., 2. usw. Krankheit" bezeichnet. Den Anfang machten Masern, Scharlach und Röteln. Die „4. Krankheit" erwies sich später als Fehldiagnose und wurde wieder verworfen. Nach den Krankheiten Nr. 5 (Ringelröteln) und Nr. 6 (Exanthema subitum) beendete man glücklicherweise diese Klassifikation. Die Bezeichnungen sind also rein historisch zu verstehen und längst obsolet, tauchen aber trotzdem noch ab und zu auf.

Symptomatik

Nach einer **Inkubationszeit** von **1–2 Wochen** kommt es zu einem 2- bis 4-tägigen **hohen Fieber** ohne weitere Symptome und anschließend bei gleichzeitiger **Entfieberung** zu einem **disseminierten, zarten Exanthem** an **Rumpf** und **Extremitäten** (➤ Abb. 2.49) über ebenfalls etwa 3 Tage. Erst rund 2 Wochen später sind spezifische Antikörper nachzuweisen.

Diagnostik und Therapie

Die Diagnose erfolgt aus dem überaus typischen klinischen Aspekt. Eine Therapie ist, abgesehen von der Fiebersenkung (Ibuprofen, Paracetamol), weder möglich noch erforderlich.

Meldepflicht

Es gibt **keine** Meldepflicht und kein Behandlungsverbot für den Heilpraktiker.

Zusammenfassung

Dreitagefieber (Exanthema subitum)

Verursacht durch **Herpesvirus** Typ 6 und Typ 7

Übertragungswege
- Tröpfcheninfektion

Inkubationszeit
- 1–2 Wochen

Symptome
- 3 Tage lang hohes Fieber ohne weitere Symptome
- danach zartes, flüchtiges Exanthem

Diagnostik
- klinischer Aspekt
- im Zweifelsfall Serologie

Therapie
- symptomatisch

Impfung
- keine

Meldepflicht
- nein

Behandlungsverbot
- nein

2.17 FSME

Das Virus der **Frühsommer-Meningoenzephalitis** (FSME) wird durch **Schildzecken** übertragen, zumeist durch den **gemeinen Holzbock** (Ixodes ricinus), der auch für die **Borreliose** „zuständig ist". In Lagen oberhalb 1.000 m gibt es üblicherweise keine Zecken.

Im Gegensatz zu den Borrelien, die sich im Magen-Darm-Trakt der Zecken befinden, und von dort aus nur selten innerhalb der ersten 24 Stunden in den Stichkanal gelangen, ist das FSME-Virus im **Speichel** der Zecke enthalten und kann jederzeit zur Infektion führen. Allerdings gilt auch hier, dass die Übertragungswahrscheinlichkeit mit der Dauer der Blutmahlzeit zunimmt. Die wesentliche Übertragungszeit reicht vom **Frühjahr bis zum Herbst**. Auch Rehe, Mäuse, Fledermäuse, Igel und eine Reihe weiterer Tiere beherbergen das **FSME-Virus**. Sie kommen als Infektionsquelle für den Menschen kaum in Frage, bilden aber das **Virusreservoir** für die Zecken. Eine Infektion aus roher Milch von Kühen, Schafen oder Ziegen ist jedoch (theoretisch) möglich.

Die Verbreitung des Virus in den europäischen Zecken war bis vor wenigen Jahren nicht sehr hoch. Selbst in den **Endemiegebieten** Süddeutschland (Bayern, Baden-Württemberg), Österreich oder Tschechien war nur etwa 1 % der Zecken infiziert. Neuerdings wurden allerdings Durchseuchungsraten von bis zu 10 % festgestellt. Auf die vom RKI nach der Zahl an Meldungen als Risikogebiete eingestuften Regionen gilt aktuell (2017), dass Baden-Württemberg vollständig erfasst ist. Dies gilt mit Ausnahme einiger weniger noch verbliebener Landkreise auch für Bayern. Übergegriffen hat die Virusdurchseuchung der Zecken inzwischen auch auf die direkt an die beiden südlichsten Bundesländer angrenzenden Gebiete in Hessen, Rheinland-Pfalz, Sachsen, Thüringen sowie einen einzelnen Landkreis im Saarland, während in den weiteren Bundesländern einschließlich des gesamten Nordens unverändert kein erwähnenswertes Risiko besteht. Natürlich kann man aufgrund der zunehmenden Erderwärmung mit milden Wintern davon ausgehen, dass irgendwann in den kommenden Jahrzehnten das gesamte Bundesgebiet betroffen sein wird.

In **Deutschland** kam es noch bis zur Jahrtausendwende zu etwa 100 Erkrankungen/Jahr. 2001 bis 2004 wurden um die 260 Erkrankungsfälle/Jahr registriert. 2005 gab es laut RKI einen erneuten Sprung auf 432 gemeldete Fälle und **2006** waren es bereits **546**. Seither ist die Zahl an Neuinfektionen eher rückläufig, wenn auch inkonstant, weil z.B. in sehr harten Wintern vermehrt Zecken zugrunde gehen. 2015 wurden dem RKI 220 Fälle übermittelt und im Jahr **2016** waren es **350**.

Beim Stich einer infizierten Zecke erfolgt nur bei jedem Vierten eine Übertragung. Bei diesen Infizierten verläuft die Infektion in **70 %** der Fälle **inapparent** und selbst bei den verbleibenden 30 % apparent Erkrankten kommt es lediglich in 10–15 % zu einer Beteiligung des ZNS.

Symptomatik

Nach einer **Inkubationszeit** von **1–2 Wochen** beginnt die apparente FSME **grippeartig** mit **Kopfschmerzen**, **Übelkeit**, Beteiligung der oberen **Atemwege** und **mäßigem Fieber**, das einschließlich aller Symptome innerhalb weniger Tage **abklingt**, um dann bei 10–15 % der Erkrankten nach einem symptomfreien Intervall von Tagen (bis zu 2 Wochen) **wieder anzusteigen**. Die Erkrankung zeigt in diesen Fällen also einen biphasischen Verlauf.

Ähnlich wie bei der Polio kommt es mit dem erneuten Fieberanstieg zu einer **Meningitis** oder **Meningoenzephalitis** mit heftigen Kopfschmerzen, hohem Fieber und evtl. auch Bewusstseinstrübungen. Die Symptome klingen in der Regel folgenlos ab. Vor allem bei Menschen in der **2. Lebenshälfte** entstehen aber auch **schlaffe Lähmungen** – bevorzugt im Bereich des **Schultergürtels** oder der **Harnblase**, die sich bei einigen Patienten nicht mehr vollständig zurückbilden. Auch **Sensibilitätsstörungen** oder **chronifizierte Kopfschmerzen** werden beobachtet.

Die **Letalität** liegt, bezogen auf die vergleichsweise wenigen Patienten mit erkennbarer Erkrankung, bei 1–2 %. 2016 gab es 1 Todesfall bei einer(m) 90-Jährigen. Im Gegensatz zur Borreliose entsteht nach der Infektion eine **lebenslange Immunität**.

Diagnostik und Therapie

Die Diagnose erfolgt **serologisch** (IgM), die Therapie rein **symptomatisch**.

Impfung

Seit etlichen Jahren existiert eine **Aktivimpfung** (Totimpfstoff – FSME-Immun®, Encepur®), die für Einwohner oder Urlauber in den Endemiegebieten, die sich viel in der freien Natur aufhalten, empfohlen wird. Sie wird 3-mal geimpft und muss alle 3–5 Jahre 1-mal aufgefrischt werden. Der Kinderimpfstoff (ab dem vollendeten 1. Lebensjahr) ist niedriger dosiert als derjenige für Erwachsene. Der im Jahr 2002 verbesserte Impfstoff wird, abgesehen von mäßigen Fieberreaktionen, gut vertragen.

Die früher erhältliche Passivimpfung wurde bereits 2003 vom Markt genommen. Weil der Aktivimpfstoff erst nach etlichen Wochen Antikörper erzeugt, steht seither nach einem Zeckenbiss keine Prophylaxe mehr zur Verfügung.

Meldepflicht

Eine Meldepflicht besteht nach **§ 7 IfSG** für die **nachgewiesene Erkrankung**.

Zusammenfassung

FSME

Verursacht durch das **FSME-Virus**

Übertragungswege
- Zeckenbiss, theoretisch auch durch rohe Milch

Inkubationszeit
- 1–2 Wochen

Kontagionsindex
- 0,25 – bezogen auf eine infizierte Zecke

Manifestationsindex
- < 0,1

Symptome
- erinnert an Polio
- biphasischer Verlauf
- „grippaler Infekt" über wenige Tage
- unter erneutem Fieberanstieg Meningitis oder Enzephalitis mit Kopfschmerzen und schlaffen Lähmungen (meist reversibel)

Diagnostik
- Serologie

Therapie
- symptomatisch

Impfung
- Aktivimpfung bei Bedarf (Waldarbeiter, Urlaub in Endemiegebieten)

Meldepflicht
- nach § 7 IfSG

Behandlungsverbot
- ja

2.18 HIV (AIDS)

Die HIV-Erkrankung wird durch das ***h**umane **I**mmundefizienz-**V**irus* (**HI-Virus**, HIV) verursacht. Es sind zwei nahe verwandte Viren bekannt, die als Typ 1 und Typ 2 bezeichnet werden. Der **Typ 2** kommt überwiegend in **Afrika** vor, vereinzelt aber auch in Europa und Amerika; der **Typ 1** ist **weltweit** verbreitet und beinhaltet **zahlreiche Subtypen** mit jeweils geringen Abweichungen einzelner Hüllproteine.

Beide Typen erreichten in der Mitte des 20. Jahrhunderts durch **Mutationen** von Viren, die bis dahin lediglich in Schimpansen und/oder Gorillas (HIV-1) bzw. in Meerkatzen und Mangaben (HIV-2) endemisch waren, ihre **Menschenpathogenität**. Auch bei Meerkatzen und Mangaben handelt es sich um Primaten. Sie sind miteinander verwandt, ähneln sich auch äußerlich und erreichen ein Gewicht von etwa 10 kg.

HIV gehört zu den **Retroviren**, die teilweise (HTLV = **h**umanes **T**-Zell-**L**eukämie**v**irus) für die Entstehung von **Tumoren** und **Leukosen** verantwortlich sind. Es handelt sich um **RNA-Viren**, die über ein Enzym namens **Reverse Transkriptase** verfügen bzw. dessen Bildung in der Wirtszelle veranlassen. Dieses Enzym bewirkt dann in einem ersten Schritt die Bildung einer doppelsträngigen **DNA**, die spiegelbildlich an der einsträngigen viralen RNA entsteht und anschließend **in das Genom** der Wirtszelle **integriert** wird. Dieser Einbau wird durch ein weiteres virales Enzym **(Integrase)** katalysiert. Die Integration macht das Virus unsichtbar (= **Provirus**); es kann nicht mehr als Bestandteil der infizierten Zelle nachgewiesen werden. Die nachfolgende **Replikation** des Virus einschließlich der erforderlichen Enzyme erfolgt dann im **Kern** der Wirtszelle **am integrierten Virusgenom**.

Die **Rückübersetzung** einer **RNA** in die komplementäre **DNA** ist **einzigartig**. Grundsätzlich wird seit den ersten Lebensformen, den Prokaryonten (Bakterien), **ausschließlich** die Erbinformation **der DNA** in eine RNA (Messenger-RNA) transferiert (➤ Fach Biochemie, ➤ Fach Zytologie), anschließend zu den Ribosomen transportiert und in das betreffende Protein übersetzt.

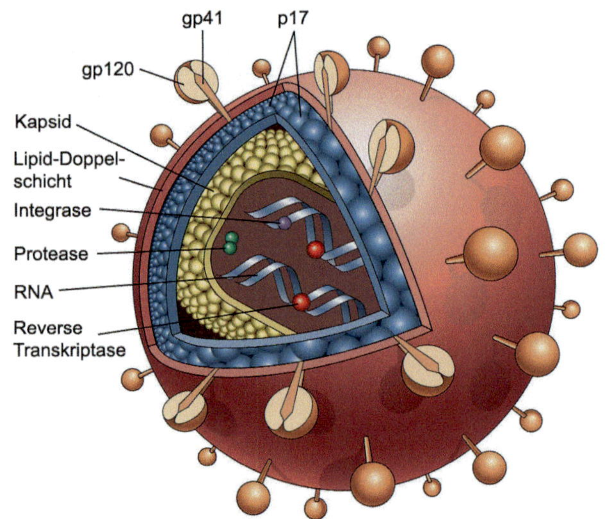

Abb. 2.50 HI-Virus mit Erstkapsid (gelb), Zweitkapsid (blau) und Hülle mit Spikes [G167]

Beim HIV handelt es sich um ein kompliziert aufgebautes Virus. Als Umhüllung der RNA findet sich ein **Kapsid**, das in etwa die Form eines **Kegels** besitzt. Um dieses **Erstkapsid** herum befindet sich ein zusätzliches, diesmal rundliches **Zweitkapsid**, das dann nochmals von einer weiteren **lipidhaltigen Hülle** mit **Spikes** umgeben ist (➤ Abb. 2.50). Die aus der Hülle herausragenden Spikes bestehen aus den beiden dominierenden Hüllproteinen des Virus. Das eine der beiden Proteine **(gp120)** wird für die spezifische **Bindung** an die menschlichen **Zielzellen** benutzt.

Das HIV ist **nicht allzu resistent** gegen äußere Einflüsse. Außerhalb des Körpers verliert es innerhalb von Stunden bis zu wenigen Tagen (bei hoher Viruskonzentration) seine Infektiosität. Alkohol, Wasserstoffperoxid oder Temperaturen um 60° C inaktivieren das Virus innerhalb weniger Minuten.

2.18.1 Epidemiologie

Das HI-Virus wurde **1983 entdeckt**, nachdem seit dem ersten Auftreten von AIDS in den Siebziger-Jahren eine intensive Suche begonnen hatte. Im Rückblick ist die Krankheit **erstmals 1959** in der zentralafrikanischen Republik **Kongo** (dem damaligen Zaire) aufgetreten (➤ Abb. 2.51).

1981 gab es in den USA gerade mal **219 Todesfälle** an AIDS, aus denen bis zum Jahr **1996** weltweit mehr als **2 Millionen** wurden. Gleichzeitig wurden 1996 weltweit etwa 20 Millionen HIV-Infizierte (mit 1 Million AIDS-Patienten) registriert, 10 Jahre danach (bis **2006**) waren es bereits 65 Millionen, wovon inzwischen **> 30 Millionen verstarben**.

Aktuell (2017) geht die WHO von weltweit etwa **37 Millionen Infizierten** aus. Dank ständig weiter verbesserter Therapie und Prophylaxe kommen seit 2013 jährlich „nur noch" knapp 2 Millionen neu hinzu. Rund **80 %** aller Patienten sind **Schwarzafrikaner**. In einzelnen afrikanischen Staaten (v.a. im Süden Afrikas) sind über 10 % der Gesamtbevölkerung betroffen – insgesamt **7,5 % aller erwachsenen Schwarzafrikaner! Indien** ist das Land mit den **meisten AIDS-Kranken** (> 2 Millionen). In Europa sind die östlichen Länder (und Russland) stärker betroffen als der Westen.

In **Deutschland** rechnet man (2016) mit ca. 10.000 AIDS-Kranken bei einem Bestand von **70.000 Infizierten** (USA > 1 Million). Die Zahl an Meldungen nimmt seit der Einführung des IfSG 2001 (< 1.500 Neuinfektionen) beständig immer weiter zu, blieb aber bis 2012 noch unterhalb 3.000 Meldungen pro Jahr. 2013 wurde diese Grenze erstmals überschritten. 2015 kam es zu 3.700, **2016** zu **3.400** gemeldeten Neuinfektionen. Dies ist im europäischen Umfeld wenig, im weltweiten Vergleich sogar sehr wenig.

Rund ⅔ der Meldungen betrafen **homosexuelle Männer**, knapp ⅓ entfielen auf heterosexuelle Männer und Frauen und bei **5 %** handelte es sich um **Drogenabhängige**, die ihre Injektionsnadeln gemeinsam benutzten. Rund 70 % der Infektionen werden in Deutschland erworben, 30 % im Ausland – davon mehr als die Hälfte in afrikanischen Ländern südlich der Sahara. Prozentual dominieren in Deutschland **Großstädte** wie v.a. Hamburg, Berlin und Frankfurt.

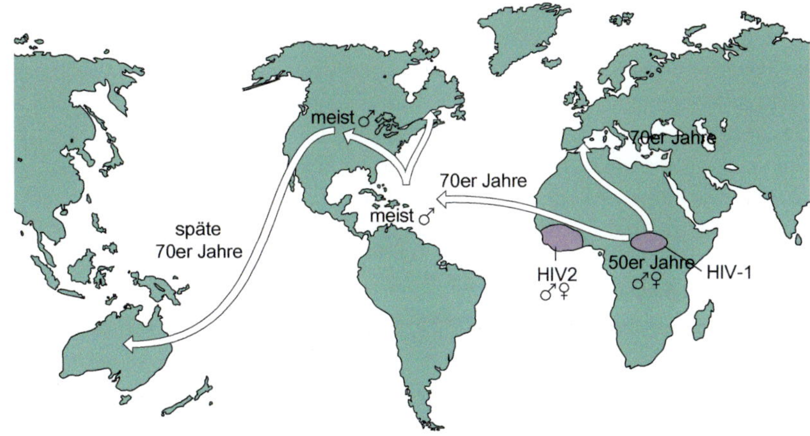

Abb. 2.51 Anfängliche Ausbreitung der HIV-Pandemie [G157]

Nahezu **alle Meldungen** entfallen auf **HIV-1**, lediglich in 5 Einzelfällen wurde im Jahr 2016 HIV-2 nachgewiesen.

Bis in die 1990er-Jahre hinein führte eine Infektion durch das HI-Virus so gut wie immer zum **sicheren Tod**, wenn auch viele Jahre später, wodurch die Zahl der Infizierten mit der Letalität an AIDS weitgehend übereinstimmte. Dies gilt heute nicht mehr. Ungeachtet der zunehmenden Therapieerfolge der Neuzeit gilt allerdings AIDS, gemeinsam mit Tuberkulose und Malaria, immer noch als weltweit **häufigste infektiöse Todesursache** – übertroffen nur von pauschalierten Diagnosen wie infektiösen Diarrhöen oder Pneumonie. 1997 verstarben 2,3 Millionen Menschen an der Krankheit, **2006** wurde mit knapp **3 Millionen** ein Höhepunkt erreicht. Seit 2007 sind die Zahlen rückläufig. So wurden 2013 von der WHO „nur noch“ 1,5 Millionen Todesfälle registriert. Inzwischen nähert man sich langsam der Zahl von **1 Million Toten/Jahr**, wobei in erster Linie Patienten betroffen sind, denen z.B. in den ärmeren schwarzafrikanischen Ländern immer noch keine ausreichenden Therapien zur Verfügung stehen.

2.18.2 Übertragung

Übertragungswege (➤ Abb. 2.52)

HIV kommt nur beim **Menschen** (und einzelnen Menschenaffen) vor, sodass ein **direkter Kontakt** mit anderen Menschen oder deren Körperflüssigkeiten stattfinden muss. Der Hauptübertragungsweg erfolgte anfangs durch **homosexuelle Kontakte** oder über **gemeinsam benutzte Spritzen** bei Drogenabhängigen. Auch heute noch findet man in den westlichen Ländern unter diesen Gruppen die höchsten Durchseuchungsraten. Beispielsweise sind in den großen amerikanischen Städten die männlichen Homosexuellen zu fast 100 % befallen. Neuinfektionen betreffen in den westlichen Ländern auch heute noch mehrheitlich homosexuelle Männer. Ihr Anteil liegt z.B. in den USA bei 50 %, bezüglich der derzeit rund 3.500 Neuinfektionen/Jahr in Deutschland sogar bei 65 %.

Weltweit überwiegt inzwischen prozentual längst die Übertragung durch **heterosexuellen Verkehr**, wobei die Wahrscheinlichkeit einer Übertragung vom infizierten Mann auf die Frau doppelt

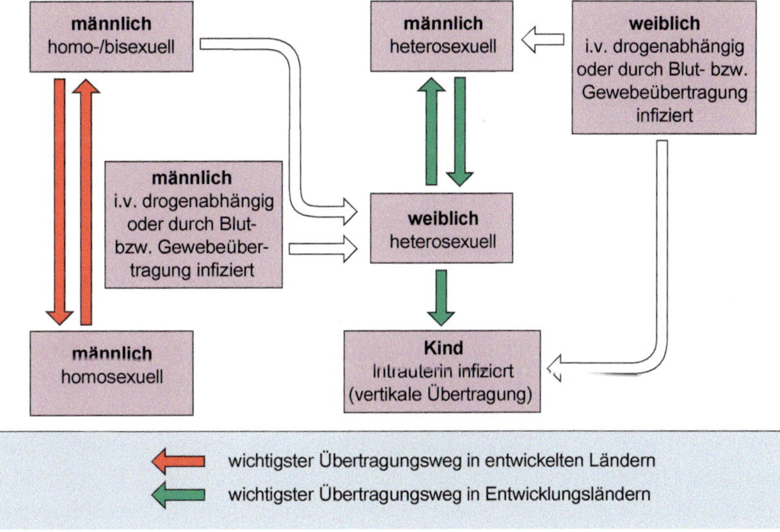

Abb. 2.52 Hauptübertragungswege von HIV [G157]

so hoch ist wie von der infizierten Frau auf ihren Partner. Dies kann man sich u.a. mit der unterschiedlich langen Kontaktzeit der infektiösen Sekrete erklären. Insgesamt liegt aber die **Übertragungswahrscheinlichkeit** pro heterosexuellem Kontakt im weltweiten Durchschnitt selbst bei fehlender Therapie lediglich bei **0,1 %**. Zusätzlich spielt aber die **Art des Subtyps** eine Rolle, indem z.B. bei dem in Thailand vorherrschenden Subtyp eine Übertragung wesentlich häufiger erfolgt als bei demjenigen in den USA oder Europa.

Ganz wesentlich begünstigen **genitale Infektionen**, z.B. durch Chlamydien, Treponemen oder durch das Herpes-simplex-Virus Typ 2 eine Übertragung, indem deren entzündliche Veränderungen bis hin zu Ulzera ein Eindringen des Virus in den Körper erleichtern. Als dritter Faktor, der über das Angehen einer Infektion mitentscheidet, gilt die jeweils aktuelle **Viruslast** im **Blut** des Infizierten – und parallel hierzu in seinen Sekreten. So ist die Übertragungswahrscheinlichkeit am Beginn der HIV-Erkrankung oder im letzten Stadium AIDS mit jeweils **Millionen** von Viren/**ml Blut** sehr viel höher als in den Phasen dazwischen (s. unten). Von Bedeutung hinsichtlich der Beratung Betroffener ist z.B., dass die Ansteckungsfähigkeit bei heterosexuellem Verkehr unterhalb etwa 1.000 Viren/ml Blut beim infizierten Partner selbst bei genitalen Infektionen von Partner/Partnerin gegen Null tendiert.

Das Virus findet sich in **sämtlichen Körpersekreten** – in **Blut**, **Sperma** oder **Vaginalsekret** allerdings in höherer Konzentration als in Speichel, Muttermilch, Tränen oder Schweiß. Die Viruskonzentration des Speichels ist nach einhelliger Meinung für eine Übertragung durch Küsse nicht ausreichend. Es wurde jedenfalls bis heute, nach nahezu 40 Jahren Erfahrung mit HIV, kein einziger derartiger Fall dokumentiert. Dasselbe gilt hinsichtlich der fehlenden Übertragungsmöglichkeit durch Insektenstiche. Eine Übertragung durch **Muttermilch** ist dagegen bei unbehandelten Frauen **häufig** (15–20 %, bezogen auf die gesamte Stillzeit). Die theoretisch mögliche Ansteckung durch Tröpfcheninfektion oder die üblichen körperlichen Kontakte zu Erkrankten, z.B. Händedruck, wird absolut **ausgeschlossen**. Selbst die Übertragungswahrscheinlichkeit beim Kontakt infizierten Blutes zu einer frischen Wunde tendiert gegen Null.

Kontagiosität

Die Kontagiosität eines Infizierten ist bereits deutlich vor Erscheinen der ersten Antikörper gegeben, überwiegend und sogar besonders ausgeprägt noch in der **Inkubationszeit**, spätestens aber am Beginn des **Akutstadiums**, weil hier besonders hohe Viruskonzentrationen in Blut, Sperma und Vaginalsekret gefunden werden. Ähnlich hoch sind die Virusmengen in Serum und Körpersekreten auch im späten **Stadium AIDS**. In diesen beiden Zeiträumen können **mehrere Millionen** Viren/ml Blut nachgewiesen werden.

Allerdings ist die Kontagiosität des HI-Virus insgesamt erheblich **geringer** als z.B. diejenige der **Hepatitis-B-Viren**. Man geht davon aus, dass Geschlechtsverkehr hauptsächlich dann zur Infektion führen kann, wenn ausgeprägte **Entzündungen**, **Ulzera** oder **Mikrotraumen** eine Eintrittspforte bilden, über die das Virus direkt ins Blut gelangt. Für die Frau ist das Risiko höher als für den Partner, weil die Kontaktzeit zur Samenflüssigkeit länger ist als diejenige zur Vaginalflüssigkeit (s. oben). Zusätzlich ist der weibliche Genitaltrakt einschließlich der Zervix sehr viel häufiger von einer chronifizierten Entzündung betroffen und weist auch deshalb vermehrt Leukozyten wie **T-Lymphozyten** und **Makrophagen** auf, die für das HIV empfänglich sind und damit als **Eintrittspforte** für das Virus dienen. Analverkehr führt exponentiell häufiger zur Infektion als Vaginalverkehr, weil die Schleimhaut dünner und verletzungsanfälliger ist. In insgesamt nur sehr geringem Umfang kommt es auch über unverletzte Schleimhäute zur Infektion, wobei der Infektionsweg dann sehr wahrscheinlich über die Langerhans-Zellen (= Makrophagen) der Mukosa führt. Oralverkehr birgt ein vernachlässigbares Risiko für eine Virusübertragung.

EXKURS

Die Entscheidung darüber, ob eine Infektion angehen wird oder nicht, fällt bereits in den ersten Minuten oder Stunden nach dem Kontakt. Sie ist abhängig von der Gesamtzahl übertragener Viren und davon, ob dieselben über Verletzungen der Schleimhautoberfläche direkt ins Blut gelangen. Zusätzlich hängt sie von der **Aktivität der T-Lymphozyten** im Infektionsgebiet ab, denn T-Helferzellen, die in dieser Zeitspanne **aktiv** mit einer bereits vorhandenen Entzündung beschäftigt sind, vermehren das Virus **leichter** und in größerem Umfang als **ruhende T-Helferzellen**, die lediglich prophylaktisch die Mukosa besiedeln. In diesen Fällen werden die übertragenen Viren meist neutralisiert und eliminiert – u.a. durch Apoptose der befallenen Zellen. Sobald jedoch die Viren mit ihrer Vermehrung beginnen, wird der Prozess irreversibel, weil sie sich dabei verändern und dem Immunsystem entziehen, u.a. über kontinuierlich erfolgende **Mutationen** sowie durch **Glykosylierungen** (Anlagerung von Glukose) ihrer Oberflächenproteine.

Obwohl das **spezifische Immunsystem** einige Wochen nach der Infektion hochaktiv auf die HI-Viren **reagiert** und große Mengen an **Antikörpern** sowie an spezifisch erkennenden **T-Killerzellen** produziert, entzieht sich das Virus diesen Angriffen, wofür es neben den beständigen Mutationen und einer Maskierung der Proteine durch Glykosylierung eine Reihe weiterer Mechanismen entwickelt hat. So unterdrücken beispielsweise **viruseigene Proteine** die Produktion der **Klasse-I**-Proteine der Wirtszelle, sodass die infizierten Zellen von den T-Killerzellen **nicht erkannt** werden. Infizierte **Makrophagen** werden zur vermehrten Produktion von regulatorischem **(hemmendem) IL-10** gebracht. Schließlich erschöpfen sich die Immunantworten sowohl der spezifischen B-Lymphozyten (→ Antikörperbildung) als auch der T-Killerzellen, bis diese Zellen im Blut der Erkrankten kaum noch aufgefunden werden können. Bildhaft ausgedrückt kann man das HIV als Torero begreifen, der keine Mühe hat, dem Stier durch kleine Bewegungen und Täuschungen auszuweichen, bis derselbe schließlich verletzt und erschöpft zugrunde geht. Selbst unter den modernen Therapien gibt es **keinen Zeitraum**, in dem sich das Virus nicht ungeachtet aller Aktivitäten von Immunsystem samt Virustatika zumindest in geringem Umfang **weitervermehren würde**.

Die Gefahr für das ungeborene Kind einer infizierten Mutter beträgt während der **Schwangerschaft** ca. 20 % und unter der **Geburt** > 50 %, sofern keine Therapie der Schwangeren erfolgte. Dies sind Mittelwerte, die in Abhängigkeit von der Viruslast im Blut der Mutter erheblich abweichen können. Bei weniger als 1.000 Viren/ml Blut tendiert die Übertragungswahrscheinlichkeit gegen null. Durch Schnittentbindungen lässt sich das Risiko weiter reduzieren. Dagegen ist die Wahrscheinlichkeit einer Übertragung während der nachfolgenden **Stillzeit** bei unbehandelten Frauen deutlich höher (> 15 %).

MERKE

Mit den modernen **Kombinationstherapien**, in Verbindung mit einer **Sectio**, lässt sich das Risiko für eine Infektion des Kindes auf insgesamt **unter 1 %** reduzieren!

Blut eines Infizierten kann (theoretisch) zur Ansteckung führen, wenn sich ein Kontakt zu Hautwunden oder unverletzten Schleimhäuten ergibt. **Nadelstichverletzungen** eines Therapeuten sind mit einem minimal höheren Risiko (0,3 %) belastet. Die im Vergleich zu den Hepatitiden **sehr viel geringere Kontagiosität** des HI-Virus lässt sich an dem gut dokumentierten Risiko nach einer kontaminierten **Nadelstichverletzung** erkennen. Das relative Risiko beträgt bei

- Hepatitis B: 10–20 %
- Hepatitis C: ca. 2 %
- HIV: 0,3 %

Bei HCV und HIV lässt sich die Infektionsgefahr durch eine **Postexpositionsprophylaxe** (antivirale Kombinationstherapie) nochmals ganz erheblich senken, mit den heute üblichen Therapieregimen auf nahezu null. Bei der Hepatitis B würde man eine Simultanimpfung (aktiv + passiv) vorziehen.

Dagegen bergen **gemeinsam benutzte Kanülen** bei Drogenabhängigen ein sehr **hohes Risiko** für eine Übertragung, ganz besonders natürlich bei wiederholten Injektionen. Dies gilt in erster Linie für **i.v. Injektionen**, in etwas geringerem Umfang jedoch auch für s.c. und i.m. Injektionen.

Einige wenige Übertragungen durch (menschliche) **Bisswunden** sind dokumentiert, doch scheint das Risiko insgesamt äußerst gering. Infektionen an Flüssigkeiten wie Speichel (ohne zusätzliche Verletzung), Schweiß oder Tränenflüssigkeit werden ausgeschlossen. Dies gilt ohnehin für übliche Kontakte wie Händeschütteln, Umarmungen oder dergleichen (s. oben).

Die „sicherste Übertragung" (nahezu 100 %) erfolgt durch kontaminierte **Blutkonserven** und **Blutprodukte**. Betroffen ist deshalb auch noch eine gewisse Zahl von Hämophilie-Patienten aus einer Zeit, in der Blutprodukte noch nicht auf das HI-Virus überprüft worden waren. In den westlichen Ländern können sich Hämophilie-Patienten seit vielen Jahren nicht mehr infizieren, weil die Produkte wärmebehandelt werden. Blutkonserven werden sowohl auf Antikörper als auch auf die Virusnukleinsäure hin überprüft, sodass das Risiko einer Übertragung minimal geworden ist. Man rechnet statistisch mit 1 Fall auf 2 Millionen Transfusionen. In etlichen Ländern Afrikas werden Blut und Blutprodukte immer noch nicht ausreichend untersucht, sodass hier ein hohes Risiko für eine Übertragung besteht.

Insgesamt stellt sich die **Wahrscheinlichkeit einer Virusübertragung** während der massiv virämischen Phasen des ganz frühen und des späten Stadiums AIDS, von nahezu 100 % abnehmend bis nahe null, folgendermaßen dar:

- Übertragung von Blut und unzureichend aufbereiteten Blutprodukten
- Analverkehr
- i.v.-Injektionen mit gemeinsam benutzten Kanülen (Drogenkonsum)
- Schwangerschaft, Vaginalgeburt und Stillen
- Vaginalverkehr (bei genitalen Infektionen)
- Nadelstichverletzung
- Vaginalverkehr (bei fehlender Entzündung)
- Oralverkehr

MERKE

Die Übertragungswege gleichen denjenigen des Hepatitis-B- und -C-Virus einschließlich der möglichen diaplazentaren Infektion bzw. der Infizierung des Kindes unter der Geburt, aber mit insgesamt sehr viel geringerem Kontagionsindex.

2.18.3 Krankheitsentstehung

Das HI-Virus bindet nach seiner Übertragung mit dem **gp120-Protein** der Spikes an den sog. **CD4-Rezeptor**, der in die **Zellmembran** von **T-Helferzellen** und **Makrophagen** eingebaut ist. Von der Infektion betroffen sind also nahezu **ausschließlich** T-Helferzellen als Hauptpopulation der T-Lymphozyten sowie die Makrophagen des Körpers einschließlich der **stationären Makrophagen** der Gewebe wie z.B. Kupffer-Zellen, Langerhans-Zellen (Haut, Schleimhaut) und Mikroglia (ZNS) oder auch **dendritische Zellen**. Die spezifische Bindung von **gp120** an den **CD4**-Rezeptor bewirkt über Konfigurationsänderungen beteiligter Proteine die vollständige **Fusion** des Virus mit der Zellmembran und anschließende **Penetration** in die Wirtszelle. Die Folge der sich an eine kürzere oder längere Latenzzeit anschließenden Virusvermehrung ist eine **Inaktivierung** dieser Zellen sowie ihr teilweises **Zugrundegehen**, wodurch sie der Körperabwehr nicht mehr zur Verfügung stehen.

Makrophagen und dendritische Zellen besitzen als wesentliche Aufgabe nicht nur die **Phagozytose** von Fremdantigenen, sondern auch die **Antigenpräsentation**. Dabei unterscheiden sie, vereinfacht dargestellt, zwischen Antigenen, die von Bakterien, Pilzen und Protozoen stammen, und solchen, die viralen oder tumorösen Ursprungs sind. Je nach der Art des Antigens wird dasselbe mit Klasse-I- oder Klasse-II-Molekülen verknüpft und durch Sekretion von IL-1 oder IL-12 die dazu passende Population der T-Lymphozyten angelockt (➤ Fach Immunologie).

Zellvermittelte Abwehr

Körpereigene Antigene, die aus **virusbefallenen** oder **maligne entarteten** Zellen stammen, werden von Makrophagen und weiteren Zellen zusammen mit **Klasse-I-Molekülen** auf ihrer Oberfläche präsentiert. Gleichzeitig gibt der Makrophage u.a. **Interleukin 12** in die Umgebung ab, wodurch eine spezifische Unterpopulation von **T-Helferzellen aktiviert** wird. Diese binden in der Folge über ihren **CD4-Rezeptor** an die präsentierenden Makrophagen und sezernieren nach Aktivierung und Kontakt u.a. **IL-2**. Dieses Interleukin dient der Anlockung und Aktivierung von **T-Killerzellen** und **NK-Zellen**. Es wird also die zellvermittelte Abwehr auf den Plan gerufen.

Humorale Abwehr

Handelt es sich dagegen um **bakterielles**, **mykotisches** oder **parasitäres** Fremdmaterial, präsentiert es der Makrophage gemeinsam mit **Klasse-II-Molekülen** an seiner Oberfläche und ruft über die Sekretion von **IL-1** eine andere Subpopulation der **T-Helferzellen** herbei. Dieselben binden mit ihrem **CD4-Rezeptor** an das Klasse-II-Molekül und erhalten dadurch Gelegenheit, das gleichfalls an das Klasse-II-Molekül gebundene Fremdantigen spezifisch zu erkennen. Diejenigen Helferzellen, die beim Kontakt zum Makrophagen die zum Fremdantigen passende Struktur auf ihrer Oberfläche tragen, sezernieren in der Folge u.a. **IL-4** und stimulieren dadurch nun **B-Lymphozyten** zur weiteren Differenzierung und **Antikörperbildung**.

Viruspenetration

Das **HI-Virus** bindet über das gp120-Protein der Spikes **spezifisch** an den **CD4-Rezeptor** und wird von dort aus in die Zelle eingeschleust. Dabei wird die **Hülle des Virus** in die **Membran der Wirtszelle integriert**, sodass nur das **Nukleokapsid ins Zellinnere** gelangt. Nach dem Freisetzen der viralen RNA beginnt, gesteuert über die **Reverse Transkriptase**, die Umschreibung des einzelnen RNA-Fadens in die doppelsträngige **DNA**, die anschließend **in den Kern** diffundiert und unter Katalyse der viralen **Integrase** in die Chromosomen eingefügt wird (➤ Abb. 2.53). Sobald von dort aus die Virusreplikation in Gang kommt, wird der Stoffwechsel der Wirtszelle heruntergeregelt, sodass dieselbe zunächst ihre eigentliche Funktion verliert und schließlich aufgrund verschiedener Mechanismen zugrunde geht.

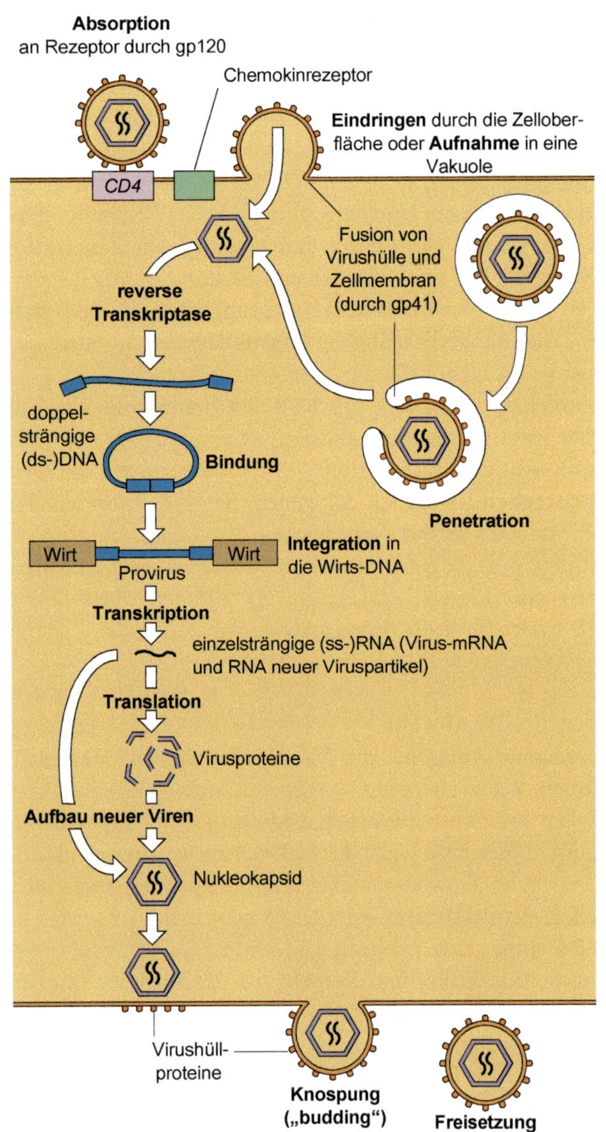

Abb. 2.53 Replikationszyklus des HI-Virus: Adsorption, Penetration, Eklipse und Ausschleusung [G157]

Dies bedeutet, dass im Anschluss an Infektion und nachfolgende Latenzzeit mit kontinuierlicher Vermehrung des Virus eine stetig weiter zunehmende Anzahl von **T-Helferzellen betroffen** ist. Je mehr diese T-Helferzellen in ihrer **Aktivität eingeschränkt** werden oder **zugrunde gehen**, desto weniger Aktivität kann nun das spezifische Immunsystem sowohl gegenüber Bakterien, Pilzen und Protozoen als auch gegenüber tumorösen oder virusinfizierten Zellen entwickeln. Weil gleichzeitig auch die CD4-tragenden Makrophagen und dendritischen Zellen betroffen sind, steht auch der wichtigste unspezifische Teil des Immunsystems zunehmend weniger zur Verfügung.

In der Konsequenz besteht eine fortschreitende **Hilflosigkeit der Körperabwehr** Betroffener gegenüber **jeglichem Fremdantigen**, die schließlich ohne ausreichende Therapie zum Tod des Infizierten führt.

Bei der HIV-Erkrankung entstehen also im Wesentlichen keine Schädigungen irgendwelcher Organe durch das Virus. Vielmehr resultieren alle wesentlichen Folgen aus der wachsenden **Insuffizienz** eines Großteils des **Immunsystems**. Eine gewisse **Ausnahme** davon stellt die **HIV-Enzephalitis** des Stadiums AIDS dar, die bei etwa 5 % der Patienten entsteht und durch das Virus selbst verursacht wird (Infektion der Mikroglia über deren CD4-Rezeptoren).

2.18.4 Einteilung

Lange Jahre hindurch unterschied man nach der Infektion **3 Abschnitte** (Stadien) der Erkrankung, wobei eine solche Einteilung sowohl nach den **klinischen Symptomen** als auch nach der **Zahl der T-Helferzellen** pro µl Blut erfolgte. Während in den USA früher die Einteilung nach der Zahl der Helferzellen üblich war, und in Europa anhand der klinischen Symptome, wurden später übereinstimmend beide Parameter berücksichtigt.

Vor einigen Jahren wurde diese Einteilung aufgegeben. Seither gibt es nun am Beginn der Erkrankung die **akute HIV-Infektion**, die spätestens nach 4 Wochen bereits wieder vorbei ist und in ein **asymptomatisches Stadium**, eine meist lang andauernde **klinische Latenz** übergeht (➤ Tab. 2.2). Dieses Stadium dauerte noch bis in die Nullerjahre hinein durchschnittlich 10 Jahre, ist aber seit dem Beginn der modernen antiretroviralen Therapien häufig auf mehrere Jahrzehnte ausgedehnt. An das Latenzstadium schließt sich die **symptomatische Phase** der HIV-Erkrankung an, die abschließend ins Stadium **AIDS** mündet.

Tab. 2.2 Einteilung der HIV-Erkrankung

Einteilung	Zahl der T-Helferzellen	Zugehörige klinische Symptome
Akute HIV-Infektion	weitgehend normale Zahlen (ca. 1.000 Zellen/µl Blut)	• inapparent oder Mononukleose-ähnliches Krankheitsbild
Latenzstadium	kontinuierliche Abnahme bis auf wenige hundert Zellen	• asymptomatisches Stadium • eventuell Lymphknotenschwellungen
Symptomatisches Stadium	> 200 Zellen/µl Blut	• Allgemeinsymptome und rezidivierende Infektionen
AIDS	< 200 Zellen/µl Blut	• AIDS-definierende opportunistische Infektionen • maligne Neubildungen

2.18.5 Akute HIV-Infektion

Zu diesem ersten Stadium rechnet man eine eventuelle **Erstmanifestation** als **„Mononukleose"**, aber auch **antikörperpositive** Menschen **ohne Symptome**. Die Zahl der **T-Helferzellen** bewegt sich in diesem Stadium in **normaler** Höhe von etwa 1.000/µl (= 50 % aller Lymphozyten des Blutes) oder nur wenig darunter.

Symptomatik

Nach einer **Inkubationszeit** von **2 Wochen** bis zu **3 Monaten** (am häufigsten **3–6 Wochen**) entwickelt sich bei gut der Hälfte der Infizierten ein Krankheitsbild, das der **infektiösen Mononukleose ähnelt**, also mit **Krankheitsgefühl, Kopfschmerzen, Pharyngitis** und **Lymphknotenschwellungen** einhergeht. Die **Milz** kann vergrößert sein. **Diarrhö, Übelkeit**, ein makulopapulöses **Exanthem, Arthralgien** oder **Myalgien** sind möglich. Im Blut findet sich anstelle der Lymphomonozytose des Drüsenfiebers eine **normale** oder **leicht erniedrigte** Zahl an **Leukozyten**. Dies ist der Beginn der HIV-Erkrankung.

Die Symptome klingen nach 1–2, **spätestens nach 4 Wochen** wieder ab, parallel zur Aktivierung der spezifischen Immunantwort und verbunden mit einem Abfall der anfänglich noch massiven Virämie (mehrere Millionen Viren/ml Blut). Im Allgemeinen erst jetzt – durchschnittlich **4–8 Wochen** nach der Infektion – werden auch die **Antikörper** gegen HIV nachweisbar (= **Serokonversion**) (➤ Abb. 2.54). Dies gilt im zeitlichen Zusammenhang auch für die knapp 50 % der Infizierten, bei denen die Erstinfektion inapparent verläuft. Im Jahr 2015 wurde die Diagnostik nochmals weiter verfeinert, sodass der Nachweis der Infektion seither (meistens) ein wenig frühzeitiger gelingt (s. Diagnostik).

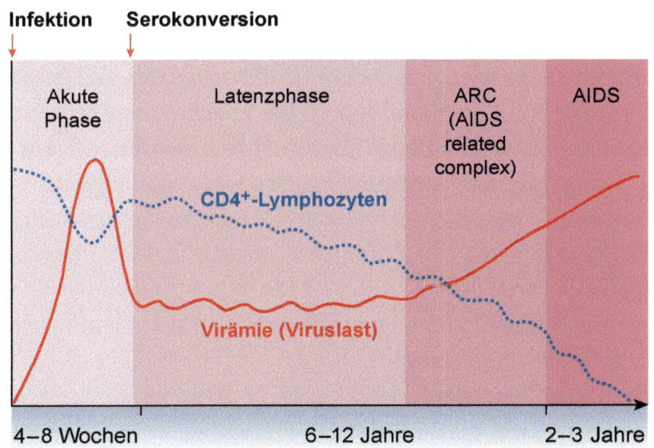

Abb. 2.54 Verlauf der HIV-Infektion (ohne Therapie) [L238]

Nun entwickelt sich bei den erkennbar **oder** inapparent Infizierten ein **asymptomatisches Stadium** (Latenzphase). Bei etwa **70 %** der Betroffenen wird in dieser Phase lediglich ein anhaltendes oder vorübergehendes **Lymphadenopathie-Syndrom (LAS)** nachweisbar, das mehrere (oder alle) Lymphknotenstationen umfasst.

2.18.6 Klinische Latenz

Das **asymptomatische Stadium** dauerte vor dem breiten Einsatz wirksamer Therapien durchschnittlich **10 Jahre**, doch waren selbst zu diesem Zeitpunkt noch etwa 20 % der Infizierten beschwerdefrei. Als längstes Intervall bis zum Beginn des symptomatischen Stadiums galten bei **fehlender** Therapie **20 Jahre**. Andererseits gab es auch eine Reihe von Patienten, die innerhalb von 1 oder 2 Jahren symptomatisch wurden und bereits wenig später verstarben. Dabei lässt sich ein Bezug zur Viruslast im Blut herstellen: Je niedriger sie sich messen lässt, desto langsamer schreitet die Infektion voran, während die Latenzphase bei hohen Viruszahlen schnell durchlaufen wird. Eine stetige Zunahme findet allerdings in jedem Stadium der HIV-Erkrankung, also auch bei den sog. Langzeitstabilen statt.

Die Ursache für die teilweise sehr lange asymptomatische Latenzperiode ist noch nicht in jedem Detail geklärt, auch wenn seit Jahrzehnten eine extrem umfangreiche (und teure) Grundlagenforschung betrieben wird. Nach der **Aktivierungstheorie** werden die betroffenen T-Lymphozyten erst durch später nachfolgende Infektionen aktiviert, wodurch das „ruhende", in die DNA der Wirtszelle integrierte Provirus mit seiner Replikation beginnt und die erkennbare Erkrankung einleitet. Allerdings wurde längst nachgewiesen, dass auch während der Jahre klinischer Latenz eine **ständige Virusreplikation** stattfindet, verbunden mit einer Inaktivierung und **Abnahme der Helferzellen.**

Bei einzelnen Patienten mit besonders langer Latenzphase fand man ein HI-Virus, das durch **Mutationen** einen Teil seiner Gefährlichkeit eingebüßt hatte. **Genussgifte** wie Alkohol, Nikotin oder auch Marihuana **beschleunigen** den Fortgang der Erkrankung **nicht**. Dagegen besitzen **halluzinogene Drogen** wie LSD oder Kokain einen **ungünstigen Einfluss** auf den Krankheitsverlauf. Die Zahl der Helferzellen liegt während der Latenzphase überwiegend im Bereich zwischen knapp 1.000 und wenigen 100 (maximal 300–400) Zellen/µl Blut.

2

Die in Blut und weiteren Körperflüssigkeiten nachweisbaren Virusmengen sind während der asymptomatischen Latenzperiode klein, um etwa zum Zeitpunkt des beginnenden symptomatischen Stadiums anzusteigen. Die größten Zahlen finden sich während Inkubation und akuter Erkrankungsphase sowie präfinal im Stadium AIDS. Entsprechendes hat dann auch hinsichtlich der **Kontagiosität** zu gelten.

2.18.7 Symptomatisches Stadium

Die **symptomatische Phase** der HIV-Erkrankung kann wiederum **Monate bis Jahre** andauern. Es bestehen unspezifische Symptome wie **Fieber** und **Nachtschweiß**, **Abgeschlagenheit**, **Durchfall** und **Gewichtsverlust**, aber auch **rezidivierende Infektionen** durch Bakterien, „übliche Viren", Pilze und Protozoen an allen möglichen Organen einschließlich der Haut. **Candidosen** (➤ Abb. 2.55) **beschränken** sich in diesem Stadium noch auf **Haut** und orale oder genitale **Schleimhäute**, sind also noch **nicht invasiv**.

Zuvor **inaktive Erkrankungen** können in diesem Stadium **exazerbieren**. Dies gilt z.B. für einen **Herpes Zoster**, der auch über das Segment hinaus disseminieren kann. Im Allgemeinen aber lassen sich die rezidivierenden Infektionen des symptomatischen Stadiums mit adäquater Therapie gut beherrschen. **Lebendimpfstoffe** allerdings sollten **nicht** mehr verimpft werden.

Seit der zunehmend wirksamen Therapien mit Beginn in den späten 1990er-Jahren hat sich das Bild der HIV-Erkrankung insofern gewandelt, als zunehmend Symptome beobachtet werden, die mehr auf eine **beschleunigte Alterung** der Patienten zurückzuführen sind als auf die Immunschwäche selbst. Diese Symptome entstehen nun bereits in Phasen, in denen die HIV-Erkrankung als Folge der Therapie gut kontrolliert ist, mit einer ausreichenden Zahl an T-Helferzellen und einer vergleichsweise niedrigen Viruslast im Blut. Beispielsweise kommt es dann überdurchschnittlich häufig zu **kardiovaskulären Symptomen**, zu einem **Diabetes mellitus**, **Leber- und Nierenerkrankungen**, **Osteoporose** oder zu **Krebserkrankungen**, die als **nicht** AIDS-definierend eingestuft werden.

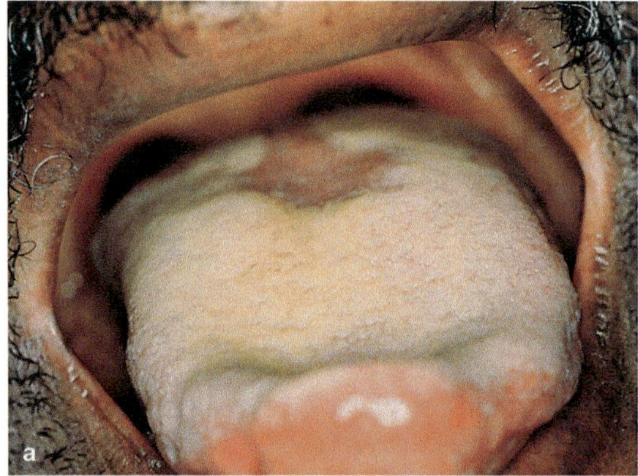

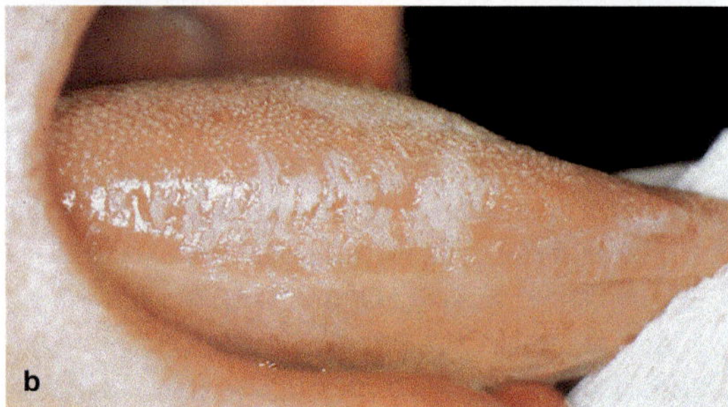

Abb. 2.55 Opportunistische Infektionen und Tumoren bei HIV-Infektion.
a Orale Candidiasis. **b** Haarleukoplakie (erhabene weiße Schleimhautläsionen im Mund, bevorzugt an den Zungenseitenrändern; eine Epstein-Barr-Virus-Infektion). [E421]

2.18.8 AIDS

Das symptomatische Stadium geht schließlich ins **Vollbild der AIDS-Erkrankung** über. AIDS bedeutet also nichts anderes als das letzte Stadium der HIV-Erkrankung, in das irgendwann nahezu jede HIV-Erkrankung mündet. Die Zahl der T-Helferzellen pro µl Blut liegt bei der AIDS-Erkrankung überwiegend **unter 200**, doch ist das Stadium AIDS unabhängig hiervon **genau dann erreicht**, wenn im symptomatischen Stadium der HIV-Erkrankung eine **AIDS-definierende Erkrankung** erscheint. Es ist also im Einzelfall möglich, dass zum Zeitpunkt des Eintritts eines solchen Ereignisses noch z.B. 300 Zellen/µl gemessen werden, oder dass der Grenzwert von 200 Zellen schon einige Zeit zuvor unterschritten worden war. Mehrheitlich jedoch stimmen die beiden Parameter in etwa überein.

Die durchschnittliche **Überlebenszeit** nach Eintritt ins Stadium AIDS lag bis in die 1990er-Jahre hinein noch bei **6 Monaten**. Heute gelangen die HIV-Infizierten nicht nur Jahrzehnte später überhaupt erst in dieses finale Stadium, sie können selbst dann noch etliche Jahre überleben.

Symptomatik

AIDS bedeutet **a**cquired **i**mmune **d**eficiency **s**yndrome **(erworbenes Immundefekt-Syndrom)**. Dieses Endstadium der Erkrankung ist gekennzeichnet von **lebensbedrohenden Infektionen** durch **Opportunisten** wie z.B. Pneumocystis jiroveci (früher als Pneumocystis carinii bezeichnet), die für ein gesundes Immunsystem keinerlei Probleme darstellen. Daneben kommt es auch zu **malignen Neubildungen** – besonders häufig zum Kaposi-Sarkom, zu (Non-) Hodgkin-Lymphomen oder zum invasiven Zervixkarzinom.

Beispielhaft werden folgende Erkrankungen als **AIDS-definierend** bezeichnet. Dabei sind jedoch die angegebenen prozentualen Häufigkeiten den Patienten früherer Jahre zugeordnet. Sie werden unter den modernen Therapien längst nicht mehr erreicht – auch deswegen, weil bei einem Abfall der T-Helferzellen unter 200 oder spätestens unterhalb 100 Zellen/µl Blut gezielte Vorsorgemaßnahmen getroffen werden:

- **Pneumocystis-jiroveci-Pneumonie** (PcP): auch heute noch die häufigste Erstmanifestation
- **ZNS-Toxoplasmose:** 5–10 % als AIDS-definierende Ersterkrankung; insgesamt bei 20 % der AIDS-Kranken
- **Kaposi-Sarkom:** 15–20 % als Erstmanifestation; insgesamt bei jedem 3. AIDS-Patienten

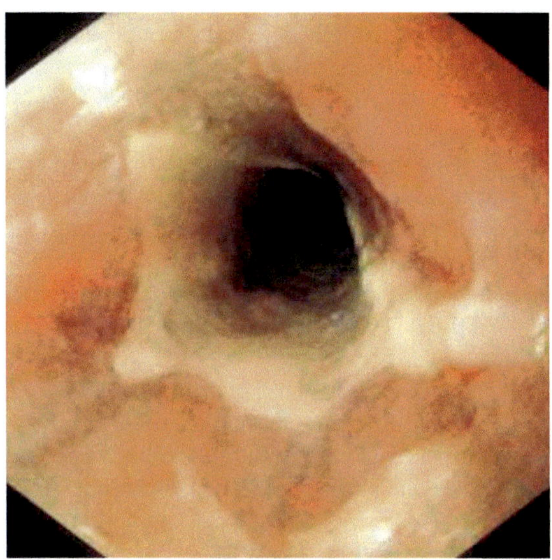

Abb. 2.56 Candida-Ösophagitis bei AIDS [E515]

- **Aktivierung** eines ruhenden **tuberkulösen Herdes** (v.a. in Afrika extrem häufig)
- **maligne Non-Hodgkin-Lymphome** (5 %)

Als **AIDS-definierende Malignome** gelten das **Kaposi-Sarkom**, **Non-Hodgkin-Lymphome** und das **invasiv wachsende Zervixkarzinom**. Es gibt aber darüber hinaus eine **Reihe weiterer Malignome**, die häufig sind, für sich genommen jedoch das Stadium AIDS **nicht begründen** und deshalb vereinzelt bereits im symptomatischen Stadium gesehen werden. Dazu gehören beispielsweise Hodgkin-Lymphome, Leukämien und Myelome, Melanome sowie beliebige Karzinome an einer Vielzahl sonstiger Organe.

Weitere, in früheren Jahren häufige Erkrankungen des HIV-Patienten, die nun wiederum bei ihrer Erstmanifestation die Diagnose **AIDS begründen**, sind **Kryptokokkose**, **HIV-Enzephalitis** (durch das Virus selbst verursacht), **Aspergillus-Infektionen**, **virale Infektionen** bzw. **Rezidive** aus dem eigenen Reservoir (Herpesviren – z.B. **Zytomegalie** als Pneumonie) sowie **systemische Candidosen** (häufig als Candida-Ösophagitis; ➢ Abb. 2.56). Auch Infektionen durch **atypische Mykobakterien**, die bei Gesunden keine Infektionen verursachen, werden häufig beobachtet.

MERKE

Bei der Mehrzahl der opportunistischen Infektionen des AIDS-Patienten handelt es sich um **Exazerbationen** aus dem eigenen Reservoir, also um Keime, die auch bei Gesunden zur üblichen Flora gehören können und bei einem gesunden Immunsystem keine Symptome erzeugen.

Häufig magern AIDS-Patienten bis zum Skelett ab. Dies wird als **Wasting-Syndrom** bezeichnet. Die Ursache ist unklar. Eventuell entsteht durch den zunehmenden Ausfall des MALT (GALT) eine Entzündung der Darmmukosa mit nachfolgender **Malabsorption**.

Bei **Candida-Infektionen** wird der sichtbare und chronifizierte Befall der Mundschleimhäute, der bereits im Stadium II auftreten kann, von der Candidose von **Speiseröhre** (➢ Abb. 2.56), **Bronchialsystem** oder **Lunge** unterschieden. Nur die letzteren Infektionen begründen bei ihrem Auftreten aus dem symptomatischen Stadium heraus die Diagnose AIDS.

Pneumocystis-jiroveci-Pneumonie

Pneumocystis jiroveci (➢ Abb. 2.57) gehört zum Reich der niederen **Pilze**. Die Übertragung erfolgt bereits im **Kleinkindesalter aerogen** durch erregerhaltigen Staub. Der Keim ist über seine Antikörper bei > 90 % aller 5-jährigen Kinder nachweisbar, bei denen er in Form kleiner Zysten in den Alveolen der Lunge parasitiert und keine Beschwerden oder Krankheitssymptome verursacht.

Bei **Neugeborenen** (selten), Patienten unter **immunsuppressiver Therapie** und v.a. auch bei **AIDS-Patienten** vermag Pneumocystis eine **interstitielle (atypische) Pneumonie** auszulösen (➢ Abb. 2.58), die unbehandelt zum Tode führt (Pneumocystis-Pneumonie; PcP). Auch bei dieser interstitiellen (= atypischen) Pneumonie besteht eine Diskrepanz zwischen den Symptomen (trockener Husten, Fieber, Atemnot) und den spärlichen Hinweisen in der Auskultation (➢ Fach Atmung).

Der Erreger ist mittels **Spezialfärbungen** oder **PCR** aus dem Sputum nachweisbar.

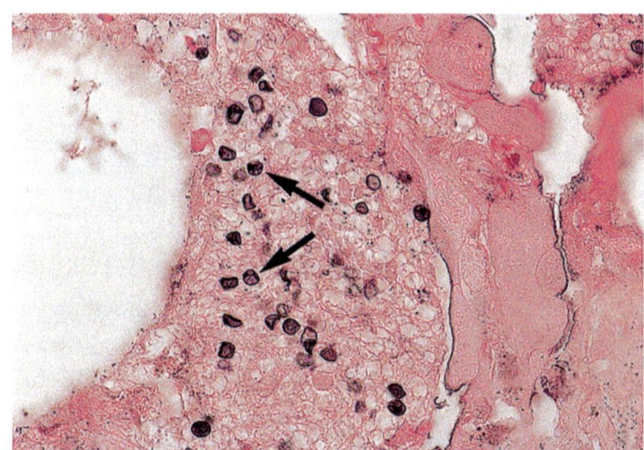

Abb. 2.57 Pneumocystis jiroveci als Erreger einer interstitiellen (atypischen) Pneumonie [E487]

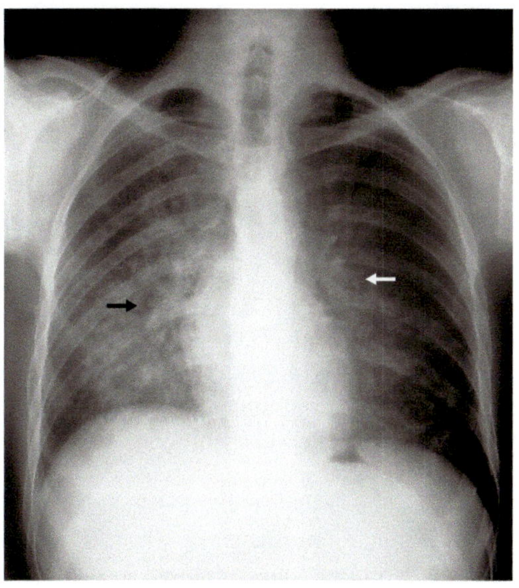

Abb. 2.58 Interstitielle (atypische) Pneumonie (PcP), die durch Pneumocystis jiroveci verursacht wurde [R132]

2

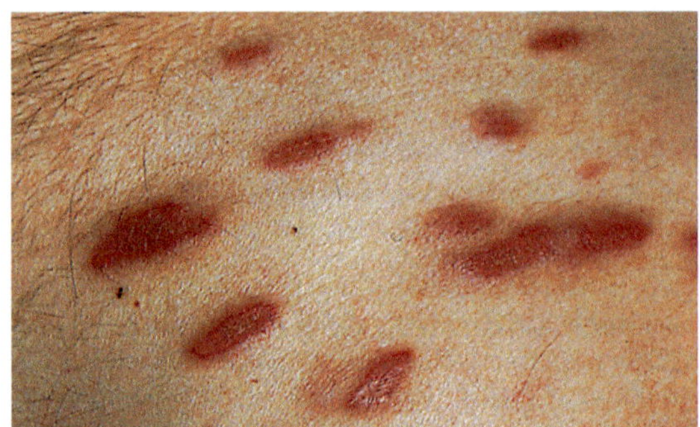

Abb. 2.59 Kaposi-Sarkom bei einem AIDS-Patienten [R132]

Die Therapie erfolgt mit hoch dosiertem **Cotrimoxazol** und weiteren Substanzen, wodurch die Letalität auf wenige Prozent gesenkt werden kann.

Kaposi-Sarkom

Beim Kaposi-Sarkom handelt es sich um einen überwiegend **malignen Tumor** aus **Gefäßendothelien** und **Bindegewebe**, der anfangs an der **Oberhaut** und später an **Schleimhäuten** und **inneren Organen** entsteht. Ursache ist das **Herpesvirus** vom **Typ 8**. An Haut und Schleimhäuten sieht man knotige oder flächig über das Hautniveau erhabene, scharf begrenzte, livide bis rötlich-bräunlich-schwärzliche Effloreszenzen (➢ Abb. 2.59).

Das Kaposi-Sarkom war früher eine seltene, relativ gutartige, chronisch verlaufende tumoröse Erkrankung, von der überwiegend nur die Extremitäten älterer Männer betroffen waren, mit Schwerpunkt in Afrika und Osteuropa. Vor der Einführung der aktuellen antiviralen Therapien wurde das Sarkom beinahe zum regelmäßigen Befund **männlicher AIDS-Patienten**, bei denen es in innere Organe disseminierte und seine relative Gutartigkeit verlor. Inzwischen liegt die Häufigkeit bei AIDS-Patienten dank effektiver Prophylaxe < 1 %.

Lediglich 4 % HIV-infizierter Frauen weisen Antikörper gegen das Herpesvirus vom Typ 8 auf, während männliche Patienten zu rund 35 % betroffen sind. Die Ursache hierfür ist unklar. Die Folge daraus ist allerdings, dass vom Kaposi-Sarkom weit überwiegend männliche AIDS-Patienten betroffen sind.

Behandlungsversuche erfolgen durch **Bestrahlung** und **kombinierte Chemotherapien**. Einzelne Herde im Bereich der Haut werden **exzidiert**.

Toxoplasmose

Etwa 20 % der (unbehandelten) AIDS-Patienten erkranken an einer Toxoplasmose. Auch bei dieser Erkrankung handelt es sich um eine **Reaktivierung** aus dem eigenen (zerebralen) Reservoir. Man findet bei einer großen Zahl gesunder Erwachsener Antikörper gegen Toxoplasma gondii, wobei davon auszugehen ist, dass der Keim lebenslang in zerebralen Zysten überlebt, ohne sich zu vermehren oder Symptome zu verursachen.

Beim AIDS-Patienten entstehen aus diesen Zysten große, herdförmige, nekrotisierende Entzündungen, die zu **Kopfschmerzen**, **Fieber** und **Wesensveränderungen** führen. Auch **Krampfanfälle** und weitere Symptome sind möglich. Unbehandelt führt die ZNS-Toxoplasmose innerhalb weniger Wochen zum Tod.

Die Therapie erfolgt durch **Sulfonamide** und **Pyrimethamin**, wodurch Heilungen oder zumindest ein Stillstand erreicht werden.

Kryptokokkose

Cryptococcus neoformans (➢ Abb. 2.60) ist ein **Hefepilz**, der sich durch eine dicke **Schleimkapsel** einer Phagozytose entzieht. In den **Tropen** ist die Kryptokokkose eine häufige Erkrankung. Die Infektion erfolgt **aerogen** aus erregerhaltigem Staub, z.B. aus Vogelkäfigen. Über eine milde verlaufende Infektion der Lunge gelangt der Erreger in sämtliche Organe. Besonders häufig entsteht dann eine **Meningitis**.

Die typischen Symptome bestehen in **Fieber** und **Kopfschmerzen**, **Krampfanfällen** und **Hirnnervenausfällen**. Gelegentlich kommt es zur papulösen Infiltration und nachfolgenden Ulzera der Haut.

Die Therapie besteht aus modernen **Antimykotika** wie Itraconazol oder Fluconazol.

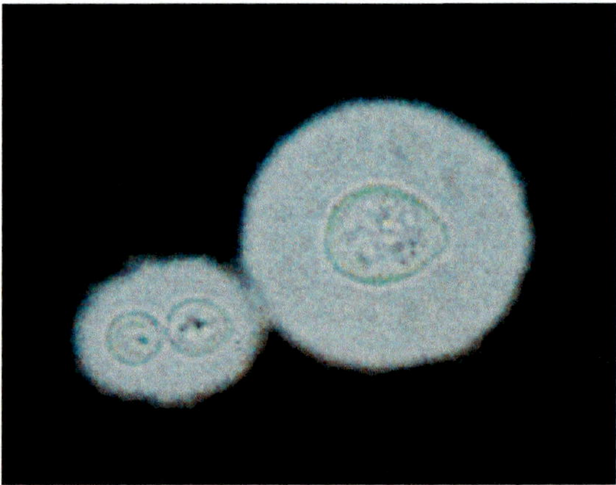

Abb. 2.60 Cryptococcus neoformans [G164]

Weitere Infektionen

Auch die **Aspergillose (Schimmelpilze)** oder die **Histoplasmose** (systemische Mykose durch den Pilz **Histoplasma capsulatum**; ➢ Abb. 2.61) gehören zu den möglichen Infektionen des Stadiums AIDS. Besonders häufig entsteht eine **Pneumonie** durch das **Zytomegalie-Virus** (aus dem eigenen Reservoir), die bei 20 % der AIDS-Patienten zur Todesursache wurde. Die heutige Therapie bzw. Prophylaxe (unterhalb 100 T-Helferzellen/µl) mit modernen **Virustatika** wie z.B. Valganciclovir besitzt eine gute Wirksamkeit.

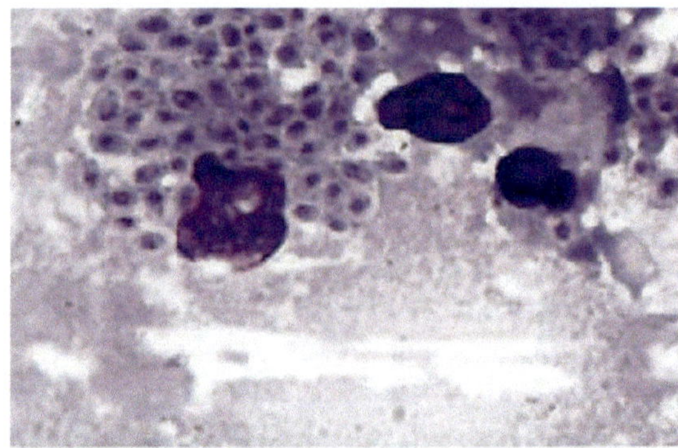

Abb. 2.61 Histoplasma capsulatum [E315]

2.18.9 Prognose

Die Prognose der HIV-Erkrankung ist nach Eintritt ins Stadium AIDS nach wie vor **infaust**, auch wenn der Überlebenszeitraum im Gefolge immer effizienterer antiviraler (antiretroviraler) Therapien und der deutlich verbesserten Behandlung der opportunistischen Infektionen beachtlich zugenommen hat, zumindest auf mehrere Jahre. Wesentliche **Todesursache** sind unverändert die **opportunistischen Infektionen** und die **Malignome**.

Alleine schon die Infektion durch das HI-Virus mit Serokonversion und Virusnachweis aus dem Blut bedeutet mit einer gewissen Gesetzmäßigkeit den Übergang in die weiteren Stadien, auch wenn dies nun etliche Jahrzehnte dauert. Man geht davon aus, dass es heutzutage vom Zeitpunkt der Erstinfektion an gerechnet **mindestens 50 Jahre** dauert, bis das Stadium **AIDS** erreicht ist.

Andererseits gibt es jedoch nach wie vor sehr vereinzelt Patienten, die selbst das symptomatische Stadium niemals zu erreichen scheinen, in Einzelfällen sogar wieder frei von Viren werden. Allerdings bedeutet „frei von Viren" lediglich, dass aus dem Blut kein Nachweis mehr gelingt (bei weniger als 30–40 Viren/ml Blut). Es bedeutet nicht, dass keine ruhenden Viren z.B. in inaktiven T-Helferzellen oder Makrophagen mehr vorhanden wären. Nachdem dies in früheren Jahren faktisch gleichgesetzt wurde, sofern der Virusnachweis über längere Zeit (Jahre) nicht mehr gelungen war, kam es 2014 zum „bösen Erwachen": Beim sog. Mississippi-Baby, einem über 18 Monate behandelten Kind einer HIV-positiven Mutter, wurden nach über 2-jähriger Latenzzeit Viren nachgewiesen.

Als **Langzeitstabile** werden Infizierte definiert, die trotz fehlender Therapie **länger als 10 Jahre symptomfrei** bleiben, unter Therapie länger als 20 Jahre, bei normalen und konstanten Zahlen ihrer T-Helferzellen. Typisch für diese Patienten sind konstant niedrige Virusmengen in ihren Körperflüssigkeiten und eine auffallend starke Immunantwort gegenüber dem Virus. Einzelne dieser Langzeitstabilen sind inzwischen ohne Therapie über 20 Jahre symptomfrei. Die Gruppe der Langzeitstabilen ist sehr heterogen. Ein Teil von ihnen ist mit dem GB-Virus C infiziert (➤ Kap. 2.7.6). Bei einem anderen Teil scheinen die beständig stattfindenden Mutationen ein weniger aggressives HI-Virus erzeugt zu haben. Andererseits gibt es auch eine Reihe von Personen, die sich besonders leicht infizieren und solche, die innerhalb weniger Jahre nach der Infektion bereits das Stadium AIDS erreichen.

Als **besonders wesentlich** für die große Variabilität hinsichtlich Ansteckungsfähigkeit und Krankheitsprogression wurden **genetische Faktoren** bei den Betroffenen identifiziert, wobei zwar eine größere Anzahl beschrieben wird, jedoch **3 ganz besonders herausragen:** Danach erzeugen offensichtlich sowohl **HLA-B27** als auch **HLA-B57** aufgrund der Konfiguration ihrer „Zangen" (➤ Fach Immunologie) eine derart **kräftige Immunantwort**, dass die zellvermittelte Abwehr in Gestalt der $CD8^+$-T-Lymphozyten (T-Killerzellen) das HI-Virus sehr viel effektiver und länger in Schach halten kann. Der dritte genetische Faktor betrifft mit **CCR5** einen der beiden **Kofaktoren**, den das Virus **zusätzlich zu CD4** für seine stabile **Anlagerung benötigt**, um anschließend in die Wirtszelle zu penetrieren. Es gibt einen kleinen Prozentsatz von Personen (1 % in Europa), die an dem Gen für dieses Protein **homozygote Mutationen** aufweisen, sodass dieser für das Virus essenzielle Kofaktor seine Wirkung verliert und das HIV **keine stabile Adsorption** zustande bringt. Während die **Homozygoten** tatsächlich **resistent** gegenüber einer HIV-Infektion sind, weisen **heterozygote** Individuen immerhin ein **vermindertes Infektionsrisiko** auf.

2.18.10 Diagnostik

Die Diagnose der HIV-Infektion erfolgt serologisch durch **spezifische Antikörper** gegen HIV 1 und 2. Die ersten Antikörper (= Serokonversion) ließen sich bisher frühestens 4–6 Wochen nach der Infektion nachweisen; teilweise wurden erst nach etlichen Monaten Antikörper gebildet. Es bestand also über mehrere Jahrzehnte eine manchmal sehr ausgedehnte **diagnostische Lücke**. Aufgrund sensiblerer Nachweisverfahren hat sich nun **seit 2015** die **Zeitspanne** zwischen einem möglichen Kontakt und dem Nachweis oder Ausschluss einer Infektion auf **3 Wochen vermindert**. Dies besitzt überragende Bedeutung für die Betroffenen, weil sich der angstbesetzte Zeitraum nun in der Mehrzahl der Fälle entscheidend verkleinert hat. Allerdings besitzt dieser Test keine 100 %ige Sicherheit, sodass man nicht so selten mehrere serologische Testverfahren miteinander verbinden muss bzw. auf den Nachweis virusspezifischer Antigene (z.B. p24 aus dem Viruskern) angewiesen ist.

Im Verlauf der Erkrankung fallen alle bis dahin erworbenen spezifischen Antikörper ab. Ebenso findet zunehmend **keine Bildung von Antikörpern** mehr gegen auftretende **Neuinfektionen** im Verlauf der Erkrankung statt, was aufgrund des Ausfalls der T-Helferzellen nicht verwundern kann. Dies gilt im selben Umfang für denjenigen Anteil des Immunsystems, der spezifisch gegen das HI-Virus gerichtet ist, einschließlich des zellulären Anteils (T-Killerzellen). Parallel zu dieser spezifischen Immuninsuffizienz im Stadium AIDS steigen auch die Viruszahlen im Blut wieder bis zu mehreren Millionen/ml an, sodass man dies als Einheit verstehen kann.

MERKE

Da das jeweilige Stadium der Erkrankung an den Symptomen, aber auch an der Zahl der T-Helferzellen/µl Blut festgemacht wird, werden diese Zellen in Abständen von 3–6 Monaten kontrolliert.

Häufig bestehen neben der **Lymphopenie** auch eine **Thrombopenie** sowie eine milde **Anämie**. Bei einer histologischen Untersuchung des **Thymus** findet man teilweise eine **vollständige Atrophie**. Die Anämie hat mehrere mögliche Ursachen: Sie kann als Nebenwirkung der Medikation erscheinen oder aufgrund begleitender Lymphome mit Infiltration des Knochenmarks. Häufig sind Infektionen durch Pilze oder Parvoviren (B19) dafür verantwortlich. Teilweise kommt es aufgrund des fehlgesteuerten Immunsystems zu Autoimmunreaktionen mit hämolytischer Anämie und Thrombopenie oder in der Folge der Malabsorption zum Vitamin-B_{12}-Mangel.

MERKE

Jeder Patient, bei dem **Antikörper** bestimmt werden sollen, muss zuvor um **Erlaubnis** gefragt werden – d. h., eine routinemäßige oder anonyme Bestimmung ist nicht statthaft.
In den USA gibt es 2 Schnellteste für den Eigengebrauch, mit dem jeder aus einem Blutstropfen oder aus Speichel selbst und zu Hause die Diagnose stellen kann. Eine Zulassung derartiger Teste für den Eigengebrauch wird in Deutschland gesetzlich ausgeschlossen.

2.18.11 Therapie

MERKE

Weltweit übereinstimmend gilt heute die Empfehlung eines **möglichst frühzeitigen Therapiebeginns** der HIV-Erkrankung – idealerweise zu einem Zeitpunkt, an dem sich die $CD4^+$-T-Zellen noch **oberhalb 500/µl** Blut befinden.

Eine **heilende Therapie** gegen die Erkrankung selbst **gibt es nicht** – u.a. deshalb, weil das in die Chromosomen integrierte Provirus nicht angreifbar ist. Sämtliche antiviralen (antiretroviralen) Therapien können im besten Fall die **Lebensqualität verbessern** und die **Überlebenszeit verlängern** – dies allerdings mit beeindruckendem Erfolg. Bei Infizierten im jungen Erwachsenenalter, die noch vor den ersten Symptomen mit der Therapie beginnen und dies konsequent über die Jahrzehnte weiterführen, besteht aktuell nach übereinstimmender Meinung kaum noch eine ernsthafte Beschränkung der Lebenserwartung. Die Lebensqualität ist allerdings durchaus erheblich gemindert, u.a. als Folge der Nebenwirkungen und der intensiven medizinischen Betreuung. Selbstverständlich bestehen auch sehr ausgeprägte soziale Einschränkungen.

Wesentlich verringert (auf < 1 %) wurde auch das Risiko für **ungeborene Kinder** infizierter Mütter, indem die Frauen in der Schwangerschaft antiviral behandelt und die Kinder bevorzugt durch Kaiserschnitt entbunden werden. In der Regel erhalten auch die Kinder selbst in den ersten Lebenswochen eine antivirale Therapie. Auf Stillen sollte verzichtet werden.

Derzeit kommt für die Behandlung der HIV-Erkrankung ausschließlich eine **Kombinationstherapie** (zumindest als **Dreierkombination**) zur Anwendung, deren wesentliche Bestandteile in Substanzen bestehen, welche z.B. die virale Reverse Transkriptase **(Reverse-Transkriptase-Hemmer)** oder Integrase hemmen **(Integraseinhibitoren)** bzw. die Protease der Virushülle blockieren **(Proteaseinhibitoren)**. Die viruseigene **Protease** dient dem fertiggestellten Virus zur Ablösung von der Wirtszelle – vergleichbar mit der Neuraminidase des Influenzavirus (s. dort). Seit 2003 ist mit Enfuvirtide ein Präparat auf dem Markt, das die Fusion von HIV mit den T-Zellen blockiert und damit auch seine Penetration in die Wirtszelle verhindert **(Fusionsinhibitoren)**. Mit diesen Kombinationen lässt sich die Viruslast der Körperflüssigkeiten ganz wesentlich verringern; die Zahl der T-Helferzellen nimmt zu oder stabilisiert sich zumindest über längere Zeiträume.

Die Kombinationen aus Medikamenten mit unterschiedlichsten Angriffspunkten verfolgen einerseits natürlich das Ziel besserer Wirksamkeit. Andererseits wird dadurch aber auch eine schnelle Resistenzentwicklung einzelner Wirkstoffe verhindert, die andernfalls bei den ständigen Mutationen des HI-Virus unvermeidlich wäre.

Es sind also Kombinationen aus insgesamt **4 Wirkstoffklassen** mit unterschiedlichem Angriffspunkt im Gebrauch:

- **Hemmstoffe der Reverse-Transkriptase**, mit der das Virus seine RNA in DNA umschreibt
- **Hemmstoffe der Integrase**, mit der das Virus die fertiggestellte DNA in das Genom der Wirtszelle integriert (→ Provirus)
- **Hemmstoffe der Protease**, mit deren Hilfe sich das fertige Virus von der Wirtszelle ablöst
- **Fusionsinhibitoren**, die den Korezeptor **CCR5** blockieren, der zusätzlich zu CD4 für eine stabile Anlagerung des Virus an die Membran der T-Helferzelle benötigt wird.

Medikamente als Bestandteile üblicher Dreierkombinationen sind z.B. Zidovudin, Lamivudin, Nelfinavir, Indinavir, Lopinavir und Efavirenz. Insgesamt verfügen die westlichen Länder inzwischen (2017) über mehr als **30 Wirkstoffe** aus den verschiedenen Gruppen – überwiegend bereits in der Form von Kombinationspräparaten, wodurch die Einnahme (und Compliance) sehr erleichtert wird. So gibt es mit Genvoya® bereits ein Präparat, das alle 4 Wirkstoffklassen enthält, sodass nur noch einzelne Tabletten einzunehmen sind.

ACHTUNG

In Deutschland war es üblich, mit der antiretroviralen Therapie zu beginnen, sobald die Zahl der T-Helferzellen auf weniger als 350/µl Blut abgefallen war. Wie oben bereits angesprochen, gilt seit 2015 die **Vorgabe der WHO**, dass die Therapie **direkt nach dem Nachweis** von HIV, also **so früh wie möglich** einsetzen sollte, jedenfalls oberhalb 500 T-Helferzellen/µl Blut. Dies ist zum einen neueren Erkenntnissen geschuldet, dass sich die Lebenszeit dadurch noch weiter verlängern lässt. Zum anderen wird jedoch damit auch die **Kontagiosität** der Infizierten **entscheidend gemindert**, wodurch sich die Seuche eindämmen, eventuell irgendwann in fernerer Zukunft sogar ausrotten lässt.

Heilungen wurden selbst unter den modernsten Therapien noch nicht festgestellt. Außerdem sind **Resistenzentwicklungen** zu beobachten, wie sie für Antibiotika bei bakteriellen Erkrankungen bekannt sind. Dem kann man inzwischen durch **Resistenzbestimmungen** begegnen. Insgesamt sind die Erfolge, wie mehrfach erwähnt, überaus beeindruckend. AIDS-definierende Erkrankungen werden deutlich seltener bzw. kommen Jahrzehnte später. Daneben werden **Erkrankungen** wie die Pneumocystis-Pneumonie oder Toxoplasmose spätestens bei Unterschreiten von 200–300 Helferzellen/µl Blut bereits **prophylaktisch therapiert**. Dadurch, dass auch diese Therapien der opportunistischen Infektionen in den letzten Jahren zunehmend optimiert wurden, resultiert selbst dann eine insgesamt deutlich verlängerte Lebenszeit, wenn die Therapie erst in den symptomatischen Stadien begonnen wird. Ein einigermaßen normales Lebensalter ist dann allerdings nicht mehr erreichbar.

EXKURS

Im Jahr 2014 wurde von einer dänischen Forschergruppe ein neues Medikament vorgestellt (Romidepsin), das ruhende Viren (Proviren) aus ihren Zellen freisetzt und damit für eine Therapie angreifbar macht. Das gedankliche Konzept, das dem zugrunde liegt, nennt man „Kick and Kill" („rausschmeißen und abtöten"). Ob dieses Konzept tragfähig sein wird, muss offen bleiben. Jedenfalls ist dies ein erster vielversprechender Ansatz, der möglicherweise auch eine Therapie bei weiteren, mit Proviren einhergehenden Erkrankungen (Herpesviren, HBV, Adenoviren) ermöglicht, sofern er funktioniert. Etliche weitere Therapiekonzepte, u.a. Immunmodulatoren, werden ebenfalls untersucht.

Häufige **Nebenwirkungen üblicher Therapien** sind:

- Myopathie und Kardiomyopathie
- periphere Polyneuropathie
- Lebertoxizität mit Hepatomegalie und Laktatazidose
- Pankreatitis
- Suppression des Knochenmarks (Anämie, Thrombopenie, Neutropenie)
- Exantheme
- Bauchschmerzen, Übelkeit, Diarrhö
- Fettumverteilungen

2.18.12 Impfung und Prophylaxe

Wirksame **Impfstoffe** sind immer noch **nicht in Sicht**, obwohl weltweit Jahr für Jahr rund 1 Milliarde Dollar allein in die Entwicklung von Impfstoffen investiert wird. Dies ist im Vorkommen zahlreicher HIV-Subtypen begründet und v.a. darin, dass sich Teile der Virus-Hülle im Sinne eines **Antigenwandels** laufend verändern. Davon betroffen sind v.a. die Proteine der Virushülle, wodurch sich das veränderte Virus der spezifischen Immunabwehr entzieht. Außerdem kommt es zu **Rekombinationen**, weil Patienten nicht so selten durch mehrere Subtypen infiziert werden, wodurch es zu Vermischungen der viralen RNA und damit zu **neuen Subtypen** kommt. Dies erinnert an die Entstehung des Antigen-Shift bei Influenzaviren. In der Konsequenz zementieren diese laufenden Veränderungen der viralen Antigene nicht nur die Infektion selbst und verhindern die Entwicklung wirksamer Impfungen, sondern bedingen auch Resistenzen der eingesetzten antiviralen Medikamente. Auf Impfungen bezogen bedeutet das, dass ein eingesetzter Impfstoff Antigene zahlreicher Subtypen enthalten müsste, um eine möglichst breite Wirksamkeit zu erlangen.

Dazu kommt, dass Antikörper gegen das HI-Virus offensichtlich wirkungslos sind, sodass jetzt vermehrt dazu übergegangen wird, die zellvermittelte Abwehr zu aktivieren. Zum Beispiel wird versucht, mit isolierter Virus-RNA die Killerzellen zu aktivieren. Derzeit sind mehr als 30 verschiedene Impfstoffe im Tierversuch bzw. bereits in klinischen Studien, doch hat noch kein einziger eine Wirksamkeit beim Menschen gezeigt, die über ein bescheidenes Ausmaß hinausginge. Der wirksamste bisher getestete Impfstoff erzielte eine Schutzwirkung von gerade mal 31 % – viel zu wenig für eine Markteinführung. Nach Ansicht der entwickelnden Forscher könnte es passieren, dass erst in 20 Jahren ein wirksamer Impfstoff gefunden ist.

Die einzig sichere „Therapie" ist demzufolge die **Prophylaxe**. Aus den wesentlichen Ansteckungsmöglichkeiten kann Folgendes abgeleitet werden:

- **Blutentnahmen** sollten ausschließlich mit **Einmalgeräten** durchgeführt werden, was aber ohnehin längst selbstverständlich ist. Der Therapeut sollte **Handschuhe** tragen.
- Bei der versehentlichen **Verletzung** des Therapeuten durch eine möglicherweise infektiöse Kanüle wird empfohlen, die verletzte Stelle zu **desinfizieren**, zu erweitern und **„bluten zu lassen"**. Möglichst **direkt anschließend** wird zu einer **Chemotherapie** mit einer der üblichen Dreierkombinationen über 4 Wochen geraten, weil dadurch nach aktuellen Studien das Infektionsrisiko gegen Null zu gehen scheint. Selbst ohne Therapie wird allerdings die **Infektionsgefahr** nach einer solchen Verletzung auf lediglich **0,3 %** geschätzt. Dies bedeutet, dass in der weit überwiegenden Zahl der Fälle keine Übertragung stattfindet oder dass die übertragenen Viruszahlen nicht zu einer Infektion ausreichen.
- Auch **Akupunktur-Nadeln** bzw. Gerätschaften für **Piercing** oder **Tätowierung** sind penibel zu **sterilisieren**.
- Drogenabhängige sollten auf die **Mehrfachbenutzung von Kanülen verzichten**.
- Der wesentliche Übertragungsweg besteht heute in homosexuellem oder heterosexuellem Verkehr. Hier konnte bisher ausschließlich durch **Präservative** ein ausreichender Schutz erreicht werden, doch wurde 2015 in einer amerikanischen Studie über 2 Jahre und mit mehreren Hundert Teilnehmern – überwiegend homosexuelle Männer – ein **sicherer Infektionsschutz** auch mit Medikamenten (Tenofovir, Emtricitabin) erzielt. In wieweit es sinnvoll sein kann, eine zuverlässige und preiswerte mechanische Prophylaxe durch stark wirkende Medikamente samt Nebenwirkungen zu ersetzen, sei dahingestellt, doch zeigt diese Studie ein weiteres Mal die beeindruckenden Fortschritte, die inzwischen erreicht worden sind. Vorsichtshalber sei darauf hingewiesen, dass die **medikamentöse Prophylaxe** entsprechend der Nadelstichverletzung möglichst **umgehend** (z.B. am Folgetag) begonnen werden sollte, denn sobald eine Replikation der Viren eingesetzt hat, ist es zu spät.

Blut und **Blutprodukte** stellen in den westlichen Ländern **keine Gefahr** dar – abgesehen von **Einzelfällen** frisch infizierter Spender bzw. Patienten im Stadium der akuten HIV-Infektion, bei denen noch keine Serokonversion stattgefunden hat und auch noch keine ausreichende Viruslast nachweisbar ist (diagnostische Lücke). Das diesbezügliche Risiko wird für Deutschland auf **1 Übertragung** bei **2 Millionen** Transfusionen geschätzt, geht also ebenfalls gegen null.

2.18.13 Meldepflicht

Der labormedizinisch **gesicherte Nachweis** der HIV-Infektion ist **nichtnamentlich** meldepflichtig nach **§ 7 IfSG**. Es sei nochmals daran erinnert, dass der Auftrag ans Labor ohne Einwilligung des Patienten nicht statthaft ist.

Zusammenfassung

HIV bzw. AIDS

Verursacht durch das **HI-Virus** Typ 1 und Typ 2

2

Übertragungswege
- sexuelle Kontakte
- diaplazentar
- Muttermilch
- Blut und Blutprodukte

Inkubationszeit
- Akutstadium: 3–6 Wochen (2 Wochen bis 3 Monate)
- Stadium AIDS: ohne Therapie durchschnittlich 10 Jahre

Kontagionsindex
- in Abhängigkeit vom Übertragungsweg gering bis sehr gering

Manifestationsindex
- 0,5 (Akutstadium)

Symptome der akuten HIV-Infektion
- mononukleoseartiges Krankheitsbild (> 50 % der Fälle)
- inapparente Infektion (< 50 % der Fälle)

Asymptomatisches Stadium
- sog. Latenzphase über mehrere Jahre oder (unter Therapie) Jahrzehnte
- eventuell generalisierte Lymphadenopathie (LAS)

Symptomatisches Stadium
- Krankheitsgefühl
- Fieber > 38,5° C
- Nachtschweiß
- Gewichtsverlust (5–10 %)
- Diarrhö (> 4 Wochen)
- rezidivierende Infektionen durch Bakterien, Viren, Pilze, Protozoen – z.B. bakterielle Pneumonien, Meningitis, Sepsis
- oropharyngeale und vulvovaginale Candidosen (> 4 Wochen)
- haarförmige Leukoplakie (Haarleukoplakie) der Zunge (Epstein-Barr-Virus)
- zervikale Dysplasie (Carcinoma in situ)
- Herpes Zoster mehrerer Dermatome
- periphere Polyneuropathie (z.B. als Nebenwirkung der antiviralen Therapie, autoimmun oder infolge einer Zytomegalie-Infektion des Rückenmarks)

Symptome im Stadium AIDS: gelten bei ihrem erstmaligen Auftreten im symptomatischen Stadium als AIDS-definierend
- Pneumocystis-jiroveci-Pneumonie
- aktive Tuberkulose
- Infektionen durch atypische Mykobakterien
- ZNS-Toxoplasmose
- Candidose von Ösophagus, Trachea, Bronchien oder Lunge
- Zytomegalie-Infektionen von inneren Organen oder Auge
- Wasting-Syndrom
- Kryptokokkose, Histoplasmose
- Malignome: Kaposi-Sarkom, invasives Zervixkarzinom, Non-Hodgkin-Lymphome
- HIV-Enzephalitis

Diagnostik
- Serologie und Virusnachweis (PCR)
- in den ersten (mindestens) 3 Wochen nach Infektion diagnostische Lücke
- Stadieneinteilung der HIV-Erkrankung nach den Symptomen und der Zahl der Helferzellen ($CD4^+$-T-Lymphozyten)/µl Blut

Therapie
- Kombination mehrerer Virustatika mit unterschiedlichen Angriffspunkten
- Beginn möglichst frühzeitig nach Diagnosestellung

Impfung
- nein

Meldepflicht
- nichtnamentlich nach § 7 IfSG

Behandlungsverbot
- ja

2.19 SARS

Das *s*chwere *a*kute *r*espiratorische *S*yndrom (SARS) ist eine Erkrankung, die erstmals im Jahr 2002 in Südostasien (v.a. China) in Erscheinung trat und in der Folge zu zahlreichen schweren Krankheitsverläufen mit Todesfällen führte. Erreger war ein bis dahin unbekanntes Virus aus der Familie der **Coronaviren.** Diese **RNA-Viren** verursachten bis zu diesem Zeitpunkt beim Menschen ausschließlich banale Infekte der oberen Atemwege, vereinzelt mit Gastroenteritis. Die Übertragung des Virus auf den Menschen erfolgte durch den **Larvenroller** (chinesische Schleichkatze), von Mensch zu Mensch schließlich durch **Tröpfcheninfektion** – zumeist erst im Verlauf der 2. Krankheitswoche.

Die SARS-Epidemie bzw. befürchtete Pandemie war dank weltweiter prophylaktischer Maßnahmen im Sommer 2003 bereits wieder beendet. Seither kam es lediglich zu einzelnen Laborinfektionen. Selbst vom RKI gibt es keine aktualisierten Daten.

Symptomatik

Die Erkrankung beginnt nach einer Inkubationszeit von **2–10 Tagen** (durchschnittlich 5 Tage) mit **grippeähnlichen Symptomen** (Fieber > 38° C, Schüttelfrost, Übelkeit und Kopfschmerzen). Zumeist erst in der 2. Krankheitswoche entstehen ein **trockener Husten** mit **Dyspnoe** sowie bei der Mehrzahl der Patienten (70 %) auch umfangreiche **wässrige Durchfälle** ohne Blut- oder Schleimbeimengungen. Die Atemnot kann sich rasch verschlechtern, sodass etwa 20 % der Erkrankten einer Intensivbehandlung mit Sauerstoffzufuhr bedürfen. In der Folge der **Pneumonie** können ein **Pneumothorax** oder **zystische Veränderungen** entstehen. Vor allem bei älteren Patienten mit Vorschädigungen im Bereich der Atemwege kann es zur bakteriellen Superinfektion kommen.

Kinder entwickeln die Erkrankung entweder gar nicht oder eher leicht und unspezifisch. In der Frühschwangerschaft zeigt sich ein Anstieg der fetalen Sterblichkeit.

Diagnostik

Zur Diagnose dient neben den typischen Symptomen der direkte **Virusnachweis** (PCR). Ab dem 10. Krankheitstag werden auch die spezifischen **Antikörper** nachweisbar.

Im Blut besteht häufig eine **Lymphopenie**, manchmal auch eine **Thrombopenie**. Die **LDH**, seltener auch **CK** oder **Transaminasen**, sind erhöht. Daneben kommt es wegen der Durchfälle zu **Elektrolytverschiebungen** (Hyponatriämie, Hypokaliämie, Hypokalzämie).

Im **Röntgenbild** zeigt sich eine atypische interstitielle Pneumonie mit fleckförmigen Verschattungen über beiden Lungen.

Therapie

Eine effektive Therapie gibt es **nicht**. Die Letalität lag damals bei 10 %.

Meldepflicht

SARS wird im IfSG nicht ausdrücklich erwähnt, ist jedoch nach § 6 IfSG („bedrohliche Krankheit“) sowie § 7 IfSG („schwerwiegende Gefahr für die Allgemeinheit“) automatisch **meldepflichtig**, sofern die Erkrankung irgendwann wieder aktuell werden sollte.

Zusammenfassung

SARS

Verursacht durch ein **Coronavirus**

Übertragungswege
- Tröpfcheninfektion

Inkubationszeit
- 2–10 Tage

Symptome
- atypische Pneumonie mit Husten und ausgeprägter Dyspnoe
- wässrige Diarrhö

Diagnostik
- PCR
- Serologie
- Röntgen-Thorax

Therapie
- symptomatisch

Impfung
- nein

Meldepflicht
- nach § 6 IfSG (dort aber nicht namentlich erwähnt)

Behandlungsverbot
- ja

2.20 MERS

Im Frühjahr 2012 kam es im arabischen Raum (mittlerer Osten) erstmals zu Erkrankungen der Atemwege, die hinsichtlich Ursache, epidemischen Zusammenhängen, Krankheitsbild und Schwere des Verlaufs **an SARS erinnerten**. Der Erreger wurde als **Coronavirus** identifiziert, das mit Coronaviren genetisch eng verwandt ist, die bei **Fledermäusen** vorkommen und das man auf der Suche nach dem Übertragungsmodus auf den Menschen inzwischen auch bei Kamelen bzw. vorwiegend **Dromedaren** nachweisen konnte. Man geht davon aus, dass das Virus von **Fledermäusen auf Dromedare übertragen** wird und von dort aus in einem neuerlichen Wirtswechsel auf den Menschen. In einer breit angelegten Untersuchung wurden 2015 bei der Mehrzahl der einbezogenen Dromedare Antikörper gegen MERS-Coronavirus (MERS-CoV) gefunden. Erstaunlicherweise galt dies sogar für eingelagerte Proben aus den Jahren 1983/84, woraus man einen endemischen Befall ableiten kann, der offensichtlich schon seit etlichen Jahrzehnten unerkannt besteht. Die Tiere selbst zeigen üblicherweise **keine Krankheitssymptome**.

Die menschliche Erkrankung tritt bisher, abgesehen von wenigen afrikanischen Fällen, nahezu ausschließlich im **arabischen Raum** auf – mit Schwerpunkt in Saudi-Arabien und benachbarten Ländern wie Jordanien, Katar, den Emiraten, Oman und Kuwait sowie bei **Kontaktpersonen** zu Reisenden aus diesen Ländern. In Deutschland wurden bis Dezember 2013 zwei Fälle registriert. Erst im Frühjahr 2015 kam ein 3. Krankheitsfall hinzu, als ein Urlauber sich in den arabischen Emiraten infizierte und nach seiner Rückkehr diagnostiziert wurde. **2016** gab es **keine** Meldungen.

MERKE

Die Erkrankung wird als **Middle East Respiratory Syndrome (MERS)** bezeichnet, und das verursachende **Co**rona-**V**irus als **MERS-CoV**.
MERS ist eine zoonotische Infektion, die zumindest überwiegend Dromedare betrifft und auf den Menschen übertragen werden kann.

Die Kontagiosität des Virus scheint für Mensch-zu-Mensch-Übertragungen nicht allzu hoch, weil die Übertragungsrate zwischen 2012 und 2014 sehr überschaubar blieb. Dies gilt sogar für Familienangehörige Infizierter. Die geringe Übertragungswahrscheinlichkeit kann auch daran abgelesen werden, dass den zwischen 2012 und 2016 insgesamt gerade mal 3 in Deutschland registrierten Fällen laut RKI jährlich 1 Million Reisender von der arabischen Halbinsel nach Deutschland gegenüberstehen. Mehrheitlich (> 60 %) betroffen waren bisher Mitarbeiter medizinischer Einrichtungen. Die von der WHO registrierten menschlichen Erkrankungsfälle lagen zwischen Frühjahr 2012 und Dezember 2013 bei lediglich 170 Personen. Bis März 2015 wurden weltweit bereits mehr als 1.000 Fälle registriert und bis zum Sommer 2017 waren es bereits etwa

2

2.000, mit Schwerpunkt auf Saudi-Arabien. Etwa jeder 3. Patient verstarb an der Infektion, wobei bei den Betroffenen häufig Vorerkrankungen wie Malignome oder ein Diabetes mellitus bestanden. Unklar bleibt, ob die Zahl der Erkrankten tatsächlich zugenommen hat oder ob die an die WHO übermittelte Zahl eher auf eine gesteigerte Sensibilität der zuständigen Ärzte zurückzuführen ist.

Im Frühsommer **2015** kam es in **Südkorea** zum **ersten epidemischen Ausbruch** von MERS außerhalb des arabischen Raums. Ein Reisender brachte die Infektion von der arabischen Halbinsel mit. Da die Ursache einige Zeit unerkannt blieb, breitete sich die Erkrankung aus und erfasste schließlich annähernd 200 Personen, mit knapp 40 Todesfällen, obwohl 17.000 Menschen unter häusliche Quarantäne gestellt wurden. Dabei ist allerdings zu berücksichtigen, dass südkoreanische Patienten häufig mehrere Krankenhäuser aufsuchen („doctor shopping") und dort sowohl von Familienangehörigen gepflegt als auch sozusagen von der ganzen Großfamilie besucht werden, wodurch die epidemische Verbreitung eines Virus sehr viel leichter erfolgen kann, als dies z.B. in Deutschland möglich wäre. Auch die zunächst sehr zögerliche Reaktion der koreanischen Behörden hat sicherlich ihren Beitrag geleistet. Unter diesen Umständen weist die insgesamt sehr geringe Zahl an Erkrankten (< 200) besonders deutlich darauf hin, dass die **Kontagiosität** des Virus hinsichtlich Mensch-zu Mensch-Übertragungen **außerordentlich gering** sein muss.

Da das Virus zumindest weit überwiegend von Dromedaren übertragen wird, sollte man bei Reisen in arabische Länder auf entsprechende Tierkontakte, z.B. durch Reiten oder den Besuch entsprechender Märkte, verzichten. Unzureichend erhitzte Kamelprodukte sollten nicht gegessen werden. Diese Vorsichtsmaßnahmen gelten ganz besonders für **Reisende mit Vorerkrankungen** wie z.B. Diabetes mellitus oder Krebserkrankungen, weil die Infektion in diesen Fällen mit hoher Letalität verläuft.

Symptomatik

Die **Inkubationszeit** liegt bei **1–2 Wochen**. Die Symptome gleichen denjenigen der SARS-Erkrankung, mit einem **grippeartigen** Beginn, der bei schweren Verläufen innerhalb einiger Tage in eine **Pneumonie** mit z.T. **schwerer Atemnot** übergehen kann. Fieber ist nicht in jedem Fall vorhanden. Selbst die häufigen **massiven Durchfälle** erinnern an das Symptomenbild von SARS. Teilweise kommt es im weiteren Verlauf zum **Nierenversagen**. Die bisherige **Letalität** liegt laut WHO insgesamt bei **35 %**, beim südkoreanischen Ausbruch bei 20 %, bei Vorerkrankungen bzw. Immunschwäche deutlich höher.

Diagnostik

Der Virusnachweis (über PCR) gelingt nur in Speziallaboratorien. Das Untersuchungsmaterial sollte bevorzugt aus den tiefen Atemwegen gewonnen werden, z.B. als Sputum oder über eine Bronchiallavage (Spülung der Bronchien im Rahmen einer Bronchoskopie). Der Nachweis ist aber mit etwas geringerer Sicherheit auch **serologisch** über die Antikörper möglich.

Therapie und Meldepflicht

Therapie (symptomatisch) und Meldepflicht nach **§ 6 IfSG** („bedrohliche Krankheit") entsprechen der SARS-Erkrankung. Für das betreuende medizinische Personal werden Atemschutzmasken dringend empfohlen. Patienten und Kontaktpersonen werden üblicherweise streng isoliert, um einer weiteren Ausbreitung vorzubeugen.

Impfung

Bereits im Sommer 2015, nur wenige Monate nach dem epidemischen Ausbruch in Südkorea, befand sich ein Impfstoff in ersten Versuchen an einigen Tierspezies einschließlich Kamelen und Rhesusaffen. Er besteht aus gentechnologisch hergestellten Proteinen der Virushülle und bewies in diesen ersten Versuchen eine überzeugende Wirksamkeit mit hohen Antikörpertitern und ohne nennenswerte Nebenwirkungen. Dies kann als Hinweis darauf verstanden werden, mit welch faszinierendem Know-how die Industrie heutzutage in der Lage ist, derart komplexe Molekülstrukturen nachzubauen, zur Marktreife zu entwickeln und in den benötigten Mengen zu produzieren. Es erscheint vorstellbar, dass es ausreichend sein könnte, Kamele bzw. v.a. Dromedare v.a. auf der arabischen Halbinsel durchzuimpfen, um die Seuche einzudämmen oder sogar auszurotten.

Zusammenfassung

MERS

Verursacht durch das **Co**rona**v**irus **MERS-CoV**

Übertragungswege

- wahrscheinlich Tröpfcheninfektion oder direkter Kontakt zu Dromedaren (= Zoonose)
- Kamelmilch
- geringe Kontagiosität infizierter Menschen

Inkubationszeit

- 1–2 Wochen

Symptome

- grippeartige Symptome mit Husten
- teilweise Pneumonie mit schwerem Atemnotsyndrom
- wässrige Diarrhö
- hohe Letalität von etwa 35 %, bei Vorerkrankungen höher

Diagnostik

- virologischer Nachweis (nur in Speziallaboratorien möglich)
- Serologie
- Röntgen-Thorax

Therapie

- symptomatisch
- Isolierung der Kontaktpersonen

Impfung

- seit 2015 beim Tier

Meldepflicht

- nach § 6 IfSG (nicht namentlich erwähnt)

Behandlungsverbot

- ja

KAPITEL

3 Parasitäre Erkrankungen

Einführung

Parasiten (Schmarotzer) sind Lebewesen, die sich **auf Kosten anderer Lebewesen** vermehren, indem sie auf deren Körperoberfläche oder in inneren Körperhöhlen oder Geweben leben. Zu den tierischen Parasiten rechnet man neben den **Insekten** v.a. die einzelligen **Protozoen** und die vielzelligen **Würmer**.

Würmer und Protozoen werden nebst den von ihnen verursachten Erkrankungen im ➤ Fach Mikrobiologie besprochen. Übrig bleiben die Erkrankungen durch **Plasmodien**, von denen ausschließlich die **Malaria** von Bedeutung ist.

3.1 Malaria

Der Name Malaria leitet sich ab vom italienischen mala area = **schlechte Luft** (in den Sumpfgebieten), weil man darin die Ursache der Krankheit gesehen hatte. Die Malaria gehört seit Jahrtausenden zu den großen Seuchen der Menschheit – gemeinsam mit der Tbc. Beide Erkrankungen waren „schon immer da", begleiteten sehr wahrscheinlich die ganze Menschheitsgeschichte und führen selbst heute noch die weltweite infektiöse Todesursachenstatistik an.

Epidemiologie

Die Malaria (Sumpffieber, Wechselfieber) ist weltweit verbreitet, v.a. in den **tropischen** und **subtropischen** Gebieten **unterhalb** einer Höhe von etwa **2.000 Metern**. 3,5 Milliarden Menschen leben in den betroffenen Gebieten. 90 % der Erkrankungen ereignen sich in **Afrika.** Früher war die Krankheit sogar in Europa endemisch, wurde aber nach dem 2. Weltkrieg durch Trockenlegen der Sümpfe weitgehend ausgerottet. In Teilen der Türkei sowie im Donaudelta ist sie noch anzutreffen, selten auch in Italien oder auf dem Balkan. Manchmal erkranken Menschen, die in der Nähe von internationalen Flughäfen wohnen (sog. **Airport-Malaria** durch reisefreudige Mücken).

Man schätzte noch bis zum Ende der 1990er-Jahre die Gesamtzahl der Betroffenen auf rund 400 Millionen. Jährlich kamen 200–300 Millionen dazu, mit 1,5–2 Millionen Todesfällen. Da die Mehrzahl der Erkrankungen jedoch nach spätestens 2–3 Jahren ausheilt, blieb der Bestand im Wesentlichen konstant. Inzwischen hat sich die Situation insofern verändert, als nun, abgesehen von effektiveren Medikamenten, immerhin bereits jeder zweite Afrikaner über die Möglichkeit verfügt, sich mit insektizid-imprägnierten Netzen vor den Stechmücken zu schützen. Während in den Nullerjahren noch bis zu **1 Million Menschen**, besonders (> 80 %) **afrikanische Kleinkinder** im Alter bis zu 5 Jahren, Jahr für Jahr an der Krankheit verstarben, waren nach dem Datenstand der WHO 2013 noch 627.000 Todesfälle zu beklagen. Die jährliche Zahl an **Neuinfektionen** liegt aktuell (2017) nach Hochrechnungen der WHO allerdings immer noch bei bis zu **250 Millionen**, mit mehr als **500.000 Todesfällen/Jahr**. Dies weist auf eine nach wie vor unzureichende Prophylaxe in der betroffenen Bevölkerung hin, obwohl inzwischen angeblich 70 % der afrikanischen Kinder bis zu 5 Jahren unter Moskitonetzen schlafen.

In **Deutschland** kam es bis 2013 zu rund **500** (eingeschleppten) Fällen pro Jahr mit lediglich vereinzelten Todesfällen. Seit **2014** hat sich nun die Zahl der Meldungen bei rund **1.000 Fällen/Jahr** eingependelt (2016: 970) und erreicht damit erstmals wieder das Niveau der Jahre bis 2001. Ursache ist die verstärkte Migration aus afrikanischen Ländern.

Krankheitsentstehung

Der für die Übertragung der Malaria-Plasmodien notwendige **Vektor** ist die **Anopheles-Mücke**. Es gibt gut 400 Unterarten der weltweit verbreiteten Mücke, von denen etwa 60 für die Übertragung der Malaria in Frage kommen. Während sich die männliche Mücke von Fruchtsäften ernährt, ist die **weibliche** zur Ernährung ihrer Eier auf **Blutmahlzeiten** angewiesen (➤ Abb. 3.1).

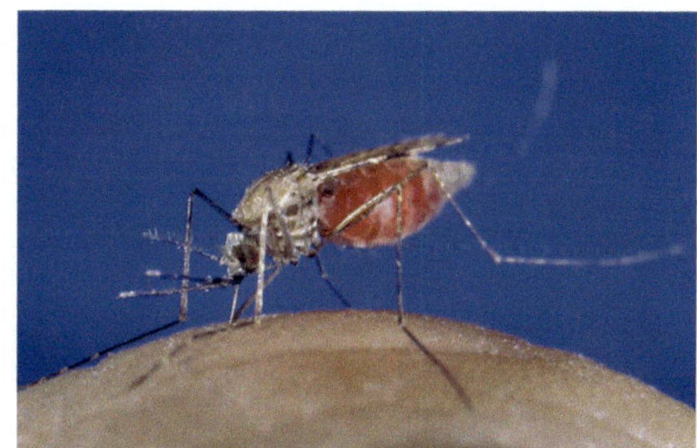

Abb. 3.1 Weibliche Anopheles-Mücke bei der Blutmahlzeit [G165]

Ausgelöst wird die Malaria durch **Plasmodien**, die im **Speichel** der weiblichen Anopheles-Mücke vorkommen und beim Stich übertragen werden. Der Vollständigkeit halber sei erwähnt, dass die Plasmodien theoretisch auch über **Bluttransfusionen** oder mehrfach benutzte **Kanülen** bei Drogenabhängigen übertragen werden können. Rückkehrer aus Malaria-Endemiegebieten dürfen aus diesem Grund, auch wenn sie symptomfrei sind, 6 Monate lang kein Blut spenden. Auch eine **diaplazentare Übertragung** ist möglich, jedoch meist erst zum Geburtszeitpunkt.

Plasmodien sind rundliche bis längliche Protozoen, die je nach Art und Entwicklungsstadium so groß werden können, dass sie einen Erythrozyten (7 µm) vollständig auszufüllen vermögen. Man unterscheidet unter den knapp 160 Unterarten **4(–5) Arten**, die beim **Menschen** zum Krankheitsbild der **Malaria** führen:

- **Plasmodium vivax**
- **Plasmodium ovale**
- **Plasmodium falciparum**
- **Plasmodium malariae**
- (Plasmodium knowlesi)

Eine bisher nur tierpathogene Art **(Plasmodium knowlesi)**, wird inzwischen in Südostasien vereinzelt auch beim Menschen nachgewiesen, weshalb man nun zumindest theoretisch von **5 menschenpathogenen Arten** sprechen kann.

Während eine Malaria durch Plasmodium ovale fast nur in Westafrika und diejenige durch Plasmodium malariae nur sporadisch (= seltenste Form) auftritt, sind Plasmodium falciparum und Plasmodium vivax weltweit verbreitet. Die in **Deutschland** eingeschleppten Fälle werden überwiegend (ca. 70 %) durch **P. falciparum** verursacht. Mit einem Anteil von knapp 20 % folgt **P. vivax** an 2. Stelle. Hinsichtlich P. knowlesi gab es 2016 keine Meldung.

Entwicklungszyklen der Plasmodien

Plasmodien machen zwei unterschiedliche Entwicklungszyklen durch – einen geschlechtlichen (mit Befruchtung und Bildung der Sporogonien) und einen ungeschlechtlichen. Dafür ist ein **Wirtswechsel** erforderlich:

- Die **ungeschlechtliche** Entwicklung erfolgt in zahlreichen **Tieren** wie Vögeln, Reptilien und Säugetieren einschließlich des **Menschen**, wobei allerdings für die bisherigen 4 Unterarten, die beim Menschen vorkommen, der **Mensch** auch den **einzigen Wirt** darstellt.
- Die **geschlechtliche** Entwicklung erfolgt ausschließlich in der weiblichen **Anopheles-Mücke**, die weltweit bis zu einer Höhe von etwa 2.000 m verbreitet ist – wegen der Larvenentwicklung nur im Bereich stehender Gewässer wie z.B. in Sumpfgebieten, an Seen oder kleinen Tümpeln.

Die Plasmodien sind für ihre Entwicklung auf die Anopheles-Mücke, aber auch auf **warme Umgebungstemperaturen** angewiesen. **Optimal** sind **27° C.** Unterhalb 20° C ist bei Plasmodium falciparum keine Entwicklung mehr möglich. Unterhalb 15° C sistiert auch die Entwicklung von Plasmodium vivax. Dies dürfte neben dem Trockenlegen der Sümpfe der Hauptgrund dafür sein, dass die Malaria in Zentraleuropa ausgerottet wurde. Möglicherweise sorgt die Erderwärmung langfristig gesehen für eine erneute Ausbreitung der Plasmodien.

Die mittlere **Lebensdauer** der **Anopheles-Mücke** liegt bei **2–3 Wochen.** In dieser Zeit benötigt die Mücke im Sinne der Plasmodien mindestens **2 Blutmahlzeiten**, damit sich dieselben vermehren können – eine zu ihrer eigenen Infektion und die zweite zu deren Weitergabe. Weil die Plasmodien-Entwicklung in der Mücke etwa 1–2 Wochen dauert, reicht die Zeit für die Plasmodien nicht immer aus.

Ungeschlechtliche Entwicklung

Mit dem **Stich** der Anopheles-Mücke (zumeist in der **Dämmerung** oder **nachts**) gelangen zusammen mit Speichel die **Sporozoiten** (sehr kleine, bewegliche Plasmodienformen) ins Blut des Men-

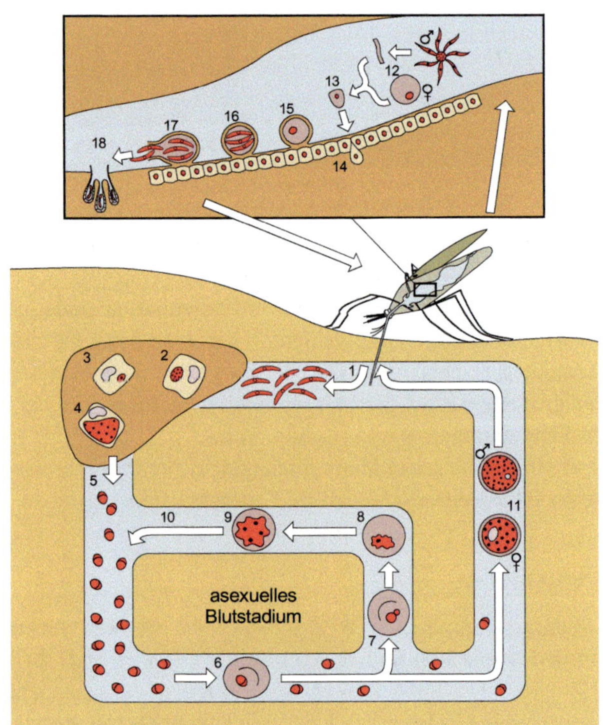

Abb. 3.2 Entwicklungszyklus der Plasmodien in Menschen und Mücke. In der symptomfreien (präerythrozytären) Phase gelangen Sporozoiten beim Stich einer infizierten Anopheles-Mücke über den Speichel ins Blut des Menschen (**1**). Sie dringen in Leberparenchymzellen ein (**2**). Dort reifen sie innerhalb 2 Wochen zu Gewebeschizonten heran (**4**), die schließlich aufplatzen und 10.000–40.000 Merozoiten freilassen (**5**). Für ein paar Minuten kreisen die Merozoiten frei im Blut, dann beginnt mit ihrem Eindringen in rote Blutkörperchen (**6**) das asexuelle Blutstadium. Einzelne Parasiten bleiben als „schlummernde" Hypnozoiten (**3**) in der Leber zurück, von denen Rezidive ausgehen können. In Blutzellen reifen die Merozoiten zu Ringformen (**7**), Trophozoiten (**8**) und Schizonten (**9**) heran. Der Entwicklungszyklus endet damit, dass Merozoiten zurück in den Blutkreislauf gelangen (**10**). Diese Phase kann Monate oder sogar Jahre dauern. Einige Merozoiten gehen allerdings in ein sexuelles Stadium über, sodass sich in den roten Blutkörperchen männliche und weibliche Gametozyten (**11**) entwickeln, die beim Blutsaugen von Anopheles-Mücken aufgenommen werden können. Im Darm der Insekten werfen die männlichen Gametozyten ihre Geißel ab (**12**) und werden zu Mikrogameten, die weibliche Gameten befruchten und Zygoten bilden (**13**). Nach Invasion der Darmmukosa (**14**) werden die Zygoten zu Oozysten (**15**), aus denen wieder tausende Sporozoiten (**16**) entstehen. Die Sporozoiten wandern aus dem Darm der Mücken (**17**) in die Speicheldrüsen ein (**18**). Damit schließt sich der Kreis – ein neuer Infektionszyklus kann beginnen. [G157]

schen. Auf dem Blutweg erreichen sie die **Leber**, in deren Parenchymzellen sie sich durch Teilung vermehren (➤ Abb. 3.2). Diese ungeschlechtliche Teilung wird **Schizogonie** genannt; die entstehende Tochtergeneration ist der **präerythrozytäre Schizont (= Leberschizont)**; die einzelnen Tochterzellen heißen **Merozoiten**.

Bei Infektionen durch Plasmodium vivax und Plasmodium ovale vermehrt sich ein Teil der intrahepatischen Formen nicht sofort, sondern bleibt **latent** in **Leberzellen** vorhanden, bevor die Zweiteilungen beginnen. Diese **schlafenden Formen** (sog. **Hypnozoiten**) sind die Ursache von **Rückfällen** – im Einzelfall noch nach **2–5 Jahren** oder sogar (selten) **Jahrzehnten**. Dies gilt prinzipiell auch für Plasmodium malariae, nur dass in diesem Fall einzelne Protozoen nicht in der Leber, sondern in **Erythrozyten überleben**. Unter dem Strich kann es demnach, abgesehen von P. falciparum, bei der Malaria noch **Jahre später** zu einem **Rezidiv** kommen.

Ein einzelner Sporozoit kann einige tausend Merozoiten erzeugen. Die befallene Leberzelle vergrößert sich und rupturiert schließlich, woraufhin die **Merozoiten** freigesetzt und **ins Blut ausgeschwemmt** werden. Damit beginnt gleichzeitig das **symptomatische Stadium** der Malaria. Im Blut dringen die Plasmodien in die **Erythrozyten** ein, um sich in der Folge ebenfalls in der Form der **Schizogonie** durch Zweiteilung zu vermehren. Auch hier werden die Tochterzellen wieder als **Merozoiten** bezeichnet.

Nach einer Entwicklungszeit von **48 Stunden** (P. knowlesi **24 Stunden**, P. malariae **72 Stunden**) sind die Erreger so groß geworden, dass sie den größten Teil des Erythrozytenlumens einnehmen. Nach dieser Entwicklungszeit teilt sich der Kern mehrmals, der **Erythrozyt platzt** und setzt 6–30 **Tochtermerozoiten** frei, die in der Folge weitere Erythrozyten befallen. Dort bilden sie zunächst Ringformen, die in der Folge den Zyklus erneut durchlaufen.

Interessant ist, dass die Plasmodien nicht in der Lage sind, die für ihre eigene DNA benötigten **Purine** selbst zu synthetisieren. Sie bedienen sich dafür aus den Erythrozyten. Ein spezifisches Protein schleust die erythrozytären Purine in die Plasmodienstadien. Seit 2015 versucht man Medikamente zu entwickeln, die dieses Transportprotein spezifisch hemmen, wodurch man die Entwicklung der Plasmodien sehr effizient und mit wahrscheinlich geringsten Nebenwirkungen blockieren könnte: Der Mensch besitzt kein derartiges Protein, weil er die benötigten Purine selbst synthetisiert.

Einzelne Merozoiten differenzieren sich nach etwa 10–12 Tagen auch in männliche und weibliche Geschlechtsstadien, die **Gametozyten** bzw. **Gamonten**. Es entsteht das Stadium der **Gamogonie**. Die Gametozyten sind aber im menschlichen Körper **nicht** zur Fortpflanzung befähigt.

Vom Stich der Anopheles-Mücke bis zum Auftreten der erythrozytären Formen vergehen bei Plasmodium **falciparum 5–7 Tage**, bei Plasmodium **vivax** und Plasmodium **ovale** etwa **8 Tage** und bei Plasmodium **malariae 15 Tage**. Dies entspricht gleichzeitig der kürzest möglichen Inkubationszeit, indem zu diesem Zeitpunkt die ersten Symptome entstehen können. Übertragen auf den Alltag bedeutet das, dass es sich bei einer fieberhaften Erkrankung, die innerhalb von 5 Tagen nach der Einreise in ein z.B. afrikanisches Land entsteht, nicht um eine Malaria handeln kann.

MERKE

Allgemein wird die **Inkubationszeit** mit **8–20 Tagen** angegeben, für Plasmodium malariae mit **20–35 Tagen**.

Geschlechtliche Entwicklung

Beim Stich eines infizierten Menschen durch eine gesunde Anopheles-Mücke gelangen die **Gametozyten** mit der Blutmahlzeit in den **Mitteldarm** bzw. **Magen der Mücke**, in dem sie sich vereinigen (➤ Abb. 3.2). Es entsteht in der Darmwand die **Oozyste** und daraus wieder **Sporozoiten**, die in die **Speicheldrüse** gelangen und beim nächsten Stich der Mücke auf den Menschen übertragen werden. Damit ist der Kreislauf geschlossen. Die Entwicklung in der Mücke dauert **1–2 Wochen**.

Symptomatik

Ursache der entstehenden Symptome ist der **Erythrozytenzerfall** und ihr **Zusammenballen (Rosettenbildung)** bzw. auch **Adhärenz** an das Endothel von Venolen und Kapillaren, wodurch das Lumen dieser kleinen Gefäße verlegt wird und sich in den Geweben eine **Hypoxie** bis hin zum **nekrotischen Zerfall** ausbildet. Adhärenz und Rosettenbildung sind typisch für die **Falciparum-Malaria**. Teilweise werden die Kapillaren auch von den **Plasmodien** selbst **verstopft**. Zusätzlich geben die Plasmodien **Toxine** ab, die immunsuppressive Wirkungen entfalten. **Antigen-Antikörper-Komplexe** können in der Niere eine **Immunkomplex-Nephritis** verursachen. Organe, die v.a. von einer Falciparum-Malaria überwiegend betroffen sind, sind **Gehirn**, **Leber**, **Lunge** und **Nieren**.

Während Plasmodium vivax, Plasmodium ovale und Plasmodium malariae bevorzugt entweder **ältere** Erythrozyten oder die **Retikulozyten** befallen und deshalb nur in jeweils geringer Anzahl im Blut erscheinen, ist **Plasmodium falciparum** nicht wählerisch und befällt **Erythrozyten jeden Alters**, wodurch im Blut riesige Erregerzahlen entstehen können.

Die Symptome sind in den ersten 3–7 Tagen **unspezifisch** mit

- **mäßigem Fieber** und **Krankheitsgefühl**,
- **Kopfschmerzen** und **Myalgien** sowie
- abdominellen Beschwerden mit **Übelkeit**, **Erbrechen** und **Durchfällen**

und werden deshalb häufig als **grippaler Infekt fehlgedeutet**.

Erst im Anschluss hieran kommt es zu **Schüttelfrost** und **hohem Fieber** bis 41 °C. Typischerweise entstehen eine **Anämie** und **Hepatosplenomegalie**. Die häufige **Thrombopenie** – eventuell mit der Ausbildung von **Petechien** – kann man sich mit den staubedingten Einblutungen und der resultierenden Verbrauchskoagulopathie erklären.

In der Folge **wechseln** sich **fieberfreie Tage** mit den **klassischen Malariaanfällen** ab, bei denen Schüttelfrost, Fieber und **kritische Entfieberung** (steiler Fieberabfall innerhalb weniger Stunden) mit **Schweißausbrüchen** aufeinander folgen (➤ Abb. 3.3). Die Anfälle werden verursacht durch den rhythmischen Zerfall der infizierten Erythrozyten (= Blutschizonten). Dabei erfolgt dieser Zerfall bei **Plasmodium vivax** und **Plasmodium ovale** alle **48 Stunden**, sodass es bei diesen Malariaformen an jedem 2. Tag zu Fieberanfällen kommt – mit jeweils 1 fieberfreien Tag zwischen den Fieberschü-

3

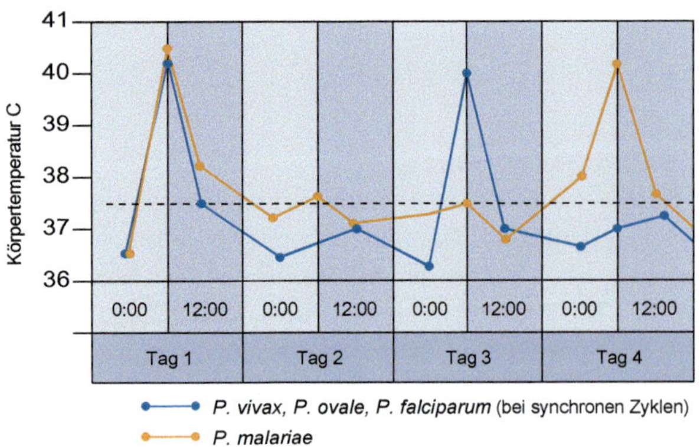

Abb. 3.3 Intermittierendes Fieber bei Malaria [G157]

ben (sog. **Malaria tertiana**). **Plasmodium malariae** führt im **3-Tage-Rhythmus** zu Fieberanfällen **(Malaria quartana)** (➤ Abb. 3.3).

Die Attacken beginnen jeweils mit heftigem **Schüttelfrost** und entsprechendem Frieren, bis nach etwa 1–2 Stunden die Körpertemperatur auf > **40 °C** angestiegen ist. Die sich anschließende **Fieberkontinua** über mehrere Stunden wird teilweise von **Übelkeit und Erbrechen** begleitet. Nach spätestens 5 Stunden kommt es unter starken **Schweißausbrüchen** zum **kritischen Fieberabfall**, sodass innerhalb weniger Stunden wiederum normale Körpertemperaturen erreicht werden. Der gesamte Zyklus dauert kaum länger als etwa 8 Stunden.

Lediglich bei der **Malaria tropica**, verursacht durch **Plasmodium falciparum**, finden die Fieberanstiege **unregelmäßig** statt (häufig an jedem 2. oder 3. Tag, eventuell aber auch täglich), wodurch die Diagnostik erschwert wird. Dies ist gleichzeitig die **gefährlichste Form** der Malaria, die durch zerebrale Beteiligung mit **epileptischen Anfällen**, **Lähmungen** und **komatösen Zuständen** oder durch eine **Myokarditis** mit Kreislaufinsuffizienz innerhalb weniger Tage zum Tod führen kann und fast alleine für die hohe Letalität der Malaria verantwortlich ist (unbehandelt > 20 %).

Bei der sog. **Quotidiana-Form** entstehen **tägliche Fieberanfälle**, verursacht entweder durch die gleichzeitige Infektion mit **verschiedenen** Plasmodien oder durch **P. knowlesi**, bei der die Erythrozyten im 24-Stunden-Rhythmus zerfallen. Auch **P. falciparum** führt manchmal zu täglichen Fieberattacken.

Durch den wiederholten Erythrozytenzerfall kommt es bei jeder Form der Malaria zur normochromen **hämolytischen Anämie** und **Splenomegalie**, teilweise auch zu **Ikterus** und **Hepatomegalie**, **Thrombopenie** mit flohstichartigen Blutungen **(Petechien)** und **Hypoglykämie** (Verbrauch durch die Plasmodien sowie Ausfall der Glukoneogenese). Die zu erwartende **Retikulozytose fehlt**, weil angeblich das Knochenmark auf bisher ungeklärte Weise supprimiert wird. Allerdings werden gerade die Retikulozyten regelmäßig befallen und zerstört, sodass diese vorherrschende Definition wohl keine Gültigkeit besitzt.

Die **Milz** ist bei der Malaria immer tastbar und zumeist sehr **derb vergrößert**. Darüber hinaus ist sie durch das sog. **Malariapigment**, das die Plasmodien durch die Verdauung des Hämoglobin produzieren, **dunkel gefärbt**.

Komplikation

Eine seltene Komplikation der **Malaria tropica** ist das **Schwarzwasserfieber**, bei dem es durch eine **extreme Hämolyse** mit **Hämoglobinurie** zu **Nierenversagen** und **Koma** kommen kann und bei dem zumeist innerhalb weniger Tage der Tod eintritt. Mitursache ist möglicherweise eine Arzneimittelreaktion (Chinin?). Andererseits verstopfen bereits die großen Hämoglobinmengen die Filterstrukturen der Glomeruli. Der **Urin** ist **dunkel verfärbt** (➤ Abb. 3.4).

Diagnostik

Die Diagnose wird, neben den klinischen Zeichen, v.a. im **Fieberanstieg** aus einem **Blutausstrich** bzw. dem sog. **dicken Tropfen** gestellt. Dabei hängt ein kleiner Blutstropfen vom Deckglas in eine Einsenkung des Objektträgers oder er wird auf dem Objektträger verrührt und unfixiert (oder nach Giemsa gefärbt) im Mikroskop durchgemustert. Im typischen Fall findet man dabei Anteile der einzelnen Stadien, die in fortgeschrittenen Krankheitsfällen eine Zuordnung zum jeweiligen Erreger erlauben (➤ Abb. 3.5).

Seit einigen Jahren gibt es einen sehr viel empfindlicheren **PCR-Test**. Für den Einsatz in den Malariagebieten ist er allerdings zu aufwendig und zu teuer. Zusätzlich existiert ein **Streifentest**, mit dem das Erkennen einer **Falciparum-Malaria** schnell und problemlos möglich geworden ist. Er beruht auf dem Nachweis eines Proteins, das von den Plasmodien produziert wird.

Hinsichtlich üblicher Parameter ist die **LDH** (Laktatdehydrogenase aus den zerfallenden Erythrozyten) stark erhöht. Die **Anämie** kann sehr ausgeprägt sein, v.a. bei der Malaria tropica. Neben einer **Thrombopenie** bestehen häufig eine **Leukopenie** sowie eine ausge-

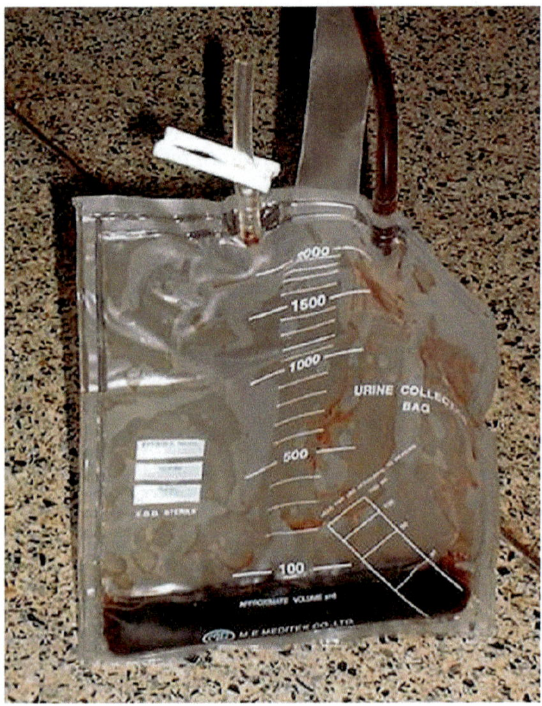

Abb. 3.4 Urin beim Schwarzwasserfieber [G158]

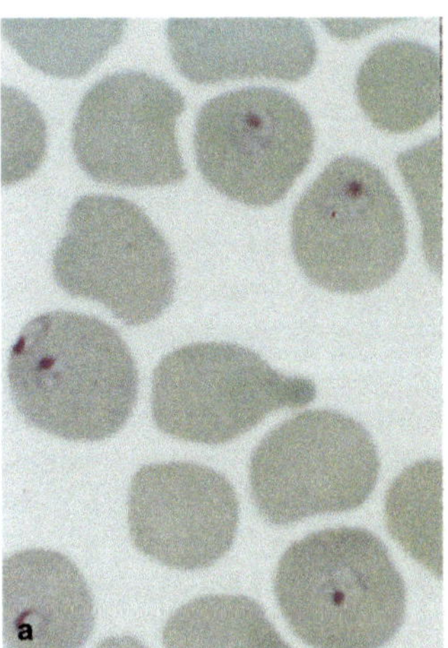
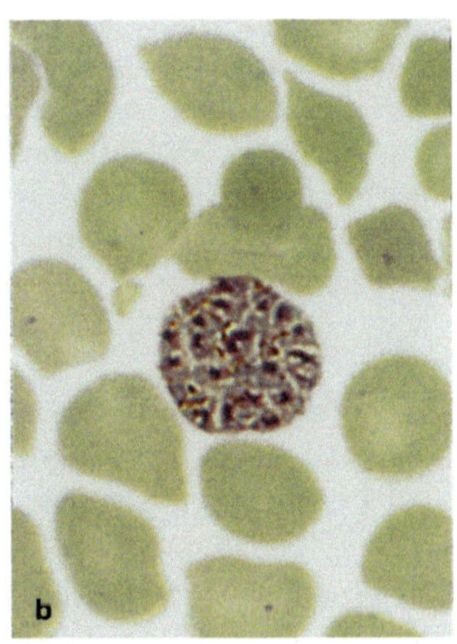
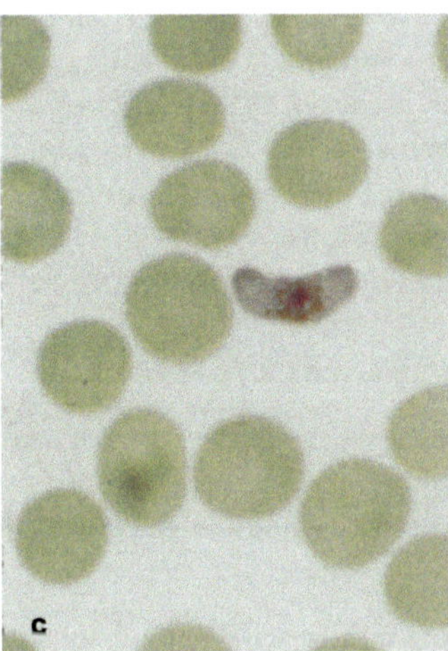
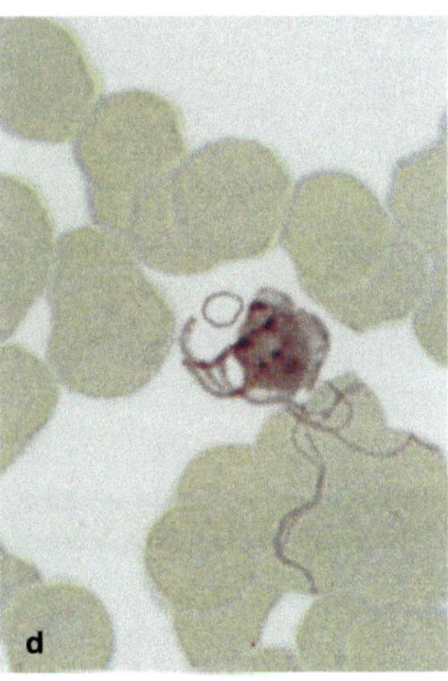

Abb. 3.5 Verschiedene Stadien von Malariaparasiten. **a** Plasmodium-falciparum-Ringformen in roten Blutkörperchen. **b** Blutschizont von Plasmodium vivax. **c** Weiblicher Plasmodium-falciparum-Gametozyt. **d** Männlicher Plasmodium-vivax-Gametozyt, der nach Abwerfen der Geißel zu einem 20–25 µm langen Mikrogameten wird. [G157]

prägte **Hypoglykämie** (s. oben). Aus dem Glukoseverbrauch der Plasmodien kann eine **Laktatazidose** entstehen. Bei Nierenbeteiligung ist das **Kreatinin** erhöht.

Rezidive und Neuinfektionen

Während die überwiegende Mehrzahl der Malaria-Formen nach spätestens 2–3 Jahren von alleine **ausheilt**, sofern der Patient diese Zeit überlebt, ist dies gerade bei den harmloseren Varianten jenseits der **Malaria tropica** durch Plasmodium falciparum **nicht immer** der Fall. Hier kann es noch nach Jahrzehnten zu Rezidiven aus Entwicklungsstadien der Plasmodien kommen, die überwiegend in der Leber persistieren (Hypnozoiten), seltener auch aus Stadien, die in Erythrozyten überleben (s. oben).

Malaria-Rezidive in der Form von **Neuinfektionen** sind **jederzeit möglich**, weil nur eine **Teilimmunität** entsteht. Am seltensten sieht man sie bei der Malaria tropica. Afrikaner, die mehrere Rezidive mit unterschiedlichen Plasmodien überstanden haben, infizieren sich häufig nur noch mit milden Symptomen oder sogar inapparent.

Therapie und Prophylaxe

Eine Eindämmung oder gar **Ausrottung** der Malaria scheint **nicht mehr möglich:** Die Anopheles-Mücke wurde im Lauf der Jahre immer **resistenter** gegenüber sämtlichen Insektiziden. Dasselbe gilt für die Plasmodien gegenüber allen vorhandenen und neu entwickelten Chemotherapeutika. Wegen dieser beständigen Resistenzentwicklung gegenüber allen eingesetzten Medikamenten ändert sich auch die empfohlene Therapie jeweils im Abstand weniger Jahre.

Moderne Medikamente wie Malarone® oder Riamet® werden weniger zur Prophylaxe und mehr zur **Akuttherapie** bei den ersten Symptomen (sog. Stand-by-Therapie) eingesetzt, wodurch die Resistenzentwicklung zumindest hinausgezögert wird. Immerhin sind die aktuellen, seit 10 Jahren oder länger auf dem Markt befindlichen Medikamente derzeit immer noch wirksam, was möglicherweise mit ihrer großen Zahl und unterschiedlichen Wirkprinzipien zusammenhängt. Selbst „Uraltmedikamente" wie Chloroquin (Resochin®) oder Chinin zeigen häufig noch eine ausreichende Wirksamkeit. Im Einzelfall sollte man sich vor Reiseantritt nach den neuesten Empfehlungen erkundigen. Beispielsweise haben sich dieselben im Jahr 2015 bei **Artemisinin**, dem aktuellen **Standardpräparat** auf sämtlichen betroffenen Kontinenten, deutlich verändert, weil im südostasiatischen Raum zunehmend Resistenzentwicklungen beobachtet werden. Die WHO empfiehlt deshalb seither eine Kombinationstherapie, sofern Artemisinin eingesetzt werden soll.

MERKE

Im Jahr 2015 ging der Nobelpreis für Medizin an eine chinesische Forscherin mit dem schönen Namen Youyou Tu. Sie hatte in den 1970er-Jahren Artemisinin aus der Beifuß-Pflanze extrahiert und seine hohe Wirksamkeit nachgewiesen. Dies zeigt den Stellenwert, den der Wirkstoff bis heute besitzt.

Allgemeine Vorbeugungsmaßnahmen

Die konsequente Anwendung der Maßnahmen zur **Vermeidung von Insektenstichen** kann das Risiko einer Malaria, aber auch von anderen, durch Insekten übertragenen Erkrankungen (z.B. Dengue-Fieber) erheblich verringern:

- Anwendung von möglichst **imprägnierten Moskitonetzen**
- Einreiben unbedeckter Hautstellen mit **Mücken abweisenden Mitteln** (Repellents); die besten Mittel in einzelnen Testberichten (Stiftung Warentest) waren Autan® und Anti Brumm forte, mit nochmals leicht gesteigerter Wirksamkeit das Nobite®-Programm, das dafür leichter zu Schleimhautreizungen führt.
- Tragen von **hautbedeckender, heller Kleidung**, weil Mücken von dunklen Flächen angezogen werden
- Aufenthalt in **mückensicheren Räumen** (Klimaanlage, Insektengitter)
- Die Verwendung von **Insektenvertilgungsmitteln** (Insektiziden) in Aerosolen, Verdampfern, Räucherspiralen („mosquito coils") u.ä. sowie zur Imprägnierung von Moskitonetzen bietet einen zusätzlichen Schutz.

Die **Expositionsprophylaxe** gegen die vorwiegend nacht- und dämmerungsaktiven Anopheles-Mücken ist angesichts der Resistenzentwicklung bei der Chemoprophylaxe **besonders wichtig**. Vor allem bei Säuglingen und Kleinkindern ist sie sehr effektiv durchführbar (z.B. Moskitonetz über dem Bett).

Chemoprophylaxe

Die **medikamentöse Vorbeugung** (Chemoprophylaxe) der Malaria ist erschwert durch die Verbreitung von Resistenzen, die – nach Region und Ausmaß unterschiedlich – bereits gegen jedes der zur Verfügung stehenden Antimalariamittel möglich sind. Von besonderer Bedeutung ist die **Resistenz von Plasmodium falciparum**, dem Erreger der Malaria tropica, gegen **Chloroquin** (**Resochin®**), die v.a. in Asien sowie in Afrika südlich der Sahara und im Amazonasbecken vorkommt. Auch Resistenzen gegen Sulfonamid/Pyrimethamin-Kombinationen (z.B. **Fansidar®**) und andere Mittel (häufig als sog. „Multiresistenzen") haben zugenommen; gegen Chinin, Mefloquin, Atovaquon und Artemisinin sind sie noch selten. Einige Antimalariamittel sind nicht zur Prophylaxe geeignet oder mit dem Risiko erheblicher Nebenwirkungen belastet.

Eine Chemoprophylaxe ist bei Reisen in Malariagebiete mit hohem Übertragungspotenzial **grundsätzlich empfehlenswert** und kann das Risiko auch in Regionen mit multiresistenten Malaria-tropica-Erregern nach wie vor wesentlich reduzieren. Bei einer Chemoprophylaxe mit Chloroquin/Proguanil in Gebieten, in denen normalerweise Mefloquin oder Atovaquon/Proguanil empfohlen werden, sollte eine therapeutische Dosis eines Reservemittels mitgeführt werden, das bei malariaverdächtigen Symptomen und nicht erreichbarer ärztlicher Hilfe eingenommen wird (notfallmäßige Selbstbehandlung bzw. „Stand by"). Dies sollte jedoch grundsätzlich nur eine Notfallmaßnahme bis zum Erreichen ärztlicher Hilfe darstellen.

Die **alleinige Mitnahme** eines Malaria-Medikaments zur eventuellen notfallmäßigen Selbstbehandlung **ohne prophylaktische Medikamenteneinnahme** kommt in Betracht bei
- kurzfristiger Malariaexposition (nur wenige Tage),
- Reisen in Gebiete mit niedriger Malariainzidenz,
- bekannter Unverträglichkeit einer Chemoprophylaxe.

Die Entscheidung über die Art der Malariaprophylaxe muss anhand des konkreten Reiseziels sowie der Reisezeit, der Reisedauer und des Reisestils vom Arzt individuell getroffen werden, unter Berücksichtigung u.a. von Vorerkrankungen, Unverträglichkeiten und Medikamenteneinnahme. Einige Medikamente müssen bereits in den Wochen vor Reiseantritt eingenommen werden, um einen ausreichenden Serumspiegel zu erzeugen.

Die einzige Chemoprophylaxe, die in der **Schwangerschaft** geeignet ist, besteht aus **Chloroquin** oder **Proguanil**. Alle weiteren Medikamente sind nicht ausreichend untersucht oder kontraindiziert. Da eine diaplazentare Übertragung der Plasmodien, mit nachfolgendem Abort oder zumindest Schädigungen des Kindes, möglich ist, wird Schwangeren bei unvermeidbaren Reisen in Endemiegebiete zur medikamentösen Prophylaxe geraten. Nicht-Schwangere sollten während einer Prophylaxe verhüten.

ACHTUNG

Selbst eine penibel durchgeführte Prophylaxe mit einem geeigneten Medikament bietet **keinen 100 %-igen Schutz**, weil die Medikamente lediglich den Krankheitsausbruch, aber nicht die Infektion durch die Plasmodien verhindern. Aus diesem Grund muss die übliche Prophylaxe nach der Rückkehr noch eine Zeit lang weitergeführt werden. Selbst dann jedoch kann es in Einzelfällen während der nachfolgenden Monate noch zur Erkrankung kommen.

Impfung

Über mehrere Jahrzehnte wurde mit großem Aufwand an Impfstoffen gegen die Plasmodien gearbeitet – mit sehr bescheidenem Erfolg. Eine Übersicht über die bisherigen Ansätze gibt ➤ Abb. 3.6. Seit **2015** ist nun mit **Mosquirix®** ein Impfstoff gegen die **Malaria tropica** auf dem Markt – allerdings **nur** für die **Risikogebiete der 3. Welt**. Nach bisherigen Erfahrungen können Infektionen nur bei einem Drittel der Geimpften zuverlässig vermieden werden, doch verlaufen die Erkrankungen dann in der Regel sehr viel milder, sodass in den kommenden Jahren von einem ganz erheblichen Rückgang von Erkrankungen und Todesfällen ausgegangen werden darf. Mehr war ohnehin nicht zu erwarten, weil selbst nach den eigentlichen Erkrankungen Rezidive möglich sind, wenn auch gerade bei Plasmodium falciparum in deutlich abgeschwächter Form.

Die Schutzwirkung ist also unvollständig, jedoch gerade für die überwiegend betroffenen afrikanischen Kleinkinder selbst in dieser Form von überragender Bedeutung. Ein weiterer Grund, warum der Impfstoff in den westlichen Ländern nicht zugelassen ist, dürfte darin bestehen, dass das verwendete Plasmodien-Protein an Antigene des Hepatitis-B-Virus (HBV) gekoppelt wurde, wodurch der Impfstoff eine gerade für die afrikanischen Einsatzgebiete so wichtigen zusätzlichen **Schutzeffekt** gegenüber der **Hepatitis B** aufweist. Auch dieser Schutz ist allerdings unvollständig.

Die **WHO** empfiehlt den Einsatz der Impfung vorläufig **nicht**, weil neben der eingeschränkten Schutzwirkung die vorgesehene Impfroutine mit **4 Impfungen** innerhalb 1½ Jahren gerade in den vorrangig betroffenen afrikanischen Staaten mit ihren insuffizienten Gesundheitssystemen gar nicht durchführbar wäre. Es werden nun zunächst weitere Studien durchgeführt und an einer Weiterentwicklung des Impfstoffs gearbeitet, die hauptsächlich eine reduzierte Zahl notwendiger Impfungen zum Ziel hat.

Meldepflicht

Eine nachgewiesene Malaria ist **meldepflichtig** nach **§ 7 IfSG**. Entsprechend z.B. HIV, Syphilis und den Echinokokken-Erkrankungen hat die Meldung **nichtnamentlich** zu erfolgen. Die in Deutschland rund 500 bis neuerdings 1.000 Meldungen/Jahr (s. oben) werden überwiegend aus afrikanischen Ländern importiert. Mit deutlichem Abstand folgen südostasiatische Länder (Pakistan und Indien).

Stadium		Impfstrategie
	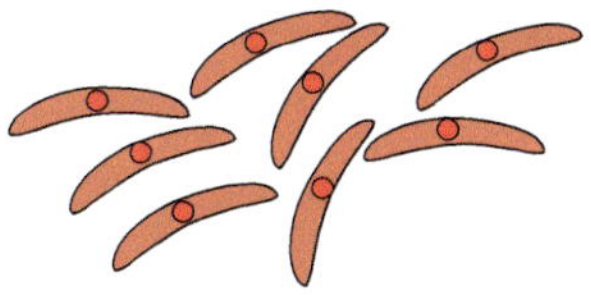 Sporozoiten	mit Sporozoitenvakzine hemmende Antikörper induzieren; bereits in Feldversuchen am Menschen getestet
	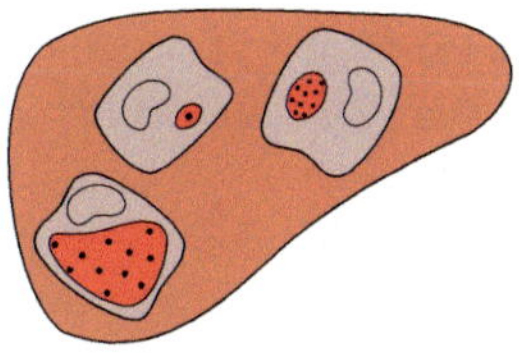 Leberstadium	mit Sporozoitenvakzine zellvermittelte Immunität induzieren; bereits am Menschen getestet
	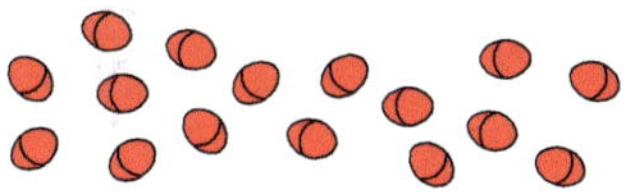 Merozoiten	durch Merozoiten (Antigen-)Vakzine Antikörper induzieren, die die Invasion hemmen
	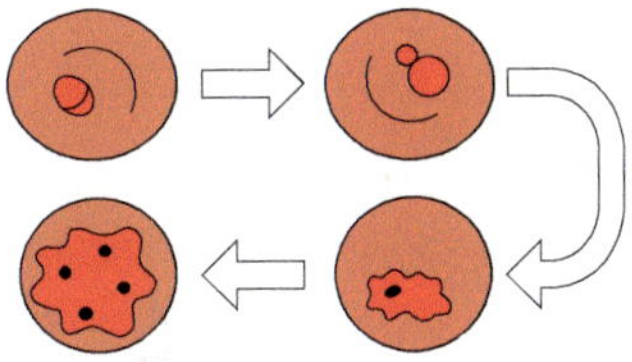 asexuelles Erythrozyten-stadium	Antigenvakzine im asexuellen Stadium, um andere Reaktionen auf das Blutstadium und gegen toxische Produkte zu induzieren
	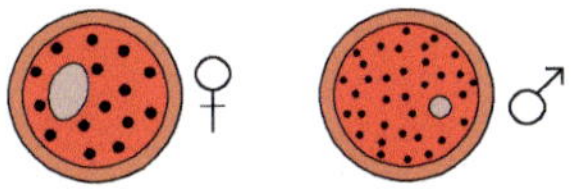 Gametozyten ♀ ♂	Impfstoffe, die sexuelle Entwicklungsstadien unterbrechen (Übertragung-stoppende Vakzine)
	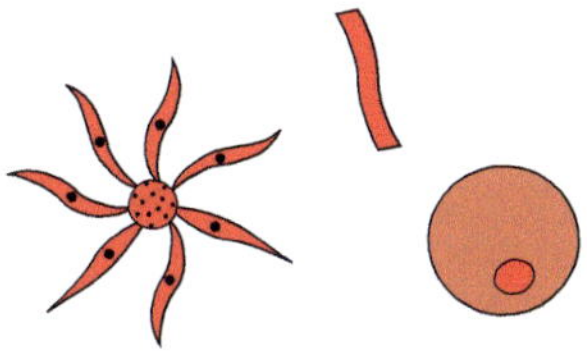 Gameten	

Abb. 3.6 Impfstoffentwicklung bei Malaria [G157]

Zusammenfassung

Malaria

Verursacht durch **Plasmodium vivax, ovale, falciparum, malariae** sowie P. knowlesi (selten)

Wirtswechsel

- geschlechtliche Entwicklung der Plasmodien in der Mücke
- ungeschlechtliche Entwicklung im Menschen

Übertragungswege

- Mückenstich
- Transfusionen
- diaplazentar

Inkubationszeit

- 8–20 Tage, 20–35 Tage (Malaria quartana)

Einteilung

- Malaria tertiana (Plasmodium vivax, Plasmodium ovale)
- Malaria quartana (Plasmodium malariae)
- Malaria tropica (Plasmodium falciparum)
- Malaria quotidiana (Mischinfektion oder P. knowlesi)

Symptome (v.a. Malaria tropica)

- unspezifischer Beginn als „grippaler Infekt" mit abdominellen Symptomen
- anschließend typische Fieberanfälle an jedem 2. oder 3. Tag mit Schüttelfrost und kritischer Entfieberung
- Hepatosplenomegalie, Ikterus
- Anämie, Thrombopenie mit Petechien
- Bauchschmerzen, Übelkeit mit Erbrechen
- zerebrale Beteiligung mit Anfällen, Lähmungen, Koma
- kardiale Beteiligung mit Myokarditis und Kreislaufinsuffizienz
- Immunkomplexnephritis, Schwarzwasserfieber, Niereninsuffizienz
- Beteiligung der Lunge bis hin zur respiratorischen Insuffizienz
- Hypoglykämie, Laktatazidose
- Tod im Multiorganversagen

Diagnostik

- Blutausstrich bzw. „dicker Tropfen"
- PCR
- Streifentest

Therapie

- Chemotherapeutika wie Artemisinin, Resochin®, Malarone®, Riamet®, Sulfonamide, Doxycyclin

Prophylaxe

- Moskitonetze
- Repellents
- helle, geschlossene Kleidung
- mückensichere Räume (Klimaanlagen)
- Verwendung von Insektiziden
- Chemoprophylaxe oder Stand by

Impfung

- seit 2015, jedoch nur für die afrikanischen Endemiegebiete zugelassen

Meldepflicht

- nichtnamentlich nach § 7 IfSG

Behandlungsverbot

- ja

KAPITEL

4 Prion-Erkrankungen

Prionen sind **kleine Eiweißmoleküle** mit einem Molekulargewicht um 28.000 Dalton, entsprechend einer Anzahl von etwa 250 Aminosäuren. Die Moleküle sind in ihrer „Originalform" **physiologisch** und bei jedem Menschen vorhanden. Codiert („gebildet") werden sie vom kurzen Arm des Chromosom 20. Die Eiweißmoleküle finden sich in hoher Konzentration in den **Nervenzellen** aller Menschen, wo sie sowohl in die Membranen der Nervenzellen eingebaut werden als auch in freier Form vorkommen. Sie besitzen wahrscheinlich Bedeutung für die Reizweiterleitung sowie für den Kupferhaushalt, evtl. auch für die Schadstoffentsorgung der Nervenzellen. Auch auf der Zelloberfläche von **B-Lymphozyten** erscheinen physiologischerweise Prionen. Versuchstiere, bei denen die Prionen-Produktion gentechnologisch unterdrückt worden war, zeigten allerdings keine Symptome.

Mutationen auf dem **Chromosom 20**, von denen inzwischen mehrere bekannt sind, führen zu Veränderungen der Eiweißstruktur und damit zu veränderten Eigenschaften, die auf bisher ungeklärte Weise aus physiologischen Eiweißmolekülen **infektiöse Partikel** entstehen lassen – mit **Eigenschaften**, die eigentlich **Viren** bzw. **Viroiden** zu eigen sind. Im Modell vermögen allerdings pathogene Prionen ihre veränderte räumliche Struktur auf normale Prionen zu übertragen und dies wurde inzwischen zusätzlich bei weiteren, fehlgefalteten Eiweißen festgestellt.

2007 hat man in Versuchen mit Mäusen den **möglichen Mechanismus** gefunden, mit dem die Prionen von einer infizierten Zelle zu den Nachbarzellen gelangen, sodass sich die Infektion ausbreiten kann. Prionen aktivieren hierfür offensichtlich **Retroviren**, die in die DNA jeder Säugetierzelle als ruhende Proviren integriert sind. Menschliche DNA besteht z.B. zu etwa 9 % aus derartigen schlummernden Retroviren, die genauso wie die eigentliche menschliche DNA an die Nachkommen vererbt werden (sog. vertikale Übertragung). Die Virus-DNA ist teilweise mutiert und defekt, sodass daraus keine neuen Viren entstehen können. Ein anderer Teil jedoch lässt sich wahrscheinlich von den Prionen zur Vermehrung anregen, wobei sie dann die Prionen integrieren und zu den Nachbarzellen weitertragen.

In der Regel ordnen sich die **pathologischen Prionen** zu **stäbchen-** bzw. **fibrillenartigen Partikeln**, die im **Gehirn** von Menschen und Tieren mit Prion-Erkrankungen elektronenmikroskopisch nachgewiesen werden können. Mit Zunahme der Partikel und ihrer Akkumulation (➤ Abb. 4.1) entsteht unlösliches **Amyloid**, begleitet von einer **Aktivierung von Gliazellen** (sog. **Gliose**) mit Bildung von Interleukinen. Amyloid-Ablagerung und/oder die Gliose führen schließlich, nach langer Latenzzeit, zur **Zerstörung der Nervensubstanz** (➤ Abb. 4.2).

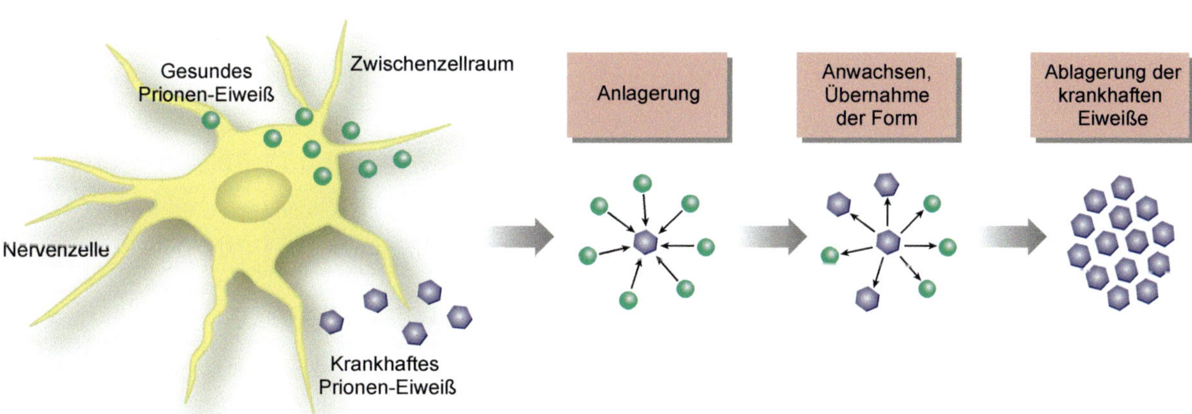

Abb. 4.1 Vermehrung der Prionen: Gesunde Prionen-Eiweiße lagern sich an kranke an und übernehmen deren falsche Form. Die Haufen wachsen und brechen auseinander. Neue Erreger verformen ihrerseits gesunde Eiweiße. So lässt sich der sprunghafte Keimanstieg bei kranken Lebewesen erklären. [L157]

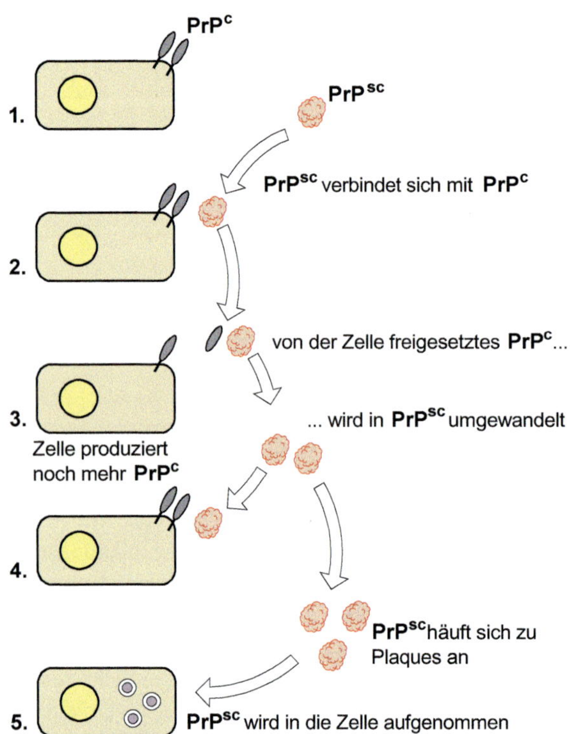

Abb. 4.2 Zellschädigung durch Prionen. **1** Von normalen Zellen wird PrPc als lineares Zellmembranprotein exprimiert. **2** Ist globuläres PrP^{Sc} als freies Glykoprotein vorhanden, kann es mit PrP^{C} interagieren. **3** PrP^{C} löst sich von der Zellmembran und wird in PrP^{Sc} umgewandelt. **4** Weil die Zellen vermehrt PrP^{C} produzieren, beginnt der Zyklus ständig von neuem. **5** In Plaques angehäuftes PrP^{Sc} wird in die Zellen aufgenommen. [G157]

Die Prionmoleküle sind **außerordentlich resistent** gegenüber eiweißspaltenden **Enzymen** (Proteasen), gegenüber **Hitze**, radioaktiver **Strahlung** oder **chemischen Einflüssen**. Bei der üblichen Zubereitung von Speisen (Fleisch) werden sie **nicht** zerstört. Im Erdreich können sie Jahre überdauern, was z.B. für die Erkrankung bei Hirschen und Elchen Bedeutung hat.

4.1 Prion-Erkrankungen im Tierreich

Es existiert eine kleine Anzahl von Erkrankungen, die teilweise familiär **erblich**, teilweise aber auch in der Art einer Infektion **übertragbar** sind. Die Übertragung erfolgt hierbei nicht nach den üblichen Mechanismen von Mensch zu Mensch oder vom lebenden Tier auf den Menschen, sondern ausschließlich durch **orale Aufnahme befallener Nervensubstanz** oder der **operativen Übertragung** von **Dura** oder **Kornealsubstanz** von Infizierten auf Gesunde.

Zu den Prion-Erkrankungen rechnet man **Kuru**, **Scrapie** der Schafe, den **Hirschwahnsinn** (CWD), verschiedene Formen der **Creutzfeldt-Jakob-Krankheit (CJK)**, die **bovine spongiforme Enzephalopathie (BSE** = sog. **Rinderwahnsinn)** sowie einzelne erbliche Erkrankungen wie z.B. die **familiäre tödliche Insomnie** (➤ Abb. 4.3).

Die Erkrankungen werden unter dem Begriff der **spongiformen Enzephalopathien** zusammengefasst, weil sich die **schwammartige** Struktur (= spongiform) der zerebralen Nervensubstanz und die verursachten neurologischen Störungen im Wesentlichen gleichen.

4.1.1 Kuru

Kuru als wohl älteste bekannte Prion-Erkrankung war unter den Einwohnern **Papua-Neuguineas** mit einem Anteil von 1 % der Bevölkerung weit verbreitet. Übertragen wurde die Erkrankung durch **Kannibalismus**, indem Hirnanteile menschlicher Opfer verspeist wurden. Seit dem Ende des Kannibalismus werden nur noch sporadische Krankheitsfälle gemeldet.

4.1.2 BSE

BSE war vor etlichen Jahren als ein möglicher Verursacher der Creutzfeldt-Jakob-Krankheit des Menschen (➤ Kap. 4.2) in den Schlagzeilen. Seit 1985 wurden, v.a. in England, weit mehr als 200.000 **Rinder** vom Rinderwahnsinn befallen. Aktuelle Zahlen liegen nicht vor.

Ursache der Seuche war die Verfütterung von **Tiermehl**, das aus **Scrapie-infizierten Schafen** hergestellt wurde, evtl. auch **tierisches**

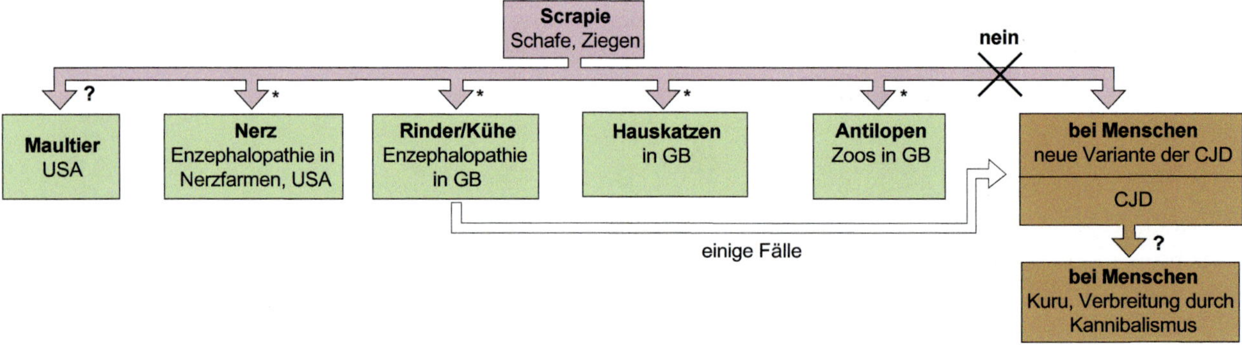

Abb. 4.3 Ausbreitung des Scrapie-Erregers zwischen verschiedenen Spezies. Fast alle waren auf Labortiere (Nagetiere und Primaten) übertragbar. * Hier wurde die Infektion auf Scrapie-verseuchtes Material von Schafen im Futtermittel zurückgeführt. [G157]

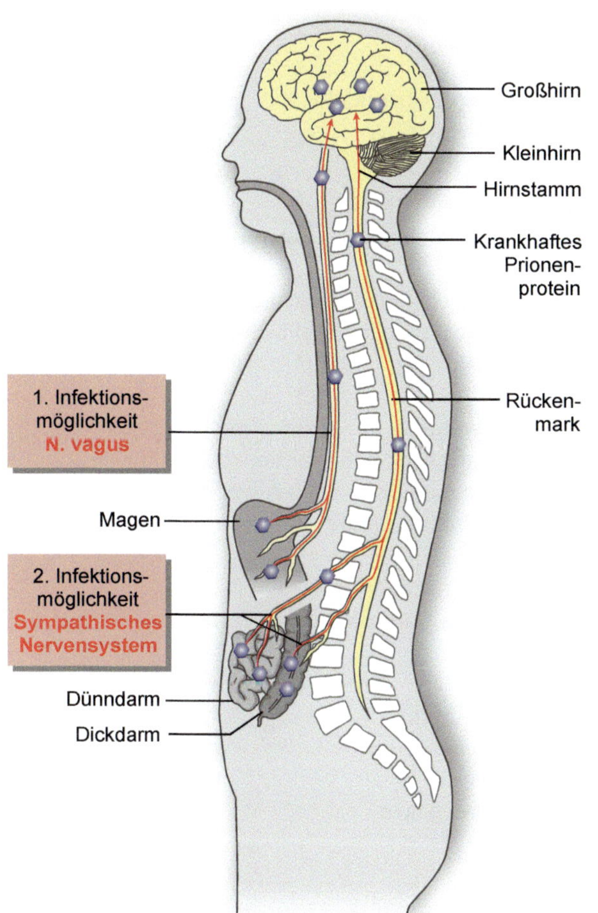

Abb. 4.4 Zwei mögliche Wege der Infektion mit Prionen: Zum einen können die Prionen über den N. vagus in das Gehirn gelangen und zum anderen über das vegetative Nervensystem. In letzterem Fall nehmen die Erreger einen Umweg über das Rückenmark. [L157]

Fett aus Milchaustauschern. Bei der Herstellung des Tiermehls wurden in zahlreichen Ländern die Temperaturen (133 °C) und Drücke (3 bar), die als Untergrenze zur Inaktivierung von Prionen erforderlich sind, nicht immer eingehalten. Noch mehr gilt dies hinsichtlich der Fette aus Milchaustauschern.

Es wird davon ausgegangen, dass die **Übertragung auf den Menschen** über **Gehirn** und **Rückenmark**, eventuell auch aus **Innereien**, **Dickdarm**, **Milz**, **Lymphknoten** und **Drüsen** von Schlachttieren **möglich** ist und zur vCJK führt. Das Protein scheint nach seiner oralen Aufnahme entweder direkt über die **vegetativen Nervengeflechte der Darmwand** oder aber, nach einer Infektion von Lymphknoten und Milz, über die dort endenden **vegetativen Nerven** (Sympathikus und Parasympathikus) ins Gehirn zu gelangen (➤ Abb. 4.4). Die Milz wird auf dem Blutweg erreicht; es sind einige Fälle belegt, bei denen Patienten nach einer **Bluttransfusion** eine vCJK entwickelt haben.

4.2 Creutzfeldt-Jakob-Krankheit

Die Creutzfeldt-Jakob-Krankheit **(CJK)** erschien früher nur in **sporadischer Form** oder, seltener (10 % der Fälle), auch **familiär** mit **dominantem Erbgang**. Bevorzugt erkranken an dieser Form der CJK **ältere Menschen** über 60 Jahre. Die Inzidenz liegt weltweit jährlich bei einem Fall auf 1 Million Einwohner. Dies gilt auch für **Deutschland**, mit durchschnittlich weniger als **100 Meldungen/Jahr** (2016: 97 Fälle).

Seit den 1990er-Jahren führen nun auch **Infektionen** (Duratransplantate; neurochirurgische Maßnahmen mit unzureichender Instrumentensterilisation; Hormonsubstitution durch STH oder GnRH, die aus Leichen gewonnen wurden; BSE) zur CJK. Diese Form wird als neue **Variante der CJK (vCJK)** bezeichnet. Eine Übertragung zwischen (lebenden) Menschen scheint auch hier nicht möglich, doch wird inzwischen die Meinung vertreten, dass Prionen von **CJK-Kranken**, die gleichzeitig an einer **Entzündung der Niere** leiden, mit dem **Urin ausgeschieden** und theoretisch auf gesunde **Menschen übertragen** werden könnten. Ursache sind die B-Lymphozyten, die im Rahmen der Entzündung in der Niere erscheinen und ihre Prionen an den Harn abgeben.

In der Großhirnrinde, im Zwischenhirn und im Kleinhirn der Erkrankten erscheinen zahlreiche **spongiforme Veränderungen** (rundliche Vakuolen, die dem Gehirn eine **schwammartige Struktur** verleihen; ➤ Abb. 4.5), eine **Degeneration von Nervenzellen** und eine **Proliferation der Gliazellen**. Die Vakuolen nehmen bei der **vCJK** häufig eine im CT oder Kernspin erkennbare Form an, die an einen **Hockeyschläger** erinnert und damit bereits in frühen Krankheitsstadien eine Unterscheidung in CJK und vCJK erlauben. Entzündliche Veränderungen gibt es bei den Prion-Erkrankungen nicht.

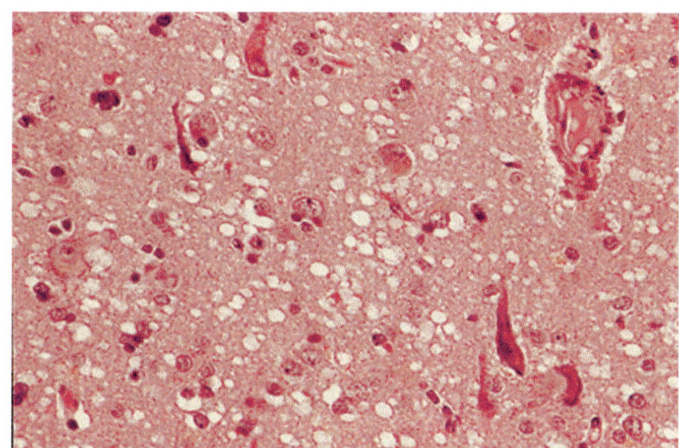

Abb. 4.5 Schwammartige Hirnstruktur (spongiforme Veränderungen) bei Creutzfeldt-Jakob-Krankheit [G166]

4

Symptomatik

Die CJK besitzt die **längste aller Inkubationszeiten** (6 Monate bis zu 30 Jahre). Im Vordergrund der Symptome stehen **Kopfschmerzen, Reizbarkeit, Insomnie, Gedächtnisstörungen**, eine rasch voranschreitende **Demenz, Myoklonien** und **Koordinationsstörungen**. Im weiteren Krankheitsverlauf kommt es zu **parkinsonähnlichen Erscheinungen** mit Hypokinesie, Spastik und Rigor. **Hyperreflexie** und **positives Babinski-Zeichen** sind häufig. Die Erkrankung verläuft nach einer Dauer von durchschnittlich 8 Monaten (längstens 2 Jahren) **stets letal**. Eine Therapie ist demnach nicht möglich.

Die **neue Variante (vCJK)** wurde 1996 zum ersten Mal gemeldet. Das durchschnittliche **Erkrankungsalter** liegt bisher bei **27 Jahren**. Am Erkrankungsbeginn stehen zunächst schwere **Depressionen** im Vordergrund. Später folgen die Symptome der bekannten CJK. Man könnte CJK und die variante CJK als „Alzheimer im Zeitraffer" beschreiben. Die durchschnittliche Erkrankungsdauer der vCJK beträgt bisher 14 Monate. Die Erkrankten **sterben** dann in völliger **Bewegungs- und Sprechunfähigkeit**.

In Großbritannien, wo die Seuche 1985 ihren Ausgang nahm, starben zwischen 1995 und 2006 rund 160 Menschen an der vCJK. In Deutschland gibt es (Stand 2017) noch **keinen einzigen Fall einer vCJK**, doch ist dies möglicherweise noch immer eine Frage der langen Inkubationszeit. Allerdings ist die Zahl an BSE-kranken Rindern seit Jahren rückläufig. So wurden 2005 in Deutschland noch 32 Rinder registriert; 2006 waren es nur noch 16 und zwischen 2010 und 2013 schien die BSE in Deutschland ausgerottet, bis 2014 doch wieder einzelne Fälle nachgewiesen wurden. Menschliche Verdachtsfälle werden einem Zentrum in Göttingen gemeldet, das bereits seit 1993 alle deutschen CJK-Fälle untersucht. Dies gilt für die Erkrankten, aber auch postmortal für deren Gehirne.

Meldepflicht

Nach **§ 6 IfSG** besteht, mit Ausnahme der familiären Fälle (10 % aller Erkrankungen), Meldepflicht bereits bei **Verdacht**. In Deutschland können nahezu alle Meldungen der **sporadischen Form** zugeordnet werden. Eine wirklich gewissenhafte Diagnostik, die z.B. eine vCJK mit großer Sicherheit ausschließt, erfolgt jedoch offensichtlich nicht in allen Fällen.

Zusammenfassung

Creutzfeldt-Jakob-Krankheit

Prion-Erkrankung

Ursache
- Fehlfaltung physiologischer Proteine mit Ablagerung im Nervengewebe
- Degeneration der Nervenzellen, begleitende Gliose
- schwammartige (spongiforme) Umwandlung der zerebralen Nervensubstanz

Übertragungswege
- orale Aufnahme von Nervensubstanz oder Anteilen aus Milz, Lymphknoten oder Drüsen befallener Schlachttiere
- neurochirurgische Eingriffe mit unzureichend sterilisierten Geräten
- Duratransplantate
- Übertragung im Tierreich durch Tiermehl

Inkubationszeit
- 6 Monate bis 30 Jahre

Symptome
- schwere Depressionen
- Reizbarkeit
- Kopfschmerzen
- Demenz
- später parkinsonähnliches Bild
- Tod nach etwa 12 Monaten Krankheitsdauer

Diagnostik
- Untersuchung in Göttingen, u.a. durch CT oder MRT

Therapie
- nicht möglich

Impfung
- keine

Meldepflicht
- nach § 6 IfSG – mit Ausnahme familiärer Fälle

Behandlungsverbot
- ja

KAPITEL

5 Infektionsschutzgesetz

ACHTUNG

Das Infektionsschutzgesetz wird im ➤ Fach Gesetzeskunde sehr viel ausführlicher besprochen.

Im 3. Abschnitt des **Infektionsschutzgesetzes** (IfSG) wird in den **§§ 6–15** das **Meldewesen** geregelt. Dabei sind im **§ 6** die meldepflichtigen **Krankheiten** und im **§ 7** der meldepflichtige Nachweis von **Krankheitserregern** aufgelistet. Diese Trennung läuft sinngemäß darauf hinaus, dass der **§ 6** diejenigen Krankheiten definiert, die bereits bei **Verdacht** durch den jeweiligen **Therapeuten** (einschließlich Heilpraktiker) zu melden sind, während sich der **§ 7** auf Infektionskrankheiten bezieht, die erst nach erbrachtem **Nachweis** des jeweiligen Krankheitserregers durch den **Laborarzt** meldepflichtig werden.

Die entsprechende Formulierung des § 7 lautet: „Namentlich ist bei folgenden Krankheitserregern, soweit nicht anders bestimmt, der direkte oder indirekte Nachweis zu melden, soweit die Nachweise auf eine akute Infektion hinweisen". Mit der Formulierung eines **indirekten Nachweises** wird ausgedrückt, dass der Nachweis von (zumeist) **IgM-Antikörpern** dem **direkten Nachweis** des Erregers **gleichgestellt** wird.

Die Meldung hat, nach **§ 9**, unter Nennung des **Patientennamens**, seines **Geburtsdatums**, seiner **Anschrift** und weiteren Angaben ans zuständige **Gesundheitsamt** zu erfolgen und sollte „unverzüglich, spätestens **innerhalb von 24 Stunden**" durchgeführt werden.

Unter Bezugnahme auf den § 6 ist in **§ 8** festgehalten, dass der Meldepflichtige dem Gesundheitsamt unverzüglich mitzuteilen hat, wenn sich eine **Verdachtsmeldung** (nach § 6) **nicht bestätigt** hat. Dies kommt für den Heilpraktiker allerdings nicht in Frage, denn das aus der Meldepflicht folgende Behandlungsverbot beinhaltet zumindest sinngemäß das Verbot der diagnostischen Abklärung (Diagnostik als Teil der Therapie). Selbst bei einer großzügigeren Auslegung des Zusammenhangs wäre eine eingeleitete Diagnostik sinnfrei, weil der Heilpraktiker den Patienten bei positiver Bestätigung des Verdachts ohnehin nicht behandeln darf. Gleichzeitig wird damit dem Patienten für die Zeitspanne bis zur Rückmeldung durch das Labor (teilweise Tage) die Möglichkeit einer unverzüglichen und angemessenen Behandlung genommen. Damit wäre die Sorgfaltspflicht verletzt. Der Heilpraktiker wird also grundsätzlich gar nicht oder höchstens per Zufall erfahren, ob sein Verdacht bestätigt wird oder eben nicht.

HINWEIS PRÜFUNG

Das Infektionsschutzgesetz und ganz besonders **§ 2** (Begriffsbestimmungen), **§ 6**, **§ 7**, **§ 8**, **§ 20**, **§ 22** (Impfung), **§ 24** (Behandlungsverbot), **§ 30** (Quarantäne), **§ 34** (Schutz von Gemeinschaftseinrichtungen) und **§ 42** („Berufsverbot" z.B. für Ausscheider) sollten gelesen und sinngemäß gelernt werden – der § 6 sogar im Wortlaut.

5.1 Paragraph 7

Die Erkrankungen des § 7 bzw. die aufgelisteten Erreger lösen nach dem Gesetzestext weder für den niedergelassenen Arzt noch für den Heilpraktiker eine Meldepflicht aus. Die **Meldung** ist vielmehr dem **Laborarzt** bzw. **Pathologen** übertragen, sodass letztendlich für den medizinischen Alltag des Heilpraktikers in Bezug auf Meldepflichten **ausschließlich der § 6** von Bedeutung ist.

Der § 7 erhält jedoch für den Heilpraktiker **Bedeutung** zum einen im Hinblick auf die **Prüfung**, weil davon auszugehen ist, dass sämtliche Erkrankungen, die im IfSG aufgelistet sind, zumindest prinzipiell bis ins Detail abgefragt werden können. Zum anderen sind sämtliche Erkrankungen und Krankheitserreger der §§ 6 und 7 mit einem **Behandlungsverbot** für Heilpraktiker belegt (➤ § 24).

Im § 7 sind auch **5 Krankheitserreger** aufgelistet, bei deren Nachweis eine **nichtnamentliche Meldung** zu erfolgen hat. Hier tauchen nun erstmals HIV und Echinokokken auf, gemeinsam mit der konnatalen Toxoplasmose sowie der letzten, noch meldepflichtig verbliebenen sog. Geschlechtskrankheit (Syphilis).

MERKE

Nichtnamentliche Meldepflicht nach § 7:
- Syphilis (Lues)
- HIV (AIDS)
- Echinokokken
- konnatale Toxoplasmose
- Malaria

5.2 Paragraph 8

Der § 8 des IfSG definiert diejenigen **Personen**, die **zur Meldung verpflichtet** sind. Dabei wird unter **Punkt 8** auch **konkret** auf den **Heilpraktiker** eingegangen und dessen uneingeschränkte Meldepflicht in Bezug auf die Verdachtsdiagnosen des § 6 und weiterer Verpflichtungen aus diesem Paragraphen festgehalten.

Dies bedeutet, dass der Heilpraktiker automatisch meldepflichtig wird, sofern er als Therapeut eine nach § 6 meldepflichtige Erkrankung vermutet und dass er diese Meldepflicht nicht mehr an den Hausarzt, zu dem er den Patienten eventuell überweist, delegieren darf. Die einzige **Ausnahme** von dieser Verpflichtung ist darin zu sehen, dass dem Heilpraktiker eine bereits erfolgte **Meldung**, z.B. durch den Hausarzt des Patienten, **zuverlässig bekannt** ist.

5.3 Paragraph 24

Ein **Behandlungsverbot** für Heilpraktiker besteht nach **§ 24 IfSG** für alle nach den §§ 6 und 7 übertragbaren Krankheiten. Zusätzlich ist hier festgehalten, dass **alle sexuell übertragbaren Krankheiten**, auch wenn sie keiner Meldepflicht unterliegen, unter das Behandlungsverbot fallen. Dies gilt auch für die Krankheiten bzw. ihre Erreger, die im § 34 IfSG gelistet sind.

Grundsätzlich darf der Heilpraktiker seit dem 1.1.2001 **uneingeschränkt untersuchen** und behandeln, muss aber den **Genitalbereich** ab dem Moment **aussparen**, wo er eine **Erkrankung** oder einen **Erreger nach den §§ 6, 7, 24 oder 34** feststellt oder vermutet.

HINWEIS DES AUTORS

Dies könnte im Einzelfall dann zu Problemen führen, wenn der ärztliche Voruntersucher dort Gesundheit attestiert, wo dann eben doch ein aufgelisteter Erreger vorgefunden wird. Nicht wenigen Patientinnen wird trotz geklagter Beschwerden gleich von mehreren aufgesuchten Gynäkologen allerbeste Gesundheit bescheinigt, teilweise unter Hinweis auf psychosomatische Zusammenhänge. Aus Sicht des Autors ist der Heilpraktiker in solchen Fällen vom Behandlungsverbot entbunden und dies in zweifacher Hinsicht: Zum einen ist vor dem Gesetz der Gynäkologe der Fachmann und nicht der Heilpraktiker. Wenn aber der Fachmann Erreger, die unter das Behandlungsverbot fallen, negiert, können sie auch nicht da sein. Zum anderen würde die Verweigerung einer Behandlung in solchen Fällen bedeuten, dass man seinem Beruf zuwiderhandeln müsste, indem man einem Patienten die erbetene Hilfe verweigert, ohne ihm Alternativen aufzeigen zu können.

5.4 Paragraph 34

Hier geht es um **Erkrankte** (u.a. an Mumps, Skabies, Keuchhusten, Windpocken, A-Streptokokken-Erkrankungen, „Verlausung“), die als **Betreuer** oder **Betreute Gemeinschaftseinrichtungen** wie Schulen, Kindergärten, Kindertagesstätten usw. (➤ § 33) so lange **nicht besuchen dürfen**, bis nach **ärztlichem Urteil** die Gesundheit wiederhergestellt ist. Das „ärztliche Urteil“ bedingt das **Behandlungsverbot für Heilpraktiker**, soweit die aufgelisteten Krankheiten nicht ohnehin **meldepflichtig** und/oder **sexuell übertragbar** sind.

Aus vergleichbarem Grund darf der Heilpraktiker **nicht impfen**, indem nach § 22 die Impfung durch einen Arzt zu dokumentieren ist – ganz abgesehen von der Verschreibungspflicht der Impfstoffe.

5.5 Namentliche Meldepflicht nach § 6

Namentlich meldepflichtig sind nach § 6 Infektionsschutzgesetz bei **Krankheitsverdacht, Erkrankung** und **Tod:**
- Botulismus
- Cholera
- Diphtherie
- humane spongiforme Enzephalopathie (außer familiär-hereditäre Formen)
- akute Virushepatitis (alle Formen)
- enteropathisches hämolytisch-urämisches Syndrom (HUS)
- virusbedingtes hämorrhagisches Fieber
- Masern
- Meningokokken-Meningitis und -Sepsis
- Milzbrand
- Mumps
- Pertussis
- Poliomyelitis (als Verdacht gilt jede akute schlaffe Lähmung, außer wenn traumatisch bedingt)
- Pest
- Röteln, Rötelnembryopathie
- Tollwut
- Typhus abdominalis bzw. Paratyphus
- Varizellen (nur Windpocken, keine Gürtelrose)
- menschliche Infektion an zoonotischer Influenza (z.B. aviäre Influenza = Vogelgrippe oder Übertragung von Säugetieren, z.B. Schweinen)

Namentlich meldepflichtig sind nach § 6 auch für Heilpraktiker
- die (nachgewiesene) **Erkrankung** und der **Tod** an einer **aktiven** („behandlungsbedürftigen“) **Tuberkulose**, auch wenn ein bakteriologischer Nachweis nicht gelungen ist. Eine **zusätzliche Meldepflicht** an das Gesundheitsamt entsteht für den **Arzt** (nicht für den Heilpraktiker), wenn der Erkrankte die **Behandlung verweigert** oder **abbricht**.
- **Erkrankung** und Tod durch **Clostridium difficile** (nur bei schwer verlaufender Infektion), Meldung durch den Klinikarzt

- die **Verletzung** oder **Berührung** eines Menschen durch ein **tollwutkrankes, tollwutverdächtiges oder tollwutansteckungsverdächtiges Tier** oder eines Tierkörpers.
- der **Verdacht** auf eine **mikrobiell bedingte Lebensmittelvergiftung** oder eine **akute infektiöse Gastroenteritis**, wenn Personen betroffen sind, die Lebensmittel herstellen oder behandeln bzw. in Küchen von Gaststätten oder sonstigen Verpflegungseinrichtungen beschäftigt sind oder wenn zwei oder mehr gleichartige Erkrankungen auftreten, zwischen denen ein epidemischer Zusammenhang vermutet wird.
- der **Verdacht** einer über das übliche Ausmaß einer **Impfreaktion** hinausgehenden gesundheitlichen **Schädigung**. Die Meldepflicht entsteht nach § 2 auch in den Fällen, bei denen nicht der Impfling, sondern eine **Kontaktperson** geschädigt wurde, was nur bei **Lebendimpfstoffen** möglich ist. Nach § 20 wird durch die STIKO definiert, was unter einer üblichen Impfreaktion zu verstehen ist.
- „das Auftreten einer **bedrohlichen Krankheit** oder das Auftreten von zumindest **2 gleichartigen Erkrankungen**, bei denen ein **epidemischer Zusammenhang** zu vermuten ist, wenn dies auf eine schwerwiegende Gefahr für die Allgemeinheit hinweist und Krankheitserreger als Ursache in Betracht kommen."

HINWEIS PRÜFUNG

Die angegebenen Meldepflichten der §§ 6 und 7 IfSG entsprechen den offiziellen und **bundeseinheitlichen Vorgaben**. Allerdings kocht jedes Bundesland sein eigenes Süppchen, sodass etliche Bundesländer, mit Schwerpunkt im Osten Deutschlands, zum Teil recht umfangreiche Ergänzungen vorgenommen haben. Dies spielt im Hinblick auf die überwiegend bundeseinheitlich durchgeführte schriftliche Prüfung keine Rolle, weil hier die allgemeingültige Version zugrunde gelegt wird. Bei der Vorbereitung auf die mündliche Prüfung sollten allerdings sämtliche Zusatzregelungen des betreffenden Bundeslandes zur Kenntnis genommen werden.

5.6 Namentliche Meldepflicht nach § 7

Namentlich meldepflichtig sind nach § 7 Infektionsschutzgesetz für **Laborärzte** und **Pathologen** (nicht Heilpraktiker) der **direkte oder indirekte Nachweis** der folgenden **Krankheitserreger**, soweit sie auf eine akute Infektion hinweisen:

- Acinetobacter mit Carbapenem-Resistenz
- Adenoviren (nur bei direktem Nachweis im Konjunktivalabstrich)
- Bacillus anthracis
- Bordetella pertussis, Bordetella parapertussis
- Borrelia recurrentis
- Brucellen
- darmpathogene Campylobacter-Bakterien
- Chlamydia psittaci
- Clostridium botulinum oder sein Toxin
- Corynebacterium diphtheriae
- Coxiella burnetii
- Cryptosporidium (z.B. parvum)
- Ebolavirus
- obligat pathogene Escherichia coli (z.B. EHEC)
- Enterobakterien mit Carbapenem-Resistenz
- Francisella tularensis
- FSME-Virus
- Gelbfieber-Virus
- Giardia lamblia
- Haemophilus influenzae (nur direkter Nachweis aus Liquor oder Blut)
- Hantavirus
- Hepatitis-Virus A, B, C, D, E
- Influenzaviren (nur direkter Nachweis)
- Lassavirus
- Legionellen
- Leptospira interrogans
- Listeria monocytogenes (nur direkter Nachweis aus Liquor oder Blut oder aus Abstrichen von Neugeborenen)
- Marburgvirus
- Masern-Virus
- Mumpsvirus
- MRSA (methicillinresistenter Staphylococcus aureus) – nur direkter Nachweis aus Blut oder Liquor
- Mycobacterium leprae
- Mycobacterium tuberculosis, africanum, bovis (direkter Erregernachweis)
- Neisseria meningitidis (nur direkter Nachweis aus Liquor, Blut oder Hautinfiltraten)
- Noroviren (nur direkter Nachweis aus dem Stuhl)
- Polio-Virus
- Rabies-Virus
- Rickettsia prowazekii
- Rotavirus
- Rubellavirus
- alle Salmonellen (Typhus, Paratyphus und Enteritis)
- Shigellen
- Trichinella spiralis
- Varicella-Zoster-Virus
- Vibrio cholerae
- virusbedingtes hämorrhagisches Fieber (soweit die Erreger nicht bereits namentlich erfasst wurden – z.B. Chikungunya-Virus, Denguevirus, West-Nil-Virus, Zikavirus)
- Yersinia enterocolitica
- Yersinia pestis
- Zikavirus (s. oben)

Außerdem sind nach § 7 **nichtnamentlich** zu melden:

- Treponema pallidum
- Echinokokken
- HIV
- Plasmodien
- konnatale Infektionen durch Toxoplasma gondii

5

5.7 Gesetze, die den Heilpraktiker in seiner Berufsausübung einschränken

HINWEIS PRÜFUNG

Die vollständige Besprechung der Gesetze erfolgt im ➤ Fach Gesetzeskunde.

- **Heilpraktikergesetz:** z.B. keine Berufsausübung „im Umherziehen", Berufsbezeichnung deutlich machen
- **Bürgerliches Gesetzbuch (BGB):** Behandlungspflicht nach Übernahme der Behandlung (kein Abbruch „zur Unzeit")
- **Sozialgesetzbuch:** keine Bescheinigungen (z.B. Arbeitsunfähigkeitsbescheinigung [AU]) für gesetzlich Versicherte, keine Reha-Maßnahmen
- **Berufsordnung für Heilpraktiker** (unverbindlich, aber allgemein akzeptiert): Aufklärungspflicht, Sorgfaltspflicht, Dokumentationspflicht, Schweigepflicht
- **IfSG:** §§ 2, 6, 7, 8, 9, 22 (Impfausweis), 24, 30 (Quarantäne), 34 (Gemeinschaftseinrichtungen), 42 (Tätigkeitsverbote), 44 (Umgang mit Krankheitserregern)
- **Hebammengesetz:** keine Geburtshilfe (außer in Notfällen) von der 1. Wehe bis zum Ende des Wochenflusses (→ nur Ärzte und Hebammen)
- **Abtreibungsstrafrecht:** kein Schwangerschaftsabbruch
- **Bestattungsgesetze** (Landesrecht): keine Leichenschau oder Todesbescheinigung (→ nur Ärzte)
- **Zahnheilkundegesetz:** keine Behandlung der Mundhöhle, von der feuchten Innenseite der Lippen bis zum vorderen Gaumenbogen (und Kiefergelenk) (→ nur Ärzte und Zahnärzte)
- **Transplantationsgesetz:** keine Organentnahmen
- **Transfusionsgesetz:** keine Gewinnung und Übertragung von Blut und Blutprodukten
- **Kastrationsgesetz:** keine Entfernung der Keimdrüsen
- **Röntgenverordnung:** keine eigenverantwortliche Anwendung von Röntgenstrahlen
- **Embryonenschutzgesetz:** diverse Einschränkungen bei der Erzeugung bzw. Verwendung menschlicher Embryonen
- **Arzneimittelgesetz:** keine verschreibungspflichtigen Medikamente (→ mit „Rp." in der „**Roten Liste**" gekennzeichnet)
- **Betäubungsmittelgesetz:** keine Verordnung von Betäubungsmitteln einschließlich ihrer homöopathischen Zubereitungen; erlaubt sind nur Opium ab D6 und Papaver somniferum ab D4
- **Heilmittelwerbegesetz:** keine irreführende Werbung, z.B. Heilversprechen, Verschweigen von Nebenwirkungen; keine Werbung mit Bezug auf maligne Erkrankungen, Suchtkrankheiten, Erkrankungen des IfSG, Schwangerschaft
- **Strafprozessordnung:** keine Blutentnahmen etc. für forensische Untersuchungen
- **Medizinproduktegesetz:** enthält Angaben zu Anschaffung, Wartung und Betrieb von technischen Geräten

KAPITEL

6 Impfkalender und Lernhilfen

6.1 Impfkalender

Von der **STIKO** (**St**ändige **I**mpf**ko**mmission am Robert Koch-Institut in Berlin) werden eine Reihe von Impfungen allgemein empfohlen (➤ Tab. 6.1). Eine offizielle Empfehlung durch die STIKO bedeutet gleichzeitig, dass die **Kosten** für diese Impfungen **von den Kassen übernommen** werden.

MERKE

Die Impfungen gegen Masern, Mumps, Röteln und Windpocken **(MMRV)** sowie die Schluckimpfung gegen Rotaviren stellen **Lebendimpfungen** dar In der Schwangerschaft sind Lebendimpfungen grundsätzlich kontraindiziert, weil sich „Lebendiges" vermehren und damit potenziell auch die Plazentarschranke überwinden kann. Dagegen sind Totimpfstoffe prinzipiell erlaubt, gerade weil hier eine Vermehrung von Keimen und dadurch auch Bedrohung des Kindes unmöglich ist.

6.2 Lernhilfen

Erkrankungen durch Bakterien und Viren, die nur beim Menschen vorkommen

Bakterien

- Streptokokken der Gruppe A: Angina tonsillaris, Scharlach, Erysipel und Phlegmone, Impetigo contagiosa
- Corynebacterium diphtheriae: Diphtherie
- Salmonella typhi bzw. paratyphi: Typhus abdominalis bzw. Paratyphus
- Shigellen: bakterielle Ruhr
- Vibrio cholerae, Vibrio El Tor: Cholera
- Mycobacterium tuberculosis: Tuberkulose
- Mycobacterium leprae: Lepra
- Bordetella pertussis: Keuchhusten
- Treponema pallidum: Syphilis
- Gonokokken: Gonorrhö
- Meningokokken: Meningitis, Sepsis

Viren

- Masern
- Polio
- Röteln
- Mumps
- HIV
- alle Hepatitisviren (Ausnahme: HEV)
- alle Herpesviren

Zoonosen

= bei Wirbeltieren vorkommende Infektionen, die auf den Menschen übertragen werden können:

- Brucellose
- Creutzfeldt-Jakob-Krankheit
- Echinokokkose
- EHEC/EIEC
- Hepatitis E
- Leptospirose
- Listeriose
- Milzbrand
- Pest
- Q-Fieber
- Salmonellen-Enteritis
- Tollwut
- Tuberkulose (bovine Form)
- Toxoplasmose
- Tularämie
- virusbedingtes hämorrhagisches Fieber (einzelne Formen)
- Yersiniose

Durch Vektoren übertragene Krankheiten

Zecken

- Lyme-Borreliose
- FSME
- Rückfallfieber
- Tularämie (selten)

Tab. 6.1 Impfkalender für Säuglinge, Kinder und Jugendliche (Empfehlungen der Ständigen Impfkommission am Robert Koch-Institut). Stand: **August 2017**

Empfohlenes Impfalter	Impfung	Präparat	Anmerkungen
2. Lebensmonat (ab 6. Woche)	1. Rotaviren-Impfung (Lebend-Schluckimpfstoff)	Rotarix®, RotaTeq®	spätestens in der 12. Woche!
Ab Beginn 3. Lebensmonat	1. Diphtherie-Tetanus-Pertussis (DTaP)	Infanrix®	3-fach-Impfung
	1. Hepatitis-B-Impfung (HepB)	Infanrix hexa®, Hexyon®	6-fach-Impfung (DTaP-IPV-HepB-Hib)
	1. inaktivierte Polio-Vakzine (IPV)		
	1. Haemophilus influenzae Typ b (Hib)		
	1. Pneumokokken-Impfung	Synflorix® oder Prevenar 13® = Konjugat-Impfstoffe	
	2. Rotaviren-Impfung (4 Wochen Mindestabstand zur 1. Impfung)		Abschluss der Grundimmunisierung (Rotarix®); bei RotaTeq® insgesamt 3 Impfungen
Ab Beginn 4. Lebensmonat	2. Diphtherie-Tetanus-Pertussis (DTaP) 2. Hepatitis-B-Impfung (HepB) 2. inaktivierte Polio-Vakzine (IPV) 2. Haemophilus influenzae Typ b (Hib)		
	(2. Pneumokokken-Impfung)		zusätzlich nur bei Frühgeborenen
Ab Beginn 5. Lebensmonat	3. Diphtherie-Tetanus-Pertussis (DTaP) 3. Hepatitis-B-Impfung (HepB) 3. inaktivierte Polio-Vakzine (IPV) 3. Haemophilus influenzae Typ b (Hib) 2. Pneumokokken-Impfung		
Ab Beginn 12.–15. Monat	4. Diphtherie-Tetanus-Pertussis (DTaP) 4. Hepatitis-B-Impfung (HepB) 4. inaktivierte Polio-Vakzine (IPV) 4. Haemophilus influenzae Typ b (Hib) 3. Pneumokokken-Impfung		= Abschluss der Grundimmunisierung
	1. Masern-Mumps-Röteln-Impfung (MMR)	Priorix®	
	1. Varizellen-Impfung (V)	Varivax®	
	Meningokokken C-Impfung (einmalig)		und für Kontaktpersonen zu Erkrankten
Bis spätestens Ende 2. Lebensjahr	2. Masern-Mumps-Röteln-Varizellen	Priorix-Tetra® (= MMRV)	Masernimpfung zusätzlich für alle nach 1970 Geborenen mit unklarem Impfstatus; Rötelnimpfung zusätzlich für alle Frauen im gebärfähigen Alter mit unklarem Impfstatus
5.–6. Lebensjahr	Tetanus-Diphtherie-Pertussis (TdaP) (Td gegenüber DT: reduzierter Diphtherietoxoidgehalt)	Boostrix® Covaxis®	Auffrischimpfung
9.–17. Lebensjahr	Tetanus-Diphtherie-Pertussis (TdaP)		Auffrischimpfung
	inaktivierte Polio-Vakzine (IPV)		einmalige Auffrischimpfung
	Hepatitis-B-Impfung (HepB)		
	Masern-Mumps-Röteln (MMR)		Komplettierung eines unvollständigen Impfschutzes
9.–14. Lebensjahr	HPV-Impfung (insgesamt 2–3-mal)	Gardasil®, Cervarix®	Nur für Mädchen!
Auffrischimpfungen	Diphtherie, Tetanus und Pertussis (als Td**ap**)	„ap" gegenüber „aP": reduzierter Antigengehalt	alle 10 Jahre; weitere Impfungen nach Bedarf
Alle Personen > 60 Jahre	Influenza (**jährliche** Auffrischimpfung!) Pneumokokken-Impfung **(einmalig)** mit dem 23-valenten Polysaccharid-Impfstoff (PPSV23) Tdap weiter nach bisherigem Schema	Influenza (auch nasal als Lebendimpfstoff)	+ Patienten (einschließlich Kindern!) mit schweren Erkrankungen (z.B. Diabetes, kardiopulmonal) oder Immunschwächen
Frauen mit Kinderwunsch	aP (bei Bedarf als DTaP)		Überprüfung des Impfstatus gegenüber Röteln
Schwangere	Influenza		bevorzugt im 2. Trimenon
Die Impfungen gegen Masern, Mumps, Röteln, Windpocken und Rotaviren stellen Lebendimpfungen dar!			

Mücken

- Malaria
- virusbedingtes hämorrhagisches Fieber (etliche Unterarten einschließlich Gelbfieber und Zika)

Läuse

- Fleckfieber
- Rückfallfieber

Flöhe

- Pest

Lebensmittelvergiftungen

Durch Toxine ausgelöst

- Staphylococcus aureus
- Clostridium botulinum
- Salmonellen

Durch Bakterien ausgelöst

- obligat pathogene Escherichia coli
- Salmonellen
- Brucellen
- Listerien
- Clostridien
- Shigellen

MERKE
Clostridien und Salmonellen verursachen sowohl durch eigene Vermehrung als auch durch Toxinbildung Vergiftungen.

Typische Fieberverläufe

Biphasischer Fieberverlauf

- Morbus Weil
- Masern
- Poliomyelitis
- Gelbfieber
- Denguefieber
- FSME

Undulierender Fieberverlauf

- Brucellose (Maltafieber)

Remittierender Fieberverlauf

- Hohlrauminfektionen (z.B. Sinusitis)

Intermittierender Fieberverlauf

- Rückfallfieber
- Sepsis
- Organabszesse
- Malaria

Fieber-Kontinua

- Typhus abdominalis (Stadium II)
- Lobärpneumonie
- Fleckfieber

Treppenförmiger Fieberverlauf

- Typhus abdominalis (Stadium I)

Enteritisformen

Bakterielle Enteritis infectiosa

- obligat pathogene Escherichia coli
- Salmonellen
- Yersinien
- Shigellen
- Campylobacter jejuni
- Staphylokokken (selten)
- Streptokokken (selten)

Virale Enteritis

- Rotaviren
- Noroviren
- Adenoviren

Enterokolitis nach Antibiotikagabe

- Staphylococcus aureus
- Clostridium difficile (eventuell blutig)

Erreger von blutigen Durchfällen

- pathogene Escherichia coli (EIEC, EHEC)
- Amöben
- Campylobacter jejuni
- Shigellen-Ruhr
- Milzbrand (nur bei Darmbefall)
- Clostridium difficile

Erreger von Harnwegsinfekten

- Escherichia coli (50–80 %)
- weitere Enterobakterien wie Proteus, Klebsiella, Serratia
- Enterokokken (bis 25 %)
- Chlamydien
- Trichomonaden

Toxinverursachte Krankheiten

- Helicobacter-Gastritis
- Milzbrand
- Keuchhusten
- Clostridien-Erkrankungen
- Diphtherie
- Cholera
- EIEC, EHEC
- HUS
- bakterielle Ruhr

Bakterielle Erkrankungen, die keine Immunität hinterlassen

- alle opportunistischen Infektionen (Enterokokken, Enterobakterien)
- obligat pathogene Enterobakterien
- Tuberkulose
- Spirochäten-Erkrankungen (Syphilis, Rückfallfieber, Borreliose)
- Clostridien-Erkrankungen
- alle lokal begrenzten Infektionen

Granulombildung durch intrazelluläre Bakterien

- Tuberkulose
- Typhus
- Lues
- Listeriose
- Brucellose
- Legionärskrankheit
- Yersiniose

Krankheiten mit möglichem Exanthem

- Influenza
- Coxsackie-Infektionen
- Hepatitis B
- infektiöse Mononukleose
- Zytomegalie
- HIV
- virusbedingtes hämorrhagisches Fieber

Krankheiten mit relativer Bradykardie

- Typhus
- Ornithose
- Brucellose
- Morbus Weil
- Q-Fieber
- Gelbfieber
- Influenza

Krankheiten, die zur Embryopathie bzw. Fetopathie führen

- Röteln
- Toxoplasmose
- Listeriose
- Lues
- Zytomegalie
- Mumps
- Windpocken
- HIV
- Malaria
- prinzipiell alle Erreger mit Ausnahme der Viren grippaler Infekte (z.B. Rhinoviren)

Sexuell übertragbare Krankheiten (> Tab. 6.2)

Sie werden häufig als **STD** (**s**exually **t**ransmitted **d**iseases) bezeichnet. Der mit weitem Abstand häufigste Keim ist **Chlamydia trachomatis**.

Bei **nicht meldepflichtigen Erkrankungen** wie einer **Candidose**, **Chlamydieninfektion** oder **Zytomegalie** kann davon ausgegangen werden, dass sich das **Behandlungsverbot** ausschließlich auf die **genitale Diagnostik und Therapie** dieser Erkrankungen erstreckt, also z.B. auf einen vulvovaginalen Befall. Dies gilt auch für **Dellwarzen** (Mollusca contagiosa), die manchmal den sexuell übertragbaren Erkrankungen zugerechnet werden. Dellwarzen findet man allerdings vorwiegend bei Kindern, seltener bei atopischen oder immundefizienten Erwachsenen. Hier erscheinen sie dann bevorzugt an Stamm oder Extremitäten, Gesicht und Hals und eher selten im Genitalbereich. Nur im letzteren Fall wird demnach der § 24 zur Anwendung kommen.

Tab. 6.2 Sexuell übertragbare Krankheiten (STD)

Krankheit	Erreger	Meldepflicht
Syphilis (Lues)	Treponema pallidum	§ 7 nichtnamentlich
Lymphogranuloma venereum (Lymphogranuloma inguinale)	Chlamydia trachomatis	
Granuloma inguinale	Calymmatobacterium	
Gonorrhö (Tripper)	Gonokokken	
Ulcus molle	Haemophilus ducreyi	
Adnexitis (Salpingitis), Sterilität, Harnwegsinfekt, Reizblase, Enuresis nocturna, Prostatitis	Chlamydia trachomatis	
Adnexitis	Mykoplasmen	
Genitaltuberkulose	Mykobakterien	§ 6
Kolpitis	Ureaplasma urealytica	
Aminkolpitis, Fluor mit Fischgeruch	Gardnerella vaginalis	
Kolpitis mit schaumigem Fluor, Zystitis, Urethritis	Trichomonaden (Trichomonas vaginalis)	
Kolpitis, Vulvitis mit weißlichen Belägen	Candida albicans	
Vulvitis, Zervizitis, Zervixkarzinom	humane Papillomaviren (HPV)	
Aphthen, gruppiert stehende Bläschen	Herpes-Virus Typ 2	
Zytomegalie beim Erwachsenen	Zytomegalie-Virus	
akute Hepatitis	Hepatitis-Viren B, C, D, G	§ 6
HIV/AIDS	HI-Virus	§ 7 nichtnamentlich
Skabies (Krätze)	Krätzmilbe	
Pediculosis der Schamhaare (Verlausung)	Filzlaus	
Mollusca contagiosa im Genitalbereich (Dellwarzen)	Virus aus der Pockengruppe	

Übertragungswege und Inkubationszeiten wichtiger Infektionskrankheiten (➢ Tab. 6.3)

Tab. 6.3 Übertragungswege und Inkubationszeiten wichtiger Infektionskrankheiten

Erkrankung	Inkubationszeit	Übertragungsweg
Stunden		
Staphylococcus-aureus-Toxin	2–6 Stunden	Lebensmittel
Gasbrand	5 Std.–5 Tage	verschmutzte, anaerobe Wunden
Salmonellen-Enteritis	6 Std.–2 Tage	Lebensmittel, Wasser
Botulismus-Toxin	12–36 Stunden	Lebensmittel
Tage		
Pontiac-Fieber	1–2 Tage	Aerosole (Wassertröpfchen)
Erkältungsviren	1–2 Tage	Tröpfcheninfektion
Lungenpest	1–2 Tage	Tröpfcheninfektion
Norovirus-Enteritis	1–2 Tage	fäkal-oral
Rotavirus-Enteritis	1–3 Tage	fäkal-oral
EHEC-Colitis	1–3 Tage	Rinder und Rinderprodukte
Pneumokokkenpneumonie	1–3 Tage	Tröpfcheninfektion
Influenza	1–4 Tage	Tröpfcheninfektion
Rotz	1–5 Tage	Pferde, Esel
Ulcus molle	1–6 Tage	sexuelle Kontakte
Erysipel	1–7 Tage	Hautdefekte
Meningokokken-Sepsis	2–5 Tage	Tröpfcheninfektion, Kuss
Meningokokken-Meningitis	2–5 Tage	Tröpfcheninfektion, Kuss
Cholera	2–5 Tage	Wasser, roher Fisch
Angina tonsillaris	2–5 Tage	Tröpfcheninfektion
Tularämie	2–5 Tage	Tierkontakte, Lebensmittel, Aerosole, Zecken, Bremsen
Diphtherie	2–5 Tage	Tröpfcheninfektion
Gonorrhö (Mann)	2–5 Tage	sexuelle Kontakte
Gonorrhö (Frau)	3–21 Tage	sexuelle Kontakte
Scharlach	2–5 (–7) Tage	Tröpfcheninfektion
Shigellen-Ruhr	2–7 Tage	Finger, Futter, Fliegen, Fäzes
Milzbrand	2–7 Tage	Hautwunden, Fleisch, Inhalation
Bubonenpest	2–7 Tage	Rattenfloh
Herpes simplex	2–7 Tage	direkter Kontakt, Speichel
Campylobacter-Enteritis	2–7 Tage	Lebensmittel, fäkal-oral
Gelbfieber	3–6 Tage	Mückenstich (Aedes ägypti)
Rückfallfieber	4–7 Tage	Zecken, Läuse
Denguefieber	5–8 Tage	Aedes aegypti, direkter Kontakt
Legionärskrankheit	2–10 Tage	Aerosole (Wassertröpfchen)
SARS	2–10 Tage	Tröpfcheninfektion
Yersiniose	3–10 Tage	Lebensmittel, Wasser
Staphylococcus-aureus-Infektion	4–10 Tage	Keimträger (Nase)
Poliomyelitis	5–14 Tage	Schmier- und Tröpfcheninfektion, Fliegen, Wasser
Trichinose	5–14 Tage	(Schweine-)Fleisch
Trachom	6–10 Tage	Schmierinfektion, Wasser
Typhus bzw. Paratyphus	10 (3–60) Tage	Lebensmittel, Wasser

Tab. 6.3 Übertragungswege und Inkubationszeiten wichtiger Infektionskrankheiten *(Forts.)*

Erkrankung	Inkubationszeit	Übertragungsweg
Wochen		
FSME	7–14 Tage	Zeckenstich, rohe Milch (selten)
Keuchhusten	7–14 Tage	Tröpfcheninfektion
Morbus Weil	7–14 Tage	Urin von Tieren
Exanthema subitum	7–14 Tage	Tröpfcheninfektion
Ringelröteln	7–14 Tage	Tröpfcheninfektion
Masern	8–14 Tage	aerogen (Tröpfcheninfektion)
Fleckfieber	10–14 Tage	Läusekot
Malaria quartana	20–35 Tage	Anopheles-Mücke
Malaria (übrige Formen)	8–20 Tage	Anopheles-Mücke
Borreliose (Wanderröte)	3–33 Tage	Zeckenstich
Tetanus	3 Tage–3 Wochen	anaerobe Wunden
Listeriose	3 Tage–6 Wochen	Milch, Milchprodukte
Giardiasis (Lamblien)	1–3 Wochen	Lebensmittel, Wasser
Lymphogranuloma inguinale	1–3 Wochen	sexuelle Kontakte
Ornithose	1–3 Wochen	Papageien und andere Vögel
Mononukleose	1–3 Wochen	Kuss, Tröpfcheninfektion
Brucellose (Morbus Bang)	1–3 Wochen	tierische Ausscheidungen
Q-Fieber	2–3 Wochen	Staubinhalation, Milch, kontaminierte Kleidung
Windpocken	2–3 Wochen	aerogen, direkter Kontakt
Mumps	2–3 Wochen	Tröpfcheninfektion
Röteln	2–3 Wochen	Tröpfcheninfektion
Syphilis	3 Wochen	sexuelle Kontakte
Hepatitis A und E	2–7 Wochen	Trinkwasser, Lebensmittel, Schmierinfektion
Zytomegalie	3–8 Wochen	Tröpfchen-, Schmierinfektion, diaplazentar, sexuelle Kontakte
Tuberkulose	4–6 Wochen	Tröpfcheninfektion, Kuhmilch
Monate		
Amöben-Ruhr	Tage bis Monate	Trinkwasser, Lebensmittel
Tollwut	1–3 Monate (10 Tage–10 Monate)	Tierspeichel
Hepatitis C	2 Wochen–6 Monate	Blut, sexuelle Kontakte
Hepatitis B	1–6 Monate	Blut, sexuelle Kontakte
Jahre		
Lepra	6 Monate–8 Jahre (bis Jahrzehnte)	Nasensekret, Hautkontakt, Muttermilch
HIV-Erkrankung	2 Wochen–3 Monate	Blut und Blutprodukte, homo- und heterosexueller Verkehr, unsterile Nadeln, diaplazentar, Muttermilch
HIV-Erkrankung, Stadium AIDS	Jahre bis zu 20 Jahre, unter Therapie > 50 Jahre	
Creutzfeldt-Jakob	6 Monate–30 Jahre	Fleisch, Hirnsubstanz, sporadisches Auftreten, familiär

Kontagions- und Manifestationsindex (> Tab. 6.4)

Kontagionsindex

Bezeichnet die **Wahrscheinlichkeit einer Infektion beim Kontakt zu einem Infizierten.** Ein Kontagionsindex von 0,7 bedeutet, dass sich beim Kontakt von 100 nicht immunen, also auch nicht geimpften Personen zu einem Erkrankten etwa 70 Menschen infizieren werden, demnach also apparent oder inapparent erkranken, während 30 den Erreger nicht übertragen bekommen und/oder nicht vermehren, sodass auch keine erkennbare (spezifische) Immunantwort erfolgt.

Manifestationsindex

Bezeichnet die **Wahrscheinlichkeit**, dass eine **Erkrankung im Anschluss an eine Infektion erkennbar (apparent) in Erscheinung tritt.** Nahezu jeder infiziert sich an einem Masern- oder Polio-Infizierten (Kontagionsindex > 0,95). Während aber nach einer Maserninfektion nahezu jeder auch die Masern bekommt (Manifestationsindex > 0,95), ist eine Polio-Erkrankung trotz Infektion eine seltene Ausnahme (Manifestationsindex 0,001 = Einer von Tausend): Sowohl der infektiöse Mensch als auch diejenigen, die sich an ihm infizieren, erscheinen klinisch vollkommen gesund.

Tab. 6.4 Kontagions-, Manifestationsindex und Erkrankungshäufigkeiten von Infektionskrankheiten

Erkrankung	Kontagionsindex	Manifestationsindex	Erkrankungen/Jahr Deutschland/weltweit
Masern	0,95	0,99	300–2.500
Windpocken	0,95	0,99	25.000; vor Einführung der Impfung: 700.000
Rotaviren	0,95	0,3	30.000 Meldungen
Noroviren	0,95	0,3	85.000 Meldungen
Poliomyelitis	0,95	0,001	0
Syphilis	0,90	0,99	7.000
Keuchhusten	0,85		14.000
(Para-)Typhus	0,50		100/17 Mio.
Röteln	0,50	0,5	30
Mumps	0,40	0,5	750
Herpes simplex	0,50	0,01	
Mononukleose	0,65		
Zytomegalie		0,01	
Hepatitis A		0,7	< 1.000
Hepatitis B		0,65	3.000/30 Mio.
Hepatitis C		0,25	4.500/10 Mio.
Hepatitis E			2.000
Influenza	0,35	0,65	65.000
Scharlach	0,25		
FSME	0,25	0,03	300
Shigellen-Ruhr	> 0,5	0,15	500
Yersiniose			2.700
EHEC	> 0,5		1.200–1.800
Campylobacter			74.000
Diphtherie	0,15	0,99	9 (nur Hautdiphtherie)
Tollwut	0,10	0,99	0/60.000
Malaria		0,99	500–1.000/250 Mio.
Borreliose		0,05	200.000
Lepra		0,05	2/700.000
HIV	0,01	0,99	3.500/2 Mio.

Register